Jan van Helsing
Vera Wagner

Wenn das die Patienten wüssten!

Wahre Ursachen, wirksame Therapien

amadeus-verlag.com

dritte Auflage

Amadeus Verlag GmbH & Co. KG
Birkenweg 4
74579 Fichtenau
Fax: 07962-710263
www.amadeus-verlag.com
E-Mail: amadeus@amadeus-verlag.com

Druck:
CPI – Ebner & Spiegel, Ulm
Satz und Layout:
Jan Udo Holey
Umschlag- und Grafikgestaltung:
Amadeus Holey

ISBN 978-3-938656-75-4

„Die moderne Medizin kümmert sich um Ihre Krankheiten.
Von diesen lebt sie.
Um Ihre Gesundheit müssen Sie sich selber kümmern.
Von dieser leben Sie."

Dr. med. Johann Georg Schnitzer

INHALTSVERZEICHNIS

Anhang

Einleitung von Jan van Helsing

Liebe Leserinnen und Leser,

das gab es noch nie, eine Zeit wie diese! Die Zeit, in der wir leben, ist so unbeständig wie selten zuvor. Wie wird es mit Corona weitergehen? Was kommt nach 1G? Was passiert, wenn nach Corona wieder ein neues Virus „ganz plötzlich" erscheint? Was kann denn noch Schlimmeres geschehen, als geimpft zu sein? Wer nicht an Corona stirbt, der stirbt an der Impfung… Was sind die nächsten Maßnahmen? Die meisten Menschen sind völlig verunsichert, sind zum Spielball der Mächtigen geworden. Sie schauen zum Staat auf wie ein kleines Kind zum Vater und fragen: *„Ja, was soll ich denn jetzt tun? Ich bin so hilflos."* Und die meisten Menschen gehorchen, wie das Kind dem Vater gehorcht und tun, was man ihnen sagt – ohne zu hinterfragen.

Das Problem ist das Unwissen, das Nicht-Wissen dessen, was auf der Welt geschieht, weil man sich nie damit auseinandergesetzt hat. Man kennt sich am Urlaubsort bestens aus, weiß, wo es das beste Essen gibt, informiert sich über das neueste Handy, weiß, was der Mode-Trend ist und kennt die aktuelle Aufstellung der Fußballmannschaft. Aber das war es auch schon. Ein großer Teil der Menschen lebt ein banales, ein „profanes" Leben – wie Freimaurer über die Nicht-Eingeweihten zu sagen pflegen. Der Normalbürger will alles haben – Sex, Haus, Auto, Klamotten, Reisen – und alles so billig wie möglich. Er hat das, was man ihm in der Schule und auf der Uni beigebracht hat, schön brav nachgeplappert und auswendig gelernt – und nie hinterfragt. Das sind die Menschen, die alles glauben, was in der Tagesschau kommt oder was die etablierten Parteienvertreter ihnen vorgaukeln. Meine Meinung: Vergiss diese Menschen, es ist alle Hoffnung zu spät. Wer in den letzten zwei Jahren nicht kapiert hat, was passiert, der wird es kaum noch verstehen. Wir alle haben einen freien Willen und den gilt es zu respektieren, auch wenn er manche Menschen ins Unglück führt. Konzentrieren wir uns deshalb auf uns und auf diejenigen, die wachen Auges durchs Leben gehen.

Warum haben Sie dieses Buch gekauft? Weil Sie anders sind, weil Sie kritisch sind, weil Sie gerne eine zweite Meinung einholen, bevor Sie eine Entscheidung treffen. Weil Sie eher an und mit sich selbst herumexperimentieren und ausprobieren, bevor Sie einen Therapeuten aufsuchen. Weil Sie die Ursache finden wollen, weil Sie wissen möchten, wieso etwas geschehen ist oder – auf den Körper bezogen – wieso man erkrankt ist. Die meisten Menschen wollen vom Therapeuten ein Mittelchen, das das Problem beseitigt. Ich beispielsweise wollte immer schon wissen, was die Ursache einer Krankheit ist, was mir der Körper oder gar das Leben damit sagen will und wo ich etwas ändern und korrigieren kann, damit es nicht wieder auftritt. Vielleicht ist die Krankheit gar keine solche, sondern die Meldung des Körpers, dass von etwas zu wenig oder zuviel vorhanden ist...

Kommen wir gleich noch mal auf Corona zurück und den Lockdown bzw. 1G, was man gerade (im November 2021) europaweit einführen will. Glaubt man dem Mainstream, dann kam das Virus ganz plötzlich über uns hereingebrochen, und die einzige Lösung ist das Impfen. Nein, es kam nicht urplötzlich, sondern das, was wir erleben, geschieht nach Plan. Im Buch „Wir töten die halbe Menschheit" hatte ich einen britischen Hochgradfreimaurer zu Wort kommen lassen, der von diesem Plan im Jahre 2005 erfahren hatte, nämlich dass man vor hat, die Welt mit einem Virus zu überziehen, um einerseits die Menschheit zu dezimieren. Andererseits geht es um eine Neuordnung der Welt – bekannt als „Neue Weltordnung". Es geht darum, dass ein Wirtschafts- und Finanzsystem eingeführt wird, das bargeldlos funktioniert. Um das weltweit zu realisieren, benötigt man eine globale Internetstruktur und Überwachung, damit die EC-Karte bzw. das Zahlen über Handy oder Chip auch funktioniert. Deshalb benötigt man 5G und die Satelliten von Elon Musk... Und während der durch die Systemmedien und unsere Politiker bewusst herbeigeführten Corona-Hysterie hat man die Menschen dazu aufgerufen, nicht mehr mit Bargeld zu bezahlen, sondern bargeldlos – man könnte sich ja infizieren! Und als nächsten Schritt hat man mehrere Smartphone-Apps bereitgestellt, die inzwischen in den meisten Ländern der Welt sogar verpflichtend sind, sodass man damit einen QR-Code mit seiner Impfbestätigung präsentieren kann und eine andere App, die zeigt, wo ich mich befinde und mit wem ich mich dort aufhalte. Heißt einfach übersetzt: Totale Überwachung. Und die meisten Bürger finden das auch noch gut. Wahnsinn!

Das, was dieser Hochgradfreimaurer 2005 in London erfuhr, kannte ich bereits, denn ich traf im Herbst 2003 im Hotel Krasnapolski in Amsterdam einen US-amerikanischen Illuminaten. Dieser erklärte mir damals, dass ihr *„größtes Problem die Überbevölkerung sei"* und: *„Wir haben Waffen entwickelt, sogenannte ‚Ethno-Waffen', die auf genetische Merkmale ansprechen und es uns so ermöglichen, nur bestimmte Bevölkerungsteile bzw. ‚Rassen' zu dezimieren."* Es ging hier um die aus seiner Sicht „minderwertigen" Völker Afrikas, aber auch Bevölkerungsteile der westlichen Welt. In seinen Augen sind die Volksmassen der Welt wie Tiere, da sie sich auch so verhalten würden. Die Menschen müsse man wie eine Herde ansehen und auch so mit ihnen umgehen. *„Und was macht man mit Vieh?"*, fragte er mich. *„Markieren!"* Und deshalb bekommen die Menschen einen Chip unter die Haut – so seine Argumentation. *„Wer sucht, der wird finden! Doch die meisten Menschen wollen gar nicht suchen. Deswegen unterscheiden wir sie auch nicht von den Tieren, denn die suchen auch nicht. Klar? Wer seinen Verstand nicht nutzt und um seine Freiheit nicht kämpft, der vermisst sie auch nicht. Das Wissen ist doch da! Es ist überall. Doch wer nicht sehen will, der sieht es eben nicht."*

Ich stellte ihm damals auch die Frage, wann das Bargeld entzogen wird, was er folgendermaßen beantwortete: *„Das kommt darauf an, wie sich andere Faktoren entwickeln. Es wird neue Terroranschläge geben, da wir durch diese die Massen mürbe machen.* ***Die Menschen der Welt werden uns darum bitten, die Welt für sie sicherer zu machen, was wir durch unsere Technologie – die längst entwickelt ist – auch tun werden.*** *Das Bargeld wird verschwinden, doch es wird mit einem anderen Ereignis parallel laufen, über das ich Ihnen leider nichts sagen kann. Sonst dürfte ich Sie heute Nacht nicht mehr nach Hause lassen."*

Nun, das war im Jahre 2003, und 2004 hatte ich es in meinem Buch „Hände weg von diesem Buch!" auch nachweislich in diesem Wortlaut veröffentlicht. Es ist alles geplant! Die Menschen sind durch die Corona-Krise so hirngewaschen, dass sie inzwischen tatsächlich darum betteln, endlich gegen das Virus geimpft zu werden, und sie wollen auch gar nicht mehr bar bezahlen. Man ist sprachlos... Der Illuminat hat damals schon gesagt, dass sie den Menschen den Chip nicht aufs Auge drücken werden! Nein, die Menschen werden die Regierungen anflehen, ihn bekommen zu dürfen, weil sie endlich wieder in Sicherheit sein möchten. Und genau das erleben wir jetzt!

Just diese Woche erfuhr ich eine erneute Bestätigung über einen rumänischen Hochgradfreimaurer, der meinte, dass das alles bereits seit den 1960er-Jahren in den Schubladen läge und nun umgesetzt werde (mehr dazu in Kapitel 9.21.). Ich gehe davon aus, dass die meisten die genannten Bücher oder „Das Handbuch für Götter" gelesen haben und gehe deshalb an dieser Stelle nicht tiefer darauf ein. Fakt ist – und das habe ich über meine Newsletter der letzten Jahre bewiesen, in denen ich jeweils Monate vorher beschrieben habe, was als Nächstes kommt –, dass wir einer unguten Zeit entgegen gehen, wenn sich nicht etwas Dramatisches ereignet und dieses Vorhaben verhindert oder zumindest abgeändert wird.

Als ich diese Zeilen im November 2021 schreibe, heißt es in den Mainstream-Medien: „*Oh Gott, jetzt sind die Inzidenzen wieder dramatisch gestiegen, wir haben nicht genügend Pflegebetten, die verdammten Ungeimpften sind schuld daran. Wir müssen einen neuen Lockdown verhängen, wir brauchen eine Impfpflicht!*" Man kommt sich vor wie im Irrenhaus: 2020 war kaum jemand geimpft, aber die Fallzahlen an Corona-Patienten waren niedriger als heute, da über 70 Prozent der Bevölkerung geimpft ist. Jeder Normaldenkende fasst sich bei diesen Fakten an den Kopf, aber es gibt genügend Menschen, die immer noch von der Impfung überzeugt sind. Alleine in meinem Umfeld sind mindestens 20 Menschen direkt nach der zweiten Impfung gestorben, andere haben eine halbseitige Gesichtslähmung, einen aufgeschwemmten Kopf, Lähmungserscheinungen, Gürtelrose, Blutgerinnsel, Herzinfarkte, Thrombosen, die Hände zittern (Tremor) usw. Wir sprechen von Menschen, die vor der Impfung noch gesund waren!!!

Haben Sie sich nicht auch schon gewundert, wie es sein kann, dass alle Politiker und alle Massenmedien in ein Horn blasen? Genau dieser Eindruck soll entstehen, doch das entspricht nicht der Realität. Es gibt zahlreiche Ärzte, die eine gegenteilige Meinung vertreten und auch der Impfung kritisch gegenüberstehen oder sie sogar ablehnen, nur erfährt man nichts davon – oder nur über Umwege. Kritische Ärzte oder auch Politiker werden zensiert, werden sogar bedroht, verfolgt und bestraft, weil sie als profunde Kenner der Thematik Kritik am Vorgehen der WHO und unserer europäischen Regierungen üben. Einige Mediziner und ihre Erkenntnisse behandeln wir hier im Buch, manche kommen sogar direkt zu Wort!

Womit wir nun zum eigentlichen Thema dieses speziellen Buches kommen: unsere Gesundheit! Wie die meisten Menschen war auch ich vor drei Jahrzehnten noch der Meinung, dass es doch ein Heilmittel gegen den Krebs geben müsse. Klar gibt es das, und nicht nur eines...! Vera Wagner und ich präsentieren hier mehrere im Buch. Vor allem ist wichtig, die Ursache des Krebses zu kennen. Kenne ich die Ursache, so kann ich diese ändern. Aber können Sie sich vorstellen, dass ein Krebsheilmittel möglicherweise gar nicht erwünscht ist? Hm... In meinem Buch „Whistleblower" führte ich im Jahr 2016 ein Gespräch mit einem Insider aus dem US-Bankenbereich, einem Broker. Dieser erzählte mir von einer Finanzstruktur im Hintergrund, derer sich nur ausgewählte Personen bzw. spezielle Familien bedienen, um ihr Vermögen in kurzer Zeit zu vervielfachen. Nur Eingeweihte bekommen dazu Zugang. Mein Whistleblower war einer der Menschen, die das für die Superreichen durchgeführt haben. Doch dies ist nicht mein heutiges Thema. Der Whistleblower berichtete mir von einem Arzt, den er in Denver, Colorado, kennenlernte, der ein Heilmittel gegen Krebs entwickelt hatte, das jegliche Form des Krebswachstums zum Stillstand brachte. Anstatt des großen Durchbruchs im Medizinsektor bekam er Besuch von der NSA (National Security Agency), die ihm unmissverständlich mitteilte, dass eine Veröffentlichung nicht erwünscht sei, da man für jeden dankbar sei, der an Krebs sterbe, da es zu viele Menschen auf der Welt gäbe. Ja, das ist tatsächlich geschehen! Die ganze Geschichte erfahren Sie gleich in Kapitel 1.

Ein weiteres Präparat zur Behandlung von Krebs ist das Schöllkrautpräparat Ukrain, das der Ulmer Arzt und Klinikbetreiber Dr. Frank Gansauge erfolgreich für die Therapie einsetzte, bis er mehrere Hausdurchsuchungen hatte und das Mittel zur Behandlung verboten wurde. Auch seine Geschichte erfahren Sie später im Interview.

Dies mögen an dieser Stelle nur zwei Beispiele dafür sein, dass es Menschen bzw. Gruppierungen gibt, die kein Interesse daran haben, dass die Masse der Menschen gesund ist. Ein kranker Mensch kann gesteuert werden, er ist abhängig und vor allem nicht agil. Die Worte, die die CIA-Agenten dem New Yorker Arzt gegenüber verwendeten, gleichen denen, die der Illuminat in Amsterdam mir gegenüber äußerte. Und wissen Sie, wer das auch noch sagte? Das war Ben Morgenstern, der Sohn eines südafrikanischen Illuminaten, den Stefan Erdmann und ich mehrmals interviewten. Ben Morgenstern, der einer deutsch-jüdischen Familie entstammt, erklärte: *„Etwa 2 Prozent der Menschen besitzen über 95 Prozent des gesamten Kapitals auf der Welt, und das sind ein paar hundert Familien, mehr nicht."* Bei einem weiteren Gespräch 2019, bei dem es auch um die Flüchtlingsinvasion nach Europa ging, erklärte Ben Morgenstern, dass die afrikanische Flüchtlings- und Islamproblematik in Zukunft von Israel gelöst werde. Der Mossad habe nämlich schon vor Jahren sogenannte Ethnowaffen bzw. genetische Kampfstoffe entwickelt, die speziell auf Araber und Schwarzafrikaner ansprechen. Diese sollen nun eingesetzt werden, hatte er aus dem Kreis seiner Familie erfahren. Man müsse die IQ-schwachen Menschen zügig loswerden, weil sie den Intelligenten und Fleißigen Land sowie Nahrungsmittel wegnehmen. Diese seien das Problem, nicht die intelligenten Völker. Für Ben Morgenstern und sein „elitäres" Umfeld ist die Überbevölkerung das schlimmste Szenarium. Morgenstern glaubt, dass die Weltbevölkerung im Jahre 2050 zehn Milliarden erreicht haben wird und dass besonders die Geburtenraten der Muslime die Eliten beunruhigen. Da weltweite Kriege mit Millionen Toten angesichts der Vernichtungskraft heutiger Waffensysteme eigentlich undurchführbar geworden sind – man will nicht den ganzen Planeten riskieren –, **sei man dazu übergegangen, tödliche Krankheitserreger, Viren, radiologische und biologische Waffen auf die Bevölkerung loszulassen**. Die Menschen hätten keinen blassen Schimmer, was in diesem Forschungsbereich alles auf der Welt erprobt und angewendet wird, erklärte er. Das betrifft insbesondere auch die fortgeschrittenen Möglichkeiten in den Bereichen Ernährung, Medizin und Pharmakologie. Am besten sei aus der Sicht seiner Kreise eine Kombination von beidem: ein Land erst niederbomben, dann mit Krankheitserregern verseuchen, einige Jahre warten und schließlich die Rohstoffe herausholen.

Das Interview, bei dem Ben Morgenstern das sagte, führten Stefan und ich im Januar 2010 in Johannesburg, Südafrika – **also vor 11 Jahren!** Warum ich das hier berichte? Damit Sie verstehen, dass wir von einer Gruppierung sprechen, die die Macht hat, die Welt zu verändern und das gerade auch tut, die allerdings ein völlig entgegengesetztes Weltbild vertritt, als wir es kennen. Es ist jedenfalls nicht christlich... Der größte Teil der Mediziner auf der Welt sucht nach Heilmöglichkeiten, um so vielen Menschen wie möglich zu helfen. Allerdings gibt es auch Mediziner, die alles daran setzen, etwas zu entwickeln, das so viele Menschen wie möglich krank macht und sie tötet. Das ist die Realität, liebe Freunde! Seien Sie sich dessen immer bewusst, wenn wir über das sehr eigenartige Vorgehen der WHO sprechen oder die Corona-Thematik und das Impfen im Allgemeinen.

So, aber nun konzentrieren wir uns auf uns selbst und mögliche Lösungen: Egal, was in den nächsten Jahren passieren mag und in welche Richtung die Entwicklung geht – wenn wir es miterleben wollen, benötigen wir einen gesunden Körper. Wenn man krank ist, ist man nicht oder nur schwer handlungsfähig. Oder etwas spiritueller ausgedrückt: Wenn das Vehikel, unser Körper, das von der Seele benutzt wird, um in der physischen Welt agieren zu können, defekt oder angeschlagen ist, kann die Seele nicht richtig agieren. So, wie wir ein intaktes Handy benötigen, um telefonieren zu können, oder ein funktionstüchtiges Auto brauchen, um sicher und schnell ans Ziel zu kommen, so benötigen wir einen gesunden Körper, um unser Leben so effektiv wie möglich leben zu können. Was diesen „Seelenplan" angeht, so habe ich das ja intensiv im „Handbuch für Götter" beschrieben. Heute geht es darum, den physischen Leib gesund zu erhalten – und sollte dieser defekt sein, ihn zu heilen.

Fast alle Menschen sind in irgendeiner Form krank oder haben ein Leiden – vom Heuschnupfen über eine angeborene Behinderung bis hin zu Krebs. Wir sind aufgrund dessen in unserer Agilität eingeschränkt und können nicht wirklich Vollgas geben. Wir verlieren Lebenszeit, die viel besser genutzt werden könnte, sind möglicherweise abhängig von einem Therapeuten – und vor allem kostet das alles eine Menge Geld. Ich werde Ihnen nun ein paar Episoden aus meinem eigenen Gesundheitsleben erzählen, die mich zu diversen Erkenntnissen und schließlich auch zum Entstehen dieses Buches geführt haben.

Impfschaden

Die erste Berührung mit einer Impfung hatte ich als Säugling in Form einer Mehrfachimpfung, was darin resultierte, dass ich kurz darauf Heuschnupfen und Neurodermitis bekam. Selbiges widerfuhr meinem ersten Sohn Jahrzehnte später – seine Mutter kommt aus einer Schulmediziner-Familie und bestand damals auf die Impfung. Amadeus wurde geimpft und bekam

Heuschnupfen sowie Neurodermitis. Bei ihm konnte ich das dann im Alter von vier Jahren von einer Heilpraktikerin ausleiten lassen, und die Neurodermitis verschwand innerhalb von 14 Tagen fast komplett. Erhalten blieb ihm bis heute der Heuschnupfen.

Die Neurodermitis war bei mir in der Jugend nicht so ausgeprägt, was sich jedoch änderte, als ich mehrere Zähne mit Amalgam befüllt bekam – damals war das noch so üblich. Damit wurde das Hautleiden so schlimm, dass ich die Neurodermitis am ganzen Leib hatte – eine Qual sondergleichen. Über Jahre hinweg war es kaum auszuhalten mit der Juckerei, bis mein Vater dann meinte, dass das Amalgam raus und durch Gold-Inlays ersetzt werden müsse. In dieser Zeit – damals war ich zirka 20 Jahre alt –, begann ich dann damit, mich intensiv mit dem Thema „Gesundheit" auseinanderzusetzen und besuchte nach meiner abgeschlossenen Raumausstatter-Ausbildung eine Heilpraktiker-Schule in München. Ich wurde in dieser Zeit Vegetarier, hörte das Rauchen auf, trank keinen Alkohol mehr, verzichtete so gut wie möglich auf Zucker – und das acht Jahre lang sehr konsequent. Zudem intensivierte ich den Sport, führte immer wieder Fastenkuren durch und bekam meine Haut sowie den Heuschnupfen in den Griff. Die Ärzte hatten mir die Jahre zuvor nur Cortison gegen den Juckreiz bzw. Antiallergika gegen den Heuschnupfen verschrieben. Cortison ist definitiv sinnvoll, um das Symptom für den Moment zu beseitigen, das hat aber mit Ursachenforschung nichts zu tun. Ganz wichtig in dieser Zeit war für mich die Entsäuerung des Körpers durch ein Basenpulver (Rezeptur nach Ingeborg Oetinger; www.base-ist-leben.de), denn genau das war die Ursache für die Neurodermitis: die Übersäuerung. Mir war damals klar geworden, dass wenn etwas an bzw. unter der Haut juckt, es Säure sein muss. Da gibt es einerseits die physische Säure über die Ernährung und Getränke (Weißmehl, Fleisch und Zucker übersäuern), aber auf der anderen Seite gibt es den Stress und den Ärger im Leben, der einen sauer macht. Durch das täglich in Wasser aufgelöste Natrium Bicarbonat plus andere Mineralien hatte ich über Monate hinweg meinen Körper extrem schnell entgiftet, was sich teilweise in extremen Hautschüben zeigt, als an den Stellen, an denen ich die Neurodermitis am schlimmsten hatte, richtige Pocken aufgingen und eine heftig riechende Flüssigkeit austrat. Die Fotos davon schauen gruselig aus... Und nach jedem Entgiftungs- bzw. Entsäuerungsschub verschwand die Neurodermitis wieder um ein Stück mehr, bis sie schließlich ganz verschwand. Es war zwar in diesen Schubphasen, die meistens 10 Tage andauerten, sehr schmerzhaft, doch nach jedem Mal sah ich um Jahre jünger und die Haut glatter aus. Wir werden später im Buch von einer Therapeutin hören, dass sie vor dem Einsatz von Basenpulver warnt, doch ich selbst schwöre darauf... (Mein Freund Stefan Erdmann hat übrigens sein Asthma seit Jahrzehnten im Griff. Wie? Durch vegetarische Ernährung und viel Sport.)

Vom Hautarzt werden Sie so etwas jedenfalls nicht hören. Davon abgesehen, dass es eine billige Variante ist, den Körper zu entsäuern, hilft eine säurearme Lebensweise bei so ziemlich allen Krankheiten, auch bei Krebs. Denn alle Bakterien, Viren oder sonstigen Krankheitsherde, benötigen ein saures Milieu als Grundlage. Als ich 2007 meinen TV-Sender secret.TV ins Leben rief, führten wir ja mit zahlreichen Therapeuten Interviews, darunter auch mit Herrn Eckhard Fisseler, der selbst unter Arthrose litt und ein Buch darüber schrieb (»Arthrose – Der Weg zur Selbstheilung«), wie man alleine durch Ernährungsumstellung und Entsäuerung nach wenigen Wochen beschwerdefrei sein kann – was allerdings mit harter Arbeit an sich selbst verbunden ist. Die Sendung zeigte ich damals meinem Schwiegervater, der auch unter Arthrose litt, der danach nur meinte: *„Ach Gott, da muss ich ja mein ganzes Leben umstellen. Ne, lieber nicht.“* Er blieb lieber beim Weißbier und dem deftigen Essen und nahm die Pillen vom Onkel Doktor. Wir haben den freien Willen... Über das Thema „Entsäuerung“ gibt es dann mehr im hinteren Teil des Buches. Auch kommt Dr. Schnitzer zu Wort, der Erfinder der Schnitzer-Mühle, mit dem wir 2008 auch ein Interview bei secret.TV führten, der eine Menge spannende Fakten zur Ernährung liefert.

Traumatische Ereignisse als Auslöser von Krebs

Als eines der wichtigsten und prägendsten Erlebnisse im Sinne von Erkrankungen erfuhr ich durch den Brustkrebs meiner Oma. Hier muss ich vorab erwähnen, dass meine Großeltern mütterlicherseits sehr erfolgreiche Unternehmer im Modebereich waren, ein sehr konservatives Leben (nach Knigge) führten, sich gesund ernährten und mit allem in Maßen umgingen. Dennoch bekam meine Oma nach Opas Tod im hohen Alter Brustkrebs. Es war zu dieser Zeit, als ein Arzt in aller Munde war – allerdings nur als

„Quacksalber“ und „Wunderheiler“ verschrien. Ich spreche von Dr. Geerd Ryke Hamer, der durch den Krebsfall der kleinen Olivia seinerzeit bekannt wurde. Den 2017 verstorbenen Dr. med. Mag. theol. Geerd Ryke Hamer hatte ich einmal in Nürnberg persönlich getroffen, als damals ein gemeinsames Buchprojekt angedacht gewesen war. Es kam nicht zustande, weil Dr. Hamer ein sehr ungestümer Zeitgenosse war – eine Kooperation mit ihm war nicht möglich. Zu seiner Person: Dr. Hamer arbeitete früher als Arzt in verschiedenen Krankenhäusern, bis im Jahre 1978 sein Sohn Dirk während eines Urlaubs auf Korsika durch einen Schuss schwer verletzt wurde, er starb nach 18 Notoperationen in den Armen des Vaters, drei Monate später erkrankte Dr. Hamer – der sich bis dahin ausgesprochen gesund ernährte und niemals krank war – selbst an Hodenkrebs, den er schließlich mit dem Tod des Sohnes in Verbindung brachte. Er nannte das einen „Konfliktschock“.

Infolge dessen begann er damit, Patienten in der Münchner Krebsklinik, in der er zu dieser Zeit arbeitete, zu befragen, ob auch in deren Leben ein hochdramatisches bzw. traumatisches Ereignis stattgefunden hatte, ein Schockerlebnis. Dr. Hamer bezeichnete dies als ein DHS (Dirk-Hamer-Syndrom), weil er selbst den Tod seines Sohnes als Schockerlebnis und als Auslöser für seine Krebserkrankung sah. Von 200 befragten Patienten bestätigten alle ein solches Erlebnis. Was sind Schockerlebnisse? Dem einen brennt das Haus nieder, dem nächsten stirbt ein Familienmitglied weg, der andere fährt die Firma gegen die Wand, es kann ein finanzieller Absturz sein oder weil man sein Gesicht durch irgendetwas verloren hat. Dr. Hamer stellte fest, dass System dahinter steckt und alle untersuchten Patienten – es wurden später mehr als 10.000 – auf die gleichen Schockerlebnisse auch die gleichen Symptome zeigten und dies zudem im Gehirn Spuren hinterlässt. Dr. Hamer nannte dies infolge die „Eiserne Regel des Krebs“. Die Germanische Neue Medizin (GNM), wie er sie später titulierte, betrachtet die Psyche, das Gehirn und das erkrankte Organ als Einheit. Zu jeder Krebserkrankung soll ein sogenannter „Hamer'scher Herd“ im Gehirn gehören, der auf Computertomografien zu erkennen sei. Gelingt es, den der Erkrankung zugrunde liegenden Konflikt – also das Trauma – zu lösen, folgt danach eine Heilungsphase. Gelingt sie nicht, setzt der Krebs sein Wachstum fort.

„Durch meine intensive Arbeit in der bayerischen Krebsklinik stieg meine Gewissheit, dass jede Krebserkrankung mit einem ***schweren psychischen Konflikterlebnisschock*** *beginnt. (...) Indem ich und immer wieder nicht nur weitere Fälle nunmehr gezielt untersuchte, sondern auch die alten Fälle immer wieder durchging, die ich tabellarisch zusammengestellt hatte, machte ich eine gewaltige Feststellung: Stets hatte z.B. Gebärmutterhals-‚Krebs' bzw. -Ulcus einen ganz besonderen Konflikt-Erlebnisinhalt, nämlich einen sexuellen. Brust-Krebs dagegen immer einen allgemein menschlichen, meist sogar einen Mutter-Kind-Konflikt. Eierstock-Krebs einen genital-analen Konflikt-Erlebnisinhalt usw. Diese Erkenntnisse erschienen mir einerseits logisch und vernünftig, als dass ich sie hätte glauben können, denn sie waren nicht nur gegen die Schulmedizin, sondern sie stellten die ganze Medizin auf den Kopf, denn es bedeutete ja nichts anderes, als dass die Psyche definieren würde, wo der Krebs entsteht! (...) Jeden folgenden Fall untersuchte ich jetzt auf die mir bekannten Kriterien und stellte fest, dass sie in jedem folgenden Fall exakt eintrafen. (...) Ich recherchierte nicht nur alle zurückliegenden Fälle, von deren jedem ich ein Protokoll angefertigt hatte, vorwärts und rückwärts, sondern auch besonders die ‚schlafenden Karzinome', sowie die folgenden Fälle.*

Das Geheimnis der Zusammenhänge des Krebsgeschehens – und wie man im Folgenden sieht, wohl der gesamten Medizin, das hatte ich schon im Sommer 1981 erkannt – lag in dem Verständnis der ‚schlafenden Karzinome'. Damals sagte ich zu meinen Kollegen: ‚Wenn wir herausgefunden haben, warum sie schlafen, haben wir das Geheimnis des Krebs entdeckt.' (...) ***In den Fällen, in denen die Patienten überlebt hatten, war immer der Konflikt ausgeräumt gewesen; andererseits war der Konflikt nicht gelöst worden bei den Fällen, die gestorben waren oder deren Verlauf progredient*** [= fortschrittlich] *war. (...)*

Das DHS (DIRK-HAMER-SYNDROM) ist der Dreh- und Angelpunkt der gesamten Germanischen NEUEN MEDIZIN.

- *Jeder Krebserkrankung geht ein schwerster psychischer Schock voraus, ein allerschwerster Konflikt-Erlebnis-Schock.*
- *Immer ist das Konflikterlebnis hochakut-dramatisch gewesen (in der Seele des Patienten).*
- *Immer ist das Konflikt-Schock-Erlebnis isolativ gewesen.*

Es ist wichtig, dass wir uns klarmachen, dass in der Sekunde des DHS, das den Menschen unvermutet ‚auf dem falschen Fuß' trifft, nicht nur ein Schock-Erlebnis als solches passiert, sondern es passiert ein Konflikt-Erlebnis-Schock, der einen ganz bestimmten Inhalt hat! Wenn wir das Wort ‚Konflikt' verwenden, so muss sogleich dazu gesagt werden, dass es sich nicht um Konflikte im bisherigen Verständnis handelt, also um psychologische Konflikte, sondern um Biologische Konflikte. Diese Art von Konflikten können Mensch und Tier erleiden, sogar in ähnlicher Weise die Pflanzen.

Was ist etwas Konfliktives? Ein Erlebnis, das einen Schock auslöst, dass es den Menschen so unvorbereitet trifft, dass er im ersten Anlauf nicht darauf reagieren kann:

- *So was ist mir noch nie passiert.*
- *So etwas hätte ich mir nicht träumen lassen.*
- *Ich war wie vom Blitz getroffen.*
- *Ich war wie erstarrt.*
- *Ich war wie vom Donner gerührt.*
- *Mir verschlug es die Sprache.*

Es ist auch so, dass nicht unbedingt das, was wir als ‚Stressfaktor' empfinden, ein DHS mit Biologischem Konflikt auslösen muss; also z.B. der Tod eines Menschen, oder eine Scheidung, oder die Tatsache, dass jemand Alkoholiker ist. Dies alles muss nämlich nicht unbedingt ‚unerwartet' sein, die Information muss uns nicht unvorbereitet treffen und es muss auch nicht gänzlich unbegreiflich sein.«[1]

Im Grunde ist das, was Dr. Hamer beschreibt, absolut logisch. So, wie uns Ärger auf den Magen schlägt und permanenter Stress das Herz schädigt, so ist das auch mit schockartigen Erlebnissen. Ich weiß noch genau, als im Jahre 2010 aufgrund eines großen finanziellen Verlustes meine Haarfarbe innerhalb weniger Wochen von Braun auf Grau wechselte. Bei manchen Menschen geschieht das teilweise über Nacht.

Dies in aller Kürze zu Dr. Hamers Erkenntnissen. Zusammengefasst: Solche traumatischen Schockerlebnisse hinterlassen immer Spuren im Gehirn, die man anhand von CT-Aufnahmen sichtbar machen kann. Erkennt man die Ursache, welche die Krankheit ausgelöst hat, geht es nun daran, dies zu lösen bzw. aufzulösen. Dr. Hamer selbst lehnte aufgrund dieser Sichtweise eine physische Behandlung sowie Operationen ab. Das ist der Punkt, an dem ich es anders sehe, weil nicht jeder Mensch gleich stark, einsichtig oder veränderungsfähig ist, zudem kommt es immer auf den Stand der Erkrankung an. Und ich persönlich meine: Die Diagnose ist das eine, die Therapie bzw. Behandlung das andere. Das Aufspüren des Auslösers bzw. der Ursache einer Erkrankung, wie z.B. Krebs durch die Hamer'sche Methode, finde ich genial. Wie man das dann behandelt, da gehe ich persönlich andere Wege und habe Zweifel, dass die von ihm vorgeschlagene Methode – gänzlich ohne Operationen und andere Maßnahmen – zu kurz greift. Wie gesagt muss man den gesamten Menschen, sein Umfeld usw. betrachten – ist er labil, dominant, zielstrebig oder eher gutgläubig? Der eine Mensch ist in der Lage, selbst zu entscheiden und hat den Willen und die Kraft, seinen Weg selbst zu gehen, andere muss man bei der Hand nehmen und anleiten. Hierzu gibt es dann Therapeuten.

Hinzufügen möchte ich hier auch, dass Dr. Hamer nicht der Einzige ist, der zu dieser Erkenntnis gekommen ist. Alleine in den USA gibt es mehrere Therapeuten, die verstanden haben, dass jeder Krankheit, vor allem dem Krebs, ein traumatisches Ereignis zugrunde liegt, das es zu ergründen gilt. Erkenne ich die Ursache und löse sie, so verschwindet auch die Krankheit. Es gibt Privatkliniken, auch in Deutschland, die zur normalen Praxis eine psychologische Onkologie haben, wo gezielt die Konflikte der Menschen behandelt werden – parallel zur Bestrahlung oder zu einem Eingriff.

Diese eben geschilderten Zusammenhänge sind enorm wichtig zu verstehen, denn wir bekommen einen anderen Blick auf das, was wir „Krankheit“ nennen. Krankheitsprozesse sind biologisch sinnvolle Prozesse, die im Körper ablaufen und nicht bekämpft, sondern verstanden werden müssen. Sie sind nichts „Böses“, was man vernichten muss, sondern ein Krankheitsgeschehen birgt immer eine Botschaft in sich.[(2)]

Dieser kurze Ausflug in die Hamer'sche Welt war zudem wichtig, um zu verstehen, was sich abspielte, als ich mit meiner Oma über ihren Brustkrebs sprach. Ich sagte: „*Oma, die Brüste sind die Verbindung zu Deinen*

Kindern und Deine linke Brust ist die Verbindung zu Deiner Tochter.", also meiner Mutter. Nun muss ich hinzufügen, dass sich kurze Zeit vor Omas Krebserkrankung die gemeinsame Lebenssituation – das Haus der Eltern und das der Großeltern sind zusammengebaut – massiv verändert hatte, denn meine Eltern waren auf die Kanareninsel La Palma ausgewandert. Wobei anzumerken ist, dass sie die Großeltern mitnehmen wollten, um den Lebensabend gemeinsam in einem anderen Klima zu verbringen. Die Großeltern lehnten allerdings ab. So sagte ich zu meiner Großmutter: „*Oma, der Krebs trat auf, kurz nachdem Deine Tochter ausgewandert ist. Du hast sie nicht losgelassen, deswegen lässt nun Deine Brust los – sie stirbt ab.*" Und was sagte meine Oma damals zu mir? „*Ja, das ist richtig! Als Deine Mutter nach La Palma gegangen ist, ist sie für mich gestorben!*" Das war für mich ein Hammer, als sie das sagte. Und es schwang eine Menge Verbitterung mit. Nach Ansicht meiner Oma, die noch „vom alten Schlag" war, mussten die Kinder für die Eltern im Alter da sein und sich um sie kümmern. Nachdem meine Eltern aber nach La Palma gezogen waren, war für meine Großmutter eine Welt zusammengebrochen und die Tochter vor lauter Enttäuschung für sie „gestorben". Was geschah infolge dessen? Die Brust als Verbindung zum Kind löste sich von ihr, weil sie die Tochter nicht loslassen konnte oder wollte. Es war ein Schockerlebnis, klare Sache! Meine Oma verstand das auch sofort, doch anstatt zu sagen: „*Gut, ich lasse meine Tochter ziehen, ich lasse los. Sie kann und darf selbst entscheiden, wie und wo sie leben möchte.*", sagte sie: „*Die Luise ist schuld, dass ich Krebs habe, weil sie weggegangen ist und mich zurückgelassen hat.*" Sie hatte den Zusammenhang zwischen dem Auswandern der Tochter und dem Krebs kapiert, doch die Lösung des Konflikts sah sie nicht darin, dass sie loslässt, sondern dass die Tochter zurückkommen müsse. Heftig, nicht wahr? Hier hatte meine Oma den Bock zum Gärtner gemacht.

Fakt ist: Die Theorie Hamers hatte bei meiner Oma voll ins Schwarze getroffen! Und es gab seither mehrere Krebsfälle in meinem Umfeld, wo es genauso gepasst hatte – egal, welche Art von Krebs es war. Es gab bei allen ein schockartiges Ereignis kurz von Ausbruch der Krebserkrankung. Mehr dazu später im Buch.

Krebs durch Störfelder am Schlafplatz

Ein weiteres Erlebnis war und ist für mich bis heute immens wichtig, und ich erzähle es immer wieder, wenn ich irgendwo eingeladen bin. Als meine Oma gestorben war, erbte meine Mutter deren Haus, das ich ihr wiederum im Jahr 2004 abkaufte, da sie ja auf La Palma lebte. Meine damalige Frau und ich renovierten das Haus und zogen ein. Als es darum ging, wo wir unser Elternschlafzimmer platzierten, entschieden wir uns für das ehemalige Schlafzimmer der Großeltern – allerdings stellten wir unser Ehebett wohlweislich an die gegenüberliegende Stelle des Raumes. An der Stelle, wo Oma und Opa ihr Bett hatten, postierten wir einen großen Schrank. Wir schliefen an diesem Ort mehrere Jahre, bis meine Frau einen dreifachen Bandscheibenvorfall bekam, der unser aller Leben nachhaltig veränderte – Krankenhausaufenthalt, Reha, die Woche über war verplant mit Physiotherapie, Yoga, Aqua-Joggen usw., um den Rücken wieder einigermaßen in die Ordnung zu bringen.

Es begab sich dann 2012, dass ich mit meinem Freund Adam Jakob, einem ehemaligen Bauunternehmer und Geomanten, im Bayerischen Wald ein Badox-Jungbrunnenbad besuchte (www.badox-jungbrunnen.com). Mit dem Betreiber und Entwickler der Anlage, Josef Schwarzkopf, kamen wir danach ins Gespräch und es kam folgende interessante Geschichte zum Vorschein: Es war im Jahre 1990, als Josef Schwarzkopf, gelernter Maschinenbauer mit einst 80 Mitarbeitern, seinen Schwiegervater an Krebs verlor. Das hatte ihn aus der Bahn geworfen und dazu motiviert, der Sache auf den Grund zu gehen. Er ging mit der Wünschelrute durchs Schlafzimmer des Schwiegervaters und fand einen speziellen, zirka 80cm großen Wirbel, auf dem dieser über Jahre hinweg gelegen hatte. Josef Schwarzkopf nennt diesen Wirbel seither „radioaktiven Wirbel“, da er aus ionisie-

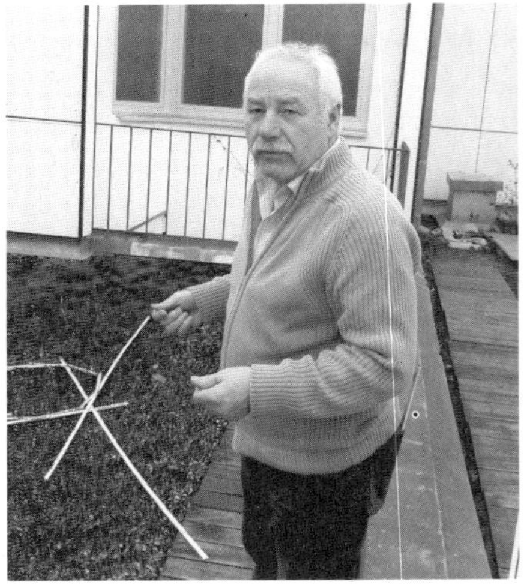

Abb. 1: Josef Schwarzkopf misst mein Haus aus

renden Strahlen besteht, die die hexagonale Struktur des Zellwassers zerstört und so u.a. Krebs erzeugt. In der Folgezeit untersuchte er auch in der Nachbarschaft und in der weiteren Umgebung die Schlafplätze von Menschen, die an Krebs verstorben waren und fand in 100 Prozent der Fälle genau diese Wirbel vor.

Ich bekam bei dieser Schilderung große Ohren und sagte spontan: „*Josef, Du musst unbedingt auch unser Schlafzimmer prüfen, denn meine Oma hatte ihr Bett im selben Zimmer wie wir und starb an Brustkrebs.*" Josef weigerte sich zunächst, weil er keine Vorort-Untersuchungen durchführt, aber ich konnte ihn dennoch überreden.

Das Resultat: Er durchlief das ganze Haus sowie die Dachterrasse und das Büro und fand im Schlafzimmer, genau an der Stelle, wo Oma geschlafen hatte, im Bereich der Brust exakt diesen Wirbel! Und noch schlimmer oder besser – je nach Sichtweise: Auf der Bettseite, auf der meine Frau in unserem Bett schlief, fand er ebenfalls einen Wirbel, doch hier im Bereich zwischen Brust und den Knien, das Zentrum des Wirbels war also im unteren Beckenbereich. Und er meinte dazu: „*Wer hier liegt, lebt allerhöchstens noch 5 Jahre.*" Was Josef nicht wusste: Meine Frau hatte ja den dreifachen Bandscheibenvorfall, und das war genau die Stelle, die inmitten des Wirbels lag. Der Wirbel war der Auslöser für die Schwächung im Lendenbereich, was dann schließlich zum Bandscheibenvorfall führte. Das Gute an der Sache: Sie bekam zum Glück keinen Krebs, weil wir sofort handelten und am selben Tag noch das Bett in ein anderes Zimmer verlegten. Interessant, nicht wahr?

Auf diese Wirbel in Häusern, die Josef Schwarzkopf „radioaktive Wirbel" nennt und für den Rutengänger auch andere Bezeichnungen haben (Krebswirbel, Störwirbel), kommen wir später noch intensiv zu sprechen. Es muss nicht nur der Schlafplatz sein. Wenn jemand jeden Tag im Büro mit seinem Stuhl auf so einem Wirbel sitzt, hat das die gleiche Wirkung.

Brustkrebs
Die Metastasen breiten sich vom Wirbelzentrum nach Außen aus!

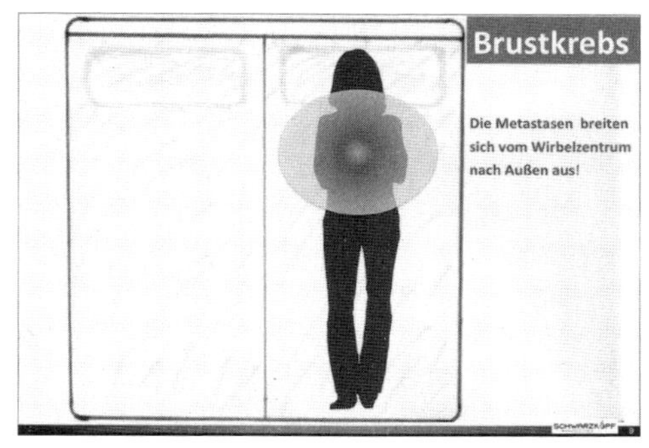

Abb. 2: Wer auf einem Wirbelzentrum liegt, wird krank

Möglicherweise kommt Ihnen jetzt die Frage in den Sinn, was denn nun der tatsächliche Auslöser für den Krebs meiner Oma war – der Wirbel oder der Verlust (Abschied) der Tochter? Beides. Ist jemand topfit, so kann er Jahre auf so einem Wirbel liegen und es mag nichts passieren. Ist jemand jedoch durch ein Schockerlebnis oder einen Schicksalsschlag extrem angeschlagen, so tut der Wirbel sein Übriges. Daher schon an dieser Stelle der Rat: Auf jeden Fall das Haus und die Schlafplätze checken lassen!

Diese kurzen Episoden mögen als einleitende Worte genügen. „Killing for profit" – nach diesem Prinzip arbeiten die allmächtigen, einflussreichen Pharma- und Nahrungsmittel-Konzerne, und sie arbeiten Hand in Hand. Vera Wagner schildert in ihrem Buch »Iss richtig oder stirb!«, das ich 2020 verlegt hatte, unter anderem, wie Big Food mit minderwertigen, geschmacks-manipulierten und kontaminierten Nahrungsmitteln Menschen massenweise krank und so zu Klienten von Big Pharma macht, eine wahre Win-Win-Situation. Im vorliegenden Buch geht es uns Autoren darum zu zeigen, dass es einerseits medizinisches Wissen gibt, das gegen die Menschen und für die Pharmakonzerne eingesetzt wird („krank machen" und töten"). Andererseits gibt es jedoch Heilweisen und Heilwissen und entsprechende Arzneien und Denkkonzepte, die zu einer Heilung führen können, die jedoch nicht erwünscht sind – beides behandeln wir in diesem Buch. Immer wieder haben wir über diese Themen gesprochen, und ich erzählte Vera von den wahren Ursachen der Brustkrebserkrankung meiner Oma. Wir kamen zu dem Schluss, dass es genügend spannendes Material gibt, um es in Form eines Buches mit unseren Mitmenschen zu teilen – denn solche Erlebnisse, wie auch Vera sie hat, sind nicht nur Gold, sondern auch Leben(s) wert!

Vera Wagner schreibt nicht nur wöchentlich spannende Artikel im Gesundheitsbereich für meine Nachrichtenplattform „DieUnbestechlichen", wofür sie auch immer wieder Interviews mit Ärzten sowie alternativen Therapeuten führt, sie hat auch selbst eine eigene Odyssee mit Nahrungsunverträglichkeit und massiven Zahnproblemen hinter sich und hat sich hier profunde Kenntnisse angeeignet. Unser Buch ist eine Kombination aus spannenden Interviews mit kritischen Ärzten und Heilpraktikern, es sind hart recherchierte Themenkomplexe und viele Erlebnisberichte, die hier eine außergewöhnliche Kombination an Wissen darstellen, die Ihnen, liebe Leserinnen und Leser, in eine klar definierte Richtung helfen sollen:

Heilung und ein Verständnis dessen, was wir „Krankheit" nennen. Vera und ich haben Menschen getroffen und gesprochen, die die wildesten Krankheitsgeschichten hinter sich haben und am Ende genesen sind. Oft durch außergewöhnliche Wege, die im Mainstream als „Quacksalberei" denunziert werden, und die meist auch noch recht kostengünstig sind, weswegen Big Pharma nichts daran verdient...

Zur Gliederung des Buches: Die ersten Kapitel übernehme ich und bringe vier spannende Interviews mit Insidern und Therapeuten und reiche danach den Stab weiter an Vera, die dann thematisch weiterführt und auch ihre eigenen, teils dramatischen Krankheitsverläufe und die Suche nach Heilung schildert. Zwischenrein kommen immer wieder mal Texte von mir, was das Gesamtpaket leicht und flüssig, und vor allem für den Leser informativ gestaltet.

So, und nun gehen wir direkt über in die Welt der Todesengel von der NSA. Sie werden nicht glauben, was sich auf unserem Planeten alles abspielt, wenn es ums Thema „Krebsheilung" geht.

Ihr *Jan van Helsing*

Ein unerwünschtes Krebsheilmittel

Wie im Vorwort bereits erwähnt, führte ich für mein »Whistleblower«-Buch ein Interview mit einem ehemaligen Broker über sog. „Trading-Geschäfte" (der Handel mit *Senior Unsubordinated Bank Debentures*), bei denen eingelegte Geldsummen innerhalb weniger Monate vervielfältigt werden. Wenn man heute eine Million bei der Bank anlegt, erhält man, wenn es gut geht, zwischen 3 und 5 Prozent Zinsen pro Jahr. Wir sprechen hier aber von Möglichkeiten, über eine Bank 60 Prozent und mehr pro Jahr zu erhalten. Im Zuge seiner Tätigkeit als selbständiger Broker in den USA (1997-2001), lernte er in Denver, Colorado, einen Arzt kennen, der zwar ein Medizinstudium absolviert hatte, jedoch nicht als Arzt am Menschen praktizierte, sondern in der Forschung tätig war. Im Zuge seiner Tätigkeit in der Forschung entwickelte er aus der Aloe-Vera-Pflanze in Kombination mit anderen Substanzen ein Heilmittel für Krebs. Genauer gesagt war es so, dass das Mittel, einmal in den Körper injiziert, das Wachstum des Krebses stoppte. Der Krebs entwickelte sich nicht zurück, aber er wuchs auch nicht mehr – er blieb einfach stehen – und der Körper gesundete. So weit war er mit Tierversuchen gelangt.

> *„In meinen laienhaften Worten würde ich sagen, dass der Krebs austrocknet. Es war egal, um welchen Krebs es sich handelte und welche Art – das Serum wirkte. Das erfuhr ich von ihm allerdings erst, nachdem wir uns eine Weile kannten. ... Wir lernten uns damals durch einen gemeinsamen Freund kennen, einen Indianer, und ich besuchte den Arzt – nennen wir ihn einmal Bobby – auch einmal in seinem feudalen Anwesen in den Rocky Mountains. Unter seinem Haus befand sich mehrere Stockwerke tief in der Erde sein Labor. So etwas hatte ich noch nie gesehen. Der Mann musste enorme Geldmittel zur Verfügung haben. Nachdem ich ihn genau darauf angesprochen hatte, erzählte er mir, dass er von der US-Regierung unterstützt werde. Er berichtete von der Krebsheilmittel-Entwicklung, und dass es Jahre dauern würde, bis man in den USA eine Zulassung für die Tests am Menschen erhalten würde. Diese hatte er beantragt, da alle Tests erfolgreich waren, wartete aber nun schon ein paar Jahre, ohne dass er eine Rückmeldung erhielt – bis sein sechsjähriger Sohn plötzlich an Leukämie erkrankte. Sein*

Freund, ein Internist, der den Sohn behandelte, gab dem Jungen nach einer gewissen Zeit der Behandlung keine große Lebenserwartung mehr, weshalb Bobby nach langen Diskussionen mit seiner Frau entschied, dem Sohn das Krebsmittel zu injizieren – mit dem Resultat, dass bereits vier Wochen später der Sohn als geheilt galt. Euphorisch, aber dennoch vorsichtig behandelte er auch im Freundes- und Bekanntenkreis Krebspatienten mit selbigem Effekt. Und es war egal, um welche Art des Krebses es sich handelte und um welches Stadium. Das ging solange gut, bis er eines Tages Besuch von zwei Herren von der NSA (National Security Agency) bekam, die ihn um ein Gespräch baten.“

Man unterbreitete ihm ein Angebot, das er besser nicht ausschlagen solle. Er würde ein von der Regierung finanziertes Labor bekommen, um dort seine Forschung weiter zu betreiben und das Serum in kleinen Tranchen herzustellen – für eine bestimmte Klientel.

„Das war das Labor, das ich besuchen durfte. Es war klar definiert, dass er frei forschen, aber alles nur mit der Regierung geteilt werden dürfe. Er hat sozusagen für die NSA gearbeitet. Und die Herren erklärten ihm damals: ‚So etwas, was Sie entwickelt haben, haben schon andere entwickelt. Es gibt mehrere Heilmittel gegen Krebs. Die bereits existierenden Mittel werden bestimmten Personen verabreicht – reichen, wichtigen Menschen, Leuten aus der Regierung, systemrelevanten Menschen. Da sind Sie nicht der erste… Menschen wie Sie möchten wir nur ungern beseitigen. Es ist besser, Sie arbeiten für uns. Wir wollen dieses Wissen selbstverständlich für uns nutzen. Aber stellen Sie sich einmal vor, wir würden solch ein Heilmittel der Allgemeinheit zur Verfügung stellen. Einerseits wären Abermillionen Menschen, die für die Pharmaindustrie oder in Krankenhäusern arbeiten, arbeitslos. Was machen wir mit denen? Wir haben ohnehin schon zu viele Menschen auf der Erde.‘“

Nachdem der Arzt dem Angebot zugestimmt hatte, zog er mit seiner Familie in besagtes Haus in den Rocky Mountains und arbeitet seitdem dort.

Nachdem ich mit meinem Whistleblower dieses Gespräch geführt hatte, berichtete er mir noch Folgendes: Als er als Broker in den USA aufgehört hatte, lebte er mehrere Jahre in Südafrika. Dort lernte er einen Arzt kennen, mit dem er heute noch in Kontakt steht, und der ihm vor zirka einem Monat von einer ungeheuerlichen Entdeckung berichtete. Dieser Arzt arbeitet in einer Privatklinik und hat viele Thrombose-Patienten auf der Intensivstation. Thrombosen haben nicht nur Corona-Patienten, sondern vor allem die doppelt Geimpften. Dieser Arzt – ein Schwarzer übrigens – schilderte, dass die Beatmungsgeräte, an welche die Patienten angeschlossen sind, einen Alarm abgeben, wenn der Druck in der Lunge zu hoch wird. Bei einem recht jungen Patienten war dies der Fall, und der Arzt stand vor dem Problem, dass er den Druck nicht weiter erhöhen konnte, um ihn mit genügend Sauerstoff zu versorgen, weil sonst die Lunge geplatzt wäre. Deshalb hatte er entschieden, unter Narkose beim Patienten eine Lungenendoskopie durchzuführen und ging durch den Mund und den Hals bis in die Lunge, wo er eine große Anzahl an Blutklümpchen entdeckte. Ein großer Teil der Lunge war verklumpt. Nachdem er diese, teilweise recht hartnäckigen Blutklumpen entfernt hatte, brachte er den Patienten zurück auf die Intensivstation und war überrascht, denn der Beatmungsdruck war nun fast normal. Nach zwei Tagen benötigte er das Gerät nicht mehr und wurde am vierten Tag aus der Klinik entlassen. So verfuhr er mit vielen anderen Patienten, mit dem gleichen Resultat. Der Arzt erzählte dann, dass er sich mit anderen Medizinern bezüglich Corona ständig via Zoom-Konferenzen weltweit austauscht, u.a. mit Ärzten aus Italien, die ihm bestätigten, dass auch sie zu dieser genialen wie einfachen Heilmethode gekommen wären – sie hatten die Toten aus Bergamo geöffnet und überall im Körper Thrombosen entdeckt. Entfernt man bei einem Corona-Patienten die Thrombosen auf die genannte Weise, kann er genesen. Allerdings sei es ihnen untersagt worden, das publik zu machen. Der südafrikanische Arzt schrieb daraufhin an die WHO und bekam als Antwort, dass diese Methode *„aufgrund der Ansteckungsgefahr zu riskant sei"*. Unglaublich... Sie behandeln natürlich trotzdem auf diese Weise weiter, allerdings diskret.

Dreiwertiges Eisen heilt Krebs

Im Zuge einer Recherche zur Krebsheilung traf ich mich 2007 mit Dr. Beat Schaub aus Basel, mit dem wir eine Sendung für secret.TV drehten. Dr. Beat Schaub schreibt in seinen Büchern, dass Eisenmangel die häufigste Volkskrankheit ist, an der fast die halbe Menschheit leidet. Das Eisenmangelsyndrom IDS (Iron Deficiency Syndrome) ist das Frühstadium von Eisenmangel und wurde 1998 von Dr. Schaub wiederentdeckt. Betroffen von Eisenmangel sind insbesondere Frauen aufgrund ihrer Menstruation sowie Kinder wegen ihres Wachstums. (www.eisenzentrum.ch)

Mitten in der Recherche stieß ich dann auf den Münchner Arzt Dr. Helmut Rau Freiherr von Nagell. Dieser hatte damals das Buch »Blut und Eisen« verfasst, in dem er beschreibt, wie er darauf gestoßen ist, dass dreiwertiges Eisen intravenös gespritzt grandiose Erfolge bei der Krebsbehandlung gezeigt hatte. Mit seiner Frau Kerstin führten wir dann ein TV-Interview zur Thematik. Dr. Rau von Nagell erklärt, dass dreiwertiges, intravenös injiziertes Eisen in der Lage ist, selektiv Tumorgewebe zu zerstören. Und zwar soll das Eisen als Schwermetall in der Lage sein, sich selektiv im Tumorgewebe anzureichern, was zur Gewebszerstörung führt. Dr. Rau von Nagell hat dieses Verfahren zum Patent angemeldet (EP0788355). Ich zitiere daraus:

> *„Eisen wird als Therapeutikum seit jeher in allen möglichen Formen, zur Kräftigung, Abwehrsteigerung, bei Blutverlusten etc. eingesetzt und insbesondere während der Schwangerschaft verabreicht. In den meisten Fällen wird Eisen in seiner zweiwertigen Form (Fe^{2+}) oral eingesetzt, und zwar insbesondere in Form von Tabletten, Säften etc. Diese Anwendungsform kann oft zu unerwünschten Nebenreaktionen, wie der kompetitiven Hemmung anderer Medikamente, zu allergischen Reaktionen und Unverträglichkeiten sowie intestinaler Obstipation führen. Trotz der immensen Fortschritte der Medizin gibt es noch immer Erkrankungen, die zumindest nicht immer erfolgreich therapiert werden können. Zu dieser Gruppe von Krankheiten gehören Tumorerkrankungen. Im Rahmen der vorliegenden Erfindung ist es nun gelungen, ein Therapeutikum für Tumorerkrankungen zur Verfügung zu stellen. Erfindungsgemäß wird intravenös applizierbares Eisen als alleiniger therapeutischer Wirkstoff zur Herstellung eines Medikamentes zur intravenösen Applikation für die Therapie von Tumor-*

erkrankungen und/oder Infektionskrankheiten verwendet. Eisenhaltige Präparate werden bekanntermaßen bei verschiedenen diagnostischen Aufgabenstellungen ebenso verwendet wie bei manchen Therapieformen...
... verwendet werden können solche Präparate, die Eisen in der dreiwertigen Form (Fe^{3+}) aufweisen, wobei das Eisen meist in Form von Komplexen vorliegt. In bevorzugter Form handelt es sich hierbei um Natrium-Eisen(III)-gluconat-Komplexe, Eisen(III)-hydroxid-Polymaltose-Komplexe, Ferri-Sorbitol-Citrat-Komplexe oder Ferri-Saccharat-Komplexe...
Aufgrund seiner hohen Turn-over-Rate in der Zellteilung hat der Tumor selbst einen hohen Sauerstoffverbrauch. Die ausreichende Sauerstoffzufuhr ist Voraussetzung für ein rasches Wachstum des Tumors, wobei der Sauerstoff über das Hämoglobin der roten Blutkörperchen zur Verfügung gestellt wird. Tumorgewebe kann aber möglicherweise durch Chemotaxis der Membranen der Erythrozyten im oder am Tumor binden. So kommt es häufig zu blutdurchtränkten Tumorgeweben, in denen die Erythrozyten aufgrund zu langer Verweildauer untergehen. Wenn Eisen sich im Tumorgewebe ablagert, kann es zur Bildung von Nekrosen kommen. Dieser Vorgang könnte wohl ein körpereigener Mechanismus der Tumorbekämpfung sein, der permanent im Körper stattfinden kann und vom Gleichgewicht der beteiligten Kräfte abhängt. Dies würde auch in Übereinstimmung mit der Aussage stehen, dass Vitamin C eine krebsprotektive Wirkung hat, da es in der Atmungskette des Citratzyklus in enger katalytischer Wechselwirkung zum Wertigkeitswechsel von ebenfalls dort vorhandenen II- und III-wertigem Eisen eingebunden ist.
Wenn nun das Eisen bei der erfindungsgemäßen Verwendung intravenös injiziert wird, werden einerseits über das Transferrin das Hämoglobin und Myoglobin völlig mit Eisen gesättigt und das darüber hinaus vorhandene dreiwertige Eisen wird möglicherweise durch ein gestörtes Sauerstoffmilieu im Tumor, wie auch durch die unphysiologisch erhöhte Affinität der Tumorzellenmembram im Krebsgewebe angelagert, das hierdurch sukzessive und spezifisch zerstört wird. Durch die Injektion von Eisen werden die gesunden Zellen des Patienten immer weiter gestärkt. Nach dem Verschwinden des Tumors und der Metastasen muss allerdings die Verwendung von intravenös injizierbarem Eisen beendet werden, damit keine negativen überschießenden Effekte wie artificielle Hämosidreose oder Nekrosen erzielt werden.

Vorteil der erfindungsgemäßen Verwendung ist, dass jedes Gewebe im Körper erreicht werden kann, wobei unter Ausnutzung der vorgegebenen venösen Blutbahnen das injizierbare Eisen auch Tumore an noch so unzugänglichen Gewebeteilen wie Hirnstamm, Knochenmark etc. erreichen kann und dort seine Wirkung entfalten kann. Es scheint, dass jede Krebsart durch die erfindungsgemäße Verwendung von intravenös injizierbarem Eisen therapierbar ist, so auch leukämische Formen, da der Entstehungsort aller korpuskulären Blutelemente zu 80 % das Knochenmark ausmacht."

Diese Erklärung aus seiner Patentschrift fasse ich nochmals in einfacheren Worten zusammen: Das intravenös gespritzte dreiwertige Eisen bedient die an Eisen unersättlichen Krebszellen, die sich daran zu Tode essen. Während die gesunden, guten Zellen einer übermäßigen Aufnahme von Eisen verschließen, lehnen die kranken, schlechten Zellen nicht dankend ab, sondern essen sich in unersättlicher Gier am Eisen zu Tode. Je schlimmer die Erkrankung, desto besser wirkt das intravenöse Eisen.

Im Gespräch mit Dr. Rau von Nagell, im Interview mit seiner Frau sowie aus unzähligen Patientenberichten zeigt sich: Sofort nach der ersten Gabe an dreiwertigem, intravenösem Eisen stoppt das Krebswachstum, da die Krebszellen mit dem Eisen beschäftigt sind. Tumore bilden sich zurück und der Patient genest. Er nimmt auch wieder zu. Nun ist Folgendes wichtig zu verstehen: Die Behandlung mit Eisen behandelt NICHT die Ursache des Krebses, es ist eine Symptombehandlung. Hört der Patient damit auf, sich das Eisen spritzen zu lassen, fängt der Krebs wieder an zu wachsen. Ich selbst habe bestimmt 50 verschiedenen Krebskranken die Unterlagen sowie das Video von Kerstin Rau von Nagell gegeben. Fazit: Bis auf zwei hat keiner es überhaupt versucht, da sie immer mit den behandelnden Ärzten darüber gesprochen haben, und diese meinten, dass Eisen nicht helfen würde. Sie haben es also nicht einmal versucht. Und bei den zweien, die es probierten, hat es sofort funktioniert. Bei einem Herrn weiß ich noch genau, dass er und seine Frau mich Monate nach Beginn der Eisenbehandlung anriefen und sich bedankten, denn der Erkrankte sei aus dem Rollstuhl heraus, habe wieder 20 Kilo zugenommen und wolle nun wieder zu arbeiten beginnen. Ein Jahr später erfuhr ich dann von dessen Bruder, dass der Genesene nun im Sterben lag, weshalb ich sofort die Frau anrief. Auf meine Frage, wie das denn sein könne, es ging ihm doch gut, erfuhr ich, dass es ihm immer besser ging, und man dann mit den Eisenspritzen aufgehört habe. Man habe dann andere Therapien weiterverfolgt. Nun, er starb kurz darauf. Genau diese Erfahrung machte auch Dr. Rau von Nagell: Die Patienten fühlen sich besser, der Krebs ist mehr oder minder verschwunden, sie hören mit den Eiseninjektionen auf – und der Krebs kommt wieder.

Dr. Rau von Nagell resümiert deshalb in seinem Büchlein:

„Alle bösartigen Tumorformen reagierten sofort mit einer Wachstumshemmung auf die Gabe von intravenös verabreichtem, dreiwertigem Eisen, bei gleichzeitiger erheblicher Befindlichkeitsverbesserung und Gewichtszunahme des Patienten. Es verstarben diejenigen Tumorpatienten, die – aus welchen Gründen auch immer – die Kontinuität der Eisentherapie für längere Zeiträume unterbrachen oder gänzlich abbrachen. Hingegen gesundeten und überlebten diejenigen Patienten ihren bislang unheilbaren Krebs grundsätzlich, die sich konsequent den Eiseninjektionen in empfohlener Dosierung unterzogen haben."

Nun kommen wir zum Hauptproblem: Die Therapie funktioniert, doch Dr. Rau von Nagell ist bereits seit Jahren im Ruhestand, seine damalige Frau ließ sich scheiden und zog zu ihrem neuen Mann in die USA. Es besteht kein Kontakt mehr. Ich kenne keinen Therapeuten bzw. Arzt, der speziell diese Eisentherapie in Bezug auf Krebs anwendet. (Dreiwertiges Eisen wie *Venofer* oder *Ferrlecit* sind zudem verschreibungspflichtig, es kann also nicht vom Heilpraktiker eingesetzt werden.) Daher kann ich nur raten, entweder mit dem behandelnden (Haus-)Arzt zu sprechen, ob er das übernehmen würde, oder Sie kontaktieren einen der Ärzte, die nach Dr. Beat Schaub behandeln (www.eisenzentrum.ch/eisenzentren). Diese Ärzte sind mit der Gabe von dreiwertigem Eisen vertraut. Was Sie auch bei diesen Ärzten benötigen, ist ein großes Blutbild, da nach dem Eisen- und dem Ferritinwert bemessen wird, wieviel dreiwertiges Eisen injiziert wird und wie oft. Ich selbst sowie mein Freundes- und Bekanntenkreis spritzen uns *Ferrlecit* seit Jahren prophylaktisch, wobei es immer zusammen mit Vitamin B12 gespritzt wird. Zur Vertiefung der Thematik rate ich zu den Büchern von Dr. Beat Schaub oder dem Büchlein »Eisentherapie bei Krebs und Infektionskrankheiten« von Dr. Helmut Rau Freiherr von Nagell, welches noch als ebook zu haben ist. (www.ebook.de)

Warum Schöllkrautpräparate verboten wurden

Prof. Dr. Frank Gansauge ist Chirurg und betreibt mit zwei Kollegen eine eigene Klinik in Neu-Ulm. Eines seiner Spezialgebiete ist die chirurgische Onkologie mit Chemo- sowie Folgetherapien – wobei er auch mit alternativen Heilmethoden arbeitet. Michael Morris und ich interviewten Dr. Gansauge bereits im Jahre 2013 in seiner Klinik und befragten ihn zu einem natürlichen Krebsheilmittel, mit dem er Jahre lang therapierte, bis dieses am 9. Februar 2012 in Deutschland vom Bundesinstitut für Arzneimittel und Medizinprodukte (*BfArM*) verboten wurde. Dr. Gansauge hatte deswegen mehrere Hausdurchsuchungen. Im November 2021 besuchte und befragte ich ihn erneut.

Herr Dr. Gansauge, Sie betreiben eine Fachklinik für Chirurgie?

Ja, Viszeralchirurgie, also wir sind Bauchchirurgen, Eingeweidechirurgen, Viszeralchirurgie mit den Schwerpunkten Onkologie, Drüsenchirurgie und Minimalinvasive, also Schlüssellochchirurgie. Das sind so unsere Schwerpunkte.

Sie sind an und für sich ein klassischer Schulmediziner. Wie kommt es, dass Sie mit dem Naturheilpräparat Ukrain in Verbindung kamen?

Während meiner damaligen Forschungsgruppe an der Universität in Ulm – wir hatten eine relativ große Forschungsabteilung, die von mir geleitet wurde – haben wir immer nach Naturpräparaten gesucht. Es ist ja nun nichts Neues, dass auch Schulmediziner nach Naturpräparaten suchen. Denken Sie bloß mal an die ganzen Mittel: Austern, aus bunten Blumen, wie ich immer sage, und die heute sehr etablierte Krebsmedikamente sind. Ob das Fingerhut ist, ob das Curare ist, ob das Taxol ist – das ist das Gift aus der pazifischen Eibe –, so hatten wir damals ein gewisses Screening-System gehabt, das hatten wir schon lange vorher entwickelt. Die Forderungen an Naturheilmittel waren relativ einfach: Es musste mehrere hundert Jahre in einer Kultur gewesen oder verwendet und in mindestens drei Kulturen enthalten gewesen sein. Auf Ukrain kam ich eher per Zufall. Weil ich nachts vor dem Fernseher eingeschlafen war und mitten in der Nacht aufwachte, sah ich auf RTL2 (im September 1998) eben einen Beitrag über *Ukrain*, ein Chelidonium-Präparat. Chelidonium ist Schöllkraut. Und Schöllkraut war uns schon öfter über den Weg gelaufen, denn fast jede Kultur hat es über hunderte von Jahren verwendet. Das Chelidonium majus ist ja sozusagen das älteste Zytostatikum, das es gibt, es ist vor dreitausend Jahren schon von den Chinesen erwähnt worden für die Behandlung von Hautkrebs; auch in Südamerika wurde es eingesetzt, und daraufhin habe ich gedacht: *„Schön, das gibt's ja wohl schon in einer Reinform oder in einer anwendbaren Form, dieses Chelidonium."* Daraufhin rief ein Assistent von mir den Hersteller, Herrn Nowicky, an und sagte, dass wir es in unserem Labor einmal testen wollen – was wir dann auch taten.

Herr Nowicky ist ja ein in Wien lebender Ukrainer. Er ist kein Mediziner, hat aber mit Ärzten zusammengearbeitet. Aus unserem Vorgespräch habe ich ja erfahren, dass es im Laufe der Studie, die Sie dann an der Uni Ulm durchgeführt hatten – die übrigens sehr erfolgreich verlaufen ist – immer wieder Differenzen mit ihm gab, weil er beispielsweise zu früh an die Öffentlichkeit gegangen ist.

Ja, das ist richtig. Man muss anmerken, dass man aufgrund von ein paar Patienten, die durch ein Präparat geheilt wurden, nicht sofort von einer hundertprozentigen Heilmethode sprechen kann. Man muss wirklich Studien an vielen, sehr vielen Menschen durchführen, um wirklich klare Ergebnisse zu bekommen. Es gibt meiner Ansicht nach keine Krebsform mit hundertprozentiger Heilung. Es gibt welche mit 95-96-97 Prozent, z.B. Schilddrüsenkrebs. Oder Krebsfrühstadien, zum Beispiel Darmkrebs. Der ist mit der adjuvanten Therapie nicht zu hundert Prozent, aber in etwa 93-95 Prozent heilbar. Nachdem der Krebs herausoperiert ist, machen wir die dendritische Zelltherapie, womit man das Rezidiv- bzw. das Metastasierungsrisiko deutlich senken kann. Das machen wir seit über 20 Jahren erfolgreich.
Tatsächlich hatten wir über Jahre hinweg an der Uni gestestet und zum Teil erstaunliche Erfolge gehabt. Allerdings hat Herr Nowicky damals etwas sehr Unübliches gemacht hat, denn er ging bereits vor Abschluss unserer Studien an die Öffentlichkeit, und das hat uns allen eine Menge Ärger eingebracht. Ukrain wirkt wie ein Spindelgift. Spindelgift – wenn

wir uns an den Biologie-Unterricht erinnern, wissen wir, dass wenn sich die Zelle teilt, sich dann der doppelte Chromosomensatz in der Mitte anordnet, und dann gibt es diese Spindelapparate, die jeweils in unterschiedlichen Ecken sitzen. Wie Seilzüge greifen diese dann an den Chromosomen an und ziehen die Chromosomen in die richtige Ecke. Was Ukrain macht, ist vom Wirkungsmechanismus denkbar einfach: Es verhindert den Aufbau der Spindel, d.h. dieser ganze Seilzugapparat funktioniert nicht. Was übrigens vom Wirkungsmechanismus her dem Gift der Pazifischen Eibe, von Taxol, ähnlich ist. Es macht eine Quervernetzung von der Spindel, es blockiert auch den Seilzugapparat. Wenn der Spindelapparat so gehemmt wird, kann die Zelle sich nicht teilen. Die Zelle mit ihrem doppelten Chromosomensatz bleibt stehen und irgendwann geht sie ein. Das haben wir später dann auch publiziert. Die Daten wurden übrigens von drei Arbeitsgruppen danach bestätigt.

Fakt ist, dass es wirkt, das Ukrain.

Ja. Allerdings muss ich vielleicht kurz auf die Nebenwirkungen von Ukrain eingehen. Beim Ukrain gibt es eigentlich nur eine oder die führende Nebenwirkung, die man bei allen Chelidoniumpräparaten aufführt, das ist die Leber. Bei einer Überdosierung kann es zu einer chemischen Hepatitis kommen, also einer chemischen Leberentzündung. Das macht aber auch eine Flasche Wein. Um es gleich abzukürzen: Es war am Ende genau dies der Grund für das Verbot von Schöllkrautpräparaten – es war einfach ein Aufhänger, um ein billiges Heilmittel vom Markt zu räumen. Die Medien, z.B. das Magazin „Der Spiegel", hatten ihr Übriges dazu getan und Tatsachen verdreht und auch den Studienleiter Prof. Dr. Beger verunglimpft. Er hat später gegen den Spiegel geklagt und Recht bekommen. Aber der Ruf war ruiniert...

Sie hatten deswegen auch Hausdurchsuchungen...

Ja, nach dem Verbot hatte ich das Ukrain weggeräumt und die letzten Ukrainvorräte Herrn Nowickys Firma zurückgeschickt. Ich hatte immer noch ein paar Ampullen Ukrain zuhause, die lagen aber in meinem Tresor. Es ist ja nicht so, dass das eine Droge ist. Man darf es nur nicht mehr anwenden und in Verkehr bringen. In meinem Tresor darf ich es nach wie vor haben. Und zuhause hatte ich auch noch zwei Ampullen, weil es ein sensationelles Warzenmittel ist: Ein Tropfen drauf, ein Plastikpflaster drüber, dass es ein feuchte Kammer ist, nach drei Tagen ist die Warze weg. So kriegt man gerade bei Kindern die ganzen Warzen weg. Das klappt aber genauso gut mit dem Schöllkraut selber. Das war der Grund, warum ich das noch hatte. Und dann dachte ich, es wäre alles erledigt.

Aber weit gefehlt. Meines Wissens war es dann im September, als man Herrn Nowicky verhaftet und in Österreich 50 Wohnungen von Ärzten durchsucht und alles vorhandene Ukrain beschlagnahmt hat. Also alles, was es vom Ukrain noch gab, wurde vom Markt geräumt. Der Herr Nowicky saß dann auch ein paar Wochen im Gefängnis, durfte auch mit keinem reden. Ungeheuerlich... Und dann gab es am 15. November 2012 eine Hausdurchsuchung bei mir. Morgens klingelte es, Sie müssen überlegen: Ukrain das letzte Mal vor fünf Jahren angewendet, und auf einmal klingelt es morgens. Das Herz fällt einem in die Hose, wenn da einer mit grünem Ausweis dasteht und Ihr ältester Sohn in Würzburg studiert. Da denken Sie, dem ist was passiert. Aber nach meinen schreckgeweiteten Augen sagte dann der Kommissar ganz locker: *„Es geht nur um das Ukrain!“* Es waren insgesamt 24 ermittelnde Beamte. Es geschah zeitgleich bei mir privat sowie in der Praxis und in unserer Klinik. Wir wurden behandelt wie Verbrecher, Patienten mussten ihre Handtaschen aufmachen – wegen Ampullen mit Schöllkrautpräparat, das muss man sich einmal vorstellen! Zudem haben Sie mit einem Stick meine ganzen Patientendaten vom PC kopiert.

Auch wenn das Ukrain jetzt für die Behandlung verboten ist, darf ich es doch trotzdem besitzen?

Diese Frage stellt sich so gar nicht, da Sie keines mehr bekommen. Aber es gibt doch so etwas wie eine Gerechtigkeit: Iberogast® von Bayer enthielt Chelidonium in einer niedrigen Dosierung. Der Hersteller hat hiermit dreistellige Millionenumsätze jährlich laut Handelsblatt gemacht. 2019 dann – also mehr als 7 Jahre nach Ukrain – ermittelte dann die Staatsanwaltschaft wegen potentieller Leberschädigungen. Heute ist Iberogast® „schöllkrautfrei“.

Wie arbeiten Sie heute?

Wir kombinieren verschiedene Therapien. Wir bestrahlen, wir nutzen Chemo, dendritische Zelltherapien, aber wir arbeiten ebenso mit hochdosierten Vitamintherapien. Und in dieses ganzheitliche Prinzip gehört auch extrem die Psyche mit hinein, weswegen wir ganz eng mit Psycho-Onkologen zusammenarbeiten. Es gibt unterschiedliche Krebstypen, z.B. bei Menschen, die immer alles in sich hineingefressen haben. Bei diesen Patienten muss man auch mal die Aggressionen rauskommen lassen.

Zwei Fragen noch: Wenn wir eben bei der Psycho-Onkologie sind, wie weit hat sich generell in der Medizin die Vorstellung durchgesetzt, dass jede Form von Krankheit, wenn sie nicht beispielsweise durch einen Unfall hervorgerufen ist, einen psychischen Hintergrund hat oder auf meine eigenen Gedankenmuster zurückzuführen und auch darüber zu heilen ist.

Also die Psycho-Onkologie ist auf dem Vormarsch, muss man sagen. Jetzt weniger bei uns in Deutschland. Oft sagen meine Krebspatienten: *„Ich hatte ja auch ein schweres Jahr hinter mir, der und die ist gestorben, ich bin bei der Arbeit rausgeflogen usw.“* Wie gesagt, als Wissenschaftler habe ich da für mich ein relativ einfaches Erklärungsmodell: In der Akutstressphase setzt man Adrenalin frei. Danach wird in der chronischen Stressphase Cortison freigesetzt. Das wiederum hat einen nicht wegzudenkenden Einfluss auf das Immunsystem. Wenn ich jetzt einen chronischen Stressfaktor habe, dann kann ich anhand der Hormonkaskaden auch erklären, warum ein Immunsystem dann schlecht ist. Es gibt hier ein markantes Beispiel: Wir hatten einmal bei Kindern in der Praxis eine Immunstatus-Bestimmung durchgeführt. Und wer hat das beste Immunsystem? Kinder mit 3, 4 und 5 Jahren, das ist bekannt. Also haben wir den Kindern vor der Operation Blut abgenommen. Und dann rief mich mein Laborarzt an und sagte: *„So ein schlechtes Immunsystem wie bei denen habe ich ja noch nie gesehen.“* Naja, was war der Hintergrund? Wir haben das den Kindern „vor der Operation“ abgenommen! Die hatten schlicht und ergreifend Angst. Und Angst geht auf Dein Immunsystem. Ganz einfach: Angst, Stress, das geht auf das Immunsystem, es legt es lahm.

In einem erwachsenen Menschen entstehen jeden Tag im Schnitt acht Krebse! Und das Immunsystem putzt die alle weg! Wenn man nun die Leistung des Immunsystems reduziert, dann hat man statistisch gesehen eine leicht erhöhte Chance, dass ein Krebs ausbricht. Das ist doch der Klassiker: Großer Stress für Männer, wenn man in Pension geht. Wieviele bekommen Krebs nach ihrer Pensionierung? Wo dann alle sagen: *„Mensch, jetzt hat er es gerade geschafft, könnte seine Rente genießen und dann kriegt er Krebs."* Also insofern glaube ich schon, dass die Psyche eine nicht wegzudenkende Rolle in der Krebsentstehung spielt. Es ist natürlich aber auch die Frage, welche Rolle sie in der Therapie spielt und wo die Psycho-Onkologie anfängt? Fängt sie damit an, dass ich dem Patienten wenigsten endlich einmal zuhöre, anstelle ihm eine Chemotherapie zu verordnen, wo er jedes mal von jemand anderem be-

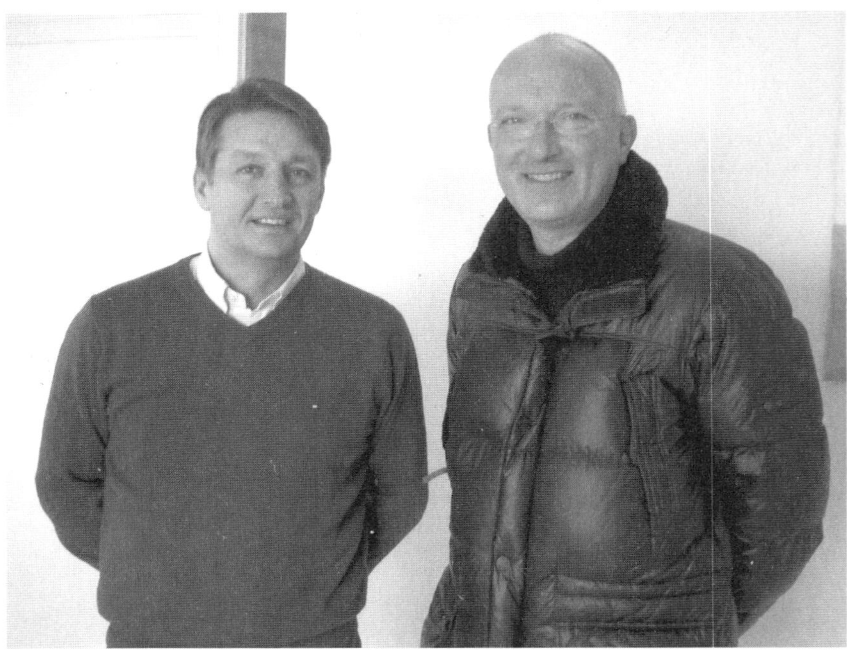

Abb. 3: Jan van Helsing und Dr. Frank Gansauge, 2013

handelt wird – völlig unpersönlich? Aber hier steckt auch System dahinter, denn die Ärzte stehen so unter Druck, dass sie selbst kaum mehr anders können. Privatkliniken, die auf Profit aus sind, die Geld verdienen müssen, die Pharmalobby…“

Sie erwähnten vorhin das dreiwertige Eisen. Der inzwischen pensionierte Arzt Dr. Rau von Nagell aus München hatte festgestellt, dass die Krebszellen eisensüchtig sind. Deshalb haben Krebspatienten einen katastrophalen Ferritinwert. Die Krebszellen fressen deshalb das Eisen, das dreiwertige Eisen können sie jedoch nicht verarbeiten und fressen sich daran zu Tode. Wie sehen Sie das?

Wenn der Patient Eisenmangel hat, kriegt er bei uns Ferrlecit. Das mit dem dreiwertigen Eisen ist ja nicht so neu, das habe ich schon während des Studiums gehört, nämlich dass das dreiwertige besser ist als das zweiwertige. Und es ist bekannt: Die Krebszelle braucht extrem viel Eisen. Und über den Eisenstoffwechsel kann man die Tumorzellen beeinflussen. Es gibt mehrere Ärzte, die sich mit Eisen in Verbindung zu Tumoren beschäftigen. Allerdings muss ich hinzufügen, dass dieses Thema nicht zu meinen Kernkompetenzen gehört.
Wir arbeiten heute im Verbund – als Ärzte –, und jeder übernimmt den Teil, den er am besten kann. Ich operiere, der nächste macht die Psycho-Onkologie, einer z.B. auch Hyperthermie, bei der der Körper auf Fiebertemperatur hochgeheizt wird. Auch das ist altbekannt.

Vielen Dank, Herr Dr. Gansauge. Das war sehr informativ!

Kontakt:
www.labor-gansauge.de
www.gps-chirurgie.de

Albert Ruch – Sherlock Holmes der Krankheiten

Albert Ruch ist seit 40 Jahren Heilpraktiker. Er wurde in Bad Hersfeld geboren, wo er eine Praxis betreibt, ebenso wie in Velden am Wörthersee. Zudem arbeitet er in Kliniken auf Mallorca, wo er momentan auch teilweise lebt. Albert Ruch ist gelernter Chemielaborant, interessierte sich aber schon früh für ganzheitliche Ansichten und Therapien, und traf nach seinem Studium zum Heilpraktiker auf einen Arzt für Naturheilkunde in Bochum, wo er eines Tages einfach hineinspazierte und fragte, ob er dem Arzt ein wenig über die Schultern schauen dürfe, um mehr aus der Praxis am Menschen zu erfahren. Der Arzt gewährte ihm dies. Was für Albert jedoch am erstaunlichsten war, war die Tatsache, dass abends immer ein älterer Heilpraktiker in die Praxis kam, der dem Arzt sagte, wie er die einzelnen Problempatienten zu behandeln habe. Albert Ruch war neugierig und wollte wissen, wie dieser Heilpraktiker dazu in der Lage war.

> *„Dieser ältere Herr hatte ein Gerät dabei, mit dem er sagen konnte: ‚Bei Patient X ist die Nebenhöhle nicht in Ordnung, bei Patientin Y muss die Blase behandeln werden oder der Darm usw.' Ich ließ mir das erklären und besorgte mir dann dieselben Gerätschaften und arbeitete bei dem Arzt in der Praxis mit. Dies ging eine zeitlang gut, bis immer mehr Patienten zu mir wollten anstatt zu dem Arzt, was dazu führte, das ich die Praxis verließ – ich wollte ihm ja nicht schaden. Nachdem ich bei verschiedenen Ärzten in Deutschland angeklopft hatte, wie zum Beispiel bei Dr. med. Heinrich Rossmann in München, bei dem ich zunächst mitgearbeitet hatte, bis mich dieser mit Dr. med. Reinhold Voll bekannt machte. Dr. Voll war der Begründer der sog. Elektroakupunktur und Autor etlicher Bücher zum Thema sowie Träger des Bundesverdienstkreuzes. Die ‚Medizinische System- und Regulationsdiagnostik' (EAV) ist eine Diagnose- und Heilmethode, wobei die Diagnose von akuten und chronischen Krankheiten durch eine Messung des elektrischen Leitwertes an Meridianen und Akupunkturpunkten ermittelt wird. Die Therapie wiederum erfolgt mit den Medikamenten, die den negativ veränderten Leitwert verbessern, wobei hier vor allem homöopathische und allopathische Heilmittel geeignet sind.*"[(4)]

Albert Ruch lernte bei Dr. Voll und entwickelte über die Jahrzehnte hinweg dieses System weiter, entwickelte eigene Geräte zur Diagnose, ließ

Programme erstellen und arbeitet mit diesen bis heute. Albert Ruchs System geht über die Elektroakupunktur hinaus. Dr. Voll war in der Lage, vieles auszumessen, Albert Ruch ist jedoch klar geworden, dass es nicht alleine ausreicht, die Akupunkturpunkte und Meridiane auszumessen, sondern es gibt auch die Möglichkeit, bestimmte Organe zu aktivieren, wodurch man dann plötzlich mehr im Körper erkennen kann.

„Zum Beispiel wird eine Borreliose für die ersten zwei bis drei Wochen sichtbar sein, danach nicht mehr. Ich kann mit meinem System bestimmte Organe aktivieren, kann eine Mehrdurchblutung erzeugen, und durch diese Mehrdurchblutung kann ich ihm Blut mehr erkennen und daher auch besser therapieren – was ich mit Nosoden mache. Die bekannten Nosoden habe ich über die Jahrzehnte um viele weitere Bakterien, Viren oder Pilze erweitert und von einem Programmierer in mein System einbinden lassen, wodurch ich viel tiefer im Körper nach Erregern recherchieren kann. Es gibt beispielsweise keine Allergien. Die Störung liegt woanders, man muss sie nur finden. Hat man sie gefunden – das kann schon mal mehrere Sitzungen benötigen –, dann verschwindet auch der Heuschnupfen oder die Nahrungsmittelunverträglichkeit."

Er arbeitet sozusagen wie Sherlock Holmes, also wie ein Detektiv, um unter jeder Schicht an Krankheiten und Störfeldern die darunterliegende, tiefer versteckte zu finden.

„Mein Verständnis von Ganzheitsmedizin besteht darin, dass sich hinter jedem Krankheitssymptom eine Ursache verbirgt, die zu finden und zu behandeln ist. Ganz besonders am Herzen liegt mir eine stetige Weiterentwicklung der Behandlungsmethoden, um meinen Patienten noch schneller und effizienter helfen zu können. So ist es mir gelungen, durch die Sekrettestung ein Verfahren zu entwickeln, um die Ursachen der Erkrankungen schneller erkennen zu können. Aus diesem Grund bin ich auch immer wieder auf der ganzen Welt unterwegs, um mein Verfahren weiter zu verbreiten und noch mehr Menschen damit helfen zu können."

Der Kontakt zu Albert Ruch entstand über eine langjährige Leserin, die ebenfalls auf Mallorca lebt und durch Albert Ruch nach nur zwei Behandlungen ihre Neurodermitis losgeworden ist. Diese Dame ist daran, mit Albert Ruch ein Buch über seine Arbeit zu schreiben und meinte, dass ich mich einmal mit ihm direkt austauschen solle – was drei Wochen später in Velden am Wörthersee geschah. Inzwischen habe ich vier Behandlungen hinter mir und möchte kurz schildern, wie das vonstatten geht. Man sitzt barfuß vor dem Therapeuten und hält in einer Hand eine Elektrode, die mit dem Elektroakupunkturgerät verbunden ist. Der Therapeut hält in seiner Hand einen Messgriffel, mit dem er die einzelnen Akupunkturpunkte an Händen und Füßen durchmisst. Gemessen werden über die Punkte alle Organe, die Zähne, die Knochen, einfach alles. Anhand der entsprechenden Ausschläge auf der Anzeige auf dem Bildschirm sieht man dann, welches Organ oder welcher Körperbereich geschwächt, angeschlagen, gestört oder erkrankt ist. Albert Ruch hat in seinem System alle bekannten Heilmittel eingespeichert, was es ihm ermöglicht, auf eine Trägerflüssigkeit eine Information aufzumodulieren, um diese Krankheit zu behandeln bzw. aus dem Körper auszuleiten. Das Mittel ist normalerweise ein kleines Fläschchen, wobei die Flüssigkeit über einen festgelegten Zeitraum oral eingenommen wird. Ist das, was der Therapeut bei der ersten Sitzung gefunden hat, ausgeleitet, so gräbt er bei der nächsten Sitzung tiefer und schaut, was noch im Körper verborgen ist – wie ein Zwiebelschalensystem. Hat man eine Schicht abgezogen, findet man darunter eine weitere – bis man irgendwann an den Kern kommt.

Lassen Sie mich aus der Eigenerfahrung berichten:
Bei der ersten Sitzung, die zirka eine Stunde dauerte, fand Albert Ruch auf Anhieb Impfschäden aus dem Säuglingsalter – vor allem durch die Tetanus-Impfung. Dazu kamen leichte Probleme mit dem Herzen, von denen ich allerdings noch nie etwas gemerkt hatte. Obwohl ich ihm nichts über meine Beschwerden gesagt hatte, diagnostizierte er den Zusammenhang von der Impfung zu meinem Heuschnupfen sowie zur Neurodermitis – interessant! Nach drei Wochen war ich wieder in Velden, wo er eine Woche pro Monat therapiert, und ließ mich erneut durchchecken. Diesmal dauerte es nur eine dreiviertel Stunde. Ich konnte jetzt nicht wirklich sagen, dass ich nach der ersten Behandlung etwas gespürt hatte, doch das Gerät zeigte eindeutig an, dass eine Ausleitung stattgefunden hat. Und die Technik kann man nicht betrügen – man sitzt ja auch direkt dabei und kann alles mitverfolgen. Nun ging er eine Stufe tiefer und fand Herpesviren und eine

nicht auskurierte Salmonellenvergiftung. Das war interessant, denn ich hatte auf vielen meiner Fernreisen Durchfallerkrankungen – sei es in Peru, mehrmals in Ägypten, in Thailand oder in Brasilien. Das hatte ich völlig vergessen, passte aber genau. Gleiches Prozedere wieder, neue Tinktur und drei Wochen später wieder die Diagnose. Die Salmonellen waren ausgeleitet, nun fand er einen verborgenen Epstein-Barr-Virus. Wieder neues Fläschchen und in diesem Fall sechs Wochen später die nächste Sitzung, da ich durch eine Reise verhindert war. Diesmal hatten sich einige Dinge ereignet, die ich mit einem Heilungsprozess verbinde. Zwei Tage nach der dritten Sitzung fiel mir eines meiner letzten Gold-Inlays heraus. Das war eigenartig, denn es geschah einfach so, ohne dass ich auf etwas gebissen hatte. Zudem stellte ich feste, dass ich nun schon länger kein Herpes mehr hatte – was im Jahr 2021 schon mehrmals der Fall gewesen war.

Ich war gespannt, was nun zum Vorschein kommen würde: Es war nach erneutem Durchchecken meines Körpers ein Pilz im Bauchraum entdeckt worden, Geotrichum candidum, der mir schon seit langem zu schaffen machte – so seine Diagnose. Und nun, während ich dies schreibe, sind weitere vier Wochen vergangen. Bereits zwei Tage nach der Einnahme der neuen Tinktur bekam ich auf der rechten Bauchseite – also da, wo ich laut Diagnose die Pilzerkrankung haben soll – einen Hautausschlag. Es möchte also etwas heraus, was ich durch vermehrtes Wassertrinken auch unterstütze. Soweit mein eigener Erlebnisbericht.

Wirklich erstaunlich ist, was Albert Ruch alles entdeckte, was ich längst vergessen hatte. Was bei mir nicht der Fall war, aber bei fast allen Patienten, sind Probleme mit den Zähnen, genauer gesagt Störfelder im Mundraum, vergessenes Amalgam unter einer Krone, Eiterherde im Kiefer oder Implantate, die nicht richtig verheilt sind.

Ein Beispiel aus seiner Praxis:

Ein junger Mann kam zu ihm auf Empfehlung, er war auf einem Auge erblindet. Niemand wusste warum, er erblindete eines Tages einfach. Kein Arzt bzw. Augenarzt konnte etwas finden, doch Albert Ruch entdeckte unter einem Zahn einen Störherd und ordnete an, den gesunden Zahn zu entfernen. Der Zahnarzt, den der junge Mann bislang konsultiert hatte, verweigerte dies, doch ein anderer erfüllte den ungewöhnlichen Wunsch des Mannes. Und siehe da: Unter dem Zahn befand sich ein Eiterherd, der durch Röntgen nicht sichtbar gewesen war. Wenige Wochen später konnte der Mann auf dem erblindeten Auge wieder sehen. Kein Wunder, sondern saubere Recherchearbeit an der richtigen Stelle!

Albert Ruch war auch zwei Jahre bei einem großen Bundesligaverein, wurde vom etablierten Mannschaftsarzt allerdings rausgemobbt, da die Spieler lieber zu ihm wollten anstatt zum Alteingesessenen. Wieso? Weil Albert bei einem Muskelproblem nicht nur den Muskel sieht, sondern ganzheitlich mit seinem Diagnosesystem untersucht. So kann es eben sein, dass die Ursache nicht in dem speziellen Muskel liegt, sondern die Ursache ein Entzündungsherd ist, der sich irgendwo im Körper befindet oder eben ein Herd im Zahn/Kieferbereich.

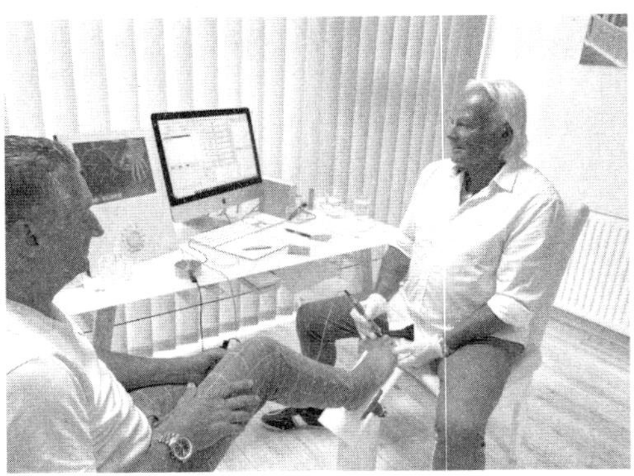

Abb. 4: Jan van Helsing während der Behandlung mit Albert Ruch

Genau das finde ich enorm wichtig, denn die Untersuchung der Zähne ist eines der Hauptprobleme in der heutigen Zeit, wie wir später noch im Detail von Vera Wagner erfahren werden.

Das klingt alles grandios, nicht wahr? Hat aber einen Haken: Albert Ruch selbst kann keine neuen Patienten mehr annehmen. In seiner Praxis in Bad Hersfeld, wo sein Patenkind das Gleiche seit vielen Jahren praktiziert, gibt es allerdings noch vereinzelt die Chance auf Termine. Auch haben beide Praxen die Möglichkeit, den seit vielen Jahren selbst entwickelten Sekrettest (Sekrete von Patienten wie Blut, Speichel, Urin usw.) anzufordern. Durch diese Untersuchung können Nosoden, Homöopathika und Bachblüten ausgetestet und in Tropfenform verschickt sowie ein Befund erstellt werden. (www.ruch-energetics.com)

Ich mache jedenfalls weiter und grabe immer tiefer in meinem Körper hinein, um alle Altlasten zu entfernen – ein wirklich spannendes Unterfangen!

Einleitende Worte von Vera Wagner

Es war eine dieser furchtbaren Magen-Darm-Koliken, die mich als Kind oft tagelang ans Bett fesselten. In dieser Nacht war es besonders schlimm, morgens spuckte ich mit verdrehten Augen grüne Galle und kollabierte am Waschbecken. Meine Mutter rief ... nicht den Notarzt, sondern unseren Hausarzt an, Dr. Regula – seinen Namen werde ich nie vergessen. „*Wenn er kam, hast Du gestrahlt, und es ging Dir gleich etwas besser.*“, hat meine Mutter mir oft erzählt. Sie schilderte ihm kurz die Situation. „*Soll ich einen Krankenwagen rufen oder wollen wir es zuhause versuchen?*“, fragte Dr. Regula. „*Wir versuchen es zuhause.*“, antwortete meine Mutter. „*Haben Sie Cognac da und Rizinusöl?*“ „*Ja.*“ Wenig später erschien Dr. Regula mit einem strahlenden Lächeln in seinen gütigen braunen Augen. Aus seinem dicken Arztkoffer zog er eine Infusionsflasche. Meine Mutter bat er, den Cognac und das Rizinusöl zu holen und eine Zimmerleiter. In einem Schwenker mischte er Weinbrand und Öl und gab es mir zu trinken, „*damit auch der letzte Rest rauskommt.*“ Es schmeckte scheußlich und zeigte schon bald Wirkung, meine Mutter und ich verschwanden schleunigst wieder im Bad.

Als ich von ihr gestützt zurück in mein Zimmer torkelte, stand die Leiter auf dem Tisch, hoch oben baumelte die Infusionsflasche. Ich sank ins Bett und Dr. Regula legte die Infusion. Dann schrieb er meiner Mutter die Telefonnummern der Patienten auf, bei denen er in der nächsten Stunde Hausbesuche machen würde – Handys gab es damals nicht –, strich mir noch einmal tröstend über die Haare und verschwand. Lächelnd lag ich da, und wusste, alles würde wieder gut werden. Langsam, ganz langsam kehrten meine Lebensgeister zurück, doch irgendwann geriet die Infusion ins Stocken. Beim dritten Versuch hatte meine Mutter Dr. Regula am Telefon, er kam nochmals vorbei und sorgte dafür, dass die Infusion weiterlief. Ich werde das nie vergessen: Den Mut meiner Mutter und die Kreativität unseres Hausarztes ersparten mir das Trauma eines Klinikaufenthalts.

Und nun frage ich Sie: Welcher Arzt hat heute überhaupt noch die Zeit und die Motivation, bei mehreren Patienten Hausbesuche zu machen, eine Infusion im Krankenzimmer zu improvisieren, statt den Patienten ins Krankenhaus zu schicken und bei einer Komplikation weitere wertvolle Zeit zu investieren? Und gibt es eine Gebührenziffer, unter der er diesen vorbildlichen Einsatz für seinen Patienten abrechnen könnte? Vermutlich nicht. Und genau da liegt die Crux am System: Heute nimmt sich ein Hausarzt im Durchschnitt siebeneinhalb Minuten Zeit für seinen Patienten, der ja genau genommen ein Klient ist. Da hätte Dr. Regula in meinem Fall ganz schön Überstunden machen müssen. Landarzt-Idylle gibt's nur noch in kitschigen Fernsehserien, mit den Fallpauschalen ist vor Jahren eine neue Ära angebrochen, die den hippokratischen Eid zur Farce werden lässt, die Ärzte vor allem das zu tun nötigt, womit sie am besten Geld verdienen können. Der Mensch bleibt immer öfter auf der Strecke. *„Im Grunde sind im ‚modernen' Gesundheitssystem keine wirklichen Ärzte mehr gefordert, sondern vielmehr Manager, die gekonnt die vorgegebenen Behandlungspakete zusammenbauen."*, schreibt Giovanni Maio in »Geschäftsmodell Gesundheit. Wie der Markt die Heilkunst abschafft.«[1]

Wird ein Patient in einer Klinik aufgenommen, geht es nicht allein darum, wie ihm am besten geholfen werden kann, sondern wie rentabel dieser „Fall", der über die Fallpauschalen abgerechnet wird, für die Klinik ist. Das ärztliche Ermessen wird unterminiert durch betriebswirtschaftliches Denken. Viele Ärzte fühlen sich nicht wohl damit, ein Assistenzarzt der Chirurgie gab zu Protokoll: *„Ich könnte mir vorstellen,... dass es spätere Medizinergenerationen geben wird, die das, was wir jetzt tun, uns vorwerfen werden. Zu Recht. Dass wir unter der Prämisse unglaublicher Datensammlungen und Kodierungen und Strukturierungen den Blick auf den Patienten verloren haben. Ich habe manchmal das Gefühl, nicht das Richtige zu tun."*[2]

Die Ärzte stecken im Hamsterrad des Systems, denn „Gesundheit als Geschäftsmodell" schadet der Beziehung zwischen Arzt und Patient. Wenn es darum geht, bei Ihnen eine Krankheit zu diagnostizieren, eine Operation durchzuführen oder einen Tumor zu bekämpfen, wie das im ärztlichen Jargon so schön heißt, sollten Sie sich der Tatsache bewusst sein, dass das Wohlergehen des Patienten immer öfter dem schnöden Mammon geopfert wird. Die Chemotherapie beispielsweise, ohne die angeblich kein Krebskranker genesen kann, spült Gift durch Ihre Venen und steigert die Aktienkurse der Pharmakonzerne; und obwohl die Schlacht gegen den Krebs, bei der scharfes Geschütz aufgefahren wird, nun schon wesentlich länger dauert als der Dreißigjährige Krieg, sterben immer mehr Menschen, und immer mehr erkranken daran. „*Wenn Sie die Sterberate bei Krebs um ein paar Prozent reduzieren können, werden Sie geehrt. Wenn Sie Krebs heilen können, werden Sie erschossen.*“, sagte mal ein Onkologe,[3] und die Krebsstatistik gibt ihm Recht: 1,6 Millionen Neuerkrankungen jedes Jahr allein in den USA, 500.000 in Deutschland und 35.000 in der Schweiz. Krebs wird heute als Todesurteil verkauft, und so sind die meisten Patienten bereit, das Martyrium der konventionellen Krebstherapie über sich ergehen zu lassen. Der Begriff „Therapie“ ist blanker Hohn.

Wie kann man hoch giftige Substanzen, die insbesondere alle sich schnell teilenden Zellen vernichten und zu übelsten Nebenwirkungen von Haarausfall bis Schleimhautverätzungen führen, als „Therapie“ bezeichnen? Wer nicht unmittelbar an den Folgen der Chemotherapie stirbt, entwickelt mit großer Wahrscheinlichkeit innerhalb der kommenden fünf Jahre einen neuen Krebs, verursacht durch die krebserregenden Stoffe, mit denen der Krebs bekämpft wird. Nach neuesten Forschungen scheint die Tumortherapie selbst ein Wachstumsbeschleuniger zu sein. In seinem Buch »Moderne Medizin und Wunderheilung«[4] schreibt der auf biologische Krebsabwehr spezialisierte Arzt Dr. Arnold Zilly, dass einige Zytostatika nicht biologisch abgebaut werden können, das heißt, das Gift bleibt im Körper. Offiziell ist der Patient dann aber nicht an der Behandlung, sondern am Krebs gestorben. „*Wir können nichts mehr für Sie tun.*“ Oft geht es auch schneller. Der Bruder meiner Freundin Stefanie erkrankte am schwarzen Hautkrebs. Mehrere OPs, sein Zustand schien stabil, eine neu zugelassene Immuntherapie war geplant. Als sich Metastasen bildeten, bekam Alexander Zytostatika, doch sie konnten das Tumorwachstum nicht aufhalten, im Gegenteil. Es bildeten sich weitere Metastasen. Dann die erste Bestrahlung. „*Es fühlt sich an wie ein Sonnenbrand.*“, sagte Alexander. Am Abend verlor er das Bewusstsein, 24 Stunden nach der Bestrahlung war er tot. Während er im Sterben lag, gab man ihm noch eine Infusion und wollte eine Computer-Tomographie durchführen, der Versuch misslang. Alexander war sehr unruhig, als würde sein Körper sich aufbäumen, als würden diese völlig überflüssigen Aktionen ihm im Augenblick des Loslassens großen Schmerz zufügen – diesen Eindruck hatte Alexanders Familie, die ihn auf seiner letzten Reise begleitete.

Zwischen 10.000 und 20.000 Euro kostet eine Chemo. Die immer neuen Medikamente, die auf den Markt geworfen werden, steigern die Aktienkurse der Pharmakonzerne und sorgen für schwindelerregende Profite. Merke: Je kränker die Menschen, desto mehr Geld bleibt für die Ärzte und Big Pharma. In einem offenen Brief bezeichnete die Medizinisch-Technisch-Angestellte Susanne Sauerland 2017 die konventionelle Krebsbehandlung als offiziell gebilligten Massenmord.

> *„Das sinnlose Verstümmeln (Operation), Verbrennen (Bestrahlung) und Vergiften (Chemotherapie), das zynischerweise als Medizin ausgegeben wird, ist legalisierte Folter und legalisierter Mord unter dem Deckmantel der ‚Wissenschaft' zur Sicherung und Maximierung der Milliardenprofite der mächtigen globalen Pharmaindustrie und ihrer kriminellen Lobby. Ein ‚Block' Chemotherapie kostet etwa 40.000 Euro. Alleine hier muss man sich schon fragen, wieso fast ausnahmslos alle Chemotherapeutika so unverhältnismäßig teuer sind, wo z.B. Schmerzmittel oder Schilddrüsenhormone unter 10 Euro kosten. Patienten müssen – wenn sie es denn überleben – zehn Blöcke durchleiden. Es gibt in Deutschland 400.000 Krebspatienten jährlich. Das sind 16 Milliarden Euro pro Jahr für die Pharmaindustrie – nur für Chemotherapie!"*[5]

Weiter schreibt die MTA in ihrem offenen Brief: *„Hergestellte Zytostatika-Infusionen müssen in bauartgeprüften, stich- und bruchsicheren, dicht verschließbaren Behältern transportiert werden. Vor dem Weg zur Arztpraxis muss der Behälter außen gereinigt und mit speziellen Warnhinweisen versehen sein. In der Praxis erinnert es zu Recht an einen Castor-Behälter.*
Im Arbeitsbereich sind Wischproben vorgeschrieben, was bedeutet, die Arbeitsflächen im Herstellungsraum werden auf eventuelle Substanzrückstände untersucht, welche nicht vorhanden sein dürfen, damit für das Personal keine Gefahr ausgeht.
Gibt es Unfälle bei der Herstellung, z.B. eine zerbrochene Ampulle, aus der die Substanz entwichen ist, muss ein Protokoll geschrieben werden. Es sind dann Blut- und Urinproben vorgeschrieben, um zu prüfen, ob die Substanz darin nachgewiesen werden kann, falls ein direkter Körperkontakt bestand. Für den räumlichen Bereich zur Absicherung der Gefahren-

zone gibt es Warnschilder zum Aufstellen: ‚Achtung Zytostatika-Unfall, nicht betreten!'
Der Mitarbeiter, welcher hiermit in Berührung kam, kann bis zehn Jahre nach dem Unfall den Arzneimittelhersteller haftbar machen, falls bei ihm eine bösartige Erkrankung auftritt."[6]

Aber den geschwächten Krebspatienten sollen die hoch toxischen Substanzen, mit denen das medizinische Personal auf keinen Fall in Berührung kommen darf, heilen? Warum wird Krebspatienten im Endstadium Chemotherapie angeboten? Angeblich, um die Lebensqualität zu verbessern, was in Anbetracht der Nebenwirkungen der Gipfel der Ironie ist. 2012 befragte das *Fred Hutchinson Cancer Research Center* in Seattle alle US-Onkologen, was sie tun würden, wenn bei ihnen Krebs diagnostiziert würde. 67 Prozent beteiligten sich, 79 Prozent der Ärzte lehnten für sich jede Form der Chemotherapie ab.[7] Noch Fragen?

Ein Wort zur Beziehung zwischen Arzt und Patient: Als eine Bekannte die Diagnose „Brustkrebs" bekam, verweigerte sie eine Chemotherapie. Die Onkologin reagierte pikiert. In einem zweiten Gespräch schlug sie erneut eine Chemo vor, die Patientin blieb bei ihrer Ablehnung. Die einzige Reaktion der Ärztin: „*Sie wollen wohl sterben.*" Alternativen, die es ja reichlich gibt, nannte (oder kannte?) sie nicht. Als mein Vater seine Krebsdiagnose bekam, lief das Gespräch so: „*Sie haben ein kleinzelliges, inoperables Bronchialkarzinom. Wenn Sie keine Chemotherapie machen, werden Sie sterben.*" Mein Vater fragte weder, wie lange er mit Chemotherapie überleben würde, noch, wie lange ohne. Er wollte leben, um jeden Preis, und ertrug tapfer die evidenzbasierte schulmedizinische Behandlung: mehrere Zyklen Chemotherapie. Eines Tages rief er mich an: „*Sie können nichts mehr für mich tun.*" Mein Vater starb einen Monat vor Ablauf des Jahres, das der Onkologe ihm als verbleibende Lebenszeit in Aussicht gestellt hatte, also ganz nach Plan, man könnte es auch als *self-fulfilling prophecy* (selbst erfüllende Prophezeiung) sehen. Ich fragte mich damals, was gewesen wäre, wenn der Arzt meinem Vater die Diagnose „Krebs" verschwiegen hätte. Vielleicht wäre er dann nach einem erfüllten Lebensjahr glücklich gestorben. Als Theodor Storm 1887 die Diagnose „Magenkrebs" bekam, wurde er depressiv. Ein anderer Arzt untersuchte ihn zum Schein nochmals und revidierte die Diagnose, Storms Lebensfreude kehrte zurück, und er vollendete den „Schimmelreiter", bevor er etwa ein Jahr später starb. Es war eine Zeit, in der Ärzte die „Wahrheit" am Patientenbett bewusst verschwiegen – die Tradition der sogenannten barmherzigen Lüge reicht bis in die Antike zurück. Man war der Auffassung, ein Arzt solle auf gar keinen Fall mit dem Patienten über Diagnose und Prognose sprechen, dadurch würde sich sein Zustand nur zum Schlechteren entwickeln, weil die Gewissheit das sei, was die Hoffnung zerstört. Es wird als medizinische Errungenschaft betrachtet, dass der Arzt seit 2013 zur Aufklärung verpflichtet ist, so steht es im Patientenschutzgesetz. Doch ist es wirklich zum Schutz des Patienten, wenn der Arzt ihm die Wahrheit *„wie einen nassen Lappen um die Ohren schlägt"*, wie der Schriftsteller Max Frisch es einmal formuliert hat? [8] Qualität oder Quantität, das ist die Frage, die sich für mich bei einer schweren Erkrankung oder am Ende eines Lebens stellt. Und es geht auch immer um die Frage, wer letzten Endes von der „Lebensverlängerung um jeden Preis" profitiert. Es ist nicht der Patient, sondern die Pharma-Industrie. Warum ertragen so viele geduldig den Kampf gegen den Krebs, der mit brutalen Waffen geführt wird? *„Die Patienten wollen nicht wissen, sie wollen vor allem ihre Angst besänftigt haben und sind deshalb bereit alles zu glauben, was die Weißkittel von sich geben, z.B. ‚Sie werden nur überleben, wenn Sie Chemotherapie bekommen'. Mangels intellektueller Potenz ist vielen Weißkitteln nicht klar, dass Zellen ein so komplexes Gebilde sind, dass es wohl mehrere Wege geben muss, um Tumorzellen abzutöten; die Eigenschaft der Monomanie lässt das aber nicht zu."*, sagt der Alternativmediziner Arnold Zilly.

Auch wenn es in den Leitmedien durchaus kritische Dokus zum Thema gibt, schweben die Onkologen in Spielfilmen immer noch als Halbgötter in Weiß durch helle Klinikräume. Es wirkt, als hätte die Marketing-Abteilung des Chemo-Kartells beim Drehbuch mitgewirkt: Framing vom Feinsten. Die Botschaft: Nur die konventionelle Tumortherapie kann Ihr Leben retten!

- Beispiel 1: „Dr. Ballouz", ZDF[14]: Eine an Krebs erkrankte ältere Frau versucht, Suizid zu begehen. Sie wird gerettet und erscheint zum glücklichen Ende mit strahlendem Lächeln zur Therapie. Was dann kommt, ist nicht so schön anzusehen, *„und darum wird beim Happy End im Film jewöhnlich abjeblendt"*. (Kurt Tucholsky)

- Bei Beispiel 2 „Fritzie, der Himmel muss warten", ebenfalls ZDF, geht es erstaunlich realistisch zu. Lehrerin Fritzie ist an Brustkrebs erkrankt, der Zuschauer wird schonungslos mit den Folgen der OP und der Chemo wie Haarausfall, Erbrechen und emotionale Achterbahn konfrontiert. Wochen vergehen, bevor Fritzie den Mut hat, ihren verstümmelten Körper im Spiegel anzuschauen, sie ist schockiert. All das kann jedoch nicht darüber hinwegtäuschen, dass auch hier ein Klischee bedient wird: Die Krebstherapie als Königsweg, nur mit Brustamputation und Chemo hat die tapfere Heldin eine Überlebenschance. *„Stell Dir vor, es ist Krebs und Du machst was draus ...Nach erfolgreicher OP steht Fritzie vor neuen Herausforderungen: Chemo, ein anderer Körper, die Chance auf ein zweites Leben!"*[15]

Bevor Sie Gift in Ihren Körper laufen lassen, bevor Sie eine Pille schlucken, seien Sie sich bitte der Tatsache bewusst: Um Ihre Gesundheit geht es Big Pharma schon lange nicht mehr, es geht um Big Money. Das skrupellose Geschäft mit der Krankheit hat Dr. Matthias Rath, früherer Mitarbeiter des zweifachen Nobelpreisträgers Linus Pauling, in den 16 „Gesetzen der Pharmaindustrie" beschrieben. Da heißt es unter Punkt 4:

> *„Der Marktplatz für die pharmazeutische Industrie ist der menschliche Körper – aber nur, solange er krank ist. Aus diesem Grund ist die Erhaltung und Verbreitung von Krankheiten eine unverzichtbare Voraussetzung für das Wachstum der pharmazeutischen Industrie."*

Und unter Punkt 5:

> *„Eine wichtige Strategie, um dieses Ziel zu erreichen, ist die Entwicklung von Arzneimitteln, die die Symptome lediglich überdecken, während sie gleichzeitig eine Heilung oder die Ausmerzung von Krankheiten verhindern. Dieses Vorgehen erklärt auch, warum die meisten rezeptpflichtigen Medikamente, die heutzutage vermarktet werden, keine nachweisliche Wirksamkeit besitzen und nur auf die Symptome abzielen."*[9]

Nach Auffassung Dr. Raths findet bei der Diagnose „Krebs" nicht nur eine chemische, sondern auch eine psychologische Kriegsführung statt: Eine (mit anderen Methoden) heilbare Krankheit wird wie eine todbringende Krankheit präsentiert.

„Angenommen, Sie kommen zu mir als Therapeut, und wir diagnostizieren bei Ihnen Krebs. Ihre erste Frage ist doch nicht: ‚Was kann ich dagegen tun?' Ihre erste Frage ist ‚Wie lange noch?' Das heißt, das ganze Umfeld, die psychologische Einflussnahme auf das Bewusstsein der Menschen insgesamt hat schon stattgefunden: Krebs ist ein Todesurteil. Sonst würden Sie mir diese Frage nicht stellen. Das bedeutet, es muss jemand im Verlauf der letzten fünf, sechs, sieben Jahrzehnte Einfluss genommen haben auf unser Bewusstsein. Krebs ist ein Todesurteil. Und in einer solchen Situation trete ich als chemotherapeutischer Arzt als großer Heiler auf. Wir haben festgestellt, Sie haben gerade ein Todesurteil bekommen, wie gesagt in diesem hypothetischen Fall, und ich biete Ihnen eine Chance an, indem ich Ihnen sage, es gibt eine Chemo – Bindestrich – Therapie. Sie hören gar nicht mehr ‚Chemo', Sie hören nur noch ‚Therapie'. Und schon sind Sie Teil meines Geschäftsmodells. Sie werden akzeptieren, dass ich Ihnen Gifte in die Blutbahn infundiere, die angeblich Ihre Krebszellen abtöten. Was ich Ihnen nicht sagen kann ist, dass diese Therapie auch Ihre gesunden Zellen abtötet. Sonst würde ich ja mein Geschäftsmodell gefährden. Und so ist dieses Geschäftsmodell entstanden, so hat es sich entwickelt, so wurden zig Millionen Menschen Opfer dieses Geschäftsmodells ‚Chemotherapie' ohne wissenschaftliche Grundlage einer Heilung.“[10]

Im Kampf gegen die sog. Corona-Pandemie wird mit ähnlichen Waffen und einem ähnlichen Geschäftsmodell agiert... Mit diesem Konzept lässt sich viel Geld verdienen, sehr viel Geld. Das Volumen des weltweiten Pharma-Marktes belief sich im Jahr 2018 auf rund 1,2 Billionen US-Dollar. Auf rund 600 Milliarden Dollar beläuft sich der Umsatz der 30 größten Pharma-Riesen jedes Jahr, Tendenz steigend.[11] Produkte werden hergestellt, um sie gewinnbringend zu vermarkten. Mit welchen Methoden dabei vorgegangen wird, zeigt der Korruptions-Skandal in China aus dem Jahr 2013. Der Pharmariese *GlaxoSmithKline* hatte Ärzte des Landes mit insgesamt fast 365 Millionen Dollar bestochen, um teilweise gefälschte Präparate an den Mann/Frau zu bringen. Medizin ohne Moral.[12]

Die geleakten Verträge zum Kauf von Impfstoffen von *Pfizer* und *Moderna* zeigen, dass das verlogene Spiel in Zeiten der Pandemie noch perfider geworden ist: Den Pharmaunternehmen wurden äußerst vorteilhafte Bedingungen eingeräumt. Sie müssen weder Garantien für die Wirksamkeit geben, noch Verantwortung für die durch die Präparate verursachten Schäden übernehmen. Bei Impfschäden oder Unwirksamkeit übernehmen die Mitgliedstaaten, die die Impfstoffe gekauft haben, die gesamte Verantwortung.[13] Der Dumme ist am Ende der Steuerzahler = der Patient.

Worum also geht es? Geld oder Gesundheit? Im Jahr 2002, also noch vor Einführung der Fallpauschalen, schrieb der Arzt und Psychiater Prof. Dr. med. Klaus Dörner im *Deutschen Ärzteblatt* unter dem Titel „In der Fortschrittsfalle" einen kritischen Artikel über das kranke Gesundheitssystem. Da heißt es unter Punkt 11:

> *„Der Wettbewerb zwingt zur Erschließung neuer Märkte.* ***Das Ziel muss die Umwandlung aller Gesunden in Kranke sein****, also in Menschen, die sich möglichst lebenslang sowohl chemisch-physikalisch als auch psychisch für von Experten therapeutisch, rehabilitativ und präventiv manipulierungsbedürftig halten, um ‚gesund leben' zu können."*[16]

Wenn mehr Patienten wüssten, dass sie Opfer eines korrupten Gesundheitssystems und der unersättlichen Gier der Pharmabranche sind, würden vielleicht mehr Menschen Medikamente und medizinische „Maßnahmen" auf Herz und Nieren prüfen und hinterfragen. Möge dieses Buch, liebe Leserin, lieber Leser, Sie begleiten auf dem Weg zu mehr Mut und mehr Selbstbewusstsein, auf dem Weg zur Heilung auf allen Ebenen: Körper, Geist und Seele.

Krebsbaracke

Mann und Frau gehen durch die Krebsbaracke

Der Mann:

Hier diese Reihe sind zerfallene Schöße
und diese Reihe ist zerfallene Brust.
Bett stinkt bei Bett. Die Schwestern wechseln stündlich.
Komm, hebe ruhig diese Decke auf.

Sieh, dieser Klumpen Fett und faule Säfte,
das war einst irgendeinem Mann groß
und hieß auch Rausch und Heimat.
Komm, sieh auf diese Narbe an der Brust.

Fühlst du den Rosenkranz von weichen Knoten?
Fühl ruhig hin. Das Fleisch ist weich und schmerzt nicht.
Hier diese blutet wie aus dreißig Leibern.
Kein Mensch hat so viel Blut.

Hier dieser schnitt man
erst noch ein Kind aus dem verkrebsten Schoß.
Man lässt sie schlafen. Tag und Nacht. – Den Neuen
sagt man: hier schläft man sich gesund. – Nur sonntags
für den Besuch lässt man sie etwas wacher.

Nahrung wird wenig noch verzehrt. Die Rücken
sind wund. Du siehst die Fliegen. Manchmal
wäscht sie die Schwester. Wie man Bänke wäscht.
Hier schwillt der Acker schon um jedes Bett.

Fleisch ebnet sich zu Land. Glut gibt sich fort,
Saft schickt sich an zu rinnen. Erde ruft.

Gottfried Benn (deutscher Arzt, Dichter und Essayist, 1886-1956)

1. Endstation Sehnsucht – die „Krebsbaracke" der Berliner Charité

Düster, abgründig, morbide ist die Sprache im Gedicht *„Mann und Frau gehen durch die Krebsbaracke"*, veröffentlicht im März 1912 als Lyrisches Flugblatt im Band »Morgue und andere Gedichte« (*La Morgue* ist das berühmte Leichenschauhaus in Paris). Dieser Gedichtzyklus machte Gottfried Benn über Nacht berühmt, die beschriebene Krebsbaracke der Charité gab es wirklich. Wahrscheinlich hatte Benn dort tatsächlich hoffnungslose Fälle dem Tod entgegensiechen sehen, das war 1911 während seiner einjährigen Tätigkeit als Unterarzt an der Charité-Frauenklinik. Und er hatte eine schmerzhafte persönliche Erfahrung gemacht: Als er im Winter 1911/12 seine ersten Gedichte schrieb, siechte seine erst 54 Jahre alte, krebskranke Mutter dahin, sie starb wenige Wochen nach Erscheinen von „Morgue". *„Sie starb den schwersten Tod, den ich gesehen habe."*[1]

Das Wort „Baracke" hatte damals keinen negativen Beigeschmack wie heute. 1903 war die Krebsbaracke der Berliner Charité als Inbegriff des Fortschritts und des therapeutischen Aufbruchs gegründet worden, unter ihrem Dach waren Forschung, Behandlung und Palliativmedizin vereint. Die Krebsbaracke erlangte Weltruhm, Spitzenforscher kamen aus Washington und Paris an die Charité.[2] Die Baracken waren Endstation für Todkranke, die quasi bei lebendigem Leib verwesten und *„eine Tortur für ihre Umgebung"* waren, es handelte sich um Patienten, die man ihren Angehörigen ohne medizinische Betreuung nicht mehr zumuten konnte. Der Mediziner Carl Lewin hatte das Elend der Todsterbenskranken im Jahre 1908 so beschrieben: *„Der Menschheit ganzer Jammer fasst uns an, wenn wir diese Unglücklichen betrachten, die von furchtbaren Schmerzen gequält, langsam dahinsiechen, zum*

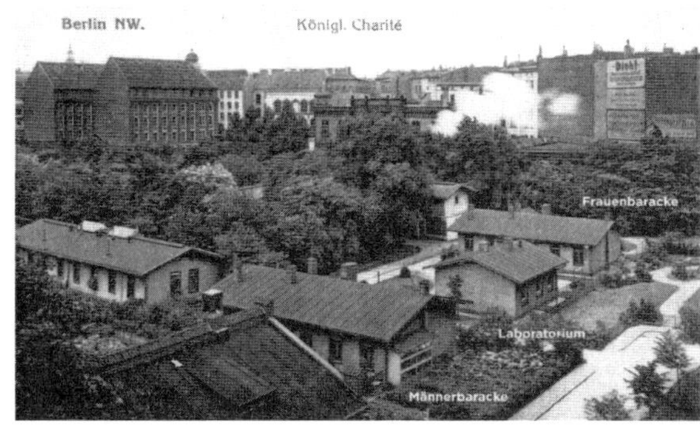

Abb. 5: Die Krebsbaracke der Berliner Charité

Teil unter Erscheinungen, die für sie selbst wie für die Umgebung die denkbar größte Qual bedeuten."[3] Andere Krankenhäuser wiesen die Sterbenskranken ab unter dem Vorwand, es seien keine Betten frei. „*Man kann es den Krankenhäusern nicht so ganz verdenken, denn wenn auch nur einer dieser jauchigen Krebsfälle auf einem Saal liegt, so verpestet er den ganzen Raum und macht den übrigen Kranken den Aufenthalt unerträglich.*"[4] Und so warteten sie in den Baracken auf den Tod. „*Bett stinkt bei Bett.*" Auch wenn man die Station betrat, war der Gestank der alles beherrschende Sinneseindruck – so wird es in vielen Quellen beschrieben.

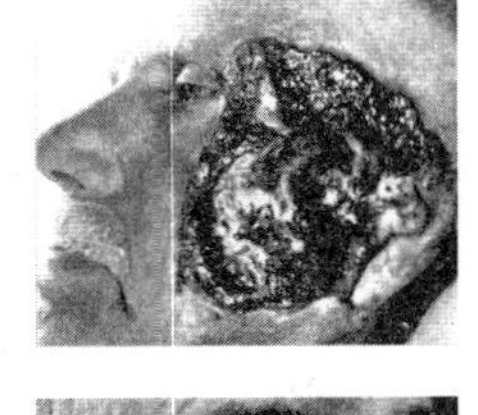

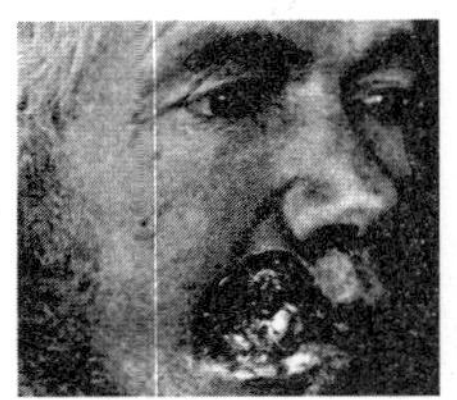

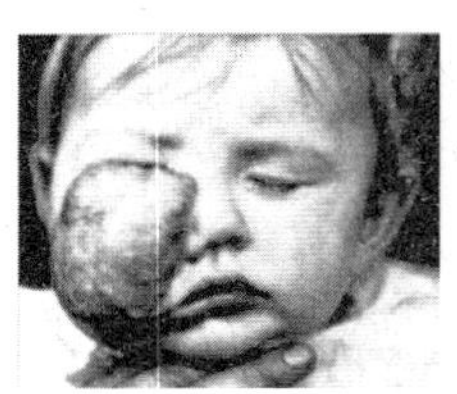

Abb. 6:
Krebsgeschwülste

Man machte erste Versuche mit Radium – behandelt wurde eine Frau mit fortgeschrittenem Mamma-Karzinom. Das war der Beginn der onkologischen Strahlentherapie. Durch die Radium-Injektionen wurden die Ausdünstungen des „*jauchenden Karzinoms*" zumindest gemildert.

> „*Man kann über die Bestrahlung und die Operation und ihre gegenseitige Bewertung sehr verschiedener Meinung sein, aber darüber wird man nur einer Meinung sein können, dass jauchende und sich zersetzende Karzinome durch Radium außerordentlich gut beeinflusst werden können. Der Unterschied gegen früher ist ganz ungemein groß. Früher lagen diese Frauen in trostlosem Zustand da, bekamen wieder ihre Blutungen, jauchten, stanken und verfaulten bei lebendigem Leibe, sie aßen nicht und waren ungeheuer elend. Jetzt fühlen sie sich subjektiv solange ganz gut, bis sie die durch das fortschreitende Karzinom bedingten Schmerzen bekommen; Fluor, Jauchung, Gestank und Blutung sind verschwunden. Aber natürlich gehen sie ihrem Tode entgegen und brauchen in dieser Zeit besonders hilfsbereite Fürsorge.*"[5]

Mit den „Krebsmäusen" hatte 1901 in Kopenhagen die experimentelle Krebsforschung begonnen. Gleich nach der Gründung wurde ein Charité-

Mitarbeiter nach Dänemark geschickt mit dem Auftrag, 20 „Krebsmäuse“ nach Berlin zu bringen. Chemotherapeutische und immunologische Versuche blieben erfolglos. In seinen Lebenserinnerungen schrieb der Charité-Arzt Ernst von Leyden über seinen Assistenten Lazarus:

> *„Ist es ihm (Lazarus) auch ebenso wenig gelungen wie seinen Vorgängern, entscheidende Heilerfolge zu erzielen, so hat er doch durch die besondere und hingebende Pflege, die er seinen Kranken angedeihen ließ, den Beweis erbracht, dass selbst diesen Schwerkranken durch eine rationelle Fürsorge nicht allein Linderung ihrer Leiden gebracht, sondern auch ihr Leben verlängert werden kann.“* [6]

Da ist er schon, dieser Gedanke, dass das Leben eines Krebskranken um jeden Preis verlängert werden muss, auch wenn es nicht mehr lebenswert ist.

Mit dem Machtwechsel 1933 wurde das älteste Krebsinstitut Deutschlands zerschlagen, die meisten der überwiegend jüdischen Mitarbeiter emigrierten ins Ausland, Ferdinand Sauerbruch übernahm die Leitung, bis am Ende des Krieges Bomben die Frauenbaracke zerstörten. Die Männerbaracke wurde zunächst eine FDJ-Baracke. 1996 wurde das Gebäude abgerissen, unbemerkt von der Öffentlichkeit, unbemerkt vom Klinikpersonal der Charité, unbemerkt von den ca. 800 Onkologen, die zur gleichen Zeit in Berlin am *22. Deutschen Krebskongress* teilnahmen. Die Geschichte der Baracke blieb lange im Verborgenen und wurde erst vor wenigen Jahren aufgearbeitet.[7]

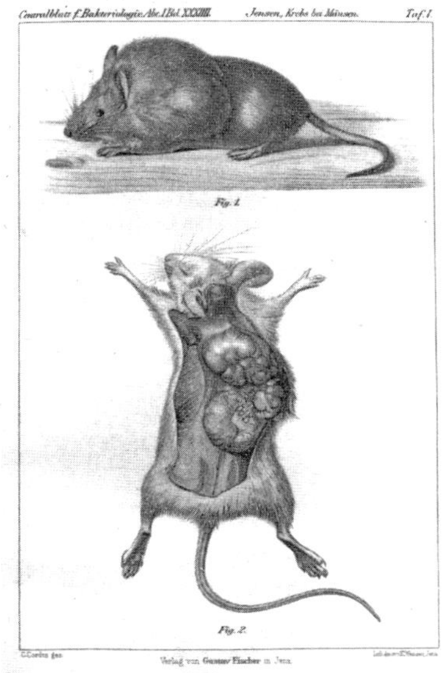

Abb. 7: Die „Krebsmäuse“ aus dem Laboratorium von Carl Oluf Jensen

Die Schilderungen fauliger Gerüche und entstellender Tumore stammen aus einer anderen Epoche, wir leben im Zeitalter der modernen Krebstherapie. In weniger wohlhabenden Ländern geht es auf Onkologie-Stationen allerdings nicht so modern und hygienisch einwandfrei zu wie bei uns. Fünf Jahre nach dem Reaktorunfall von Tschernobyl besuchte ich eine Kinderklinik in Minsk, die kleinen Patienten litten an Leukämie. Sie lagen in stickigen, ungelüfteten Mehrbettzimmern, in denen es nicht nach jauchenden Karzinomen, sondern nach billigem Desinfektionsmittel, Essen und altem Fett stank. Die sanitären Anlagen verdienten den Namen nicht. Die kleinen Patienten siechten ohne jede Ablenkung dahin – den traurigen Anblick werde ich nie vergessen: Kahle Köpfe, hohle Wangen, leere Augen, wachsbleich die Haut. *„Erde ruft."*

In Deutschland habe ich Onkologie-Stationen gesehen, die, obwohl hoch modern eingerichtet, hygienisch einwandfrei, mit medizinischem High Tech ausgestattet, Elend, Verzweiflung und Schmerz atmeten. Ich erinnere mich an einen guten Freund, der stark geschwächt vom Gift, das man in seine Venen pumpte, bei seinen Spaziergängen durch die Klinik den Infusionsständer vor sich herschob, er wollte der erdrückenden Atmosphäre seines Krankenzimmers entkommen. *„Hier schwillt der Acker um jedes Bett."* Nach einer langen, schweren Operation und einem Chemotherapie-Zyklus ließ er dem Schicksal seinen Lauf. Bis die Metastasen kamen, hatte er noch ein schönes Lebensjahr – ohne die Qualen einer weiteren „modernen" Krebstherapie. Dafür habe ich ihn sehr bewundert, denn es gehört Mut dazu, den von Ärzten vorgegebenen Weg zu verlassen und die Verantwortung für das eigene Leben und Sterben zu übernehmen.

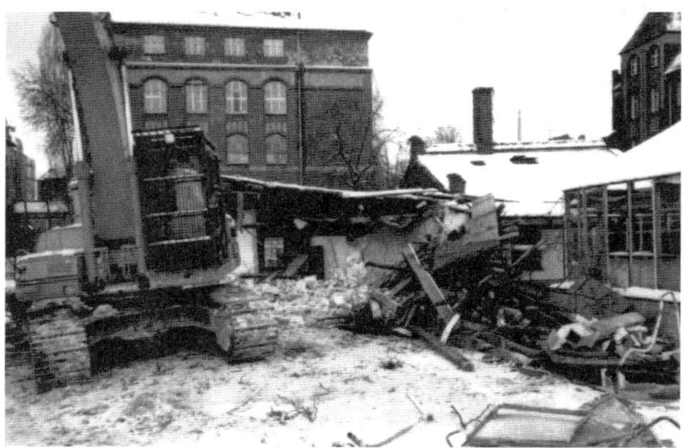

Abb. 8: Klammheimlicher Abriss der Krebsbaracke der Charité 1996

2. Die Krebshäuser des Freiherrn von Pohl

Die meisten Fachärzte haben einen Tunnelblick: In der Onkologie wird meines Wissens selten versucht, die wahren Ursachen einer Tumorerkrankung herauszufinden. Der „Feind“ im Körper wird diagnostiziert und mit Operationen, Bestrahlung und Chemotherapie bombardiert, schwere Kollateralschäden werden dabei billigend in Kauf genommen. Wer nicht bereit ist, die Quälerei über sich ergehen zu lassen, stirbt, so lautet das Narrativ der Onkologie. Sie sollten sich immer vor Augen halten, dass die Chemotherapie aus Senfgas entwickelt wurde, was vielleicht eine Erklärung für die militärische Ausdrucksweise der Tumorbekämpfer ist. Und Sie sollten sich vor Augen halten, dass das, was per Infusion in die Venen immungeschwächter Patienten läuft, per definitionem ein Gefahrenstoff ist, vor dem das medizinische Personal sich gut schützen muss. So schreibt die Berufsgenossenschaft für Gesundheitsdienst und Wohlfahrtspflege in den Informationen über die sichere Handhabung von Zytostatika: *„(Sterile) Schutzhandschuhe und Schutzkittel tragen. Nach Kontamination sofort Handschuhe und Schutzkittel wechseln!“* [1]

Es gibt jede Menge statistische Untersuchungen über mögliche Ursachen von Krebs. Da wird nach Kriterien gefragt wie Raucher/Nichtraucher, Fleischesser/Vegetarier etc. Doch wie lässt sich erklären, dass es Kettenraucher gibt, die nicht an Lungenkrebs erkrankten und Nichtraucher, die elend an Lungenkrebs zugrunde gingen? Und warum gibt es notorische Trinker, die keinen Leberkrebs bekommen, während auch abstinente Menschen an Leberkrebs sterben? Und warum sterben Menschen, die sich gesund ernährt haben, an Darmkrebs, und Fast-Food-Junkies nicht? Die Antwort ist: Es gibt einen Zusammenhang mit dem Schlafplatz. Doch bis heute tun sich Wissenschaftler und Ärzte schwer damit anzuerkennen, dass von bestimmten Stellen des Bodens eine Wirkung ausgeht, die krank macht. Dabei sind die Beweise dafür eindeutig, und es gibt sie schon lange. Doch hat irgendein moderner Krebsforscher schon mal von den bahnbrechenden Forschungsergebnissen aufmerksamer Beobachter im vergangenen Jahrhundert gelesen, die den Zusammenhang von Krebs und geopathischen Störfeldern eindrucksvoll belegten? Hatte schon mal irgendein Arzt die Idee, einen Rutengänger in das Haus zu schicken, in dem der Tumorpatient lebt? Nicht dass ich wüsste. Dabei ist das Wissen um die krankmachende Wirkung von Störfeldern so alt wie die Menschheit.

Seit der Antike(!) haben die Menschen beobachtet, dass es „Unglückshäuser" gibt, deren Bewohner wesentlich öfter schwer erkranken und an diesen Krankheiten sterben als der Durchschnitt der Bevölkerung. Und im 19. Jahrhundert stellten mehrere aufmerksame Beobachter fest, dass sogenannte „Krebshäuser" **immer** auf pathogenen Reizzonen standen.

> „*Wenn ich daran denke, wie vielen Krebspatienten allein durch Schlafplatzwechsel die Beschwerden gelindert werden können, wie viele Rezidive nicht auftreten, wie viele Metastasen ausbleiben würden und wie vielen man das Leben verlängern könnte, dann bin ich erschüttert, dass man die von uns empfohlene, nichts kostende Maßnahme missachtet, belächelt und verspottet. Dass durch Vermeidung der spezifischen Krebspunkte die meisten Krebsleiden nicht mehr entstehen würden, ist eine Behauptung, die ich und meine Freunde weiterhin aufrechterhalten.*", schrieb der Mediziner Ernst Hartmann 1967.[2]

Als Student hatte er beobachtet, dass die Sterblichkeit in einigen Krankenhausbetten höher zu sein schien als in anderen. Hartmann entwarf das Modell eines sogenannten Globalgitters, das aus „Reizbändern" in Nord-Süd-Ost-West-Richtung gebildet wird (heute bekannt unter dem Namen „Hartmanngitter") und führte 1954 den Begriff der „Geopathie" ein. Darunter verstand er krankmachende Faktoren, die von geopathogenen Zonen wie unterirdischen Wasseradern oder Verwerfungen ausgehen.[3] Schon seit der Jahrhundertwende hatten weise Chirurgen wie Hochenegg, Nothnagel und Sauerbruch jedem operierten Krebspatienten geraten, sich unter keinen Umständen wieder in das Bett zu legen, in dem er krank geworden sei. Auch Dr. Josef Issels, (1907-1998), seit 1948 spezialisiert auf die ganzheitliche Krebsbehandlung, empfahl seinen Patienten, potenzielle Reizzonen in ihrer Wohnung durch einen erfahrenen Rutengänger ermitteln zu lassen und gegebenenfalls die Betten umzustellen.[4]

Der Mann, der erstmals einen statistischen Beweis für den Zusammenhang zwischen Störzonen und Krebserkrankungen erbracht hatte, war Gustav Freiherr von Pohl. 1929 wies dieser im bayrischen Vilsbiburg nach, dass die Betten der 54 innerhalb von elf Jahren an Krebs Verstorbenen auf sogenannten Reizstreifen gestanden hatten. Eine Woche lang untersuchte der erfahrene Rutengänger die Stadt täglich acht bis neun Stunden, begleitet von zwei Polizeibeamten und zeitweise weiteren Honoratioren der Stadt. Das Register der Krebstoten – das wird im Protokoll beglaubigt – hatte Freiherr von Pohl vorher nicht gesehen. Und so wird der Rutengang des Freiherrn beschrieben:

„Freiherr von Pohl benutzte eine 7 mm dicke Wünschelrute aus massivem Messing und eine dünne Stahlrute. Es war auffällig, wie verschieden die Ruten über in ihrer Art und Tiefe verschiedenen unterirdische Wasserläufen ausschlugen. Bei denjenigen unterirdischen Wasserläufen, die Freiherr von Pohl nach den Ermittlungen als gesundheitsgefährlich bezeichnete, zuckte die Rute schon in mehr oder weniger großer Entfernung (bis zu ca. 50 m) vorher dermaßen in den Händen hin und her, dass Genannter sie kaum festhalten und öfter auch der offenersichtlichen Anstrengung wegen loslassen musste. Über solchen unterirdischen Wasserläufen schlug dann die Rute stets außerordentlich heftig herum und häufig so heftig, dass sie sich den Händen entwand." [5]

Das Ergebnis wird folgendermaßen zu Protokoll gegeben:

„Aus den Karten zeigt sich die verblüffende Tatsache, dass sämtliche Krebstodesfälle in Vilsbiburg auf den von dem Freiherrn von Pohl eingezeichneten unterirdischen Wasserläufen liegen." [6]

Der Bürgermeister und weitere Zeugen kamen zu dem Schluss:

„Es wird hierdurch festgestellt, dass Freiherr von Pohl der oben unter dem Titel ‚Zweck' genannte Nachweis, dass Todesfälle an Krebs ausnahmslos in Häusern bzw. Zimmern bzw. Betten erfolgen, die über besonders starken unterirdischen Wasserläufen stehen, im vollsten Maße gelungen ist." [7]

Aus der »Zeitschrift für Krebsforschung« erfuhr Sanitätsrat Dr. Hager in Stettin von den spektakulären Erkenntnissen des Freiherrn von Pohl. Er beauftragte einen Rutengänger, all die Häuser auf Erdstrahlen zu untersuchen, in denen zwischen 1910 und 1931 Menschen an Krebs gestorben waren. In allen Häusern wurde der Rutengänger fündig, und Hager schrieb begeistert:

„Wer dafür sorgt, dass sein Bett zum mindesten nicht in schweren Erdstrahlen steht und wer dafür sorgt, dass er auch tagsüber bei der Arbeit nicht in schweren Erdstrahle sitzt, kann niemals Krebs bekommen! Wenn diese Erkenntnis erst einmal Allgemeingut geworden ist, so wird die Krebskrankheit, diese bisher furchtbarste Geißel der Menschheit, ausgerottet sein!“ [8]

Es gab noch mehrere Untersuchungen von verschiedenen Ärzten und/bzw. Rutengängern, die zu demselben Ergebnis kamen, wie etwa diese von Dr. med Birkelbach aus Wolfratshausen.

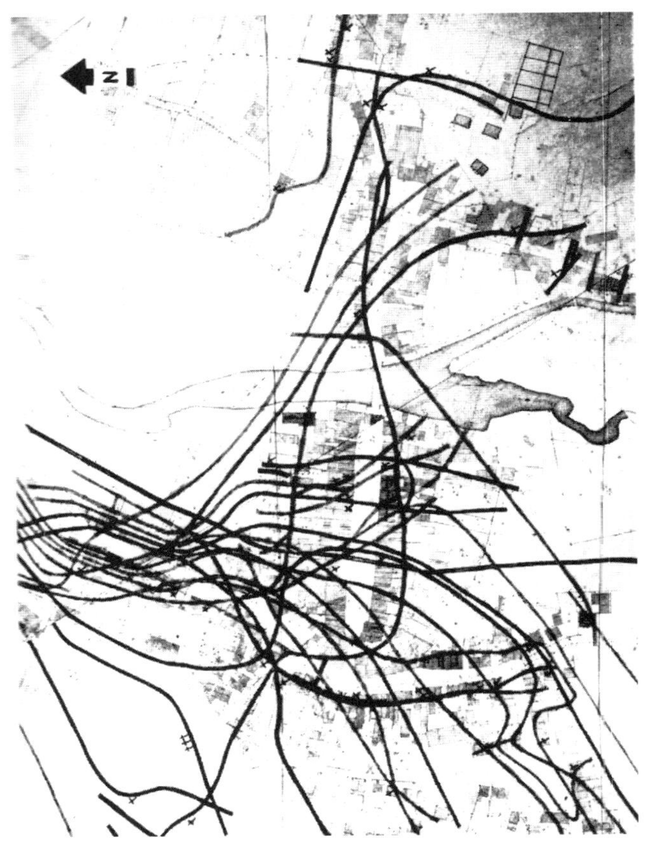

Abb. 9: Karte von Vilsbiburg mit den eingezeichneten Wasseradern.

Als typisches Symptom bei Patienten, deren Betten auf geopathischen Reizzonen stehen, beschreibt Freiherr von Pohl ein nervöses Kribbeln und Schlaflosigkeit. Menschen, die erschöpft, matt, chronisch krank oder psychisch angeschlagen waren, fühlten sich oft schon in der ersten Nacht, nachdem das Bett umgestellt worden war, wie neugeboren. Ob Gallensteine oder Geisteskrankheiten, Thrombosen oder Entwicklungsstörungen bei Kindern, Rückenschmerzen oder Rheumatismus – sobald die Betten umgestellt waren, erholten sich die Menschen. Freiherr von Pohl kam zu dem Schluss, dass manche Wohnhäuser reine Krankenhäuser sind[10], und der schon erwähnte Dr. Ernst Hartmann resümierte: „*Nur 5-10 Prozent der Menschen sind im wahrsten Sinne des Wortes geobiologisch ungestört und damit gesund.*“[11]

Wie Erdstrahlen die Gesundheit beeinflussen und ruinieren können, hat der Rutengänger Otto Moser 2003 in seinem Buch »Schlafplatz und Gesundheit« beschrieben.[12] Er erzählt die Geschichte eines jungen Ehepaars, das in ein neu gebautes Haus einzog. Jeden Morgen litten beide unter Rückenschmerzen, der Mann klagte außerdem über heftige Nierenschmerzen. Über Tag verschwanden die Probleme wieder ... bis zum nächsten Morgen. Als ein Ehepaar zu Besuch kam, ließen die Gastgeber es im Ehebett übernachten und machten es sich auf Matratzen im Wohnzimmer gemütlich. Am nächsten Morgen hatten sie keinerlei Symptome, dagegen klagten die Besucher, die im Ehebett geschlafen hatten, über Kreuz- und Nierenschmerzen. In der folgenden Nacht das gleiche Spiel. Otto Moser wurde gerufen und stellte fest, durch beide Seiten des Ehebettes eine Wasserader lief, bei der Frau nur im Bauchbereich, beim Mann außerdem der Länge nach. Die Betten wurden in ein anderes Zimmer gestellt, und die Beschwerden waren weg. Und er bekräftige die Hypothese von sogenannten Krebshäusern.

> „*Geht man als Rutengänger der Sache nach, so stellt sich in der Regel heraus, dass die Bewohner seit Generationen immer denselben Schlafplatz gehabt hatten. Die eine Generation starb heraus, und die nächste legte sich hinein und wurde, je nach Widerstandskraft, früher oder später ebenfalls krebskrank.*“[13]

Links: Speiseröhrenkrebs / rechts: Magen-Darmkrebs

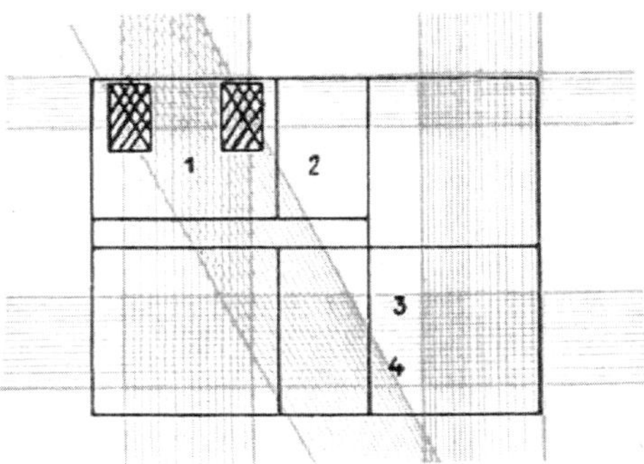

Abb. 10: Ein typisches „Krebshaus". Links lag der Mann, rechts die Frau. Beide starben innerhalb eines Dreivierteljahres an Krebs. Er an einem Speiseröhren-Carcinom, sie an Magen-Darmkrebs.

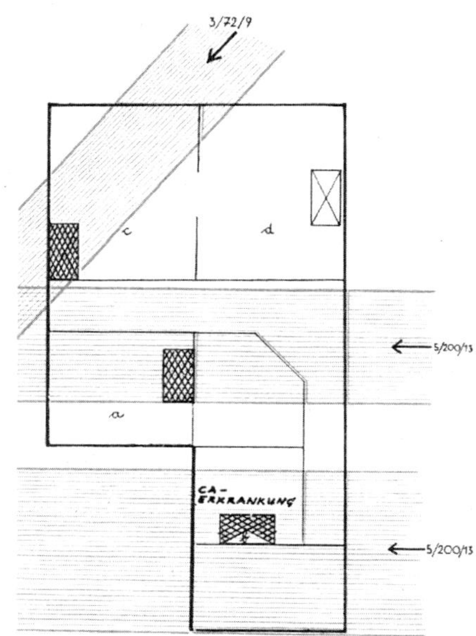

Abb. 11: Die Tochter, die in Zimmer A schläft, kränkelt. Ihr Bett wird in Zimmer B (unten) umgestellt, doch auch hier ist das Bett stark bestrahlt. Bei dem Mädchen wird Krebs diagnostiziert. Das Bett wird in das unbelastete Zimmer D umgestellt, das nervöse Kribbeln und die Schlaflosigkeit verschwinden, doch die Umstellung kommt zu spät, wenige Wochen später stirbt das Mädchen.[9]

In seiner 30-jährigen Tätigkeit erlebte Moser unzählige Fälle, bei denen es einen Zusammenhang gab zwischen Schlafplatz und Krebs. In einem Wohnblock in Passau sagte ein Mieter zu Otto Moser, während dieser die Wohnung mit der Rute untersuchte:

„Es ist nicht mehr schön, was in diesem Block Leute während der letzten Jahre an Krebs erkrankt und verstorben sind. Sämtliche Stockwerke hinauf, Leute im besten Alter, dass man Angst bekommen könnte."[14]

Merke: Es ist ebenso gefährlich, im dritten Stock über einer Wasserader zu schlafen wie im Erdgeschoss.

Moser berichtet über viele Fälle, in denen die Krebskranken sich wieder erholten, nachdem sie ihr Bett umgestellt hatten, hat aber keine Hoffnung, dass dieser Aspekt der Krebsentstehung von der Wissenschaft jemals berücksichtigt werden wird:

„Ich erwarte nicht, dass die amtlichen Krebsforscher etwas als Krebsursache akzeptieren, was nicht aus ihren eigenen Reihen stammt, sprich nicht auf dem eigenen Mist gewachsen ist."[15]

Und da sind wir nochmals bei Professor Sauerbruch, der seinen Patienten empfahl, nach der Operation den Schlafplatz zu wechseln. Warum tat er das? Im Krankenhaus, in dem er praktizierte, waren innerhalb weniger Jahre drei Krankenschwestern an Brustkrebs gestorben. Alle drei hatten – wahrscheinlich im Schwesternheim – denselben Schlafplatz gehabt. Ein Rutengänger untersuchte das Zimmer, das vorher komplett ausgeräumt worden war. Er stellte mit seiner Rute eine Wasseraderkreuzung just an der Stelle fest, die sich im Brustbereich des Bettes befand, in dem alle drei Krankenschwestern gelegen hatten. Und auch wenn Sauerbruch von diesem Ergebnis tief beeindruckt war und seine Patienten einen entsprechenden Rat gab, forderte er seine Mitarbeiter dazu auf, strenges Stillschweigen zu bewahren. Er hat wohl den Spott der Kollegen gefürchtet. [16] Otto Moser kommt zu dem Schluss:

„Die medizinische Lobby würde es meines Erachtens nie zulassen, dass die Erdstrahlen als ‚die' Krebsursache anerkannt werden, denn dann müsste

man gleichzeitig zugeben, dass alle Gelder für die Krebsforschung nach den Untersuchungen in Vilsbiburg, Grafenau und anderen Orten ‚für die Katz' waren, weil das Problem der Krebsentstehung längst gelöst wäre.“ [17]

Was hat die moderne (Krebs-)Wissenschaft aus den beeindruckenden Belegen gelernt? Rutengänger hält sie nach wie vor für esoterische Spinner, setzt seit Jahrzehnten unbeirrt auf ihre „bewährten“ Methoden und wartet seit Jahrzehnten vergeblich auf den Durchbruch in der Krebstherapie. Jedes Jahr erkranken in Deutschland insgesamt etwa 492.000 Menschen an Krebs, im Jahr 2019 starben 231.000 Menschen an den Folgen einer Krebserkrankung (und/oder -behandlung?), damit ist Krebs für ein Viertel aller Todesfälle in Deutschland verantwortlich; in den letzten 20 Jahren ist die Zahl der Krebstoten um 10 Prozent gestiegen.[18]

Chapeau, das ist doch eine beeindruckende „Erfolgsbilanz“ im „Kampf gegen den Krebs“! Aber ... es geht ja auch um viel Geld für das Geschäft mit der Geißel Krebs. Für geopathische Störfelder als mögliche Ursachen interessiert sich die moderne Krebsmedizin nicht. Und auch nicht für die stetig steigende Belastung durch Elektro-Smog. Sie haben nur eine Möglichkeit: Sie müssen für sich selbst sorgen und sich schützen. Wie das bei Störfeldern funktionieren kann, erfahren Sie in Kapitel 14.

Die Belastung durch e-Smog können Sie reduzieren, indem Sie mit kabelgebundenen Headsets telefonieren und Ihren Computer über ein Kabel mit dem Router verbinden. Falls Sie Wlan nutzen (müssen), schalten Sie es nachts ab oder richten Sie eine entsprechende Schaltung (Netzfreischaltung) ein. Lassen Sie elektrische Geräte nicht im Stand-By-Modus laufen, wenn Sie sie nicht benutzen. Verbannen Sie elektr(on)ische Geräte aus Ihrem Schlafzimmer, damit Ihr Körper nachts zur Ruhe kommen kann.

3. Big Pharma is screening you

Patienten in den Mühlen der Vorsorge-Industrie

2013 schockte die amerikanische Schauspielerin Angelina Jolie mit der Nachricht, dass sie sich beide Brüste habe amputieren lassen. Sie begründete das mit ihrem erhöhten genetischen Risiko, an Krebs zu erkranken, nachdem ihre Großmutter, ihre Mutter und ihre Tante an Brustkrebs gestorben waren. Nach einer Untersuchung hatten die Ärzte ihr mitgeteilt, sie trage das Brustkrebsgen BRCA in sich, bei Trägerinnen dieses Gens, so heißt es, bestehe ein erhöhtes Risiko, an aggressivem Brustkrebs zu erkranken. Bei Jolie nannten die Ärzte eine exakte Zahl: 87 Prozent, die Wahrscheinlichkeit, an Eierstockkrebs zu erkranken, bezifferten sie bei ihr mit 50 Prozent. Der Hollywoodstar ließ auch beide Eierstöcke und den Eileiter entfernen. Weil man ihr sagte, eine einzige Genmutation könne Krebs verursachen, entschied sich Jolie im Alter von 37 Jahren zu diesem drastischen Schritt. *„Ich kann meinen Kindern sagen, dass sie nicht zu befürchten brauchen, mich an den Brustkrebs zu verlieren."*[1] Da ist sie wieder, die Angst vor der tödlichen Krankheit. Tausende von Frauen ließen sich wie Jolie vorsorglich die Brüste amputieren, nachdem die Medien sich mit Berichten über den mutigen Schritt der Schauspielerin überschlagen hatten. In seinem Buch »Krebs und die neue Biologie des Wassers« äußert Dr. Thomas Cowan die Vermutung, dass es sich bei dem Medienrummel, der sogenannten öffentlichen „Aufklärung" über das sogenannte Brustkrebsgen, *„um eine raffinierte Werbekampagne für eine gescheiterte Therapie handelte und nicht um echte Informationen, die echten Menschen helfen und echtes Leid verhindern könnten"*.[2]

In seinem Buch geht er hart ins Gericht mit dem Krebsvorsorge-Wahn:

„Wir leben in einem Überwachungsstaat – und das schließt medizinische Überwachung ein. Ich spreche hier davon, dass uns gesagt (manchmal befohlen) wird, zur jährlichen Krebsvorsorgeuntersuchung zu gehen. Tun wir das nicht, so werden wir vielleicht als böse oder dumm angeprangert, oder man lässt uns spüren, dass es ja unsere eigene Schuld sei, wenn wir krank werden, weil wir uns einer Unterlassung schuldig gemacht haben. Aber gibt

es denn irgendeinen Beweis, dass uns diese vielen unangenehmen Untersuchungen tatsächlich ein langes und besseres Leben bescheren?"

Cowans Antwort lautet nein – und er zitiert einen Epidemiologen, H. Gilbert Welch, der in seinem Buch »Should I be tested for Cancer?« deutlich macht, dass Krebsvorsorgeuntersuchungen zwar eine feine Sache für die Medizinindustrie sind, aber keineswegs so gut für den Patienten. Cowan hält Vorsorgeuntersuchungen aus mehreren Gründen für problematisch.

- Erkannt werden vor allem langsam wachsende, weniger aggressive oder gefährliche Tumore. Die schnell wachsenden Krebsarten, bei denen die Prognose am ungünstigsten ist, werden im Rahmen von Vorsorgeuntersuchungen nicht erfasst und meist nur entdeckt, weil sie Symptome verursachen.
- Wenn ein Mammakarzinom tastbar ist, befindet es sich schon seit 10 bis 12 Jahren im Körper. Der oben erwähnte Epidemiologe Welch und Kollegen fassten 2011 eine große Studie mit den folgenden Worten zusammen: *„Bei den meisten Frauen, bei denen im Rahmen der Vorsorgeuntersuchung Brustkrebs entdeckt wurde, war die Vorsorgeuntersuchung nicht lebensrettend."*
- Bei denjenigen, bei denen die Brust amputiert wurde, bleibt die Gesamtmortalität entweder unverändert oder verschlechtert sich in manchen Fällen sogar. Krebs geheilt, Patientin tot.[3]

Ich kenne einige Frauen, die sich weigern, das großzügige Geschenk ihrer Krankenkasse, das Mammografie-Screening anzunehmen. Ich gehöre auch dazu, weil ich der Meinung bin, dass die Risiken größer sind als der Nutzen. Der Körper bildet ständig maligne Zellen, meist verschwinden sie wieder. Beim Mammografie-Screening wird mit Röntgenstrahlen gearbeitet, dadurch können schlummernde Krebszellen aktiviert werden. 10 Prozent aller gescreenten Frauen werden wegen Falsch-Diagnosen zu Opfern der Screening- und Krebsindustrie, Kritiker nennen das Mammografie-Screening ein „Patienten-Rekrutierungs-Programm".[4]

- Jedes Jahr wird Millionen von Männern mit der Diagnose „Prostatakrebs" die Vorsteherdrüse entfernt. Diese „Heilung" hat bedauerlicherweise keine Auswirkungen darauf, ob der Patient überlebt oder nicht. Will heißen, wenn man nichts tut, ist das Ergebnis genau das gleiche.[5] Wenn das die Patienten wüssten!

- Am 4.4.2012 berichtete die *Süddeutsche Zeitung* darüber, dass die meisten Ärzte Krebsstatistiken überhaupt nicht verstehen. Max-Planck-Forscher hatten Allgemeinärzte befragt. Drei von vier Ärzten sahen in höheren statistischen Überlebensraten einen Beweis für zusätzlich gerettete Leben. Eine Statistik, wonach die Fünf-Jahres-Überlebensrate infolge einer Reihenuntersuchung von 69 auf 99 Prozent stieg, klang so überzeugend, dass 80 Prozent der befragten Ärzte das Screening als lebensrettend einstuften, und die meisten sagten, dieses Screening würden sie ihren Patienten empfehlen. Bei dem anderen sank die Todesrate von 2 von 1.000 Patienten auf 1,6 von 1.000, diese Zahl erschien nur wenigen Medizinern wichtig, nur 23 Prozent wollten auf Grundlage dieser Statistik dieses Screening empfehlen. Nun zeigte man den Ärzten, wie die Zahl entdeckter Krebsfälle nach einem bestimmten Screening steigt. Die meisten interpretierten das als zusätzlichen Beweis für den Nutzen der Früherkennung. Dabei taugt diese Statistik überhaupt nichts, solange man nicht weiß, wie viele Leben tatsächlich durch diese Form der Früherkennung gerettet wurden.[6] Wenn das die Patienten wüssten!

Sie leben in einem medizinischen Überwachungsstaat, dessen „Vorsorge" genannte Screening-Programme Geld in die Kassen einer Krebsindustrie spülen, die unaufhaltsam wächst wie ein aggressiver Tumor. Cowans Fazit:

„Ich bin einfach nicht bereit, eine regelmäßige Überwachung unseres Körpers hinzunehmen, wenn sie nicht nachweislich unserer Gesundheit nützt. Zum gegenwärtigen Zeitpunkt glaube ich nicht, dass solche Nachweise existieren."[7]

4. Biopsien machen Metastasen

„Wenn ich an Krebs erkranken würde, dann würde ich mich auf gar keinen Fall in einem herkömmlichen Krebszentrum behandeln lassen. Es haben nur jene Krebsopfer eine Überlebenschance, die sich von diesen Zentren fernhalten."

Prof. Charles Mathe, Krebsspezialist

Der Heilpraktiker und Autor Jörg Rinne (»Tumore fallen nicht vom Himmel«[1]) hat panische Angst, im Falle eines Tumorverdachts in die Mühlen der modernen Krebs-Diagnostik und -Therapie zu geraten. Er hat deshalb eine Versicherung abgeschlossen. Im Fall der Fälle wird ihm eine Summe ausbezahlt, die es ihm ermöglicht, sich in einer ganzheitlichen Klinik therapieren zu lassen, die Biopsien nicht zur Bedingung für eine Behandlung macht. Die Krebs-Diagnostik und -Therapie ist ein zweischneidiges Schwert.

Ein Arzt sagte mal zu Jörg Rinne: *„Wenn man einen Tumor verletzt, setzt die Heilung ein. Dadurch wandern Leukozyten in die Wunde und regen über Botenstoffe die Fibroblasten an, hier Narbengewebe auszubilden. Derselbe Prozess regt aber auch Krebszellen zum Wachstum an."* Es ist also russisches Roulette, in einen Tumor zu schneiden, die Chancen stehen 50 zu 50: Heilung oder Metastasen. Zu den ärztlichen Leitlinien gehört, dass bei Verdacht auf ein Karzinom eine Nadel-Biopsie durchgeführt wird, doch genau diese Standardmaßnahme fördert die Streuung der Metastasen. Dass die Diagnose und Behandlung von Krebs die Hauptursache von Metastasen ist, hat einer der angesehensten Krebsforscher, Ernst Krokowski (1926-1985), schon vor über 40 Jahren nachgewiesen. Mit bildgebenden Verfahren ermittelte der Radiologie-Professor die Wachstumsraten von 3.000 metastatischen Tumoren bei 568 Patienten mit unterschiedlichen Krebserkrankungen – und stellte fest, dass – je nach Art des Tumors – 30 bis 90 Prozent der todbringenden Tochtergeschwülste zu dem Zeitpunkt entstanden waren, als der Patient sich erstmals in ärztliche Hände begeben hatte.[2]

Das sind schockierende Ergebnisse, die eigentlich zu einem radikalen Umdenken in der Krebstherapie hätten führen müssen. Das Konzept hätte dringend hinterfragt werden müssen, doch die Studie wurde von den meisten Vertretern des medizinischen Berufsstandes ignoriert, und so erfuhren auch die meisten Patienten niemals davon, sonst hätte wohl so mancher einen großen Bogen um Onkologie-Praxen gemacht. Mit Verweis auf Krokowskis Forschungsergebnisse stellte Ende der 1970er-Jahre Julius Hackethal, das Enfant terrible der Medizin, das 1971 gesetzlich verankerte Vorsorgeprogramm für Prostatakrebs-Erkrankungen in Frage. Die Untersuchungen seien nicht nur unnütz, sondern sogar schädlich, sagte der Chirurgen-Schreck in einem Streitgespräch mit einem Urologen im Magazin *SPIEGEL* und übte auch heftige Kritik an der Behandlung des Prostata-Karzinoms:

> *„SPIEGEL: Kommen wir jetzt zum zweiten Teil des Themas, zur Therapie. Auch hier, Herr Professor Hackethal, haben Sie nicht mit Kritik gespart. Einer Ihrer Einwände: die »riesige Komplikationsrate«. Können Sie die Zahlen hier einmal nennen?*
>
> *HACKETHAL: Die Zahlen für die Ergebnisse der sogenannten Radikaloperation nenne ich in meinem Buch: fünf Prozent Operationstote, 95 Prozent Impotente und 20 Prozent Dauernässer. Kein Wunder übrigens, denn die radikale Prostatektomie, also das Ausräumen der Drüse und der benachbarten Lymphknoten, ist eine Riesenoperation. Der Bauch wird so weit aufgeschnitten*
>
> *ROTHAUGE: Nein. Der Eingriff ist nicht so groß, wie Sie meinen, sondern der Schnitt liegt zwischen Nabel und Schamfuge.*
>
> *SPIEGEL: Ist der Patient dann geheilt?*
>
> *ROTHAUGE: Ja. Allerdings mit den Verstümmelungen, die Herr Hackethal hier angesprochen hat. Das wird kein vernünftiger Urologe bestreiten. Die Leute werden jedes Mal vorher aufgeklärt.“* [3]

Nachdem Hackethal in Interviews und seinem Bestseller »Auf Messers Schneide« über die *„verstümmelnde Tumor-Chirurgie“* und die *„Atomsprühfeuer-Bestrahlung“* bei Diagnose und Behandlung von Krebspatienten gewettert hatte, stand seine Existenz als Arzt auf Messers Schneide: Er wurde als Scharlatan diffamiert, in ein Verfahren auf Entziehung der Zulassung als Facharzt für Chirurgie in Lauenburg involviert, außerdem in einen Kunstfehlerprozess und staatsanwaltliche Ermittlungen[4]... Wollten seine Berufskollegen, die am Geschäft mit dem Krebs verdienen, den Mann mundtot machen? Seit Jahrzehnten wird Krebs wider besseres Wissen mit einem zweischneidigen Skalpell diagnostiziert und therapiert und der Tod unzähliger Menschen billigend in Kauf genommen. Wenn das die Patienten wüssten...

Dass Biopsien ein Spiel mit dem Feuer sind, zeigt die Tatsache, dass Forscher nach einer neuen Methode der Krebsfrühdiagnose suchen. Anstatt chirurgisch kleine Mengen von Geweben aus Organen zu stanzen, soll Patienten eines Tages eine Art Köder unter die Haut implantiert werden, der Krebszellen anzieht. Darin könnte die Zukunft liegen, denn so lässt sich Krebs nicht nur schonend diagnostizieren, so könnte auch kontrolliert werden, wie effektiv Therapien tatsächlich sind. In Zukunft sollen die Implantate sogar mit Bluetooth-Technologie ausgestattet werden.[5] So sehr sich die Forscher, von denen bekanntlich nicht wenige von Pharmaunternehmen abhängig sind, freuen mögen, ich möchte auf keinen Fall mit einem Krebsköder-Chip unter der Haut durchs Leben gehen.

Wer sich ärztlichen Leitlinien nicht unterwirft, lebt gefährlich, diese schmerzliche Erfahrung musste eine Patientin des Heilpraktikers Jörg Rinne machen. Mit einem Plattenepithelkarzinom, einem Tumor an der Wange, wurde sie zu Diagnose und Therapie in die Onkologie überwiesen. Die Patientin verweigerte eine Biopsie, denn sie wusste, wie riskant dieser Eingriff ist. Nun wollten die Ärzte doch wenigstens eine Bronchoskopie machen, auch das lehnte die Patientin ab, und man warf sie schließlich hochkant aus der Klinik – blutige Entlassung nennt man das – mit einem Tumor auf der Wange, der inzwischen die Größe einer Frikadelle hatte! Die Frau fand eine ganzheitliche Klinik, die nicht auf einer Biopsie bestand, bekam drei lokale Chemotherapien und eine OP – und musste alles – über 20.000 Euro – aus eigener Tasche bezahlen. Sie hatte sich einer Behandlung unterzogen, die nicht den ärztlichen Leitlinien entspricht, in diesem Fall übernimmt die Krankenkasse die Kosten nicht. Das ist der Grund, warum Jörg Rinne eine Krebsversicherung abgeschlossen hat.

Tödliche Leitlinien

Eine gute Freundin, nennen wir sie Kristin, ist Ende 30 und hat eine kleine Tochter. Sie leidet unter Schwindel, verliert öfter das Bewusstsein. Das erste MRT ergibt keinen Befund, erst beim 2. MRT wird ein Tumor am Hinterkopf entdeckt, laut Biopsie gutartig. Der Tumor wird herausoperiert, Kristin erholt sich schnell von der OP, kann sogar früher als geplant von der Reha nachhause zurückkehren. Sie glaubt an ihre Heilung, ist voller Zuversicht. Die Ärzte empfehlen ihr die Corona-Impfung, sie sei schließlich Risiko-Patientin. Die zuständigen onkologischen Fachgesellschaften sprechen ebenfalls eine klare Empfehlung aus: Alle Krebspatienten sollen sich mit Hinblick auf das Risiko einer Covid-19-Erkrankung impfen lassen. Das gilt auch für Patienten, die aktuell eine Immuntherapie erhalten oder deren Immunsystem durch die Therapie geschwächt wurde. Meine Hinweise auf die Nebenwirkungen beunruhigen Kristin zwar, doch sie folgt der ärztlichen Empfehlung. Ich treffe sie einen Tag nach dem ersten Piks. Sie ist blass, wirkt angeschlagen und depressiv, sagt selbst, dass ihre Stimmung gekippt sei. Nach einer weiteren Untersuchung wurde ihr Tumorrisiko hochgestuft auf A3. Sie folgt auch der ärztlichen Empfehlung, eine Strahlen-„Therapie" durchzuführen. Geplant sind insgesamt 27 Bestrahlungen!!! Um Kristins Anonymität zu wahren, benenne ich hier nicht die Tumorart, doch ich frage Dr. Andreas F., den einzigen Arzt, der mein uneingeschränktes Vertrauen genießt und den Sie in diesem Buch näher kennenlernen werden. Die Bestrahlung hält er für keine gute Idee, offenkundig wird sie durchgeführt, weil man bei diesem Tumor nicht so recht weiß, wie man behandeln soll. Laut Dr. F. ist Bestrahlung in diesem Fall leitliniengerecht, aber weder erforderlich, noch effektiv, denn

- diese Tumorart wächst langsam,
- bildet kaum Rezidive,
- ist in der Regel nicht tödlich.

Dr. F.s Empfehlung: Von einem Neuro-Radiologen per Katheter eine Laserbehandlung durchführen lassen. Ich gebe Kristin diese Information und den Kontakt zu Dr. F. ... und höre nichts mehr von ihr. Mit Sicherheit lässt sie sich weiter bestrahlen, und das, obwohl ihre Mutter, leitliniengerecht therapiert, an Krebs starb, als Kristin noch jung war. Ich habe die Befürchtung, dass die leitliniengerechte Bestrahlung, Ausdruck schulmedizinischer Hilflosigkeit, kombiniert mit einer gefährlichen Impfung und Angst, auch Kristin das Leben kosten könnte.

Zweites Beispiel in Kurzform: Die Tochter eines Bekannten ließ sich impfen, sie hat Leukämie, die Tumormarker schossen in die Höhe...

Im SPIEGEL-Interview hatte Julius Hackethal empfohlen, bei Problemen mit der Prostata solle man lieber zu einem Heilpraktiker gehen als zum Urologen oder vielleicht zu einem ganzheitlichen Krebsmediziner. Was wäre, wenn der Patient den Tumor als Teil des eigenen Körpers betrachten und mit ihm Frieden schließen könnte, statt ihn als entartet und böse zu betrachten und zu bekämpfen? Und was lernen wir aus den Versuchen, die zeigen, dass Patienten, die gut mit Vitamin D versorgt waren und im Sommer operiert wurden, eine dreimal höhere und vierfache allgemeine Überlebensrate hatten als diejenigen, die wenig Vitamin D bekamen und die Operation im Winter hatten? [6] Es gibt verschiedene Ursachen für Krebs und ebenso viele natürliche Wege zur Heilung. Und es gibt so viele Untersuchungen und Behandlungen von Tumoren, die mehr Schaden anrichten, als sie nützen. Leider wissen das nur wenige Patienten. Und welcher Patient weiß schon, dass es erstaunlich viele Medikamente gibt, die das Risiko erhöhen, an Krebs zu erkranken? „*Teuflische Medikamente*“ nannte sie der berühmte Krebsforscher Paul Gerhardt Seeger vor 40 Jahren in seinem »Leitfaden für Krebsleidende und die es nicht werden wollen«. [7]

Medikamente, die Krebs auslösen können (nach Seeger)
Reserpinhaltige Medikamente = erhöhte Brustkrebsrate bei Frauen
Antibiotika = starke Krebserreger
Zytostatika = karzinogen
Barbiturate = bösartige Geschwülste der Lymphgefäße
Propylthiouracil und Methylthiouracil = Krebsrisiko
Nitrofurantoin = Geschwülste im Genitalbereich
Propanthelin = Bauchspeicheldrüsenrkebs
Jacutin = Leberkrebs
Valium = beschleunigtes Wachstum von Brustkrebszellen, Nierentumore, Metastasen bei Brustkrebs

Die Krux mit den Leitlinien

Evidenz- und leitlinienbasierte Medizin – das erweckt den Anschein, dass die Patienten entsprechend standardisierten Therapieempfehlungen nach dem neuesten Stand der Wissenschaft behandelt werden. Den Leitlinien blind zu vertrauen, ist leider keine gute Idee. Wie entstehen solche Leitlinien? Wenn sogenannte wissenschaftliche Studien solange manipuliert werden können, bis sie ins Konzept der Auftraggeber passen, dann ist davon auszugehen, dass das bei den Leitlinien nicht anders läuft. Wenn Leitlinien erarbeitet werden, sitzt Big Pharma mit am Tisch. Das führt zu manipulierten Ergebnissen, wie der SPIEGEL am 7.10.2013 berichtete: Mitglieder der Arzneikommission der deutschen Ärzteschaft (AKdÄ) haben den Einfluss von Pharmakonzernen auf Leitlinien untersucht – das Ergebnis ist vernichtend: Es mangelt an Transparenz, es fehlen wichtige Regeln, um derartige Manipulationen zu verhindern.[8]

Wenn Mediziner ein Produkt bewerten nach Ablauf einer klinischen Studie, bei der sie mit dem Hersteller zusammengearbeitet haben, entstehen Interessenskonflikte. Wes Brot ich ess…

Die Krux mit den Leitlinien verdeutlicht der SPIEGEL am Beispiel des Schmerzmittels *Gabapentin*, ein pharmazeutischer Blockbuster der Firma *Pfizer*. Fünf Studien haben gezeigt, dass das Schmerzmittel nichts taugt, dennoch tauchte es 2013 noch in den Leitlinien der Fachgesellschaft für Neurologie auf. Um den Umsatz zu erhöhen, hatte *Pfizer* diverse Eigenindikationen geschaffen und wurde dafür 2004 zu 4,3 Mio. Dollar Strafe verdonnert. Die Nebenwirkungsliste ist lang und liest sich wie ein Krimi. In den USA sind Ärzte dazu verpflichtet, bei Verordnung des Medikaments auf das erhöhte Selbstmordrisiko hinzuweisen.[9]

Und noch eine Studie, die am Lack evidenzbasierter Leitlinien-Medizin kratzt: 2010 verbesserte nicht einmal jedes zehnte neu zugelassene Medikament die Behandlung der Patienten.[10]

5. Toxische Diagnosemethode

Gadolinium-haltige MRT-Kontrastmittel können schwere Vergiftungen auslösen

Deutschland ist MRT-Weltmeister, die Untersuchung im Kernspintomografen gilt als ungefährliche Alternative zum Röntgen, weil sie ohne Strahlung funktioniert. Jedes Jahr werden in Deutschland Millionen Patienten in die Röhre geschoben. Bei der Magnetresonanztomografie durchdringen starke Magnetfelder und Radiowellen den Körper, das ermöglicht tiefe dreidimensionale Einblicke. Um die fünf Millionen Menschen bekommen bei der Untersuchung jedes Jahr Gadolinium-haltige Kontrastmittel gespritzt, weil damit Tumore und Entzündungsherde deutlicher zu erkennen sind. Wenn Menschen mit Nierenschwäche das Kontrastmittel injiziert bekommen, kann das eine meist tödlich verlaufende Erkrankung auslösen: die nephrogene systemische Fibrose (krankhafte Vermehrung des Bindegewebes von Haut, Muskulatur und teils auch inneren Organen). Weltweit wurden seit 1988 ahnungslosen Patienten ungefähr 400 Millionen Dosen Gadolinium-haltiger MRT-Kontrastmittel verabreicht. Seit Sommer 2017 erlaubt die Europäische Arzneimittelagentur EMA dieses Kontrastmittel nur noch in Ausnahmefällen. Die amerikanische Arzneibehörde *Food and Drug Administration* (FDA) hatte zudem berichtet, dass sich Reste von Gadolinium im Hirngewebe von Patienten fanden, die vier oder mehr MRTs mit dem Kontrastmittel bekommen hatten.

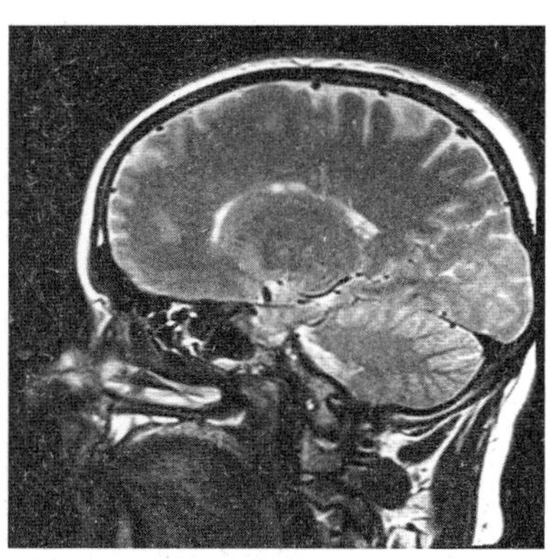

Abb. 12: MRT-Aufnahme, Schädel

Detlev Moka, Vorsitzender des *Berufsverbandes Deutscher Nuklearmediziner*, warnt vor allem vor Mehrfachuntersuchungen mit dem hoch giftigen Gadolinium, das über die Blutbahn bis in das Gehirn gelangen und sich dort in verschiedenen Nervenbahnen ablagern kann. *„Man muss davon ausgehen, dass es dort auch bleibt.“*, warnt Moka, der einen Zusammenhang mit neurodegenerativen Erkrankungen wie Alzheimer oder Demenz vermutet.[1]

Der renommierte US-Radiologe Dr. Richard Semelka gab den Symptomen der Gadolinium-Vergiftung im Jahr 2016 einen Namen: *Gadolinium Deposition Disease* (GDD). [2] Auf der Homepage des Netzwerks Gadolinium-Vergiftung finden sich viele Erfahrungsberichte von Geschädigten und Studien über schwerste Vergiftungserscheinungen. Da heißt es u.a.: *„Seit 2013 ist bekannt, dass es nach Verabreichung von MRT-Kontrastmitteln* ***auch bei Patienten mit normaler Nierenfunktion zu Ablagerungen von Gadolinium in verschiedenen Gehirnarealen*** *kommt.“* [3] Gadolinium schädigt das Erbgut, stört die Funktion der Mitochondrien („Kraftwerke“ der Zellen), schwächt das Immunsystem, beeinträchtigt die Engstellung der Blutgefäße und das Hormonsystem, greift Nerven an und sorgt so für neuropathische Schmerzen, Missempfindungen, Fatigue, Tinnitus und Sehstörungen, verursacht Muskelbeschwerden und -abbau, bedingt chronische Entzündungsprozesse, erhöht das Risiko für Parkinson, Alzheimer sowie Krebs und schädigt erwiesenermaßen alle Organe und Zellen durch die Blockade von Calcium-Kanälen, oxidativen Stress, Fibrosierung, Kalzifikationen und weitere Mechanismen.

Der Schauspieler Chuck Norris verklagte vor zwei Jahren die Pharmaindustrie auf zehn Millionen US-Dollar Schmerzensgeld. Seine Ehefrau Gena O'Kelley litt nach drei MRT-Untersuchungen, bei denen ihr Gadolinium injiziert worden war, monatelang unter massiven gesundheitlichen Problemen: Muskelschwäche, Atemproblemen und unerträglichen Schmerzen. *„Es war, als würde mein Körper innerlich verbrennen.“*, sagte O'Kelley in einem Interview. Ihrem Ehemann wurde klar, dass er etwas tun musste: *„Ich sah den Tod in ihren Augen.“* [4] Im ARD-Magazin *Plusminus* berichtete Carsten Zahn, der nach 15 Untersuchungen unter ähnlichen Symptomen litt, dass die Ärzte sich seinen Zustand nicht erklären konnten und er mit 49 Jahren erwerbsunfähig wurde. Ein Spezialist stellte bei einer Untersuchung erhöhte Aluminiumwerte in Blut und Urin fest. Der Kommentar von Zahns Arzt: Das sei *„harmlos wie Cola“*. Das ist blanker Hohn in zweierlei Hinsicht, denn Cola ist ein absolut ungesundes Getränk, das dumm und krank macht.[5]

Ein Skandal ist, dass man jahrelang die geschädigten Patienten nicht ernst genommen und sie weiter vergiftet hat. Erst seit kurzem wird das

Anliegen der Betroffenen ernst genommen. Unter dem Motto *„Ihr habt uns vergiftet!"* demonstrierten im November 2019 in Dortmund Gadolinium-Geschädigte am Rande eines Radiologenkongresses. Organisiert hatte die Demo Cornelia Mader, Gründerin der Facebook-Selbsthilfegruppe „Gadolinium-Vergiftung". Im Frühjahr 2020 war eine Delegation der Selbsthilfegruppe sogar nach Berlin gereist und hatte dort die „Task Force Kontrastmittel" der *Deutschen Röntgengesellschaft* getroffen. Eine zentrale Anlaufstelle für Betroffene gibt es allerdings bisher nicht. Das Pikante an der Sache: Gadolinium-haltiges Kontrastmittel wurde schon 1989 als problematisch beschrieben. Das bedeutet, dass Ärzte ihre Patienten wider besseres Wissen vergiftet haben. *„Das ist ja nun vorbei."*, denken Sie erleichtert? Von wegen. Man muss sich die Formulierungen genau anschauen. Die EMA hat die Anwendung von **linearem** Gadolinium-Kontrastmittel eingeschränkt, erlaubt aber weiterhin **makrozyklische** Gadolinium-Kontrastmittel. Das ist angeblich unbedenklich, weil Tierversuche zeigen, dass bei den makrozyklischen Kontrastmitteln das Gadolinium fester gebunden ist, erklärte Prof. Alexander Radbruch, Radiologe am *Deutschen Krebsforschungszentrum* in Heidelberg: *„Makrozyklische und lineare Kontrastmittel gelangten im gleichen Ausmaß in das Gehirn. Vier Wochen nach Injektion konnte Gadolinium jedoch nur noch für die linearen, nicht aber für die makrozyklischen Kontrastmittel nachgewiesen werden."* [6]

Ach so, ja dann … wird das angeblich harmlose Schwermetall weiter ahnungslosen Patienten injiziert. Auf der Seite der Interessengemeinschaft Gadolinium-Vergiftung berichtet die Mutter einer Zehnjährigen von heftigen Vergiftungssymptomen durch ein **makrozyklisches** Kontrastmittel: Taubheitsgefühle, Krämpfe, zeitweise Lähmungserscheinungen am gesamten Körper, starke Kopfschmerzen. Die Eltern brachten das Kind in eine Klinik, doch den von der Mutter geäußerten Verdacht auf Gadolinium-Vergiftung nahmen die Ärzte nicht ernst. Die Diagnose lautete schließlich: *„Toxische Wirkung von Metall nicht weiter bezeichnend, Somatisierungsstörung"*, dabei war das Mädchen gar nicht auf Metall untersucht worden. Allmählich besserten sich die Symptome, drei Wochen nach der MRT-Untersuchung ließ die Mutter den Urin ihrer Tochter in einem Speziallabor auf Gadolinium untersuchen. Der Wert war zu dem Zeitpunkt noch 137-fach höher als der Referenzwert! [7]

Ist ein Kontrastmittel überhaupt nötig, um bei der MRT gute Diagnosen zu bekommen? Nein, ergab eine Studie der *Universität Stanford*. Die Erkennung von Tumoren bei Kindern und Jugendlichen funktionierte mit und ohne Kontrastmittel überraschend gut. [8] Seien Sie wachsam, wenn bei Ihnen eine MRT ansteht. Ohnehin sollten Sie nicht gleich in jede radiologische Untersuchung einwilligen, die der Arzt Ihnen empfiehlt. Die Untersuchung spült nämlich nicht nur ein Kontrastmittel durch Ihre Venen, sondern viel Geld in die Kasse des Radiologen. Mehrere Hersteller verdienen jedes Jahr Milliarden mit der Vermarktung des MRT-Kontrastmittels Gadolinium. Dass die Gier zuweilen unersättlich ist, zeigt der Leverkusener Kontrastmittel-Skandal. Die Staatsanwaltschaft ermittelt gegen den Chef der größten Radiologie-Kette Deutschlands, weil er und seine Frau sich am Geschäft mit Kontrastmitteln bereichert haben sollen.[9]

Als Patient dürfen Sie niemals vergessen, dass Gesundheit ein Geschäftsmodell geworden ist. Zu den Todsünden der Mediziner gehört heute die Habgier. Viele interessieren sich mehr für ihren Kontostand als für das Wohl ihrer Patienten.

6. Die Wahrheit über die Kupferspirale

Das hormonfreie Verhütungsmittel wirkt, weil es eine chronische Entzündung verursacht

Die perfekte Verhütungsmethode gibt es nicht. Frauen, die nicht wollen, dass ihrem Körper durch die Anti-Baby-Pille ständig eine Schwangerschaft vorgetäuscht wird und die Angst vor den Nebenwirkungen haben, entscheiden sich oft für ein Intra-Uterin-Pessar, im Volksmund Kupferspirale genannt. Sie gilt als verträglich, weil sie keine Hormone enthält, sondern kontinuierlich kleine Mengen Kupfer in die Gebärmutter abgibt. Das Kupfer stört den Aufbau der Gebärmutterschleimhaut und verhindert, dass sich Eizellen einnisten, so wird die Wirkung erklärt. Das ist keine Nebenwirkung, denn genau darauf beruht die verhütende Wirkung, schreibt der Heilpraktiker und Schüßler-Therapeut Wolfram Kunz in einem Text über das Schüßler-Salz *cuprum arsenicosum*:

> *„Die Kupferspirale bewirkt u.a. eine Dauerentzündung im Unterleib … dabei handelt es sich also nicht um eine Nebenwirkung, die vielleicht aus Versehen, irgendwie zufällig oder etwa nur manchmal auftreten kann. Diese Entzündung ist gewollt, der Arzt oder die Ärztin, die der Frau eine Kupferspirale einsetzen, legen ihr aktiv einen permanenten Entzündungsherd in den Körper."*[1]

Eine Studie hat gezeigt, dass die Kupferspirale das Mikrobiom im Gebärmutterhals und der Vagina verändert, das heißt, die Frauen, die mit der Spirale verhüten, sind anfälliger für Infektionen. Im ersten Monat ist das Risiko um den Faktor 8 erhöht, in den ersten vier Monaten um den Faktor 4.[2] Im Internet finden sich Berichte über Frauen, die zum Teil heftige Nebenwirkungen hatten, nachdem die Kupferspirale eingesetzt worden war.

> *„Wenig später bekam ich plötzlich so ein heftiges Rauschen in den Ohren, dass ich fast nichts anderes mehr hörte. Mir wurde auf einmal ziemlich schwarz vor Augen. Die nächste*

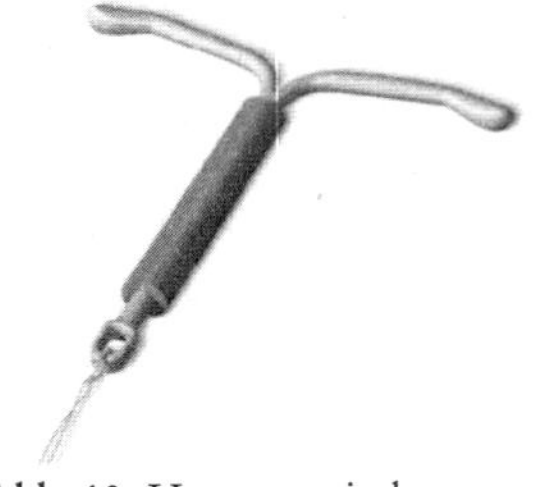

Abb. 13: Hormonspirale

Stunde hatte ich die schlimmsten Schmerzen meines Lebens. Mir ging es so unglaublich schlecht, dass ich gleichzeitig kotzen, weinen und schreien wollte. Solche Schmerzen hatte ich bis dahin noch nie erlebt. Ich kann mir bis heute nicht vorstellen, dass Kinderkriegen schmerzhafter sein wird.“

Das war die Reaktion direkt nach dem Einsetzen der Spirale. Langfristig geriet bei dieser Betroffenen der Hormonhaushalt durcheinander, es kam zu Zyklusstörungen, die Haut wurde immer schlechter, sodass sie sich schließlich die Spirale wieder aus der Gebärmutter ziehen ließ und zu recherchieren begann. Im deutschen Bereich fand sie nicht viel, im englischen Internet allerdings tausende von Seiten, auf denen Frauen von heftigen Nebenwirkungen berichteten, u.a. Akne, Ängstlichkeit, Pilzinfektionen, Diabetes, Leberunterfunktion, Nervosität, Eierstock-Dysfunktionen, Zysten – alles Folgen einer Kupfervergiftung.[3]

Die Symptome, die der Lebensgefährte einer Frau, die mit der Kupferspirale verhütet, auf einer Betroffenen-Plattform schildert, klingen verdächtig nach einer Kupfervergiftung. Neben Migräne vor der Periode und Stimmungsschwankungen beschreibt der Partner der leidgeprüften Frau:

„Das eigentliche Problem ist aber, dass sie seit Oktober dauernd krank und verstimmt ist. Ist wohl ein Virus. Ihre Lymphknoten links vom Hals bis zur Leiste sind jedoch seit über einem Monat dick und sie hat Schmerzen. Blutuntersuchung beim Arzt ohne Befund. Keine Infekte, alle Werte gut, auch kein Pfeiffersches Drüsenfieber. Jetzt soll ihre Lunge geröntgt werden und ein Ultraschall der Knoten gemacht werden. Seit Monaten hat sie Brustschmerzen, dachten schon an Krebs. Vorsorge ohne Befund. Auch der Doc schließt Krebs vorerst aus. Hinzu kommen Nachtschweiß extremer Art, verschlechtertes Hautbild, dauernde Müdigkeit und Schwindel, Ohrenschmerzen (auch der HNO hat nichts festgestellt) und depressive Verstimmungen, gelegentliche Ausschläge an Schulterblättern und Hals (wir nahmen schon HIV an, aber auch das ist negativ) und Gewichtszunahme ohne erkennbaren Grund. Sie fühlt sich häufig nicht gut und rennt von einem Arzt zum anderen, ohne dass man weiß, was es ist. …Mittlerweile schläft sie fast nur noch und nörgelt an allem rum. Ihren Job bekommt sie kaum noch geregelt, und ich kann mir all das nicht mehr erklären. Ich

glaube so langsam, dass es an der Spirale liegen könnte. Vielleicht ist es das abgegebene Kupfer, das auf Dauer unverträglich ist?" [4]

Bei Überschuss in den Zellen wirkt Kupfer toxisch, Kupfer und Zink sind Gegenspieler. Haben wir zu viel Kupfer im Körper, sinkt das Zink-Level, und das ist nicht gut, denn Zink reguliert den Hormonhaushalt und ist insgesamt beteiligt an etwa 50 enzymatischen Reaktionen im Körper. Zink spielt u.a. eine wichtige Rolle im Immunsystem, stimuliert die Abwehrzellen und wirkt antioxidativ;[5] für die oben geschilderten Beschwerden könnte also durchaus ein durch die Kupferspirale ausgelöster Zinkmangel sein. Doch warum kommt keiner der bisher konsultierten Fachärzte auf diese Idee? Warum muss das der Partner der Frau selbst mühsam recherchieren?

Wolfram Kunz schildert einen Fall, bei dem eine Kupferspirale Entzündungsherde im Gehirn auslöste:

„Eine Frau kam zu einem Heilpraktiker. Sie hatte gleich mehrere Entzündungsherde im Gehirn. Der behandelnde Arzt vermutete, sie müsse irgendwo im Körper einen Herd haben, wo diese Entzündungen herkommen. ... Beim Gespräch fand der Heilpraktiker heraus, dass sie aktuell noch eine Kupferspirale trug. ... Wie belämmert kann eine Medizin eigentlich sein? Zuerst implantiert man mit Gewalt eine Entzündung, und dann rätselt man, wo diese wohl herkommt. Geht's eigentlich noch?"

Um sich gegen die Entzündung zu wehren, lagert der Körper Calcium ein. Nach etwa drei Jahren hat der Körper den Giftherd mit Calcium eingemauert, die Kupfer-Ionen gelangen nicht mehr in den Körper. Deswegen muss die Spirale alle drei Jahre neu eingesetzt werden.[6] Und dann beginnt wieder das Kupfer damit, den Körper zu vergiften.

Worüber offiziell keiner spricht: Weil die Kupferspirale den Hormonhaushalt durcheinanderbringt und den Zinkspiegel senkt, kann sie zur Stoffwechselstörung Hämopyrrollaktamurie (HPU) führen. HPUler haben einen Mangel an aktivem Vitamin B6, Zink und teilweise auch Mangan, wodurch die körpereigene Entgiftung gestört ist, was zu gravierenden gesundheitlichen Beschwerden führen kann. Jede dritte Frau leidet inzwischen an einer HPU.

7.1. Teure Pillen – Lizenz zum Gelddrucken

Arzneimittelforschung ist teuer, langwierig, und am Anfang weiß keiner, was dabei herauskommt. Nur einer von 10 Wirkstoffen, mit denen klinische Tests begonnen wurden, wird am Ende als Medikament zugelassen.[1] Die hohen Kosten müssen die Konzerne wieder reinholen, weswegen bevorzugt in dem Gebiet geforscht wird, in dem eine realistische Chance auf wirtschaftlichen Erfolg besteht. Oft kommen Medikamente auf den Markt, bei denen die Pharma-Konzerne wissen, dass sie gefährliche Nebenwirkungen haben: Cholesterinsenker zum Beispiel waren jahrelang ein Milliardengeschäft für die Hersteller, nach den durch *Lipobay* verursachten Todesfällen wurde öffentlich, dass sie schädlich und in vielen Fällen sogar lebensgefährlich sind. *Contergan* oder *Vioxx* waren Skandalmedikamente, die tausende von Menschen schädigten. Säureblocker sind – obwohl eher Körperverletzung als Magenschutz – nach wie vor Bestseller. Satte Gewinne bringen auch Arzneimittel für Herz-Kreislauf-Erkrankungen und chronische Erkrankungen wie Diabetes – darauf haben ja viele Patienten ein lebenslanges Abonnement. Zu Risiken und Nebenwirkungen befragen Sie Ihren Arzt oder Apotheker.

Krebs ist ebenfalls ein vielversprechendes Forschungsfeld, denn mit der Hoffnung schwerkranker Patienten lässt sich viel Geld verdienen. Onkologika gehören zu den umsatzstärksten Medikamenten auf dem von den *Gesetzlichen Krankenkassen* finanzierten Arzneimittelmarkt, und die Kassen ächzen unter der stetig zunehmenden Kostenlast.[2] Eine Krebstherapie kann schon mal 100.000 Euro und mehr kosten, ständig kommen neue, sündhaft teure Medikamente auf den Markt. Gaben die Krankenkassen 2012 etwa 3,8 Milliarden Euro für Krebsarzneimittel aus, waren es 2019 rund 8,6 Milliarden Euro, Tendenz weiter steigend. 237 Krebsmedikamente sind zurzeit auf dem Markt, davon ein Drittel neue Medikamente, die in immer neuen Kombinationen gegeben werden. „*Ob ein Medikament wirkt, weiß man eigentlich nicht im Vorhinein.*", sagt Friedemann Schad, Leiter des *Onkologischen Zentrums der Fachklinik Havelhöhe* in der ARD-Dokumentation „Markt der Hoffnung – Krebsmedikamente": „*Es gibt immer Responder und Nicht-Responder.*"[3] Auch wenn die Hochglanzbroschüren, die Onkologen tagtäglich in die Praxis oder die Klinik flattern, einen Quantensprung versprechen, sieht die Realität ganz anders aus. Laut dem

IQWIG, einem unabhängigen *Institut für Qualität und Wirtschaftlichkeit im Gesundheitswesen* wird nur etwa bei 50 Prozent der neuen Zulassungen ein Vorteil gegenüber bestehenden Standardtherapien nachgewiesen.[4]

Die Nachfrage ist riesig, Schwerkranke wünschen sich ein Wundermittel, und so kommen 28 Prozent der Onkologika in einem beschleunigten Zulassungsverfahren auf den Markt – die versprochene Wirkung bleibt allerdings oft aus. Es gibt Medikamente, die das Leben eines Krebskranken gerade mal um zwei Wochen(!) verlängern. Hauptsache, Big Pharma hat Profit gemacht! In der ARD-Doku „Markt der Hoffnung" wird über ein Medikament für spezielle Tumorarten berichtet, das bei der Hälfte der Mutationen nur Studien an weniger als 10 Patienten vorweisen konnte, bei drei Krebsarten gab es gar jeweils nur einen Probanden. „*Wir sind in einer Situation, dass wir immer mehr beschleunigt zugelassene Arzneimittel mit immer weniger Sicherheit hinsichtlich des tatsächlichen Nutzens haben. Wir sind in der Situation, dass wir dafür sehr, sehr viel Geld ausgeben.*", lautet die ernüchternde Bilanz von Prof. Dr. med. Wolf-Dieter Ludwig, Vorsitzender der *Arzneimittelkommission der deutschen Ärzteschaft*. Einer seiner Patienten erlitt schwere Nebenwirkungen durch ein Präparat gegen seltene Formen der Leukämie. Der Blockbuster unter den Onkologika wird unter dem Namen *Imbruvica* verkauft. Laut einer WHO-Datenbank hat es unter 90.000 Probanden 13.500 schwere Nebenwirkungen und 303 Todesfälle ausgelöst.[5]

Die neuesten Blockbuster sind die Impfstoffe gegen das Grippevirus mit dem Namen Covid-19. Es winken schnelle Gewinne ohne aufwändige Studien, weil das sonst übliche Verfahren, das bei der Zulassung eines Wirkstoffs verpflichtend ist, durch die „Notfallzulassung" drastisch verkürzt wurde. Die Laborratten haben Grund zum Feiern, denn der Impfstoff wird dieses Mal direkt am Menschen getestet. Zu Risiken und Nebenwirkungen befragen Sie lieber nicht Ihren Arzt oder Apotheker!

Anfang 2020 waren in Deutschland knapp 50.000 verschreibungspflichtige Arzneimittel zugelassen. 58.000 Menschen sterben jedes Jahr an Nebenwirkungen zugelassener Medikamente.[6]

Medikamente schädigen die Mitochondrien

Der Naturheilarzt John Neustadt und der Psychiater Steve Piezenik kommen nach der Sichtung aktueller Forschungsergebnisse zu dem Ergebnis: *„Medikamente erweisen sich inzwischen als eine Hauptursache für Schäden an den Mitochondrien, was vielleicht auch viele ihrer unerwünschten Nebenwirkungen erklärt. Alle Arten von psychotropen (auf die Psyche einwirkenden) Substanzen schädigen nachweislich die Mitochondrien, und das gilt auch für cholesterinsenkende Mittel, für Analgetika wie Paracetamol und viele andere."*[7]

7.2. Neue Hepatitis-C-Medikamente können das Leben vieler Menschen retten, der Preis dafür ist allerdings hoch

New York, 4. September 2014. Demonstranten stürmen eine Investorenkonferenz. „*Gilead tötet Menschen!*“, rufen sie und halten Plakate mit Totenköpfen vor die TV-Kameras. Kurz zuvor hatte der amerikanische Pharmakonzern *Gilead* ein Medikament auf den Markt gebracht, das eine Krankheit heilt, die oft tödlich verläuft: Hepatitis C. Die Nebenwirkungen des Präparats, das fast 100 Prozent aller Erkrankungen heilt, seien harmlos im Gegensatz zur früher üblichen Behandlung mit Interferon, hieß es.[8] Der Blick auf den Beipackzettel zeigt, dass „harmlos“ ein recht dehnbarer Begriff ist.

Verminderte Konzentration des roten Blutfarbstoffes (Hämoglobin)
Anämie (Blutarmut)
Granulozytopenie (Verminderung der Anzahl bestimmter weißer Blutkörperchen)
Lymphozytopenie – (Verminderung der Anzahl bestimmter weißer Blutkörperchen)
Thrombozytopenie (Verminderung der Anzahl der Blutplättchen)
Verminderter Appetit
Schlaflosigkeit
Kopfschmerzen
Schwindelgefühl
Anfälle von Atemnot
Husten
Übelkeit
Durchfälle

Erbrechen
Anstieg der Bilirubinwerte im Blut
Hautausschlag
Juckreiz
Gelenkschmerzen
Muskelschmerzen
Erschöpfung
Reizbarkeit
Schüttelfrost
Grippeähnliche Symptome
Schmerzen
Fieber
Nasen-Rachenraum-Entzündung
Gewichtsabnahme
Depressionen
Angstzustände
Unruhe
Aufmerksamkeitsstörungen
Migräne
Gedächtnisstörungen
Sehstörungen

Oberbauchbeschwerden Verstopfung Magen- Darm-Beschwerden Mundtrockenheit Refluxkrankheit Haarausfall	Trockene Haut Rückenschmerzen Muskelkrämpfe Allgemeine Schwäche Brustschmerzen [9]

Wer langem Siechtum oder dem Tod ins Auge sieht, nimmt diese Nebenwirkungen in Kauf. Die Interferon-Behandlung hatte derart üble Nebenwirkungen, dass viele Patienten sie überhaupt nicht vertrugen, die Heilungsrate lag bei kümmerlichen 50 Prozent. Die „medizinische Revolution" mit dem neuen Hepatis-C-Arzneimittel ließ *Gilead* sich teuer bezahlen: Tausend Dollar pro Tablette, bis zu 170.000 Dollar pro Behandlung. Schnell hatte *Sovaldi* den Ruf als „Tausend-Dollar-Pille" weg. Allein 2015/2016 erzielte *Gilead* einen Gewinn von fast 32 Milliarden Dollar.[10]

Die Weltgesundheitsorganisation WHO schätzt, dass weltweit zwischen 70 und 80 Millionen Menschen an Hepatitis C leiden, in Deutschland gibt es rund 3 Millionen Infizierte. Die Dunkelziffer ist hoch: Nur jeder fünfte Betroffene weiß, dass er infiziert ist. Das Virus, das durch Blut übertragen wird, ist zehn Mal so ansteckend wie HIV. Wird die Infektion chronisch, kann sie zu Leberzirrhose führen (da schrumpft die Leber), Zirrhose-Patienten haben ein erhöhtes Leberkrebs-Risiko. In den USA hat ein Viertel der Betroffenen keine Chance auf die lebensrettende Behandlung, jedes Jahr sterben mehr Amerikaner an Hepatitis C als an allen anderen meldepflichtigen Krankheiten zusammen, weil viele Arme, die auf die Grundversicherung *Medicaid* angewiesen sind, die sündhaft teuren Medikamente erst bekommen, wenn ihre Leber schon schwer geschädigt ist – eine völlig absurde Regelung. Im Internet werden inzwischen preisgünstigere Generika von *Gilead*-Medikamenten aus Indien angeboten. Wenn Patienten Medikamente vom Schwarzmarkt schlucken, verweigern ihnen die Ärzte allerdings oft die Behandlung aus Angst, in Schwierigkeiten zu geraten, wenn etwas schiefgeht.[11]

Lebensbedrohlich erkrankte Menschen als Opfer der Profitgier großer Pharmakonzerne

2015 einigten sich die *Gesetzlichen Krankenkassen* in Deutschland und *Gilead* nach einem Streit um die exorbitanten Kosten auf einen Preis für *Sovaldi*. Statt bislang etwa 660 Euro kostet eine Tablette nun „wohlfeile“ 480 Euro. Wenigstens 12 Wochen täglich muss das Medikament eingenommen werden, macht mehr als 40.000 Euro pro Therapie. Davor waren es 55.000 Euro gewesen.[12]

In der EU wurden seit 2014 mehrere Substanzen für die Behandlung der Hepatitis C zugelassen, in Deutschland sind inzwischen mehrere Kombinationspräparate auf dem Markt, und spezialisierte Fachärzte verordnen sie auf Kassenrezept. Durch Konkurrenzdruck und Rabattverträge sind die Kosten in Deutschland inzwischen deutlich gesunken, aber mit mehreren tausend Euro pro Behandlungszyklus immer noch beträchtlich. War der Umsatz mit *direkten antiviralen Antiagenzien* (DAA), zu denen die Hepatitis-C-Medikamente gehören, von 154 Millionen im Jahr 2014 sprunghaft auf mehr als 929 Millionen im darauffolgenden Jahr angestiegen, waren es 2019 nur noch 184 Millionen Euro.[13]

Für die Patienten, die sie verordnet bekommen, sind die neuen Hepatitis-C-Medikamente ein Segen – in den meisten Fällen zumindest, doch auch bei den „Wunderpillen“ gibt es keine hundertprozentige Erfolgsgarantie und möglicherweise gravierendere Nebenwirkungen, als im Beipackzettel aufgeführt. 2017 berichtete die *Deutsche Apotheker-Zeitung* über eine beunruhigende Studie: Experten befürchten schwere Nebenwirkungen, ausgelöst durch die neuen Präparate. 524 Fälle von Leberversagen wurden nach der Einnahme der Medikamente gemeldet, in 1.058 Fällen wurde über schwere Leberschäden berichtet, in 751 Fällen wirkte das Arzneimittel nicht gegen das Hepatitis-C-Virus. Als der Bericht veröffentlich wurde, waren 31,5 Prozent der Betroffenen gestorben. Zu den erfassten Arzneimitteln gehörten Blockbuster wie *Sovaldi* und *Harvoni* von *Gilead* sowie andere Virostatika von *Abb-Vie*, *Merck & Co.*, *Johnson & Johnson*. Die Autoren des Berichts forderten weitere Untersuchungen.[14] Dabei gäbe es eine günstige, nebenwirkungsfreie Alternative. Wenn das die Patienten wüssten…

7.3. Die Alternative: Ozon

„Es deprimiert mich, dass Ozon, die billigste Droge der Erde, heutzutage so schlecht oder wenig genutzt wird, weil die orthodoxe Medizin sich weigert, sie zu beurteilen und Gesundheitsbehörden ihr gegenüber feindlich oder nachlässig eingestellt sind. Beide sind verantwortlich, dass sie Millionen Menschen leidend und sterbend zurücklassen."

Velia Bocci, »Ozone – a New Medical Drug«

Wegen der Störfelder in seinem Kiefer war der Heilpraktiker André Kabat längere Zeit bei einem ganzheitlichen Zahnarzt in Behandlung: Dr. Schüler in Speyer, den Sie später näher kennenlernen werden. Immer wieder begegnete André Kabat dort einem Mann, der zur Ozontherapie kam. Eines Tages sprach André den Patienten an. Dieser erzählte, dass er fünf Mal pro Woche eine Ozon-Insufflation bekomme, also einen Ozoneinlauf in den Darm. Er litt an Hepatitis B, nahm aber keine Medikamente ein und hatte auch den ärztlichen „Therapie"-Vorschlag strikt abgelehnt, nämlich einen Teil der Leber und ein Stück Darm zu entfernen! Fünf Monate nach der Diagnose stellte der Mann sich wieder bei seinem Facharzt vor, die Blutwerte waren im Normbereich. *„Was haben Sie gemacht?"*, fragte der Arzt staunend. *„Ozon-Insufflation"*, antwortete sein Patient. *„Ach so, ja, das kennen wir."*, bemerkte der Arzt. Und warum hat er seinem Patienten dann eine Therapie vorenthalten, die im Gegensatz zu einem massiven Eingriff und den Big-Pharma-Blockbustern keinerlei Nebenwirkungen hat? Bei Dr. Schüler kostet eine Ozon-Insufflation 15 Euro, Peanuts im Vergleich zu teuren Pillen oder einer Operation. André Kabat, der noch mit den Spätfolgen der Störfelder in seinem Kiefer zu tun hat, hat zum Thema „Ozon" recherchiert und sich einen medizinischen Ozon-Generator gekauft. Einmal wöchentlich verabreicht er sich selbst ein Klistier und fühlt sich dadurch gesundheitlich stabiler als vorher.

„Könnte man Medizinisches Ozon in Pillen pressen, in der richtigen Dosierung abpacken, als stabile Infusionslösung lagern und gar als OTC-Produkt („over the counter drug" = rezeptfreies Medikament) *verkaufen, wären viele Probleme gelöst."*, sagte Renate Viebahn-Hänsler, Tochter von Joachim Hänsler, der die Grundlagen der modernen Ozontherapie schuf, 2001

bei einem Vortrag anlässlich des 15. Ozon-Weltkongresses in London.[15] Doch dank Klimahysterie hat Ozon einen miserablen Ruf, wir denken dabei nur noch an das schädliche Gas, das in heißen Sommern in der Atmosphäre gebildet wird. Tatsache ist: Die Ozonschicht schützt die Erde vor der Strahlung der Sonne, und diese schützende Wirkung entfaltet Ozon auch im menschlichen Körper.

In der Komplementärmedizin hat sich Ozon etabliert, es wird seit fünf Jahrzehnten angewandt bei Geschwüren, Herpes und Hautverletzungen, zur Therapie von Infektionen, Viren und Tumoren. Eine Therapeutin hat 2011 ein Video auf YouTube hochgeladen, das anhand der Dunkelfeld-Mikroskopie eindrucksvoll dokumentiert, wie schädigend sich eine Chemotherapie auf das Immunsystem auswirkt. Schon nach vier Ozon-Blut-Behandlungen hat sich das Blutbild des Patienten wesentlich verbessert. Kommentar der Therapeutin:

> *„Ich habe eine kleine Klinik auf Zypern, in der wir Live-Blutanalysen während der Ozontherapie durchführen. Dieses Video zeigt zwei sehr unterschiedliche Live-Blutproben, die ich mit meinem Dunkelfeldmikroskop aufgenommen habe. Die Proben stammen von einem Krebspatienten der Stufe IV. Bei ihm wurde bereits ein Tumor operativ entfernt, aber ein anderer ist nachgewachsen (Analtumor). Der Patient hat eine Lebenserwartung von sechs Monaten und kann keine weitere Chemotherapie erhalten. Ich behandle die Person täglich mit hohen Dosen von Ozon. Bevor mich jemand wegen Quacksalberei und Annahme von Geld unter Vorspiegelung falscher Tatsachen beschimpft: Ich behandle diese Person kostenlos.“* [16]

Warum verordnen Schulmediziner Hepatitis-Patienten lieber sündhaft teure Pillen mit üblen Nebenwirkungen statt Ozon? Sie ahnen es: Mit Ozon kann man bei weitem nicht so viel Profit machen wie mit Pillen, es lässt sich nicht patentieren. Und an solch einem „Naturprodukt“ hat Big Pharma kein Interesse.

Rückblick: 1870 wurde ozonisiertes Olivenöl bei Tuberkulose eingesetzt, 1938 erschien der erste Bericht über die klinische Anwendung von ozonisiertem Olivenöl. Nachdem ab Ende des 19. Jahrhunderts Ozon zur Trinkwasserentkeimung genutzt wurde, traten keine Typhusepidemien mehr auf. Inzwischen gibt es viele Studien, die die Wirksamkeit von Ozon belegen. So gilt eine kurzzeitige Steigerung der Durchblutung als erwiesen. Auch die Wirksamkeit von medizinischem Ozon gegen **Viren** wurde in den letzten Jahren weltweit intensiv untersucht und belegt.[17] In Tierversuchen an Ratten konnten Forscher in Kuba zeigen, dass in die Bauchhöhle verabreichtes Ozon den später mittels Tetrachlor-Kohlenstoff induzierten Leberzellschaden vermindern konnte.[18]

Im Grunde ist dieses Wissen schon alt. Der Proktologe H. G. Knoch führte vor über 30 Jahren die rektale Ozon-Insufflation ein. In einer Studie mit 16 Hepatitis-B-Patienten berichtete er 1987, dass sich bei 12 Probanden der Zustand nach zwei Wochen erheblich gebessert hatte. Ozon fördert offenbar die Zellregeneration der Leber.[19]

Wäre es nicht fair, Hepatitis-Patienten über diese nebenwirkungsfreie Alternative zumindest zu informieren? Trotz beeindruckender Heilerfolge deklarierte die amerikanische Gesundheitsbehörde FDA 1976 Ozon als toxisches Gas ohne medizinischen Nutzen. Robert Atkins, bekannt für die Atkins-Diät, der versuchte, Krebs, Herzprobleme und Diabetes mit alternativen, ungiftigen Methoden zu behandeln, wurde 1993 von der FDA die Zulassung entzogen, weil er *„nicht genehmigte"* Ozon-Verfahren eingesetzt hatte. Er hatte sich erdreistet zu behaupten, mit Ozon könne man Krebszellen und HIV effektiv bekämpfen. *„Die Motivation dieser Anklage ist politisch."*, sagte Atkins damals.[20] Am 26. Juni 2001 ließ die FDA Ozon zur Desinfektion von Nahrungsmitteln zu, weil Ozon eine umweltschonende Alternative zur bis dahin praktizierten Desinfektion mit Chlor war.[21]

Viele Jahre haben Heilpraktiker erfolgreich mit Ozon therapiert: große Ozon-Blutwäsche, Sauerstoff-Ozontherapie, Darm-Insufflation, Injektionen. Einer hat mir über große Erfolge bei der Behandlung von Neurodermitis berichtet – er injizierte den mit Ozon sterilisierten Urin der Patienten direkt unter die Haut. Die Betonung liegt auf „injizierte", denn inzwischen hat er sein Gerät verkauft. Das Transfusionsgesetz wurde geändert, Eigenblut-Therapie ist nur noch Ärzten erlaubt. Bei der Ozon-Urin-Therapie oder bei der Infusion von mit Ozon angereichertem Eigenblut stellt der Heilpraktiker ein neues Medikament her, und das darf er nach der neuen Auslegung des Transfusionsgesetzes nicht mehr. In einem Artikel auf der Webseite des Heilpraktiker-Verbandes heißt es: „*Wer mit Eigenblut arbeitet, muss jedoch in nächster Zeit damit rechnen, dass er von der zuständigen Behörde ein Schreiben bekommt mit der Bitte, die ‚Herstellungstätigkeit' im Zusammenhang mit der Eigenbluttherapie einzustellen und die Anzeige nach § 67 Abs. 2 AMG zurückzuziehen.*"[32]

Ozon in der komplementären Tumortherapie

Robert Atkins hatte nicht ganz unrecht. Zwar kann man mit Ozon Tumore oder Krebszellen nicht direkt erreichen, doch bei Patienten, die mit Ozon behandelt werden, verbessert sich der Allgemeinzustand erheblich. Krebs geht einher mit hohem oxidativem Stress, der durch die Chemotherapie zusätzlich verstärkt wird – die Mitochondrien, die Kraftwerke der Zellen, funktionieren nicht mehr richtig. Ozon bewirkt eine Bioregulation in den gesunden Zellen, so ist der Organismus besser vor oxidativem Stress geschützt. Die wichtigsten Effekte von Ozon in der begleitenden Tumortherapie:

- Regulation des Antioxidans-Systems
- Schutz vor einem Überschuss an freien Radikalen
- Modulation des Immunsystems
- Verbesserung der Sauerstoffversorgung des Gewebes, Regulation der Angiogenese (Entstehung neuer Blutgefäße)[22]

Weitere Anwendungsgebiete

Wirkung	Indikation
Aktivierung des Stoffwechsels der roten Blutkörperchen = verbesserte Sauerstoff-Aufnahme	Arterielle Durchblutungsstörungen Revitalisierung
Aktivierung der Immunzellen = Freisetzung körpereigener Zytokinen	Revitalisierung Generelle Immunschwäche
Erhöhung und Aktivierung der körpereigenen Antioxidanzien und Radikalfänger	Entzündliche Prozesse wie Arthritis, Gefäßerkrankungen, Alterungsvorgänge[23]

In der Zahnmedizin wurde Ozon erstmals 1933 bei einer Wurzelbehandlung eingesetzt. Eigentlich sollte es zum Standard gehören, tatsächlich ist es eine extra Leistung, die nur ganzheitliche Zahnärzte anbieten und die der gebeutelte Patient aus eigener Tasche bezahlen muss.

7.4. Das Kartell (Teil 1) – Mysteriöse Vorfälle um die Pioniere der Ozontherapie

„Die Ursache der freien Radikalen im menschlichen Körper ist der Mangel an Oxigen.“[24], sagte Dr. William Frederick Koch (1885-1967), Neffe des Nobelpreisträgers Robert Koch, der wohl prominenteste Sauerstoff-Verfechter und das prominenteste Opfer staatlichen Kontrollwahns. Koch lebte in Detroit und hatte eine spezielle Molekular-Therapie entwickelt, zu deren Konzept neben Injektionen mit Carbonylgruppen (Kohlenstoffatome, die doppelt gebundene Sauerstoffatome tragen) auch eine vegetarische, eiweißarme Ernährung gehörte. Kochs Ziel war es, die Atmung der Zellen zu verbessern und sie so in einen gesunden Zustand zurückbringen.[33] Ihm gelangen aufsehenerregende Erfolge u.a. bei Krebs, Virusinfekten, Tbc, Multipler Sklerose, doch er wurde Opfer von Verleumdungen und Prozessen. Zwei Mal klagte die FDA ihn in den 1940er-Jahren als Scharlatan an. Er wanderte nach Rio de Janeiro aus und behandelte in einer eigenen Krebsklinik zwischen 1919 und 1949 viele Patienten. Anfang der 1960er Jahre führte Koch seine Methode in Europa ein und gründete den *Forschungskreis für Molekulartherapie nach Prof. Dr. William Koch e.V.*[25] 1967 wurde er vergiftet. Wenn Sie Kochs Namen bei Wikipedia eingeben, finden Sie *„einen Quacksalber, der den Patienten das Geld aus der Tasche zog“*.[26]

„Oxidation ist die Quelle des Lebens. Mangel an ihr verursacht Krankheiten, ihr Fehlen den Tod.“, sagte Dr. F. M. Eugene Blass, ebenfalls ein Pionier der Ozon-Therapie, der mit Nikola Tesla zusammenarbeitete. Im selben Jahr und im selben Monat wie Dr. Koch wurde er vor seinem Haus ermordet.[27] Edward McCabe machte die Vorzüge des Sauerstoffs in den USA u.a. mit seinem Bestseller »Flood your Body with Oxygen« bekannt. Er wurde eingeschüchtert, bedroht, schikaniert und wegen angeblicher Steuervergehen 1998 im Eilverfahren zu 18 Monaten Haft verurteilt. Offensichtlich wollte man ihn mundtot machen…[28]

Der Physiker Prof. Manfred Ardenne wurde für seine Sauerstoff-Mehrschritt-Therapie von Medizinern belächelt. Die Studien aus dem Ardenne-Institut nahm man nicht ernst nach dem bewährten Motto: wissenschaftlich nicht erwiesen.

„Die Untersuchungen zeigen jedoch gravierende methodische Mängel wie beispielsweise das Fehlen einer Kontrollgruppe. Nach anerkannten wissenschaftlichen Standards ist die Wirksamkeit der Sauerstoff-Mehrschritt-Therapie bisher nie bewiesen worden. ... Deswegen raten Experten von dieser Therapie ab.“[29]

James Boyce heilte 254 AIDS-Patienten mit Ozontherapie und wurde wegen nicht wissenschaftlich anerkannter Behandlungsmethoden zu fünf Jahren Gefängnis verurteilt.[30]

Der Physiker Dr. Basil Earle Wainwright behandelte AIDS erfolgreich mit der 1996 von ihm entwickelten Apherese-Sauerstoff-Therapie. Nach einer Razzia wurde er wegen *„Ausübens von Medizin ohne Lizenz“* und *„Betrug“* verhaftet. Sein Kommentar: *„Die FDA wird nicht einen Cent für Ozonforschung ausgeben. Aber sie machten über eine Million Dollar locker, um mich einzuschüchtern, zu belästigen und zu verfolgen.“*[31]

8. Tödliche Pillen – Die Profitgier der Pharmaindustrie gefährdet Ihre Gesundheit

„Der Teufel hat der Diener vier: Die Bosheit, Dummheit, Macht und Gier!“

Thomas S. Lutter, Lyriker und Musiker

Die Gier der Pharmakonzerne ist so groß, dass sie den Tod tausender Patienten in Kauf nehmen. Das dokumentiert der Mediziner und Branchen-Insider Prof. Peter C. Gøtzsche in seinem Buch »Tödliche Medizin und organisierte Kriminalität«[1].

> *„Der einzige Standard der Branche ist das Geld, und der Wert eines Menschen hängt davon ab, wie viel Geld er ihr einbringt. Es gibt viele anständige und ehrliche Leute in der Pharmaindustrie, aber diejenigen, die es an die Spitze schaffen, sind nach Ansicht des Kriminologen John Braithwaite, der viele von ihnen interviewte, ‚rücksichtslose Bastarde‘. In den Vereinigten Staaten übertreffen die Pharmariesen alle anderen Branchen, was die Zahl der Straftaten anbelangt. Sie begehen mehr als dreimal so viele schwere oder mittelschwere Gesetzesverstöße wie andere Unternehmen, und dieser Rekord bleibt auch bestehen, wenn man die Unternehmensgröße berücksichtigt.“*[2]

Gøtzsche, der Big Pharma aus dem Effeff kennt, weil er viele Jahre klinische Studien im Auftrag von Pharma-Konzernen durchgeführt hat, schreibt: „*Unsere Medikamente töten uns.*“ In den Vereinigten Staaten und Europa sind Medikamente die dritthäufigste Todesursache nach Herzkrankheiten und Krebs. In Zahlen sind das 100.000 Menschen, die jedes Jahr in den USA an Medikamenten sterben, die Europäische Kommission schätzt, dass jährlich rund 200.000 EU-Bürger an Nebenwirkungen sterben. Die Dunkelziffer dürfte höher sein, weil die wahre Todesursache oft nicht ermittelt werden kann. Damit Sie wissen, auf welches Risiko Sie sich möglicherweise einlassen, wenn ein Arzt Ihnen ein Medikament verschreibt, hier die wichtigsten Fakten, die der Medizinkritiker über tödliche Pillen recherchiert hat:

- Die Anwendung minderwertiger Medikamente gegen Bluthochdruck führt bei schätzungsweise 40 000 Patienten in den USA zu Herzversagen
- In dem Zeitraum, in dem Medikamente gegen Herzrhythmusstörungen am häufigsten verwendet wurden, haben sie in den Vereinigten Staaten wahrscheinlich jedes Jahr 50.000 Menschen das Leben gekostet.
- Am 30. September 2004 nahm *Merck* das Arthritis-Medikament *Vioxx* (Rofecoxib) vom Markt. Bis dahin hatte *Rofecoxib* wahrscheinlich bei rund 120.000 Patienten auf der ganzen Welt tödliche Thrombosen ausgelöst.
- *Celecoxib*, ein Medikament zur Behandlung rheumatischer und degenerativer Erkrankungen, hatte im Jahr 2004 wahrscheinlich bei rund 75.000 Patienten auf der ganzen Welt tödliche Thrombosen ausgelöst. Bei klinischen Studien zu *Rofecoxib* und zu *Celecoxib* war arglistig manipuliert worden.
- NSAR, nichtsteroidale Antirheumatika, hält Gøtzsche für eine der gefährlichsten Arzneimittelgruppen überhaupt. NSAR verursachen in den USA jedes Jahr wahrscheinlich etwa 20.000 Todesfälle durch Magen- oder Darmgeschwüre. Erschreckend viele Menschen starben daran, weil die Werbung Ärzte dazu verleitete, NSAR bei fast allen Arten von Schmerzen zu verschreiben. Eine Journalistin, die über *Vioxx* und *Celebrex* recherchierte, fragte bei einem amerikanischen Rheumatologen-Verband nach einem unabhängigen Experten, der nicht von einem der beiden Unternehmen bezahlt werde. Man teilte ihr mit, es gebe keinen.
- Bis zum Jahr 2007 hatte *Olanzapin*, ein Arzneistoff, der in der Psychiatrie hauptsächlich zur Behandlung schizophrener Psychosen eingesetzt und auch Alzheimer-Patienten verabreicht wird, wahrscheinlich rund 200.000 Menschen auf der ganzen Welt das Leben gekostet. Die wahre Sterbequote dürfte höher sein. 1996 war das Medikament unter dem Namen *Zyprexa* in Deutschland eingeführt worden. Hinzu kommen jedes Jahr Millionen Menschen, die durch schwere Arzneimittel-Nebenwirkungen chronisch krank und arbeitsunfähig werden.[3]

Gøtzsche zitiert Drummond Rennie, den stellvertretenden Herausgeber der Fachzeitschrift JAMA mit den Worten:

> *„Die Pharmaunternehmen mit ihrem arroganten Benehmen und ihrem Desinteresse am Wohlbefinden der Menschen haben unser Vertrauen verloren. Die rückgratlose FDA beugt sich jedem Wunsch der Pharmaunternehmen und hat ihren guten Ruf verspielt; auch sie verdient unser Vertrauen nicht mehr.“*[4]

> Gøtzsches Fazit: *„Die Pharmaindustrie steigert ihre Profite, indem sie Medikamente an Gesunde verkauft, die sie nicht brauchen. Diese Praxis breitet sich seit vielen Jahren wie ein Krebsgeschwür in der Gesellschaft aus. In Gang gehalten wird sie von organisiertem Verbrechen, wissenschaftlicher Unehrlichkeit, offenen Lügen und Bestechung. Dem müssen wir ein Ende bereiten.“*[5]

„Sie verkaufen Ihnen gefährliche Medikamente, um Geld zu machen, nichts anderes. Falls Sie denken, dass die Pharmaindustrie Medikamente auf den Markt bringt, um Ihnen zu helfen – vergessen Sie es!“, sagt John Virapen, der 35 Jahre für Big Pharma gearbeitet und mit »Nebenwirkung Tod« ein Buch über Korruption in der Branche geschrieben hat.[6] Es ist ein packender Insider-Bericht über die Tricks und Manipulationen, mit denen Big Pharma Big Money macht: So werden bis zu 35.000 Euro jährlich pro niedergelassenem Arzt investiert, um Mediziner dazu zu bringen, ihren Patienten bestimmte Pillen zu verschreiben. Da werden Krankheiten erfunden, um den Absatzmarkt zu vergrößern. Und wenn es darum geht, ein Medikament auf den Markt zu bringen, geht die Pharma-Industrie über Leichen. So wurde beispielsweise vertuscht, dass der Stimmungsaufheller *Prozac*, ein Mittel, das Millionen Menschen nehmen, das Selbstmordrisiko erhöhte. Und bei der Zulassung war Bestechung im Spiel: *„Ich habe schwedische Professoren bestochen, um das Medikament Prozac so schnell wie möglich registriert zu bekommen.“*, sagte Virapen in einem Interview, und berichtet weiter:

> *„Vorher hatte Eli Lilly mit einem Wirkstoff namens Benoxaprofen gearbeitet. Weil Benoxaprofen unter anderem zu Leber- und Nierenschäden und zum Tod führte, wurde es in den 80er-Jahren bald wieder vom Markt ge-*

nommen. Ein anderes Medikament musste her. Prozac bot sich an. Das war das nächste, was sie in der Pipeline hatten. Tatsächlich hatte damals niemand vor, Prozac als Antidepressivum zu verkaufen. Sie wollten es als Mittel gegen Fettleibigkeit verkaufen. Fette Leute gibt es schließlich auf der ganzen Welt, besonders in Amerika.“

Virapen erklärt auf die Frage, warum man das Medikament nicht als Mittel gegen Fettleibigkeit verkaufte:

„Man kann nicht einfach ein Medikament gegen Fettleibigkeit einführen, dafür braucht es eine Menge Untersuchungen. Eli Lilly brauchte seine Zulassung aber so schnell wie möglich, um Benoxaprofen zu ersetzen. Wegen der strengen Zulassungsrichtlinien in Schweden hat ein Medikament einen guten Ruf, wenn es dort auf den Markt kommt. Allerdings kann das Ganze auch bis zu sieben Jahre dauern. Also haben sie mir gesagt, meine Karriere hängt davon ab, wie schnell Prozac in meinem Zuständigkeitsbereich zugelassen wird. Wir haben uns dann auf die stimmungsaufhellende Nebenwirkung von Prozac konzentriert. Dass es sogar völlig gesunde Leute in den Selbstmord treiben würde, zeigten später unsere klinischen Tests. Die konnte Eli Lilly allerdings gut vertuschen.“[7]

Virapen scheiterte in Schweden, später wurde *Prozac* in Großbritannien zugelassen und auch in Deutschland unter dem Namen *Fluctin*. Der Pharma-Manager wurde nach Puerto Rico gelockt und einen Monat später gefeuert, das war 1988.

„Die Pharmaindustrie führt Krieg um die Köpfe mit der Schlagkraft einer modernen Armee und allen Tricks zur Manipulation der Öffentlichkeit.“

Kurt Langbein, Wissenschafts-Journalist, Autor des 1991 erschienenen Buches »Gesunde Geschäfte. Die Praktiken der Pharma- Industrie«

„Warum sollen wir unreflektiert die Pharmaindustrie als ‚alleinigen Retter‘ feiern und ihr uneingeschränkt vertrauen? BioNTech hat beispielsweise in Q1 eine Gewinnmarge von 50 Prozent!! … und hat nach eigenen Aussagen folgendes Ziel: ‘Unser Ziel ist es, zum globalen Machtzentrum der Immuntherapie im 21. Jahrhundert zu werden‘ – Aussage Vorstandschef Sa-

hin. Wenn ich solche Aussagen höre … ‚Machtzentrum' … es zeigt sich doch ganz klar, wohin uns diese Geisteshaltung als Gesellschaft führt."[8]

Dr. Wolfgang Wodarg, Facebook-Post am 3.8.2021

Ein Ende der skrupellosen Machenschaften ist nicht in Sicht, ganz im Gegenteil: Die dunkle Seite der Pharmaindustrie nimmt immer bedrohlichere Ausmaße an. Gebetsmühlenartig wird der Menschheit versichert, die neuartigen Gentech-Impfstoffe, seien sicher. Die Berichte über eine verschwindend geringe Wirksamkeit, schwere Nebenwirkungen, Todesfälle und Verunreinigungen häufen sich. Und diejenigen, die wie die Lemminge die Impfzentren gestürmt haben, um die heiß ersehnte Spritze zu erhaschen, sind ein potenzielles Gesundheitsrisiko für Ungeimpfte: „*Geimpfte könnten vorübergehend zu Superspreadern werden.*", befürchtet Luigi Warren, einer der Entwickler der mRNA-Technologie. Als er seine Bedenken via Twitter postete, wurde der Eintrag gelöscht und Warren gesperrt. In einem Aufruf schrieb der mRNA-Pionier: „*Der Tweet, für den Sie mich gesperrt haben, ist korrekt. Ich bin der Erfinder dieser Technologie, auf Basis derer Moderna entwickelt wurde – schauen Sie nach. Ich weiß, wovon ich rede.*" 6/7

9. Gefährliche Impfung

Die Nebenwirkungen der Covid-19-Vakzine sind schlimmer als die Krankheit

„*Alle meine Befürchtungen wurden sogar noch übertroffen. Das Scheußliche an der Sache ist, dass die Leute durch diese Impfung krank werden oder sterben, und dass man die Kinder dadurch schädigt. Alle sehen zu und tun nichts dagegen. Die Politiker bringen ihr eigenes Volk um.*“[54]

Prof. Sucharit Bhakdi

„*Von dem Bleiernen, das auf uns lastet, wird uns kein Impfstoff, keine Genschere, keine Nanotechnologie befreien. Wir müssen wieder sterben lernen. Wenn der Fortschritt der medizinisch-technologischen Künste dazu führt, dass die Kunst des Sterbens verschwindet, dient er nicht dem Leben, sondern der Unfreiheit.*“

Thea Dorn, »Trost – Briefe an Max«

9.1. Impfen für eine Bratwurst?

„*Impfen ist der Weg zur Freiheit. Das ist die erste Bürgerpflicht.*“, sagte Baden-Württembergs Ministerpräsident Winfried Kretschmann am 31. Juli 2021. Viele Menschen haben sich die Gen-Spritze geben lassen, damit sie wieder reisen, ins Kino, ins Restaurant oder in den Biergarten gehen konnten. Manche ließen sich sogar für eine Bratwurst impfen. In Thüringen gab es am 30. Juli einen Ansturm auf ein Impfzentrum, die Veranstalter des Piks-Events berichteten stolz über eine Verdoppelung der Impfquote an diesem Tag. Das muss man sich auf der Zunge zergehen lassen: Sich ein im Schnellverfahren zugelassenes experimentelles Serum injizieren zu lassen, über dessen gefährliche Nebenwirkungen inzwischen sogar die Leitmedien berichten, nur weil es zur Belohnung eine Bratwurst gibt.[1] Was kostet eine Bratwurst? In den sozialen Medien machte ein zynischer Spruch die Runde: „*Es riecht nach Bratwurst. Hier wird geimpft.*“ Vielleicht wäre die Impfquote an diesem Tag noch höher ausgefallen, wenn man die Leute mit Schnitzel und Pommes gelockt hätte; in Fast-Food-Restaurants gibt's Burger zur Belohnung, auch dafür lässt mancher sich freiwillig eine experimentelle Genspritze verpassen. Das ist wie bei der Maus und dem Käse: Ihr läuft das Wasser im Mund zusammen, schwupp, schon schnappt die Falle zu. In Nürnberg haben sich Schausteller vor den Impf-Karren spannen lassen. Am Eingang zum Volksfest *NürnBärLand* wurde ein großes Zelt aufgebaut, dort konnte man sich am 31. Juli von 13 bis 22 Uhr ohne Termin und Voranmeldung impfen lassen, eingeladen waren auch Kinder ab 12. Das finde ich besonders perfide, weil bei solchen Festivitäten viele Eltern mit ihren Kindern unterwegs sind. Die ersten zehn Impflinge bekamen 50 Taler für das *NürnBärLand*, Gegenwert 50 Euro, und jeder Impfling bekam aus der Lostrommel Gutscheine im Wert von 10 bis 15 Euro. Ach ja, einen Termin für die zweite *BioNTech*-Impfung gab's on Top – den 21. August.[2]

Impfbusse steuern im Sommer im ganzen Land öffentliche Plätze an, auf Supermarktparkplätzen wird gleich neben dem Grillhähnchenstand geimpft, oft winken Gutscheine. Auch im Kino hat man nicht nur die Wahl zwischen mehreren Filmen, sondern auch zwischen zwei Impfstoffen. Beispiel Nürnberg:

> „*Ein cineastisches Ambiente ist bei dem Impfangebot am Freitag, 6. August, in der Zeit von 14 bis 21.30 Uhr im CineMagnum, Katharinengasse 24, mit den Impfstoffen und Johnson & Johnson sowie BioNTech zu erwarten. Der Termin der Zweitimpfung mit BioNTech ist auf Freitag, 27. August 2021, zur gleichen Zeit terminiert. Jede Impfung wird mit einem Popcorn und einem hochwertigen Filmplakat versüßt.*"[3]

Das erinnert mich an den TV- Werbespot für die Polioimpfung Mitte der 1980er-Jahre: *Schluckimpfung ist süß, Kinderlähmung ist bitter.*

9.2. Die „Seuche", gegen die nur eine Spritze hilft?

Immunität durch Impfung wird uns präsentiert als die einzige Möglichkeit, sich vor Erregern zu schützen, nicht nur im Zeitalter von Corona. Die Wege zur Immunität sind mit Leichen gepflastert, das ist die dunkle Seite der Impfgeschichte: Zu Kolonialzeiten missbrauchten europäische Ärzte Menschen in Afrika zu Forschungszwecken. Vielen ging es eher um Prestige und Geld als um Gesundheit, viele handelten unethisch und skrupellos. Auch der hoch verehrte Robert Koch sperrte kranke Menschen in Konzentrationslager und machte sie zu Laborratten. Nun ist die ganze Welt zum Versuchslabor geworden. Vielleicht ist der Spuk vorüber, wenn dieses Buch erscheint, allerdings ist das eher unwahrscheinlich und keiner weiß, welche Schikane als Nächstes kommt. Die Masernimpfpflicht jedenfalls ist immer noch aktuell und eine Freundin, die in einem großen Konzern arbeitet, hat mir entsetzt erzählt, dass eine Masernimpfung für die Mitarbeiter zur Debatte steht.

Der Arzt Dr. Dietrich Klinghardt sieht Parallelen zwischen der Masern- und Covid-19-Impfung:

> *„Die Masern waren ausgestorben seit drei Jahren, dann kam der Impfstoff, und plötzlich gab es wieder ein Aufflammen der Masern, sie waren aber genetisch etwas anders. Es waren die Masern, die den Kindern über die Injektion gegeben wurden, es waren nicht die natürlichen, und seither gibt es die Masern wieder. Bei dem gegenwärtigen Virus haben wir Ähnliches beobachtet, er war im Frühjahr (2020) praktisch in die Knie gezwungen, es gab wenig ernste neue Fälle, und erst durch die Maßnahmen, die ergriffen sind, gibt es wieder dieses Aufflammen, wo wir Wissenschaftler sagen: ‚Ja klar, das ist verursacht durch die Maßnahmen.'"*[4]

Ich habe mir mal mein Impfbuch angeschaut: Jede Menge Einträge und Stempel – jede Menge Impfungen von Polio über Pocken bis Tetanus. Vor 15 Jahren hat eine darauf spezialisierte Heilpraktikerin meine Impfschäden ausgetestet und ausgeleitet – ein Procedere, das mehrere Monate dauerte. Viele MS-Patienten erlebten dank ihrer Methode erstaunliche Heilerfolge, mit zwei von ihnen machte ich ein Interview für die öffentlich-rechtliche Anstalt, für die ich damals arbeitete. Nach der Ausstrahlung schrieb ein

Hörer eine E-Mail. Er war Arzt und empört darüber, dass ich die Sache mit den Impfschäden so einseitig dargestellt hätte. Die E-Mail wurde mir vom Redaktionsleiter um die Ohren gehauen, verbunden mit der inquisitorischen Frage, warum ich denn nicht auch eine kritische Stimme zum Thema in den Beitrag gepackt hätte. Ich merkte an, dass die Heilerfolge für sich sprächen und mein Beitrag vor der Ausstrahlung von der zuständigen Redaktion abgenommen worden sei, doch das interessierte meinen Vorgesetzten nicht. Ich denke, er hatte ein Problem damit, dass ich überhaupt das Thema „Impfschäden" thematisiert und über eine homöopathische(!) Ausleitungsmethode berichtet hatte, die aus schulmedizinischer Sicht Hokuspokus ist. Die MS-Patienten, denen diese Therapie geholfen hatte, hatten leibhaftig vor mir gesessen und voller Dankbarkeit über ihre Heilerfolge berichtet.

Zurück zur Seuche, gegen die angeblich nur die Spritze hilft. Im Interview mit Unkas Gemmeker berichtet Dietrich Klinghardt, dass 2019 in den USA diverse Medikamente verboten wurden, mit denen man Covid-19 erfolgreich behandeln kann, z.B. Hydroxychloroquin.

> *„Und erst nach Wegnahme der Mittel wurde erklärt, da es ja keine Mittel gibt, mit denen man das behandeln kann, müssen wir jetzt diese andere Alternative zulassen. Und meiner Meinung nach sind die Personen, die diese Briefe an die Apotheker geschrieben haben, die kann man rausfinden und sollte sie wegen Mordes anklagen oder die Institutionen, für die sie arbeiten. In Kanada bekamen Apotheker Briefe, dass wenn sie merken, dass ein Arzt dieses Mittel verschreibt für seine Corona-Patienten, dass sie ihn sofort anzeigen und er seine Lizenz verliert. Ein normaler Bürger kann sich nicht vorstellen, wie wir Ärzte klein gemacht wurden schon zu Beginn der Krise bzw. vorher, damit wir nicht wagen, die Krankheit zu behandeln. Und so erscheint die gegenwärtige Methode die einzige Möglichkeit, die funktioniert. Nachdem uns alle Mittel verboten wurden, wusste ich, dass sie funktionieren. Mit Ozon-Injektionen bekommt man die Krankheit in den Griff, meine Freunde in Berlin verwenden CDL (Chlordioxid) nach Andreas Kalcker, und da geht es zwei oder drei Tage, bis die Erkrankung im Griff ist. Ich injiziere auch gerne Artesunate (= Artemisia annua)."*

Laut offiziellem Narrativ taugt das alles nichts, nur eine Impfung kann die Menschheit retten.

„Es ist keine Impfung. Es ist die Verabreichung einer genbasierten, experimentellen Substanz. Und die schützt nicht vor der Infektion. … Es ist keine Impfung im klassischen Sinne.“[5]

9.3. Fatale Nebenwirkungen

„Die Impfung ist wirksam und sicher!", sagte der Präsident des *Paul-Ehrlich-Instituts*, Klaus Cichutek, im Juni, nachdem die Qualitätsmedien über Verunreinigungen durch Eiweiße in Corona-Impfstoffen berichtet hatten. Cichutek begründet seine Entwarnung mit einer Aussage, die angesichts der Rekordzeit, in der die Impfstoffe produziert wurden, blanker Hohn ist: Der Impfstoff sei ausgiebig in klinischen Studien getestet und bereits millionenfach verimpft worden.[6] Das kann nur so interpretiert werden, dass die gutgläubigen Impflinge Laborratten in einem weltweiten Experiment sind, dessen Ausmaße nun ans Licht kommen. Mit Sicherheit wird es nach Redaktionsschluss für dieses Buch noch viele weitere Erkenntnisse geben, denn die Ereignisse überschlagen sich derzeit. Der Stand im Juni 2021:

- **Nebenwirkungen.** In der US-Datenbank des *Vaccine Adverse Event Reporting System* (VAERS) werden seit 1990 Nebenwirkungen von Medikamenten dokumentiert. Die höchste Zahl der verzeichneten Todesfälle wurde im Jahr 1990 registriert: 605. Allein bei den Covid-19-Impfungen in den ersten fünf Monaten dieses Jahres sind es **5.165**. Auch die Zahl der gemeldeten Nebenwirkungen ist erschreckend: Zwischen dem 14. Dezember 2020 und dem 28. Mai 2021 wurden insgesamt **294.801** *„unerwünschte Ereignisse"* an VAERS gemeldet.[7]

- **Nebenwirkungen bei Kindern**: Bei den 12- bis 17-Jährigen gab es in den USA 40 Berichte über Herzentzündungen und 16 Fälle von Blutgerinnungsstörungen. Und auch wenn die Impf-Propagandisten das tunlichst verschweigen: 80 Prozent der geimpften Kinder entwickelten Nebenwirkungen, als der *BioNTech/Pfizer*-Impfstoff bei 12- bis 15-Jährigen getestet wurde. Bei 466 werden die Nebenwirkungen als *„leicht"* beschrieben, bei 393 fielen sie *„mittelschwer"* aus und bei sieben wird *„schwerwiegend"* angegeben. Die Nebenwirkungen verstärkten sich nach der zweiten Impfdosis: starkes Fieber, Kopfschmerzen, Schüttelfrost, Muskel- und Gelenksschmerzen, Durchfall und Erbrechen. Die Zahl schwerer Nebenwirkungen wird von BioNTech/Pfizer mit 0,4-0,8 Prozent der Geimpften angegeben.[8] Das sind 0,4-0,8 Prozent zu viel, wenn man den Zahlen trauen kann. Bekanntlich ist das Pharma-Kartell erfahren und findig im Manipulieren von „wissenschaftlichen“ Studien. Kinder überhaupt zur Impfung zu zwingen, ist ohnehin ein Skandal in Anbetracht der Tatsache, dass sie nicht, wie behauptet, stark gefährdet sind, wenn sie überhaupt an Covid-19 erkranken, haben sie in der Regel einen ganz leichten Verlauf. „*Ein Kind in Deutschland wird eher vom Blitz getroffen, als dass es wegen einer Covid-Erkrankung auf der Intensivstation landet.*“, zitiert BILD am 7.6.2021 den Direktor der Abteilung für Kinderkardiologie und Intensivmedizin im *Klinikum Großhadern*, Professor Nikolaus Haas.[9] Nichtsdestotrotz träumt *Pfizer*-Chef Albert Bourla davon, auch die 5- bis 11-Jährigen zu impfen. Am 8. Juni 2021 twitterte er: „*Obwohl die Daten zeigen, dass schwere Covid-19-Verläufe bei Kindern selten sind, ist eine Impfung ein wichtiges Instrument, um eine Übertragung zu stoppen. Aus diesem Grund freue ich mich, dass wir damit begonnen haben, Teilnehmern im Alter von 5 bis 11 Jahren in einer globalen Phase-2/3-Studie von Pfizer/BioNTech den Covid-19-Impfstoff zu verabreichen.*“[10]

- **Brustkrebs durch Impfung?** Eine weitere beunruhigende Nachricht kommt aus den USA: Ärzte des Brust-Krebs-Centers der *Intermountain Healthcare* in Salt Lake City beobachteten bei Mammographie-Vorsorgeuntersuchungen Brustkrebs-Symptome bei Frauen, die kurz vorher einen der experimentellen Covid-19-Impfstoffe bekommen hatten. Es hatten sich auffällige Entzündungen gebildet, die Lymphknoten waren geschwollen. Dr. Brett Parkinson, medizinischer Direktor des Krankenhauses, erklärte auf FOX13: „*Wann immer wir diese (Entzündungen) auf einem normalen Screening-Mammogramm sehen, rufen wir diese Patientinnen zurück, weil es entweder metastasierenden Brustkrebs bedeuten kann, der in die Lymphknoten wandert, oder Lymphome oder Leukämie*“.[11] Die Nebenwirkung trat bei 11 Prozent der Frauen nach der ersten Impfung mit *Moderna* auf und bei 16 Prozent der zweiten Injektion. Bei dem *Pfizer*-Präparat geht Parkinson von vergleichbaren Zahlen aus. Wenn wir nun berücksichtigen, wie schädlich allein die Folgen der Mammografie sind, die aus vielen gesunden Frauen un-

nötigerweise Krebspatientinnen macht, dann sind das äußerst beunruhigende Aussichten. Trotz beunruhigender Erkenntnisse wird unbeirrt weiter mammografiert und vakziniert, bloß in einer anderen Reihenfolge: Die Klinik in Salt Lake City empfiehlt Frauen, das Screening VOR der ersten Impfung durchführen zu lassen, angeblich, damit sie kein falsch positives Ergebnis bekommen.[12]
Es gibt immer mehr Meldungen über Nebenwirkungen. So berichtete ein Urologe aus Florida, die Impfstoffe verursachten über einen Zeitraum von sechs Wochen bei Männern einen Anstieg der PSA-Werte, was ein Indikator für Unfruchtbarkeit und Prostatakrebs ist. Gehen die Werte dann wieder in den normalen Bereich zurück? Die Impfung ist jedenfalls sicher...![55]

Durch die Genspritze wird das angeborene Immunsystem verändert, und es gibt immer mehr Berichte darüber, dass Krebserkrankungen, die unter Kontrolle waren, durch die Impfung reaktiviert wurden. Dr. Sucharit Bhakdi in einem Interview mit *report24.news*:

„Alle Symptome, die Menschen nach der zweiten Impfung bekommen, könnten wiedererwachte EBV (Epstein-Barr-Viren) sein. Das kann man jedoch nur feststellen, wenn man danach sucht. Viele Ärzte haben das vergessen, und der Gesundheitsminister (von Österreich) hat es scheinbar nie gelernt. Was der Minister auch nie gelernt hat, ist, dass jeder von uns im Laufe des Lebens unglaublich viele Krebs- und Tumorzellen entwickelt. Für diese Krebs- und Tumorzellen haben wir Kontroll-Lymphozyten, die dazu da sind, diese Tumorzellen umzubringen. Das lernt der normale Mediziner nicht. Das ist ein Fach der Immunologie und Tumorimmunologie, das kaum gelehrt wird. Mückstein (der österreichische Gesundheitsminister) hat das leider nie gelernt. Sonst wüsste er: Wenn man Tumor-Kontrollzellen zerstört, entstehen nach der Impfung alle möglichen Krebszellen oder bereits vorhandene haben freien Lauf. – ‚If you ask for trouble, you're going to get trouble.' (Wenn Du um Ärger bittest, wirst Du Ärger bekommen.) ***Liebe Impffanatiker: Ihr wisst nicht, was ihr tut! Was ihr mit dieser Impfung anrichtet, ist ein Eingriff ins Immunsystem, das Gott euch gegeben hat. Wer so dumm ist, hat verdient, was er bekommt.***"[56]

Doctors for Covid Ethics ist ein internationales Konsortium aus Ärzten und Wissenschaftlern. Auf der Webseite https://doctors4covidethics.org finden Sie aktuelle englischsprachige Publikationen zum Thema Corona-Impfung.

9.4. Toxischer Konservierungsstoff

Abgesehen von den wenig vertrauenerweckenden Inhaltstoffen beunruhigt ein laut Seveso-II-Richtlinie als akut toxisch eingestufter Stoff, der zur Konservierung großer Impfstoffchargen eingesetzt wird: *Thiomersal*, das ist eine organische Verbindung, die zu 49 Prozent Methyl-Quecksilber enthält. Bei Wikipedia heißt es dazu:

> *„Auch Injektionsarzneimittel können mit Thiomersal konserviert werden. Speziell Durchstechfläschchen zur mehrfachen Entnahme einer Injektionsdosis machen eine Konservierung aufgrund gesetzlicher Vorschriften zwingend erforderlich. Deswegen enthalten Präparate für präpandemische und pandemische Impfungen (also spezielle Impfstoffe im Falle einer Pandemie, wie z.B. Influenza-Impfstoffe, Schweingegrippe-Impfstoffe) manchmal Thiomersal; nämlich dann, wenn sie in Mehrdosenbehältnissen abgefüllt sind. Bei dem mehrfachen Anstechen der Fläschchen könnten Keime hineingelangen, deren Vermehrung durch Thiomersal unterdrückt wird. Unter Umständen kann aber auch für nicht mit Standardverfahren sterilisierbare Einzeldosisformen eine Konservierung notwendig sein.“*[13]

Wie die meisten Quecksilberverbindungen wirkt auch *Thiomersal* neurotoxisch, schädigt also irreversibel das periphere und zentrale Nervensystem. *Thiomersal* wird bekanntlich mit dem Auftreten von Autismus in Verbindung gebracht. Wissenschaftler des *Paul-Ehrlich-Instituts* kommen in einer Publikation zu dem Schluss, dass es *„nicht möglich ist, mithilfe epidemiologischer Studien die Sicherheit von Thiomersal zu beweisen“*.[14] In den USA gingen die neurologischen Entwicklungsstörungen bei Kindern kontinuierlich zurück, nachdem *Thiomersal* bei den Impfstoffen durch andere Konservierungsmittel ersetzt worden waren. Nach Herstellerangaben sind in Deutschland alle für die Grundimmunisierung von Kindern verwendeten Impfstoffe mittlerweile quecksilberfrei – eine australische Arbeitsgruppe konnte allerdings in dem einzigen auch in Deutschland verfügbaren 6-fach-Impfstoff *Infanrix hexa*® nennenswerte, nicht deklarierte Mengen von Quecksilber nachweisen.[15]

Ein Insider hat mir das Sicherheitsdatenblatt zu Dimethylquecksilber zugespielt, dem Stoff, der zu 49 Prozent in *Thiomersal* enthalten ist.

„Lebensgefahr bei Verschlucken, Hautkontakt oder Einatmen. Kann die Organe schädigen bei längerer oder wiederholter Exposition. … Nicht in die Augen, auf die Haut oder auf die Kleidung gelangen lassen… Ein Einatmen der Dämpfe oder Nebel vermeiden … Persönliche Schutzausrüstung: Augen-/Gesichtsschutz. Sehr resistente laminierte Handschuhe unter Neopren- oder Nitrilgummihandschuhen. Handschuhe müssen vor Gebrauch untersucht werden. Benutzen Sie eine geeignete Ausziehmethode, um Hautkontakt mit diesem Produkt zu vermeiden. Entsorgung der kontaminierten Handschuhe nach Benutzung im Rahmen gesetzlicher Bestimmungen und der guten Laborpraxis … Nicht in die Kanalisation gelangen lassen…“

Und jetzt wird es hoch interessant: *„Im Gegensatz zu anorganischen Quecksilberverbindungen passieren Alkylquecksilberverbindungen schnell die Placenta und Blutcerebralbarriere (= Blut-Hirn-Schranke). Das periphere und Zentralnervensystem und die Niere sind Hauptzielorgane. Methylquecksilber-Vergiftungs-Symptome resultieren vorwiegend aus Schäden am Nervensystem… Es gibt eine Latenzzeit von Wochen bis Monaten, bevor die Symptome von Vergiftung erscheinen.“*

Mein Informant hat mir vom Fall einer Doktorandin erzählt, die im Labor trotz Einhaltung der vorgeschriebenen Schutzmaßnahmen mit Methylquecksilber kontaminiert wurde. Sechs Monate nach dem Arbeitsunfall starb sie qualvoll. In der Publikation des *Paul-Ehrlich-Instituts* wird der Fall eines Patienten erwähnt, der starb, nachdem er über einen Zeitraum von sechs(!) Monaten Infusionen mit menschlichem Blutplasma erhalten hatte, die *Thiomersal* als Konservierungsstoff enthielten.[16] Ein letztes Zitat aus dem Sicherheitsdatenblatt zu Methylquecksilber: *„Gebrauch durch schwangere Frauen hat ernste neurologische Probleme bei deren Kindern verursacht, mit cerebraler Lähmung und geistiger Behinderung.“*

Weitere schädliche Zutaten: Aluminium, Formaldehyd, Antibiotika und nicht zu vergessen, die Zellen abgetriebener Föten. Wie groß ist der Schaden, den auch noch mit Proteinen verunreinigte Gen-Viren-Nano-Cocktails anrichten? Es kann Monate oder Jahre dauern, bis die ganze Wahrheit ans Licht kommt. Vielleicht geht es auch schneller, denn das Tempo der Enthüllungen ist atemberaubend.

9.5. Nanopartikel in den Organen

Der Impfstoff bleibt an der Einstichstelle, hat man uns monatelang erzählt, bis eine vertrauliche *Pfizer*-Studie ans Licht kam, wonach die Vakzine nicht dort bleibt (was sollte sie dort auch bewirken?). Vielmehr erreicht sie binnen Stunden fast alle Organe.[17] In einer Pressemitteilung erklärte *BioNTech*-Gründer und -CEO Ugur Sahin am 2. September 2020:

> *„Für den Covid-19-Kandidatimpfstoff haben wir Lipid-**Nanopartikel** gewählt, **die eine Wanderung aus den Muskelzellen in Lymphknoten begünstigen**. Dendritische (= antigen-präsentierende) Zellen präsentieren dann das entstandene S-Protein dem Immunsystem. Wir haben in den bisherig veröffentlichen frühen Daten sowohl eine starke Antikörperreaktion der B-Zellen als auch die Entstehung von spezifischen CD4-positiven und von CD8-positiven T-Zellen beobachtet. Die CD4-Zellen begünstigen eine schützende Immunantwort, **die CD8-Zellen bleiben lange im Blut** und hemmen die Vermehrung des Virus in infizierten Zellen.“*[18]

Von wegen *„der Impfstoff bleibt an der Einstichstelle“*! Das Spike-Protein ist nach jüngsten Erkenntnissen ein pathogenes Protein, ein Gift, das den Körper schädigen kann, wenn es in den Kreislauf gelangt, dann kommt es zu Gerinnungsstörungen. Und wenn es sich in den Eierstöcken ansammelt, kann es Frauen unfruchtbar machen.[19]

> Dazu Dietrich Klinghardt:
> *„Diese Antikörper, die wir gegen diese Proteine erzeugen, … diese Antikörper, die wir bilden, attackieren nicht nur dieses Spike-Protein, … unglücklicherweise attackieren diese Antikörper körpereigene Strukturen, das zeigen die Immun-Profile, die wir jetzt machen. Wir sehen einen katastrophalen Anstieg von Antikörpern. Wir werden dadurch möglicherweise in die Autoimmunität getrieben.“*[20]

Aufschlussreich ist der Blick auf den zeitlichen Ablauf: Start der Impfstoff-Entwicklung bei *BioNTech*: Januar 2020, also **vor** „Ausbruch“ der Pandemie. Als die am 11. März offiziell verkündet wurde, liefen die Verkaufsverhandlungen längst.[21]

„Die Seele wird man durch ein Arzneimittel abschaffen. Man wird … einen Impfstoff finden, durch den in möglichst früher Jugend, möglichst gleich bei der Geburt, der Organismus so bearbeitet wird, dass der Mensch nicht zu dem Gedanken kommt: Es gibt eine Seele und einen Geist.“[22]

9.6. SARS-Cov2, 5G + Impfung – eine Waffe gegen die Menschheit?

Viele Menschen machen sich Sorgen, die Covid-19-Impfstoffe könnten RFID-Technik enthalten, die es 5G- und anderen Geräten ermöglicht, sie zu überwachen. Die Sorge ist berechtigt. Für die Produkteinführung einer Impfung hat das US-Verteidigungsministerium ein Unternehmen namens *ApiJect* mit Millionenbeträgen unterstützt. Jay Walker, der CEO von *ApiJect*, sagte öffentlich, dass Impfstoff, der RFID-Chips enthält, nachverfolgt werden kann.[23] In seinem Buch »Lockdown2« spekuliert Michael Morris über den Covid-19-Impfstoff, *„der aus DNA und Nanopartikeln besteht und bei der Injektion durch einen elektrischen Impuls aktiviert wird, um dann in seinem Wirt als Nanocomputer zu arbeiten. Im Grunde lautet die Frage: Dient 5G dazu, diese eingeschleusten Nanocomputer zu steuern?“*[24]

Ergänzend dazu: In einem Video sagt der belgische Theologie-Professor Dr. Pierre Gilbert: Eines Tages werde eine Infektion auf die Menschheit losgelassen, dann komme der Impfzwang, dann würden magnetische Nano-Kristalle gespritzt. Sie würden sich im Hirn ablagern und die Geimpften durch Extrem Niedrige Elektromagnetische Frequenzen (EMFs) zu kontrollierten Zombies machen. Das Video stammt aus dem Jahr, in dem man begann, an magnetischen Impfstoffen zu forschen: 1995![24]

Am 7. Juni tauchte ein Video auf, in dem ein russischer Hacker live am Monitor eine im Darknet gefundene, „geleakte“ Datenbank durchsucht. Die persönlichen Daten aller bis vor einigen Wochen mit *Sputnik V* geimpften Russen waren offenbar im Internet zugänglich. Der Hacker machte sich auf die Suche nach dem Namen seiner geimpften Bekannten und wurde fündig! Er hackte sich ein, dort stand:

Sputnik-Impfung
Name
Anschrift
persönliche Daten
momentaner Status: „schlafend“.

Das kann man wohl als Nachweis dafür gelten lassen, dass zumindest der *SPUTNIK*-Impfstoff Nano-Partikel enthält, die sich durch 5G auslesen lassen.[25] Falls Sie RFID-Chips immer noch für ein Verschwörungsmärchen halten, werfen Sie doch einen Blick auf die Werbung für den niedlichen ***tiny mu-chip*** von *Hitachi*, dünner als ein Blatt Papier:

> *„Die nächste Generation des kleinsten RFID-Chips der Welt ist dank SOI dünner als ein Blatt Papier – und steigert die Produktivität erheblich. Die nächste Generation des µ-Chips (mu-chip) von Hitachi ist in der Lage, die RFID-Welt (Radio Frequency Identification) entscheidend zu verändern. Diese neueste Version des weltweit kleinsten RFID-Chips, die auf der IEEE-Konferenz* ***im Februar 2006 vorgestellt*** *wurde, basiert auf der SOI-Technologie. Das Ergebnis ist ein Chip, der so klein und so dünn ist, dass er die anderen Chips um mindestens zwei Generationen hinter sich lässt."*

2007 kam der Chip auf den Markt.[26] Es liegt auf der Hand, dass die Technologie in den vergangenen 15 Jahren perfektioniert wurde.

Die meisten Menschen halten all die beunruhigenden Nachrichten für absurde Verschwörungstheorien, nichts kann sie davon abhalten, auf die Jagd nach der begehrten Spritze zu gehen. Im Frühsommer blühte auf Online-Plattformen der Impfterminhandel, da wurden Termine zu hohen Preisen vertickt.[27] Im Juli machte sich, nachdem über die Hälfte des Volkes durchgeimpft war und Berichte über beängstigende Nebenwirkungen und Todesfälle auch den Weg in die Qualitätsmedien gefunden hatten, Impfmüdigkeit breit, der man mit den oben beschriebenen PR-Aktionen begegnete. Ich frage mich seit Beginn der Pandemie, warum so wenige Menschen diese Inszenierung durchschauen, denn die Dramaturgie lässt an Logik einiges zu wünschen übrig, das müsste jedem mit gesundem Menschenverstand auffallen. Maskenzwang und Panikmache beeinträchtigen vermutlich die kognitive Kompetenz. Wenn ich „oben ohne" Freiluft-Supermarkt-Parkplätze betrete, werde ich schon mal patzig darauf angesprochen, dass ich doch gefälligst, wenn schon nicht mich selbst, bittschön die anderen zu schützen habe. Offenbar können und wollen sich viele ein Leben ohne Gesichtswindel und Desinfektionsspray nicht mehr vorstellen. Der Hygienewahn hat mittlerweile Einzug in die Kosmetikwerbung gehalten: Schauen

Sie sich das Bild genau an! Hände in Einmalhandschuhen! Es geht hier doch nicht um eine Schönheits-OP, sondern um Hautcreme, oder?

Der Visionär Rudolf Steiner hatte erkannt, dass die Gefahr, sich anzustecken, sehr wesentlich von seelischen Faktoren, vor allem von der Angst vor Ansteckung, abhängt, das wird durch die Psychoneuroimmunologie und Psychoneuroendokrinologie bestätigt. Die weltweit geschürte Angst vor dem eigenen Tod ist es, die so viele Menschen zu ahnungslosen Opfern der globalen Impf-Agenda macht. Sie können sich nicht vorstellen, dass George Orwells Roman »1984« keine Science-Fiction, sondern eine düstere Zukunfts-Vision war. Am 21. Oktober 1949 schrieb Aldous Huxley an George Orwell:

> „*Ich glaube, dass die Herrscher der Welt innerhalb der nächsten Generation entdecken werden, dass kindliche Konditionierung und Narko-Hypnose effizientere Instrumente des Regierens sind als Knüppel und Gefängnisse, und sich die Machtgier eher dadurch befriedigen lässt, Menschen dazu zu bringen, ihre Sklaverei zu lieben, als sie zum Gehorsam zu peitschen und zu treten.*“[28]

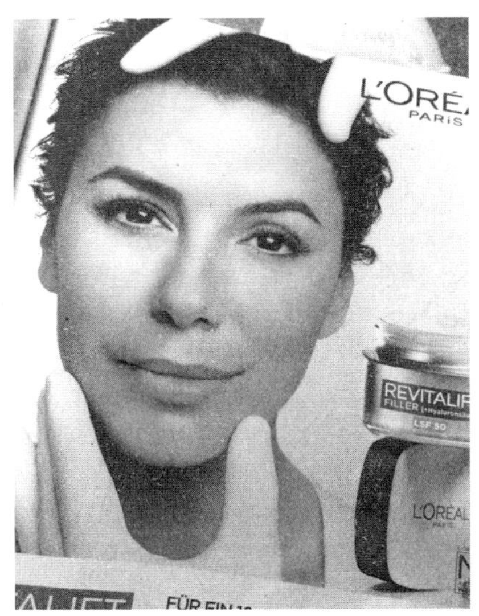

Abb. 14: Eva Longoria – man beachte die Einmalhandschuhe!

9.7. Bilanz des Grauens

Drei Monate nach Beginn der Impfung veröffentlichte *Klagemauer.TV* im April einen Weckruf: „*Tausende sterben nach der Corona-Impfung.*“ In der Bilanz des Grauens gibt Professor Sucharit Bhakdi, emeritierter Facharzt für Mikrobiologie und Infektionsepidemiologie, eine Erklärung für das massenhafte Seniorensterben:

„*Diese Impfung gehört vor ein Tribunal. Sie ist nicht ausreichend geprüft. Die Lymphozyten fallen die von der Impfung befallenen Zellen an. Kopfschmerzen, Fieber, Muskelschmerzen usw. sind die Folge. Wenn Sie vorerkrankt sind, kann das der Tropfen auf den heißen Stein sein. Kommt dann ein anderes Coronavirus, haben Sie voraktivierte Lymphozyten. Wenn diese über Ihre Lunge herfallen, nennt man die immunbedingte Verstärkung eines Krankheitsverlaufes. Dieses Phänomen ist bekannt. Man hört aus Pflegeheimen, dass Menschen nach der Impfung an Covid-19 gestorben sind. Zufall? Das ist ein unethischer Menschenversuch, der vor ein Tribunal gehört.*“[29]

Der als hauptberuflicher Desinformationsverbreiter beschimpfte Epidemiologe kehrt Deutschland den Rücken. Was die Impfung tatsächlich anrichtet hat, werden wir erst in einigen Jahren ermessen können. Dietrich Klinghardt erläutert weiter:

„*Diese Entwicklung findet über 15-20 Jahre statt… Wenn jemand 15 ist und entwickelt Symptome mit 35, wird er aus dem Leben rausgeholt, und keiner wird mehr nachvollziehen können, wo es herkommt.*“[30]

Der Rechtsanwalt Dr. Michael Brunner:

„*Es ist ja keine Impfung. Es ist die Verabreichung einer genbasierten, experimentellen Substanz. Und die schützt nicht vor der Infektion mit Sars-Cov2 und sie schützt nicht davor, dass man dieses Virus weitergeben kann … Nachdem es keine Impfung im klassischen Sinne ist, kann ich eine Impfung auch nicht vorschreiben, und das Nächste, was wichtig ist, ist die bedingte Zulassung nach der EU-Verordnung… Wenn diese Zulassung nur bedingt ist, kann ich niemanden dazu verpflichten, dass er daran teil-*

nimmt. Die Teilnahme an einer klinischen Studie ist rechtlich gesichert und freiwillig, und es muss dem Probanden zustehen, diese Studie jederzeit abzubrechen. Und jeder Zwang … ist rechtswidrig und verstößt gegen unsere Grund- und Freiheitsrechte."[31]

Es gibt Ärzte, die den Mut haben, die Reißleine zu ziehen. Dr. Ulfert Schröder informierte seine Patienten Anfang Juni 2020 auf seiner Webseite über einen vorläufigen Impfstopp in seiner Praxis. Begründung:

„*Nach neuerlicher Durchsicht des bislang zur Verfügung stehenden Datenmaterials zu den COVID-Impfungen und den unsererseits gewonnenen Erfahrungswerten, haben wir uns allerdings dazu entschlossen, die Impfkampagne in unserer Praxis vorläufig zu beenden. Die Datenlage zu sämtlichen COVID-Impfstoffen erscheint uns wenig überzeugend – die unsererseits durchgeführten Analysen zu den immunologischen Reaktionen auf die Impfungen bringen äußerst heterogene bzw. unsystematische Befunde zu Tage, die uns zum Teil verunsichern und sogar beängstigen.*"[32]

Aus Insiderkreisen ist zu hören, dass Ärzte sich untereinander den Stempel geben, aber nicht das Serum…

Nach erschreckenden Studienergebnissen raten Experten des *Bundesumweltamtes* dringend von dem Einsatz von Nanotechnologie in Lebensmitteln, Kleidung **und anderen Produkten** ab und fordern eine Kennzeichnungspflicht. Chinesische Forscher haben herausgefunden, dass Nanopartikel die Blut-Hirnschranke überwinden, in Tierversuchen verursachten Nanopartikel Lungenentzündungen, und japanische Forscher stellten fest, dass Nanopartikel die Hirnentwicklung bei Föten beeinflussen können. Betroffen waren unter anderem Gene, die bei neurologischen Störungen eine Rolle spielen. Das Fazit der Forscher: „*Unsere Ergebnisse stützen die Befürchtung, dass dieses spezielle Nanomaterial das Potenzial hat, die menschliche Gesundheit zu beeinflussen*". Die Meldung stammt vom 21. Oktober 2009.[33] Noch Fragen?

9.8. Das Impfbuch für alle

Dr. Wolfgang Wodarg hat ein Papier des MIT (*Massachusetts Institute of Technology*, eine der Top-Adressen in Sachen Wissenschaft) zu den Impfstoffen, in erster Linie den mRNA-Impfstoffen von *Biontech/Pfizer* und *Moderna*, auf Deutsch übersetzt. **Die Risiken und Gefahren sind schockierend**! Diesen sehr langen und ausführlichen Bericht finden Sie hier: [57]

Auf der Webseite von Dr. Wodarg, der 2009 während der Schweinegrippe die Pandemie als Geschäftsidee entlarvte, finden Sie ebenfalls aktuelle Infos zum Thema Impfung: www.wodarg.com/impfen

In den Apotheken liegt seit Juni kostenlos ein gelbes Büchlein aus: »Das Impfbuch für alle«. Herausgegeben vom *Robert-Koch-Institut* und der *Bundeszentrale für gesundheitliche Aufklärung* (erste Auflage Juni 2021). Es ist interessant, zwei wichtige Aussagen mit denen von Dr. Sucharit Bhakdi oder Dr. Dietrich Klinghardt zu vergleichen.

Die Corona-Impfung – Rettung der Menschheit oder unkalkulierbares Risiko? Drei Quellen im Vergleich!		
Das Impfbuch für alle	**Dr. Sucharit Bhakdi**	**Dr. Klinghardt**
„Die mRNA-Impfstoffe gelangen gar nicht erst bis in den Zellkern, in dem sich unser Erbgut, unsere DNA, befindet.“[58]	*„Man weiß nicht, in welche Zellen die mRNA gelangt!“*[59]	*„Die RNA-Impfstoffe sind auf Magnetpartikeln aufgetragen und jede Zelle in unserem Körper hat Magnet-Rezeptoren. Das stellt sicher, dass dieses Material in jede Zelle getragen wird.“*
„Bei mRNA-Impfstoffen etwa handelt es sich um Fetttröpfchen, in die der Wirkstoff eingepackt ist, ***um das Zellinnere zu erreichen****… So kann etwa einer der Inhaltsstoffe der*	*„Die mRNA-Impfung gegen das Corona-Virus ist deshalb gefährlich, weil sie eine Autoimmunkrankheit auslösen könnte.“*[62]	*„Wenn RNA in die DNA eingebaut wird und für immer da ist und repliziert wird, muss die Anti-Körper-Produktion ständig anhalten… Das Spike-*

Fetttröpfchen (Polyethylenglykol!) in einigen Fällen zu allergischen Reaktionen führen."[60]		*Protein selbst ist giftig und schädigt unsere Gefäßwände. Schluss aus. Wird es nur einmal injiziert, reicht es nicht aus, um Riesen Trouble zu verursachen. Wenn wir aber zum Dauerproduzenten werden, ist das das Ende, da gibt es keinen Ausweg mehr.*"[61]

Die Autoren des »Impfbuchs für alle« sind sich offenbar nicht einig darüber, ob die mRNA-Impfung den Zellkern erreicht oder nicht, die Aussagen sind widersprüchlich. Über Vektor-Impfstoffe lesen wir:

> *„In ein harmloses Trägervirus (den Vektor) wird der eigentliche Wirkstoff eingepackt und* ***erreicht damit das Zellinnere.***"[63]

Wissenschaftler, die sich mit der mRNA-Technologie beschäftigen, sprechen seit Jahren von einer Gentherapie. 2017, über zwei Jahre vor Ausbruch der „Pandemie", sagte Dr. Tal Zaks, der medizinische Leiter von *Moderna*, in einem Vortrag:

> *„In den letzten 30 Jahren haben wir eine unglaubliche digitale wissenschaftliche Revolution erlebt, und ich bin heute hier, um Ihnen zu sagen, dass wir eigentlich die Software des Lebens hacken, und dass dies die Art und Weise verändert, wie wir über Prävention und Therapie von Krankheiten denken.*"[64]

Unter der Überschrift „Impfmärchen" lesen wir im Werbebüchlein für den Piks: *„Keine Impfung kann Menschen in Zombies, Aliens oder Vampire verwandeln. Kein Impfstoff enthält Mikrochips oder bewusstseinsverändernde Drogen.*" Erinnern Sie sich an den niedlichen Hitachi-Mikrochip, *„dünner als ein Blatt Papier*"? Oder an den russischen Hacker, der die Daten einer mit SPUTNIK V geimpften Freundin gehackt hat? Da stand *„Momentaner Status: schlafend.*" **Wer erzählt hier eigentlich Märchen???**

Am 7.7.2021 berichtete das Wissensmagazin „SCINEXX“:

„Tiere durch Nanopartikel ferngesteuert. Forscher nutzen magnetische Partikel, um gezielt Zellfunktionen zu stören oder zu stimulieren. ... Neu entwickelte magnetische Nanopartikel können dazu eingesetzt werden, das Verhalten von Ionenkanälen, Nervenzellen und selbst von Tieren fernzusteuern. Dass dies funktioniert, haben jetzt amerikanische Physiker in Experimenten belegt. Wie sie in ‚Nature Nanotechnology' berichten, ließe sich diese Technologie anwenden, um beispielsweise Gehirnzellen gezielt zu stimulieren oder um in der Krebstherapie spezifische Proteine in Geweben zu zerstören.“

Die Pressemitteilung der *University of Buffalo* stammt aus dem Jahr 2010.[34]

9.9. Drosten und Landt – das Pandemie-Dream-Team

Nach Recherchen des Magazins *Rubikon* betreiben der Chef-Virologe der *Berliner Charité* und das Berliner Biotechunternehmen *TIB Molbiol* seit Jahren ein *„Geschäft mit der Angst“*. Im Auftrag der Charité hat Prof. Christian Drosten den SARS-CoV-2-Test in seiner Arbeitszeit entwickelt. **Ohne ihn schützen oder überprüfen zu lassen**, wird er in Form von PCR-Test-Kits von *TIB Molbiol* verkauft. Nach Recherchen von *Corona Transition* kooperiert auch der Schweizer Pharmariese *Roche* seit 2003 mit Drosten und *TIB Molbiol.* Der Biochemiker Olfert Landt wird immer wieder mit diesen oder ähnlichen Worten zitiert: *„Wir waren schon 2003 bei der SARS-Pandemie mit die ersten, später auch bei der Geflügelpest und der Schweinegrippe.“* Ob Vogelgrippe, Schweinegrippe, MERS, ZIKA o.ä., immer sind die beiden Goldjungs als erste mit einem neuen Test herausgekommen. Ein Schelm, wer Böses dabei denkt.[38]

9.10. Wie wirksam sind die Covid-19-Impfstoffe?

Am 20.5.2021 wurde im Fachmagazin *Lancet* eine neue Studie darüber publiziert, wie effektiv die Corona-Impfung vor schweren Krankheitsverläufen schützt. Die Schutzrate beträgt danach:

1,3 % bei AstraZeneca-Oxford
1,2 % bei Moderna-NIH
1,2 % bei Johnson&Johnson
0,93 % bei Gamaleya und
0,84 % bei Pfizer/BioNTech[65]

Schutz vor Ansteckung? Keiner. Meldung am 19.8.2021: „*Geimpfte sind vor der Delta-Variante nicht besser geschützt als Ungeimpfte.*“ Anmerkung: Viren mutieren ständig. Es kann dauern, bis wir das griechische Alphabet durch haben.

> „*…wir mutieren zur blökenden Herde, weil wir uns vor dem Tod zu Tode fürchten. Wir kennen keinen anderen Sinn mehr außer demjenigen, selbst am Leben zu bleiben bzw. andere am Leben zu erhalten.*“
>
> Thea Dorn, »Trost«

Randnotiz: Seit geraumer Zeit läuft bekanntlich eine Kampagne gegen Heilpraktiker und Homöopathen. Immer wieder wird die Forderung laut, Heilpraktikern insbesondere die Behandlung schwerer Erkrankungen, vor allem Krebserkrankungen, zu verbieten. Das würde bedeuten, dass die Patienten nicht mehr die Wahl der Entscheidung haben. Vor kurzem hat ein befreundeter Physiotherapeut mir von einer Patientin berichtet, die in Heidelberg wegen *Long Covid* entsprechend den Empfehlungen der Charité behandelt wird. Zum Behandlungsplan des *Postviralen Chronique Fatigue-Syndroms* (PVFS), das man übrigens auch nach einer schweren Grippe oder Borreliose entwickeln kann, gehören nach den Angaben der Patientin auch **homöopathische Globuli**, diese Empfehlung suchen Sie im offiziellen Papier der Charité vergeblich.[66]

9.11. Beobachtungen einer Friseurin

Alexandra K. (Name geändert) arbeitet in einem kleinen Ort als Friseurin in einem Salon. Sie kennt jeden ihrer Kunden persönlich, und sie kommt ihnen sehr nah. In den vergangenen Monaten hat sie bei einigen ihrer geimpften KundInnen sonderbare Veränderungen bemerkt. Manchmal eine Art Tremor, ein Zittern wie bei Parkinson-Patienten, es dauert einen Moment, dann verschwindet es wieder – junge Menschen sind ebenso betroffen wie ältere, sie scheinen es nicht zu bemerken. Menschen, die geistig sehr klar waren, haben Mini-Blackouts, mentale Aussetzer, als hätten sie den Faden verloren, andere reden zwischendurch wirre Dinge. Ich kenne Alexandra sehr gut, sie ist ein Mensch mit einer guten Beobachtungsgabe, sie bildet sich das nicht ein, sie schaut nur genau hin. Eine Freundin, die einen kleinen Laden hat, beobachtet bei manchen Impflingen ähnliche Phänomene. Beunruhigend: Alexandra K. musste in den letzten Wochen mehrere Kondolenzkarten kaufen, denn innerhalb kurzer Zeit sind mehrere ihrer Kundinnen an Krebs gestorben. „*Die Impfung ist sicher…*“

Der weinende Bestatter

Heinz Bierdel (Name geändert) ist wütend, weil ihm ständig zum Heulen zumute ist. „*Genaugenommen bin ich berufsunfähig.*“, macht er seinem Unmut Luft. Seit er die zweite Corona-Impfung bekommen hat, bricht Heinz Bierdel jedes Mal in Tränen aus, wenn der trauernde Angehörige eines Verstorbenen vor ihm sitzt. „*Das geht doch nicht, ich bin doch dazu da, die Trauernden aufzufangen, ihnen Halt zu geben. Stattdessen sitze ich nun vor ihnen wie ein Häufchen Elend und kann mich gar nicht wieder einkriegen.*“ Der Bestatter würde am liebsten den Arzt verklagen, der ihm die Spritze gegeben hat, doch sein desolater Gemütszustand würde sich dadurch wohl auch nicht verbessern. Zu spät …

9.12. Schutz vor Impflingen

Willkommen in der Impf-Apartheid! Menschen ohne Impfnachweis werden inzwischen massiv unter Druck gesetzt und machen sich Sorgen um existenzielle Dinge. Längst geht es nicht mehr nur um „Freiheiten" wie den Flug nach Mallorca, den Restaurant- oder Konzertbesuch, wie der Text oben zeigt, sondern um (lebens)wichtige Angelegenheiten: den Arbeitsplatz, die Fahrt zur Arbeit mit öffentlichen Verkehrsmitteln, medizinische Behandlung, das Einkaufen im Supermarkt. Tatsächlich stellt sich die Frage, ob nicht die Geimpften vor den Ungeimpften geschützt werden müssen, sondern umgekehrt. Ich habe es erlebt, einige Freunde und Bekannte ebenfalls: Körperliche Reaktionen nach Kontakt mit einem Geimpften. Mein Partner, der einem Freund bei 37 Grad einen Schrank aufbauen half und mehrere Stunden eng mit einem Impfling zusammenarbeitete und schwitzte, fühlte sich danach drei Tage lang völlig erschöpft, *„als hätte jemand den Stecker gezogen"*.

Genauso fühlte ich mich, nachdem ein Geimpfter mich ohne Maske – er fühlte sich ja gut geschützt! – eine Stunde physiotherapeutisch behandelt hatte: Drei Tage war ich matt, antriebslos, völlig erschöpft. Ein Bekannter berichtete, während eines Geschäftstreffens mit Impflingen habe er ein Brennen in der Brust verspürt. Ein anderer fühlte sich einen Tag krank, nachdem die geimpfte Mitarbeiterin bei der Postbank ihm Bargeld ausgehändigt hatte. Der Chiropraktiker Marcel Richter bekam vor vier Monaten schwere Grippesymptome, nachdem er einen zweifach Geimpften manuell behandelt hatte: Kopfschmerzen, Niedergeschlagenheit, zwei Tage nach dem Kontakt wurde er richtig krank, Fieber, Grippe-Symptome – *„ich fühlte mich völlig ausgehebelt"*. Nach 14 Tagen verschwanden die Symptome, kamen aber wieder, er konnte wochenlang nicht arbeiten.

Sein Freund, von Beruf Zahnarzt, wurde von der Berufsgenossenschaft massiv unter Druck gesetzt: Falls er einen Patienten mit Covid-19 anstecke, müsse er für sämtliche Kosten aufkommen. Aus Angst um seine Existenz ließ er sich zwei Mal mit *Moderna* impfen, seitdem hat er viel recherchiert und Angst um sein Leben. Marcel Richter ist kompromisslos: *„Bevor Bill Gates mich totspritzt, sterbe ich lieber."*

9.13. Shedding

„Weltweit gibt es über 3.000 Labore, die an Viren zur biologischen Kriegsführung forschen. Sie verkaufen diese Viren, und diese Keime sind überall.“[39] Dietrich Klinghardt gehört zu denjenigen, die diese Spritze nicht für einen Impfstoff, sondern eine experimentelle Biowaffe halten. Die Zellen der Geimpften produzieren ein Spike-Protein des ihnen gespritzten Erregers, das mit hoher Geschwindigkeit ohne Hautkontakt über die Luft übertragen wird – das Phänomen nennt man Shedding. Das Spike-Protein löst folgende Symptome aus:

- massive Kopfschmerzen
- Mikroklumpen und Blutergüsse im ganzen Körper
- außergewöhnlich starke Menstruationsblutungen bei jungen Frauen und auch bei Frauen nach der Menopause
- Fehlgeburten
- weniger Muttermilch
- Sterilität bei Frauen und Männern
- Haustiere sind gestorben, kurz nachdem die Besitzer geimpft worden waren[40]

Wie also sich schützen vor den Impflingen? Ende Juni 2021 hatte ja schon die Hälfte der deutschen Bevölkerung die Spritze bekommen. Laut Andreas Kalcker, Biophysiker und Chlordioxid-Experte, oxidiert Chlordioxid die Spike-Proteine, die Geimpfte absondern.[41] Wem es zu anstrengend ist, täglich Chlordioxid als Prophylaxe gegen Spike-Proteine einzunehmen, der kann auf ein uraltes Heilmittel zurückgreifen: das Gold des Waldes, Kiefernadeln. Kiefern- und Fichtennadeln, Harz (Weihrauch und Myrrhe) und Terpentin werden seit Jahrtausenden als Heilmittel eingesetzt. **Suramin**, eine Verbindung, die ursprünglich aus einem Extrakt aus Kiefernadelöl gewonnen wurde, hemmt die übermäßige Blutgerinnung, die die oben beschriebenen Symptome und auch Schlaganfälle verursacht. Suramin wurde vor fast 100 Jahren, 1922, zur Behandlung der Afrikanischen Schlafkrankheit eingeführt und **wirkt gegen die Ansteckung mit Spike-Proteinen, außerdem hemmt es die unangemessene Replikation und Modifikation von RNA und DNA.**[42] Die von Wikipedia als Verschwörungstheoretikerin diskreditierte „ehemalige Forscherin“ Dr. Judy Mikovits, die in ihrem Buch »Die Pest der Korruption« die Verflechtungen in Wissenschaft und Politik in Zusammenhang mit dem HIV-Virus aufdeckte, vertritt die These, dass das medizinische Establishment die ganze Zeit Bescheid wusste über Suramin, *das* Mittel gegen die Ansteckung mit Covid-19.[43] Wird also der halben Menschheit eine „schmutzige“ Impfung verabreicht, während das stärkste nebenwirkungsfreie Antioxidans überhaupt, Suramin, einer auserwählten Elite vorbehalten bleibt? So abwegig ist der Gedanke nicht, denn zu Schweinegrippe-Zeiten bekamen die Mächtigen bekanntlich ein reines Serum ohne schädliche Zusätze und das gemeine Volk einen gemeinen Impfstoff mit Nebenwirkungen. Und wie wir wissen, wiederholt sich die Geschichte wieder und wieder und wieder…

Das Einzige, was in dieser Zeit der Lügen-Propaganda hilft, ist der unbestechliche gesunde Menschenverstand und Wissen. Sie brauchen kein Suramin als Medikament, also den Extrakt aus Kiefernnadeln als Injektion, um sich vor dem sogenannten Shedding zu schützen. Sie können Kiefernadel-Tee trinken, für mich ist das allerdings keine Lösung, mir wurde speiübel davon, zwei qualvolle Tage lang. Mir ist die Aromatherapie sympathischer. Eine Mischung aus drei hoch wirksamen naturreinen ätherischen Ölen: Zeder, sibirische Fichte und Kiefer. Mit einem Trägeröl (Mandel, Jojoba) verdünnt können Sie diese Mischung auf die Haut auftragen, auf die Fußsohlen und die Innenseite des Handgelenks. Die transdermale Anwendung ist effektiv, weil die Stoffe die Blut-Hirn-Schranke passieren. Dietrich Klinghardt empfiehlt die Aminosäure N-Acetyl-Cystein, die entgiftend wirkt.

Nach Tagen des Bauchgrimmens und düsterer Grübeleien habe ich das morphogenetische Feld der Angst verlassen und beschlossen: Ich bin immun gegen Nanopartikel, Graphen-Oxid und all die anderen Substanzen, weil ich sonst nämlich den Verstand verliere. Es funktioniert gut, solange ich mir nicht vorstelle, dass jemand mir gegen meinen Willen die Genspritze in den Arm rammt.

9.14. „Beugehaft“

Der Druck auf die Unbeugsamen wird immer größer, man versucht sie in „Beugehaft“ zu nehmen. Es ist abzusehen, dass Kinder nach den Sommerferien nur noch „geimpft“ oder „genesen“ zum Unterricht zugelassen werden. Eine Freundin, die in der Tagespflege arbeitet, wurde am 12. August 2021 *„auf Anweisung des Chefs“* vorerst nach Hause geschickt, weil sie nicht zwei Mal geimpft war. Seit im Gespräch ist, dass es im Herbst zwar keinen harten Lockdown mehr geben wird, dafür aber noch härtere Auflagen für Ungeimpfte, fürchten viele Bratwurstverweigerer, am Hungertuch zu nagen, sollte der Zutritt zu Supermärkten dann wie angedroht nur noch mit Tests und Nachweisen möglich sein.

Eine weitere sogenannte „Verschwörungstheorie“ wird gerade Wirklichkeit. In den Niederlanden haben Banken die Konten von angeblichen Impfskeptikern gesperrt.[67]

> *„Die Frage ist nicht, was wir dürfen, sondern die Frage ist, was wir mit uns machen lassen.“*
>
> Nena am 25.7.2021 bei ihrem Berliner Konzert

Und was tun diejenigen, die im Alltag auf Hilfe angewiesen sind? Einige Tafeln werden keine Lebensmittel oder Dinge des täglichen Bedarfs mehr an Ungeimpfte ausgeben. In Alten- und Pflegeheimen werden Ungeimpfte diskriminiert und isoliert. Ein betagter Bekannter lebt nach einem Schlaganfall im betreuten Wohnen. Als Impfverweigerer darf er die Mahlzeiten nicht mehr im Speisesaal einnehmen, das Essen wurde ihm eine Zeit lang wie einem Aussätzigen vor die Tür gestellt. Nun hat die Heimleitung angekündigt, dass dieser „Service“ nicht fortgesetzt wird – pure Willkür. Herbert will versuchen, sich selbst Essen auf Rädern zu organisieren, erpressen lässt er sich nicht.

9.15. Die Deklaration von Helsinki

Ethische Grundsätze für die medizinische Forschung am Menschen. Verabschiedet von der 18. WMA-Generalversammlung, Juni 1964 Helsinki (Finnland).

Informierte Einwilligung
25. Die Teilnahme von einwilligungsfähigen Personen an der medizinischen Forschung muss freiwillig sein. Auch wenn es angemessen sein kann, Familienangehörige oder führende Persönlichkeiten der jeweiligen Gemeinschaft hinzuzuziehen, darf keine einwilligungsfähige Person in ein Forschungsvorhaben aufgenommen werden, wenn sie nicht freiwillig zustimmt.

26. Die potentielle Versuchsperson muss über das Recht informiert (aufgeklärt) werden, die Teilnahme an der Studie zu verweigern oder eine einmal gegebene Einwilligung jederzeit zu widerrufen, ohne dass ihr irgendwelche Nachteile entstehen...
Nachdem er sich vergewissert hat, dass die potentielle Versuchsperson diese Informationen verstanden hat, hat der Arzt oder eine andere angemessen qualifizierte Person die freiwillige Informierte Einwilligung (Einwilligung nach Aufklärung – „informed consent") der Versuchsperson – vorzugsweise in schriftlicher Form – einzuholen.[68]

2001 erteilte das *Europäische Patentamt* in München der US-Firma *Myriad* aus Salt Lake City, Utah, mehrere umfassende Patente auf das sogenannte „Brustkrebs-Gen". Ärzte, Patienten und Wissenschaftler kritisierten die Patentvergabe scharf, weil die Firma ihr Monopol seitdem schamlos ausnutzt. Die Laboruntersuchungen sind teurer geworden, die Forschung wird behindert. *Greenpeace* forderte damals, Gene, Pflanzen, Tiere, Menschen und Teile des menschlichen Körpers dürften nicht patentiert werden.[69]

Mit der DNA- oder RNA-genmodifizierten Impfung sind wir im Jahr 2021 noch einen Schritt weiter. Es stellt sich die Frage, was passiert, wenn ein Mensch eine genetisch manipulierte Substanz in seinem Körper hat.

Die Zellen werden bis zu seinem Lebensende das genetisch manipulierte Material produzieren. Was bedeutet das für die Menschenrechte der Impflinge? Sind sie nun Eigentum der Patent-Inhaber, also der Pharmakonzerne, deren Impfstoffe sie in ihrem Körper haben? Ein Urteil des obersten amerikanischen Gerichtshofs legt diese Interpretation nahe. Im Jahr 2013 entschied der *US Supreme Court*, dass DNA, die natürlich vorkommt, nicht patentiert werden kann, **dass aber im Labor manipulierte DNA patentiert werden kann**. Und genau das ist der Fall bei der Herstellung der DNA- oder RNA-genmodifizierten Impfung.[70]

9.16. Alarmstufe rot

Immer mehr geimpfte Frauen berichten über starke Blutungen und geschwollene Lymphknoten. Vera Wagner interviewte die Gynäkologin Claudia F.:

Vera Wagner: Weltweit haben viele Menschen die Corona-Impfung erhalten, und es gibt immer mehr beunruhigende Meldungen über die Nebenwirkungen. Unter anderem berichten Frauen über Zyklusstörungen und starke und langanhaltende Blutungen aus der Gebärmutter. Claudia F., Sie sind meine Gynäkologin – nicht geimpft. Haben Sie in Ihrer Praxis auch Fälle von geimpften Patientinnen mit verstärkten Blutungen?

Claudia F.: Absolut, das ist gerade ein riesiges Thema in meiner Praxis, verstärkte Blutungen und Zyklusstörungen. Wenn eine Patientin kommt, die damit noch nie Probleme hatte, ist es mittlerweile meine Standardfrage: ‚Sind Sie geimpft worden?' 70 Prozent der Frauen mit Blutungsstörungen sind geimpft. Und es gibt eine weitere beunruhigende Beobachtung: Viele Patientinnen berichten völlig verstört, dass sie Lymphknoten tasten in der Achselhöhle, das ist ein ganz heikles Thema, sie haben Angst vor Brustkrebs. Daher frage ich mittlerweile auch diese Frauen: ‚Sind Sie geimpft worden?' Die jungen Frauen sind inzwischen fast alle geimpft. Was mich stutzig macht: Bei einer allgemeinen Immunreaktion müssten ja alle Lymphknoten geschwollen sein. Doch nur die Lymphknoten auf der Seite des Einstichs sind geschwollen, dafür habe ich noch keine Erklärung gefunden.

Was können Sie tun für geimpfte Frauen, die unter starken Blutungen leiden oder wegen geschwollener Lymphknoten in Panik geraten?

Ich kann ihnen nicht helfen. Wenn es keine organische Ursache gibt, ist die Ursache hormonell, wahrscheinlich aufgrund einer hochgradigen immunologischen Reaktion. Es zeigt, dass der Körper gestresst ist. Blutungsstörungen sind ein Zeichen dafür, dass die Natur zu diesem Zeitpunkt keine Reproduktion möchte. Der Zyklus läuft nicht korrekt ab. Bei starkem Blutverlust muss man hormonell eingreifen. Bei jeder betroffenen Patientin mache ich ein Blutbild und checke den Eisenspeicher.

Es wird inzwischen auch über Fälle berichtet, in denen schwangere Frauen sich impfen ließen und das Kind starb. Wie gefährlich ist es aus Ihrer Sicht, Schwangere zu impfen?

Schwangere dürfen nicht geimpft werden! Ich habe mit Kollegen in Israel gesprochen, sie stehen unter einem immensen Druck zu impfen. Dennoch weigern sich viele, Schwangere zu impfen, denn sie wissen, dass sie damit das Leben des Kindes gefährden. Was mich sehr irritiert, sind die Angaben zum Impf-Serum. Wenn ich ein Medikament für Schwangere verordne, steht auf dem Beipackzettel: ‚Für Schwangere liegen keine Studien vor.' Der Nachsatz, der überall stehen muss, damit ich dieses Medikament einer Schwangeren überhaupt verordnen darf, lautet immer: ‚In Tierversuchen sind keine Nebenwirkungen aufgetaucht.' Dieser Satz fehlt bei den Covid-19-Impfstoffen. Ich sehe eine Parallele zum Contergan-Skandal: Die Nebenwirkungslinie wurde nicht nachverfolgt. Die Impfstoffe sind Medikamente mit äußerst fragwürdigen Zulassungsverfahren. Das ist ebenso dilettantisch wie all die anderen Maßnahmen während der ‚Pandemie': Masken, Abstand, Desinfektion. Diese Maßnahmen sind wissenschaftlich nicht eindeutig abgeklopft. Maske tragen ist in meinen Augen gerade für Kinder nicht günstig, weil sie ihre Immunkompetenz nicht entwickeln, dazu gehört auch ein feinfühliger Kontakt mit Keimen und Viren. Als Ärztin und Pharmazeutin kann ich nur sagen: Zwischen Besiedelung und Infektion liegen Welten, doch das wird zerebral nicht weiterverfolgt.

Bemerken Sie bei Ihren Patientinnen eine angespannte Stimmung angesichts der angespannten Lage und der starken körperlichen Reaktionen auf die Covid-19-Impfung?

Alle sind irritiert, sie fühlen sich nicht wohl, ihr Körper funktioniert nicht, wie sie es gewohnt sind. Sie gehen in die Angst.

9.17. *„Impfen ist eine kranke Idee"*

...sagt Dr. Thomas Sarnes, Chirurg, Chefarzt, Infektiologe und Tropenmediziner. In der 61. Sitzung des Corona-Ausschusses am 16.7.2021 hat er seine Ansichten zum Thema Corona mutig formuliert. („We'll catch you, cause we can.")[71] Der Mediziner im Ruhestand hat via Facebook verschiedene Appelle an seine Berufskollegen, die Politik, die Bürger und die Medien gerichtet.

Herr Dr. Sarnes, am 3. Juli 2021 haben Sie auf Facebook gepostet: *„Hier in Vorpommern-Rügen haben wir eine 7-Tage-Inzidenz von 0,0!!! Und, was macht man da? Ja, okay, man freut sich und setzt dann die Maske auf, um einkaufen zu gehen. Klar, man macht ja auch im Sommer die Schneeketten aufs Auto. Könnte ja sein, dass es im Winter Schnee gibt. Habe auch schon überlegt, warum ich den Menschen, die sich mir als Patienten anvertraut haben, nicht empfohlen habe, mit 40 Jahren Windelhosen zu tragen. Könnte ja sein, dass sie im Alter inkontinent werden."* Damit führen Sie die „Maßnahmen" ad absurdum, und man könnte drüber lachen, wenn es nicht zum Weinen wäre... Was ist Ihre größte Sorge im Moment?

Zunächst danke ich Ihnen für dieses Interview. Lassen Sie mich bitte eingangs eines richtigstellen. Sie zitieren mich in der Überschrift. Für mich ist das Impfen keine „kranke Idee", im Gegenteil. Impfen ist eine historische Errungenschaft in der Geschichte der Medizin. Ich komme aus der DDR und wir wurden viel geimpft. In der Schule war es immer ein aufregender Tag, wenn der Impfarzt kam. Wir müssen nur schauen, wogegen geimpft wurde. Ich nenne sie die „statischen Viren". Das meint Viren, die nicht zur Mutation neigen. Gegen die ist Impfung eine hervorragende Sache. Ich bin also selbst auch sehr viel geimpft und ich habe auch selbst geimpft. Die kranke Idee ist aus meiner Sicht, dem Körper eine Substanz zu spritzen, sodass sich der Körper seinen Feind selbst produzieren soll, um ihn dann selbst wieder zu bekämpfen. Das ist an Unnatürlichkeit nicht zu überbieten. Da reden wir noch gar nicht von der Substanz selbst. Es gibt hierzu kaum Daten, wir kennen die Folgen nicht, und wir begnügen uns nicht mit einer Kohorte an Probanden, die wir dann beobachten, sondern wir beziehen ein ganzes Volk, ja die ganze Menschheit ein. Das ist aus meiner Sicht an Verantwortungslosigkeit nicht zu überbieten. Damit komme ich nun zu

Ihrer Frage: Ich mache mir große Sorgen. Dass die Entscheidungen hier keine wissenschaftlichen Entscheidungen sind, das liegt auf der Hand. Es gibt so viele berühmte und weniger berühmte Fachleute, die vor diesen Maßnahmen warnen, die bewiesen haben, dass sie nicht nur nichts bringen, sondern dass sie gefährlich sind. Kein Mensch hört zu, selbst eine große Zahl von Ärzten scheint wie in Hypnose. Die Politik zieht ihr Ding durch ohne Rücksicht auf Verluste mit einer Geradlinigkeit, die an sich Beweis genug ist, dass hier überhaupt kein Fachwissen und keine wissenschaftliche Denk- und Arbeitsweise im Spiel sind. Sehen Sie, die EMA, die Europäische Zulassungsbehörde für die Impfstoffe, führt auf ihren offiziellen Datenbanken (jeder kann die einsehen) Komplikationen nach der Impfung auf. Am 3. Juli 2021 haben wir 17.503 Todesfälle nach Impfung und 1.687.527 schwere Komplikationen. Am 17. Juli 2021 sind es, nur 2 Wochen später, 18.928 Todesfälle und 1.823.219 schwere Komplikationen. Die noch nicht gemeldeten Dunkelziffern sind mit Sicherheit erheblich. Das interessiert offenbar keinen Menschen. Die Leute rennen inzwischen für eine Bratwurst zur Impfung. Nicht aus Angst vor der Krankheit, sondern um ins Kino gehen zu können. Und vergessen Sie nicht, wir wissen noch nichts über die Spätfolgen, die kennt noch kein Mensch. Das macht mir Angst und Sorge. Für mich befinden sich die Menschen derzeit in einer Art von gesellschaftlicher Hypnose, und ich habe keine Idee, wie man hier eingreifen soll.

Man achte auf die Formulierungen: „*Niemand hat die Absicht, eine Mauer zu bauen!*", daran fühle ich mich erinnert, wenn von einem „Impfangebot" gesprochen wird, während wir faktisch auf einen Impfzwang zusteuern. Ob geimpft oder ungeimpft, die Regeln bleiben hart und werden tagtäglich durch immer absurdere Maßnahmen ergänzt, die kein Mensch mit gesundem Menschenverstand mehr nachvollziehen kann. Wie fühlt es sich für Sie als Mediziner an, dass so viele Kollegen sich zu Erfüllungsgehilfen einer fehlgeleiteten Politik machen?

Wir alle kennen den Satz: „…und bist Du nicht willig, dann brauch' ich Gewalt." So läuft das im Moment. Schauen Sie in die Zulassungsbehörden, schauen Sie auf das Paul-Ehrlich-Institut, das einen großen Namen trägt. Die hätten ganz andere Entscheidungen treffen müssen. Es gibt zu allen Medikamenten „Rote-Hand-Briefe". Wenn bei einem Schmerzmittel zum

Beispiel gehäuft, was weiß ich, Kopfschmerzen oder Allergien auftreten: Sofort wird dort gewarnt. Schauen Sie oben auf die Zahlen – Schweigen im Walde. Schauen Sie, was gerade mit der STIKO passiert. Wir haben in der letzten Zeit selten so wissenschaftlich fundierte Empfehlungen aus einer so bedeutenden Behörde bekommen. Das passt der Politik nicht in den Kram, und dann wird so lange öffentlich und hinter den Türen durch die Behörde gepflügt, bis die Empfehlungen überarbeitet werden. Was will ich sagen, es sind nicht nur die Ärzte. Es sind alle Menschen, die sich gegenseitig angiften, wenn diese sinnfreie Maske nicht richtig sitzt, die sich denunzieren und die das Wichtigste aufgegeben haben, das Denken. Und wir reden noch nicht von der Angst und dem Druck, der auf den Ärzten lastet. Bei denen geht es um die Existenz, wenn sie nicht spuren. Schlimm, sehr schlimm.

Sie haben noch Kontakt zu ehemaligen Kollegen, die tagtäglich in Kliniken mit der Epidemie des Wahnsinns konfrontiert sind. Wie ist da die Stimmung?

Also, ich habe zu vielen Kliniken und zu vielen niedergelassenen Kollegen Kontakt. Die Stimmung ist am Boden, aber sie ist auch geladen. Die Belegung der Betten in den Kliniken war im letzten Jahr auf einem historischen Tief. Bedenken Sie, über 20 Kliniken wurden leise und still vom „Netz" genommen, also geschlossen. Mehr muss man eigentlich nicht sagen. Meine Kollegen, besonders in den Niederlassungen, sind auch sprachlos. Vor allem, weil man weiß, dass hier wirkliche Fachleute in den Praxen sitzen, hat man diese Testzentren organisiert. Also ich meine diese Einrichtungen, wo gesunde Menschen getestet werden mit einem Test, der völlig ungeeignet ist und inzwischen verboten werden müsste. Dort kommen die Zahlen her. In die Praxen gehen die Kranken, um die es ja eigentlich geht oder gehen sollte. Aber diese Zahlen reichen bei weitem nicht aus, um ein solches Theater zu veranstalten, wie wir es seit Februar des letzten Jahres erleben. Deshalb mussten Testzentren her.

Sie haben an die Vernunft Ihrer Berufskollegen appelliert, wie war die Resonanz?

Die Resonanz war überwältigend. Ich hätte auch nicht weiter gemacht, wenn es nicht so wäre. Ich will die Mengenangabe „tausende" nicht strapazieren. Es war unglaublich. Nur gibt es ein Problem. Die Amtsärzte (ich kenne auch einige recht gut) produzieren diese Zahlen, die dann fälschlicherweise als Inzidenz oder Fälle gewertet werden. Das ist schon mal Unsinn, und die wissen das. Aber, das sind Beamte. Die müssen gehorchen. Mehr muss man nicht sagen. Es herrscht auf jeden Fall Angst, weil die Ärzte nicht durch ihre Standes- und Interessenvertreter geschützt und organisiert werden. Viele meinen zwar, Leute wie ich hätten Unrecht, aber sie werden das schon noch begreifen. Nur sollten die Menschen nicht zu lange darauf warten. Meine Position ruht auf 40 Jahren ärztlicher Tätigkeit, da sind also auch mindestens 40 Grippewellen dabei.

Ein Virus wird politisiert und benutzt, um von anderen Missständen abzulenken, und genau wie bei Krebs wird bei Corona mit militärischem Vokabular gearbeitet: *„Der Kampf gegen…"* In Zeiten der Impf-Apartheid wird das Volk nur noch in zwei Kategorien eingeteilt: geimpft oder nicht geimpft. Den Ungeimpften droht, aus der Gesellschaft ausgeschlossen zu werden wie früher die Aussätzigen auf der Insel Lepra, ist das aus Ihrer Sicht angesichts der Datenlage gerechtfertigt?

Natürlich nicht. Ich bin geneigt hier das Wort „Irrsinn" ins Spiel zu bringen, aber das ist für diese Situation noch zu schwach. Wie schon erwähnt, macht man mit den Menschen genau das, was sie mit sich machen lassen. Über die ganzen letzten Jahre hat man den Leuten alles abgewöhnt. Sie lesen kaum noch, sie haben in ihrer Kindheit durch die Medien die Fantasie verlernt, sie können im Gymnasium abwählen, was sie nicht interessiert oder was sie nicht begreifen. Das basale Rechtswissen ist kaum vorhanden, politische Grundlagen werden nicht begriffen und die Vorstellung von Medizin ist durch das Internet und die Medien völlig verirrt. Die Menschen haben keine Instinkte mehr, und sie machen es sich bequem. Sie denken nicht mehr, sie überlegen nicht mehr, also sie machen dann eben das, was man ihnen sagt. Nun haben sich aus meiner Sicht unerklärlich viele Menschen impfen lassen. Viele von ihnen bereuen es bereits heftig. Ich kenne einige. Aber was machen die? Die reden nicht mit anderen darüber, sondern sie greifen die an, die diesen Fehler nicht oder noch nicht gemacht haben. Unter dem Strich beleibt es unverständlich, aber ich glaube und hoffe, dass die „Repressalien", die man nun den Ungeimpften auferlegen will, den Funken für die Zündung bringen könnten. Die Datenlage an sich, und schauen Sie einfach nach Israel, belegt, dass derzeit mehr Geimpfte erkrankt und in stationärer Behandlung sind als Ungeimpfte. Hören Sie sich doch die Politiker und die „Experten" an. „Sie sind geimpft, können sich infizieren, können erkranken und können andere anstecken." Da frage ich Sie mal ganz vorsichtig, was ist das denn? Aktuell schätzt man – ich betone schätzt man – wie viele tausende Menschen gerettet werden konnten durch die Impfung. Na ich bitte Sie, da muss man ja nichts mehr dazu sagen. Es lebe der Verstand.

Ich kenne den Fall einer Frau, die sich im achten Schwangerschaftsmonat impfen ließ, ihr Kind hat das nicht überlebt. Was sagen Sie dazu, dass der Präsident des *Berufsverbandes der Frauenärzte* Schwangeren und Frauen im Wochenbett und in der Stillzeit empfiehlt, sich *„aus Liebe zu ihrem Kind"* impfen zu lassen, weil doch die Delta-Variante so gefährlich ist? Und was halten Sie davon, dass die *Ständige Impfkommission* (STIKO) das nun auch empfiehlt?

Das mache ich ganz kurz. Wir haben über den Impfstoff keine Daten überhaupt und erst recht nicht in der Schwangerschaft. Wir wissen nicht, was wird aus dem oder mit dem Kind, wenn es denn geboren wird. Ich nenne diese Empfehlung nicht nur unärztlich, ich nenne das grob fahrlässig.
Was die Mutationen angeht, so spielt man hier mit der Dummheit der Menschen. Gerade Coronaviren mutieren rasant schnell. Es gibt sie seit ewigen Zeiten, und sie haben die Menschheit trotz der Mutationsfreudigkeit nicht umgebracht. Ich denke, wir rennen dem Gerede um Delta hinterher, obgleich es schon wieder einige neue Varianten gibt. Aber das will ich gar nicht ausführen. Wenn mir einer die Gefährlichkeit eines Virus in Prozent angibt, dann ist es besser, schnell wegzuhören oder noch besser, wegzurennen. Was ist das für ein Unsinn?

Die *Ständige Impfkommission* (STIKO) hat lange Zeit keine Impfempfehlung für Kinder ausgesprochen, die Politik setzte sich darüber hinweg. Haben ein Bankkaufmann und ein Tierarzt mehr medizinisches Wissen als die Experten der Kommission?

Natürlich haben die das nicht. Schauen Sie zum Beispiel mal zurück ins vorige Jahr. Da wurden Schlachthöfe und Fleischfabriken geschlossen, weil man dort angeblich (PCR-Test) Corona-Viren gefunden hat. Sie erinnern sich. Jeder Tierarzt außer einem weiß, dass Rinder geradezu obligatorisch Corona-Viren tragen, schon immer. Es wird auch bei Rindern seit ewigen Zeiten versucht, die zu impfen. Da frage ich Sie, was sind das für Fachleute? Die Experten der STIKO – wir sprachen schon darüber – haben sich ganz streng an die wissenschaftlichen Daten gehalten. Die Empfehlung zur Impfung der Kinder war exakt, sauber und richtig. Kinder müssen nicht geimpft werden und Kinder sind Menschen in einem Alter von 0-18 Jahren. Punkt! Dass die Politik sich darüber hinwegsetzt, ist für den normal Denkenden eigentlich ein weiteres Indiz für deren Agenda. Der Impfstoff muss weg. Das ist die Maxime. So sehr ich mich wohlwollend bemühe, ich kann nichts Sinnvolles finden. Hier kann ich nur noch auf die Eltern hoffen. Sie konnten zwar ihren Kindern auch nicht die Masken ersparen, aber jetzt hoffe ich auf natürliche Kräfte und Schutzinstinkte der Eltern. Auch wenn die Kinder in der Schule sind, die Pflichten liegen bei den Eltern. Wenn ein minderjähriges Kind ohne die Einwilligung der Eltern ärztlich behandelt wird und gar noch eine Injektion bekommt, dann ist das schwere Körperverletzung. Punkt. Politiker und Lehrer müssen das nicht begreifen, warum auch? Davon verstehen sie nichts. Aber die Ärzte müssen das wissen.

Am 16. August ist die STIKO eingeknickt und sprach sich für eine Covid-19-Impfung für alle Kinder ab 12 Jahren aus. Was sagen Sie dazu?

Der Chef der STIKO hat bei Lanz ganz klar und für jedermann unmissverständlich auch gegen den unübersehbaren politischen Druck klar gemacht, dass er seine Enkel nicht impfen lassen würde. Respekt. Und nun kam das, was man befürchten musste. Die Impfung der Kinder steht auf der politischen Agenda, und das wird durchgezogen. Druck auf die STIKO, und plötzlich sind neue Daten da. Aus Amerika komischerweise. Die Herzmuskelentzündung heilt bei Kindern ab. Na, wie schön aber auch. Also sterben die zumindest nicht gleich massenweise. Was sagen denn die Daten zu den vernarbten Herzen in 10 oder 15 Jahren, zur körperlichen Leistungsfähigkeit dieser dann jungen Erwachsenen? Wie vielen Kindern – und Kinder sind sie bis zum letzten Tag des 17. Lebensjahres – rettet man denn mit der Impfung das Leben? Warum zitiert die STIKO nicht die Daten, dass kein Kind durch SARS-Cov2 gefährdet ist? Warum stellt man nicht klar, dass die Hälfte der seltenen Infektionen bei Kindern unbemerkt ablaufen? Der Rest verläuft leicht. Und wenn die Lauterbachs dieser Welt noch so laut schreien und vor „Long-Covid" warnen, diese Folgen gibt es bei Kindern nicht. So die Datenlage, also die neuen Daten, wie es so schön heißt. Warum wird nicht auf die Datenbank der EMA verwiesen, in der die Impfkomplikationen mit einer vermutlich riesigen Dunkelziffer erfasst sind? Wovor also sollen denn die Kinder dann durch diese Impfung geschützt werden? Die STIKO, die letzte wissenschaftliche Bastion, der wir Ärzte so viele Jahre bedingungslos vertraut haben, holt nun die Fahne ein – die Fahne, die hoch über den Dächern der medizinischen Wissenschaft geweht hat für Unabhängigkeit, Wissenschaftlichkeit und Evidenz. Nein, diese Fahne wird nicht auf Halbmast gesetzt, sie wird vollständig eingeholt. Und die STIKO, als nunmehr scheinbar letztes unliebsames politisches Hindernis, hat sich in dieser Form abgeschafft. Sie wollte der „Politik" entgegenkommen, haben sie erklärt. Ich frage mich grundsätzlich, was gibt es denn da entgegenzukommen? Das sind allesamt medizinische Laien. Da kann man beraten, aber nicht entgegenkommen. Nein, meine Damen und Herren, die STIKO hat vor der Politik einen Kniefall gemacht und sich dann untertänig in den Staub geworfen. Damit hat sie die Kinder und vor allem deren Gesundheit preisgegeben. Und nun plötzlich wird Herr Prof. Mertens doch seine Enkel impfen lassen? Bleibt als letzte schützende Wand der Mut und der Verstand der Eltern. Wir werden es sehen.

In den USA nennt man Komplikationen in Zusammenhang mit der Impfung *vaccident*. Die Wortschöpfung „Impfreue" beschreibt das Gefühl derjenigen, die sich erpressen ließen, weil sie keine andere Möglichkeit sahen als den Piks. Auch wenn dieser Bewusstseinswandel für viele zu spät kommt: die Impfbereitschaft lässt nach. Motiviert Sie das, sich weiter zu engagieren und unermüdlich den Finger in die Wunde zu legen?

Ja, natürlich. Ich bin Arzt, und ich werde hier nicht tatenlos zuschauen. Wir müssen nur überlegen, wie wir argumentieren. Ich bin kein Freund von harten Argumenten. Also, die Politiker sagen, wenn ihr euch nicht impfen lasst, dann müsst ihr womöglich alle sterben. Wenn ich jetzt sage, wenn ihr euch impfen lasst, dann werdet ihr im Herbst alle sterben, was meinen Sie, wer hört dann auf wen? Nein, wir müssen die Menschen dazu bringen, selbst zu überlegen. Sie müssen sich Gedanken darüber machen, was sie in den Medien hören und was sie im Gegensatz dazu draußen im wirklichen Leben erleben, das Wortspiel passt ja richtig. Dann werden sie irgendwann fragen: „Ja, wo sind denn die ganzen Toten und Schwerkranken des letzten und dieses Jahres? Wie war das denn mit der Bereicherung der Politiker an den Masken? Warum haben sie uns denn belogen mit der Belastung der Intensivstationen?" Die Menschen sind mit der Impfung in Vorleistung gegangen, weil sie den Politikern vertraut haben. Und nun? Maske, Abstand, Infektion, Klinikaufenthalt und womöglich doch der Tod... Und wir werden sehen, wie diese Leute nun in die nächste Erkältungszeit gehen. Sie müssen endlich denken! Dabei kann ich sie gerne unterstützen, doch ich kann es ihnen nicht abnehmen.

Herzlichen Dank, Dr. Sarnes, für das Interview.

www.facebook.com/thomas.sarnes
www.wissenschaftstehtauf.de

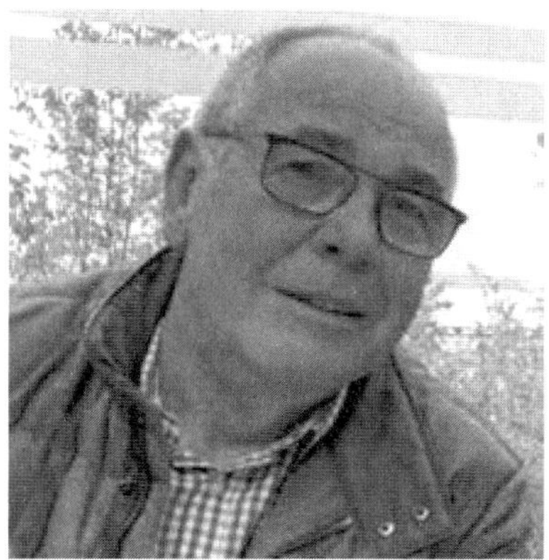

Abb. 15: Dr. Thomas Sarnes

9.18. Warum die Impfungen in Europa SARS-CoV-2 nicht stoppen können

Gastbeitrag von Dr. med. Arnold Zilly, Internist und Chemiker

Nachdem Jan mir erzählt hatte, dass eine Pathologin Gewebeveränderungen bei gegen Corona geimpften Verstorbenen beobachtet hat, rief ich einen alten Bekannten an: Dr. Arnold Zilly, Inhaber einer Hausarztpraxis in Heidelberg und spezialisiert auf biologische Krebsabwehr. Sie kennen ihn schon aus meiner Einleitung. Ich fragte ihn, ob er vielleicht Kontakt zu einem mutigen Pathologen habe. Das hat Dr. Zilly nicht, doch er erzählte mir, dass Peter Schirrmacher, der Chef-Pathologe der *Uni Heidelberg*, einen Brief von der Staatsanwaltschaft erhalten habe mit der Aufforderung, seinen Mund zu halten und zu sezieren. Anfang August hatte Dr. Schirrmacher Schlagzeilen gemacht mit der Vermutung, dass es eine beträchtliche Dunkelziffer an Impftoten gibt, und gefordert, mehr Geimpfte zu obduzieren. Die Nachricht war eingeschlagen wie eine Bombe... Und dann erklärte mir Dr. Zilly, warum die Corona-Impfung aus seiner Sicht keinen wirksamen Schutz bieten kann. Ich bat ihn, seine Erkenntnisse für Sie, liebe Leserinnen und Leser, niederzuschreiben.

„Impfen ist ein logischer Schritt, um Infektionskrankheiten vorzubeugen; man injiziert subkutan das Antigen, mit dem sich dann das Immunsystem auseinandersetzt und damit für den Fall einer Infektion gut vorbereitet ist. Hier geht es um Covid-19 als Antigen. Abweichend von der Tradition der Impfstoffherstellung wurde bei Covid-19 nur ein Teil des Virus als Antigen benutzt, nämlich die Spikes, die an der Doppelmembran des Viruskörpers befestigt sind. Die Spikes sind wichtig für das Virus, weil es mit deren Hilfe über die ACE-2-Rezeptoren – also die Eintrittspforten – in das Zellinnere vordringen kann. Vermutlich haben die Spikes gruppenmäßig eine unterschiedliche Immunogenität, also unterschiedliche Fähigkeiten, eine Immunantwort auszulösen. Deshalb ist es schwierig, einen Impfstoff so zu gestalten, dass er in der Lage ist, alle Spikes zu blockieren. Laborversuche geben einen Hinweis darauf, dass der Viruskörper blockierte Spikes abstößt oder versucht, sie abzustoßen. Das Virus hat noch andere Bestandteile, die ebenfalls immunogen sind, z.B. eine doppelschichtige Lipidmembran, Membranproteine, Hüllproteine etc. Diese Bestandteile werden bei dieser Art der Impfung nicht erfasst. **Unserem Immunsystem werden nur die Spikes als Trainingspartner vorgesetzt, genaugenommen ist das eine Einengung des Immuntrainings, die Impferfolge eher unwahrscheinlich macht.**

Natürlich haben Geimpfte den Vorteil, dass die Infektionen etwas abgemildert verlaufen, aber wie die Erfahrung zeigt, kann diese Impfmethode die sog. Pandemie nicht stoppen. Diese Form der Impfstoffherstellung gleicht einer molekularbiologischen Spielweise, denn ein hoher Impftiter beweist noch lange nicht die Wirksamkeit der Impfung, da bei Neuinfektionen andere wesentliche Bestandteile des Virus für das Immunsystem völlig neu sind. Nun wird argumentiert, die Impfung versage deshalb, weil sich zu wenig Menschen impfen lassen. Bisher hat noch keiner offiziell den Gedanken formuliert, dass bei der Entwicklung der Impfstoffe dilettantisch vorgegangen wurde. Die Impfung wirkt nicht, dafür gibt es eine hohe Anzahl schwerer Zwischenfälle: Die EMA-Statistik spricht von knapp 6.000 Impftoten in Europa. Es gibt aber auch eine Reihe von Pathologen, die diese Zahl für weit untertrieben halten. Nebenwirkungen wie etwa schmerzhafte Rheumatismen, Dermatitis, Chronique Fatigue Syndrom, starke Verschlechterung bestehender Vorerkrankungen etc. wurden statistisch noch nicht ausgewertet.

Wie kann man sich die Nebenwirkungen dieser Impfung erklären? Spritzt der Impfdoktor DNA- oder RNA-manipulierende Präparationen unter die Haut, dann weiß er eigentlich nicht, in welchem Organ oder welchen Organen sich diese Vektoren niederlassen. Die Zellsysteme, die sie treffen, müssen dann die Spikes produzieren und in den Blutstrom abgeben; an diesen Spikes übt das Immunsystem den Kampf gegen das Virus. Folgende Komplikationen können eintreten:

a) Nicht alle Spikes schaffen den Weg durch die Zellwand und bleiben darin hängen, die Körperzelle ändert also ihre Oberfläche, und das Immunsystem nimmt sie nicht mehr als eigene wahr. Auf dieser Basis können schwerste Organentzündungen entstehen (Myokarditis, Colitis, Asthma bronchiale etc.).

b) Die Menge der Spikes, die im Körper produziert werden, wird nicht begrenzt. Das kann zu einer nutzlosen Überzahl führen mit dem entsprechenden Gefahrenpotenzial.

Es wird eine Impfmethode eingesetzt, mit der noch keine Erfahrungen gesammelt worden sind. Die europäischen „Demokratien" haben es ihren Bürgern nicht erlaubt, sich für eine andere Impfmethode zu entscheiden. Dass man sich unter diesen Umständen über Impfunwilligkeit wundert, zeigt, wie groß die Verblendung der Verantwortlichen ist. Weltweit wird auch die Totvirenimpfung mit großem Erfolg und wesentlich geringeren Nebenwirkungen eingesetzt. Dem europäischen Kapitalismus scheint diese Methode ein Dorn im Auge zu sein. Wie kann eine verantwortungsbewusste europäische Regierung ihr Volk zu einer Behandlungsmethode zwingen, die bereits im Versuchsstadium (auch mit Tieren) zweifelhafte Resultate zeigte? Nach dem offensichtlichen Versagen „moderner" Impfmethoden scheint sich im Moment ein Stimmungswandel zu vollziehen. Im *Deutschen Ärzteblatt* erscheint ein Artikel unter der Überschrift „Chinesischer Totimpfstoff schützt vor brasilianischer Variante" oder man liest „Totvirenimpfstoffe der Firma *Valneva* zeigen positive Impfergebnisse". Totvirenimpfstoffe haben wesentlich seltener Nebenwirkungen als die Impfungen, die in den DNA- und RNA-Stoffwechsel eingreifen. Die Wirkdauer der Impfungen mit den toten Viren lässt sich im Moment nur schwer bestimmen, nehmen wir aber die FSME-Impfung als Beispiel, dann hat man damit einen Schutz von zirka fünf Jahren. Durch entsprechende Forschung kann man auch bei vielen anderen Impfstoffen eine Verbesserung erzielen. Wichtig ist dabei die Auswahl der Adjuvantien, die die Immuneffekte der Impfung verbessern. In einem endemischen Notfall kann aber die Geschwindigkeit der Entwicklung und Herstellung von Impfstoffen wichtiger sein als deren Optimierung.

Post Scriptum 1
„Lymphozyten-Amok"

Seit die Justiz ihm einen Maulkorb verpasst hat, hüllt sich der Heidelberger Chef-Pathologe Peter Schirrmacher in Schweigen, bekam aber am 20. September 2021 Unterstützung von renommierten Pathologen, die während einer aufsehenerregenden, live gestreamten Pressekonferenz ihre Obduktionsberichte präsentierten. Einer der Pathologen sprach von einem *„Lymphozyten-Amok in allen Geweben und Organen"* und bestätigte Schirrmachers Befürchtung, wonach 30 bis 40 Prozent aller Todesfälle zwei Wochen nach einer Corona-Impfung als Folge der Impfung zu interpretieren seien. Auch die Funde von metallischen Objekten im Gewebe wurden von den Pathologen bestätigt („Mikroembolie nach Fremdkörpern").[72]

Post Scriptum 2
Je höher die Impfquote, desto höher die Übersterblichkeit.

Am 17. November 2021 hat die Landtagsabgeordnete Dr. Ute Bergner der Thüringer Gesundheitsministerin Heike Werner eine Studie zur Übersterblichkeit in Deutschland überreicht. Sie basiert auf Daten des Statistischen Bundesamtes und des Robert-Koch-Instituts. Die Wissenschaftler Prof. Dr. Rolf Steyer und Dr. Gregor Kappler kommen zu dem Schluss, dass die Übersterblichkeit in Deutschland in enger Korrelation zur Impfquote steht."

> *„Die Korrelation zwischen der Übersterblichkeit in den Bundesländern und deren Impfquote bei Gewichtung mit der relativen Einwohnerzahl des Bundeslands beträgt 31. Diese Zahl ist erstaunlich hoch und wäre negativ zu erwarten, wenn die Impfung die Sterblichkeit verringern würde. Für den betrachteten Zeitraum (KW 36 bis KW 40, 2021) gilt also: Je höher die Impfquote, desto höher die Übersterblichkeit. Angesichts der anstehenden politischen Maßnahmen zur angestrebten Eindämmung des Virus ist diese Zahl beunruhigend und erklärungsbedürftig, wenn man weitere politische Maßnahmen ergreifen will, mit dem Ziel, die Impfquote zu erhöhen."*[73]

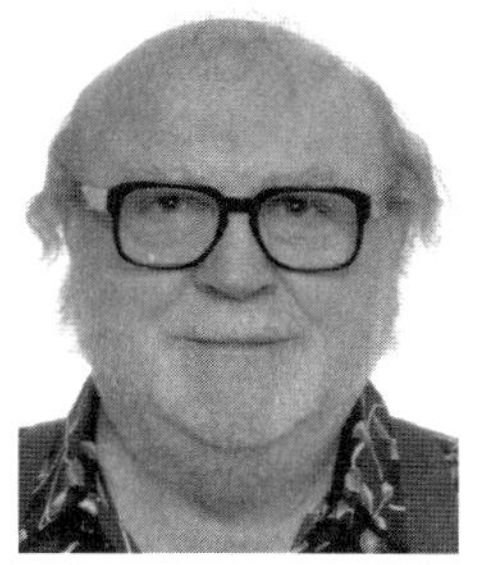

Abb. 16: Dr. Arnold Zilly

9.19. Fazit einer Pharmakologin

„Wir leben in einer Zeit, in der die Wahrheit auf dem Kopf steht: die Bösen sind die vermeintlich Lieben, die uns mit einer (Gift-)Spritze helfen wollen. Leider sind die Leute verblendet und nicht empfänglich für die Wahrheit. ... Für mich ist immer noch schwer einzuschätzen, wer ‚nur' verblendet und wer wissentlicher (boshafter) Mithelfer ist.“[74]

Kati Schepis von der Initiative *Wissenschaft steht auf*

Bei der *ALETHEIA-ONLINE-Medienkonferenz* mit internationalen Referenten am 14. November 2021 fasst die Schweizer Dipl.-Pharmazeutin Kati Schepis, die in der Pharmabranche arbeitet, die Daten zur Corona-Impfung zusammen.[75] Ihre Bilanz ist dazu geeignet, Geimpften das Blut in den Adern gerinnen zu lassen.

- Der PCR-Test ist für diagnostische Zwecke nicht geeignet.
- Die Definition eines Covid-Falles – positive Testergebnisse ohne Symptome, klinische Symptome ohne passende Testergebnisse – scheint darauf abzuzielen, weltweit so viele Covid-Fälle wie möglich zu generieren.
- Nach Schätzungen liegt die Todesrate bei Infektion mit Covid-19 mit 0,15 Prozent nicht höher als bei der Grippe.
- Die Krankenhäuser sind nie an ihre Kapazitätsgrenzen gestoßen, es wurden sogar Intensivbetten abgebaut und Kliniken geschlossen.
- Die Impfungen sind unwirksam, unsicher und unnötig und erfüllen die formalen Anforderungen auch an eine befristetet Zulassung nicht, denn die Fallzahlen von „schweren Covid-Erkrankungen“ waren in den Zulassungsstudien so klein, dass hierauf basierend seriöserweise keine Wirksamkeit proklamiert werden kann.
- Eine kürzlich publizierte Analyse, die Daten aus 68 Ländern und 2.947 Bezirken der USA untersucht, kommt zum Schluss, dass die Impfung als primäre Maßnahme zur Entschärfung der aktuellen Situation nochmals überdacht werden solle, da hohe Fallzahlen von Covid-19 mit hohen Durchimpfraten zu korrelieren scheinen. Das belegt auch diese Graphik zur Sterblichkeitsrate eindrücklich:

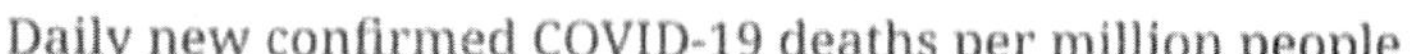

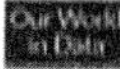

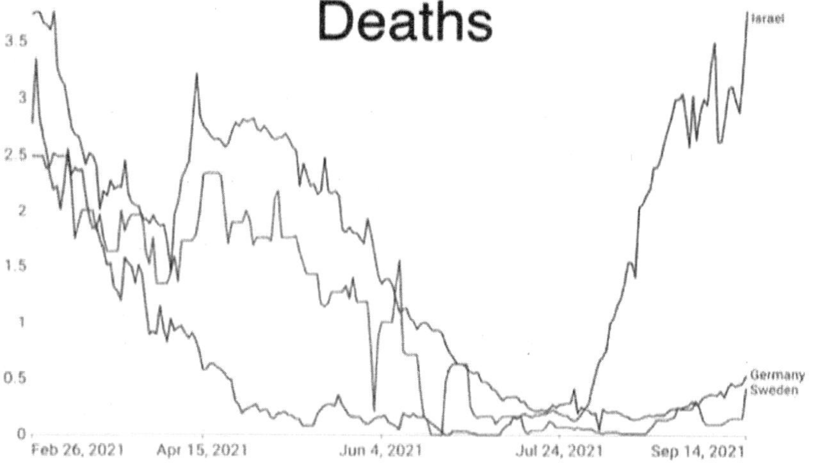

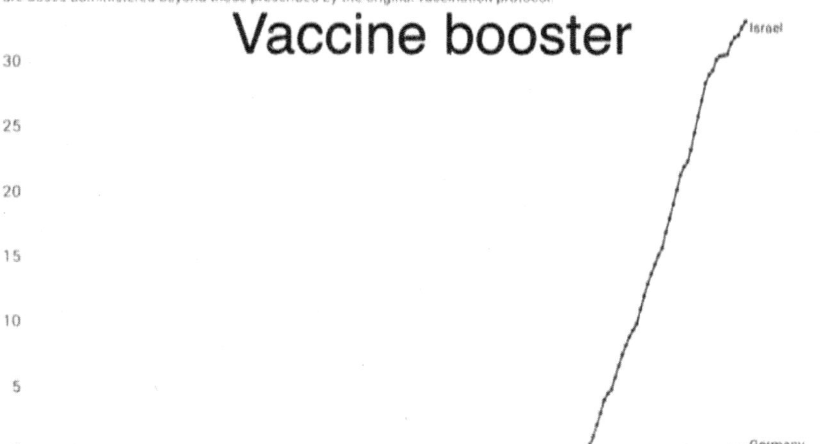

Abb. 17: Dramatischer Anstieg nach Booster-Impfungen in Israel!

Zum Nachlesen siehe hier:[76] All dies wäre eigentlich ein Grund, sämtliche Maßnahmen, die mit der „epidemischen Lage von nationaler Tragweite“ begründet sind, umgehend zu beenden, doch die „Pandemie“ ist ein lukratives Geschäft. Mit dem Covid-Impfstoff verdienen die drei größten Hersteller *Pfizer*, *BioNTech* und *Moderna* **tausend Dollar** pro … nicht Tag, nicht Minute, nein, **pro Sekunde!**[77]

Die Lizenz zum Gelddrucken hat Big Pharma in Pandemiezeiten nicht nur mit Impfstoff, sondern auch mit teuren Pillen. Zwei Medikamente sind am 11. November 2021 „notfallzugelassen“ worden, *Pfizer* bei der *FDA* die **Notfallzulassung** für *Paxlovid* beantragt, und am 19. November 2021 hat die europäische Zulassungsbehörde *EMA* dem vom Pharmariesen *Merck* entwickelten Corona-Medikament *Molnupiravir* eine **Notfallzulassung** erteilt. Einer klinischen Studie des Herstellers zufolge (Vorsicht, Manipulation!) halbiert das Medikament bei infizierten Patienten das Risiko einer Krankenhauseinlieferung und eines tödlichen Krankheitsverlaufes. (Zur Erinnerung: Covid-19 ist nicht gefährlicher als die Grippe 😮) Bei Herstellungskosten von 17,80 Dollar verlangte *Merck* im Juni das 40fache, nämlich 712 Dollar pro Therapie.[78]

Gelobt sei der Notstand, der die Aktienkurse der Konzerne in schwindelnde Höhen treibt![79]

9.20. Spiel mir das Lied von COVID – Mysteriöse Todesfälle

Wer das „Pandemie-Spiel“ nicht mitspielt, muss offenbar um sein Leben fürchten. In den Monaten seit dem Ausbruch von Corona starben vier Staatschefs unter mysteriösen Umständen. Tansanias Präsident John Magufuli starb am 17. März 2021, als „Corona-Leugner“ hatte er mehrfach Schlagzeilen gemacht. Der promovierte Chemiker hatte Proben unter anderem von einer Papaya, einem Schaf, einer Ziege und Motoröl mit menschlichen Namen versehen und in ein landeseigenes Labor eingesandt. Die Papaya und die Ziege wurden positiv getestet. *„Da ist etwas im Gange.“*, lautete Magufulis Fazit, vielleicht seien einige Mitarbeiter des Labors *„von den Imperialisten gekauft worden“*. Magufuli sprach von einer Lungenkrankheit oder Atembeschwerden, empfahl heimische Kräuter wie Beifuß, und das war gar nicht so dumm. Hildegard von Bingen und Paracelsus erwähnen die hustenlindernde Kraft von Beifuß, in China wird Beifuß – *Artemisia* – traditionell bei Lungenleiden eingesetzt, und in ihrer Arbeit über den Einjährigen Beifuß (Artemisia Annua) schrieb die chinesische Pharmakologin Youyou Tu Medizingeschichte. Für die Entdeckung, dass der aus der Pflanze isolierte Stoff Artemisinin gegen Malaria wirkt, erhielt sie 2015 den Medizin-Nobelpreis. Heute ist Artemisinin ein pflanzlicher Wirkstoff, der das Leben von Millionen von Menschen vor allem in Entwicklungsländern rettet.[47]

Tansanias Premier forderte das Gesundheitsministerium zur Vorsicht mit den im Ausland im Schnellverfahren entwickelten Impfstoffen auf und stellte infrage, wie sie so schnell hätten entwickelt werden können.

> *„Impfstoffe funktionieren nicht. Wenn der weiße Mann dazu in der Lage war, nun mit (Corona-)Impfstoffen aufzuwarten, dann würde es Impfstoffe gegen AIDS geben, Impfstoffe hätten Tuberkulose der Vergangenheit angehören lassen. Impfstoffe gegen Malaria wären gefunden worden. Impfstoffe gegen Krebs wären gefunden worden.“*

Er erklärte die Pandemie für beendet, Tansania gab seit Mai 2020 keine Infektionszahlen mehr bekannt. Während die Welt im Lockdown hockte, öffnete Magufuli sein Land wieder für den Tourismus. Anfang März brodelte schließlich die Gerüchteküche, nachdem der Staatschef zwei Wochen nicht mehr in der Öffentlichkeit gesehen worden war. Angeblich wurde er in Nairobi in einem Krankenhaus wegen einer Corona-Infektion behandelt und hing an einem Beatmungsgerät. Am 17. März schließlich starb Magufuli an „Herzversagen", so die offizielle Erklärung.[48] Ein Insider, der in Tansania lebt, berichtete in einem *Youtube*-Video, das ganze Land trauere um seinen geliebten Präsidenten. [49] In den westlichen Medien wurde Magufuli als Populist und Diktator dargestellt, als autokratischer Herrscher, der die Menschenrechte zunehmend mit Füßen getreten habe – und als unverbesserlicher Corona-Leugner. *„Ich schaudere, wenn ich daran denke, wie viele Tansanier gestorben sind/sterben werden als direktes Resultat seiner Haltung zu Covid-19."*, wird eine Twitter-Nutzerin zitiert.

Ganz anders lesen sich die Kommentare zu dem ungefilterten Insiderbericht über den mysteriösen Tod des Präsidenten:

> *„So ein aufrechter Mann kann die Kabale überhaupt nicht vertragen ...so etwas muss bei denen weggeschafft werden... er ist verstorben worden..."* oder *„Das war KEIN natürlicher Tod... Er war noch zu jung und zu GUT...Satanisten sind unterwegs..."* oder *„alle Gegner der NWO werden nach und nach aus dem Weg geräumt."*

Wieder mal wilde Verschwörungstheorien? Dann frage ich mich, warum es weitere mysteriöse Todesfälle afrikanischer Staatschefs gibt: Der burundische Präsident Nzunziza, ebenfalls bekennender Gegner der Corona-Maßnahmen, starb mit nur 55 Jahren „plötzlich" am 18.6.2020, kurz nachdem er die WHO aus seinem Land geworfen hatte. Offizielle Todesursache: „Herzinfarkt". Der „C"-kritische Ambrose Dlamini, Premier von Swasiland, starb am 13.12.2020. In der offiziellen Erklärung wurde die Todesursache nicht genannt.[50] Im November war Dlamini positiv auf Corona getestet worden, er hatte sich zur Behandlung nach Südafrika in eine Klinik begeben. Noch zwei Tage vor seinem Ableben hatte die Gesundheitsministerin in einer Pressemitteilung erklärt, dass seine Genesung weiterhin gut verlaufe. Seltsam!

Der Elfenbeinküsten-Premier Hamed Bakayoko starb am 10.3.2021 in einer Freiburger Klinik an einem Krebsleiden. Es ist der einzige der mysteriösen Präsidenten-Todesfälle in Zeiten der Pandemie, bei dem die offizielle Erklärung zur Todesursache plausibel erscheint. Noch während der Präsident der Elfenbeinküste in Deutschland in der Klinik lag, liefen die Impfstofflieferungen an sein Land an.[51] Am 7. Juli wurde Jovenel Moïse, der Präsident von Haiti, ermordet. Er hatte die WHO daran gehindert, die Covid-19-Impfung in sein Land zu bringen. Nach Angaben von Haitis Nationalpolizei war der Auftraggeber des Mordes ein haitianischer Arzt, der in Florida lebt. Zwei Tage nach dem Mord kündigte Bidens Pressesprecher an, dass die „Impfstoffe" binnen einer Woche in Haiti eintreffen würden.[52]

Am 27. Juli 2021 berichtete die italienische Zeitung *repubblica*, dass Dr. Giuseppe Donno erhängt aufgefunden worden war, die Medien schlossen auf Selbstmord. Der 54-jährige Donno war zwar kein Impfgegner, gehörte aber zu den schärfsten Kritikern des Staatsvirologen Robert Burioni. Er hatte schwere Covid-Fälle durch Infusionen mit dem Blutplasma genesener Covid-19-Patienten geheilt und der Regierung vorgeworfen, sie habe Informationen über wirksame Therapien gezielt unterschlagen und sei verantwortlich für den Tod tausender Menschen, u.a., weil sie zu schnell künstlich beatmet worden seien. Daraufhin hatte er mehrfach „Besuch" von der Polizei bekommen.[53]

9.21. Obduktionsverbot bei Corona (Jan van Helsing)

Ende 2020 unterhielt ich mich mit einer österreichischen Physiotherapeutin, die unter ihren Patienten auch eine Ärztin hat, die in der Pathologie einer österreichischen Stadt arbeitet. Interessant, was sie von ihr erfuhr…

Frau Zoschel, Sie sind als Physiotherapeutin in einer der größten österreichischen Städte tätig. In Ihrer langen Tätigkeit hat sich neben den normalen Patienten auch ein recht elitärer Patientenkreis aufgrund von Empfehlungen gebildet, darunter Militärs, Richter, Ärzte sowie Milliardäre und Adelige. Ist Ihnen seit Corona etwas an Ihren Patienten aufgefallen, haben diese sich verändert – vor allem nach der Impfung?

Ja, ich kenne ja einige meiner Patienten nun schon über Jahrzehnte und da fällt es natürlich auf, wenn z.B. plötzlich jemand bei der Behandlung der Füße Probleme hat, diese ruhig zu halten. Dieser spezielle Patient lag bei allen bisherigen Behandlungen immer sehr entspannt und ruhig auf der Behandlungsliege, doch seit der Biontech-Impfung ist er nicht mehr fähig, die Füße ruhig zu halten, sie fangen an zu zittern und es ist mir fast nicht möglich, die Behandlung fortzusetzen. Auch ist sehr auffallend, dass er sich permanent ins Gesicht fasst, fast so, als ob er es nicht mehr spüren würde, und bei einer der ersten Behandlungen nach der Impfung musste ich die Behandlung abbrechen, weil er massive Kreislauf- und Blutdruckprobleme hatte.

Sie hatten mir ja von Ihrer Freundin erzählt, eine Friseurin, dass dieser bei einigen ihrer Kundinnen aufgefallen war, dass diese nach der Impfung plötzlich einen Tremor aufwiesen, also mit den Händen zitterten.

Das ist richtig. Eine meiner Patientinnen hat zudem seit der Corona-Impfung ein sehr schiefes Lächeln, ein Symptom, das man ja allgemein schon als sogenannten „Impfschaden“ kennt.

Der US-Autor Forrest Maready hat ja mehrere Bücher (»Crooked«) und vor allem zahlreiche Videos veröffentlicht, in denen er an prominenten Menschen die Folgen von Impfungen im Säuglingsalter zeigt – asymmetrische Gesichter oder das typische schiefe Lächeln. Auch bei Asperger und Autismus sieht er einen Zusammenhang mit Impfungen.

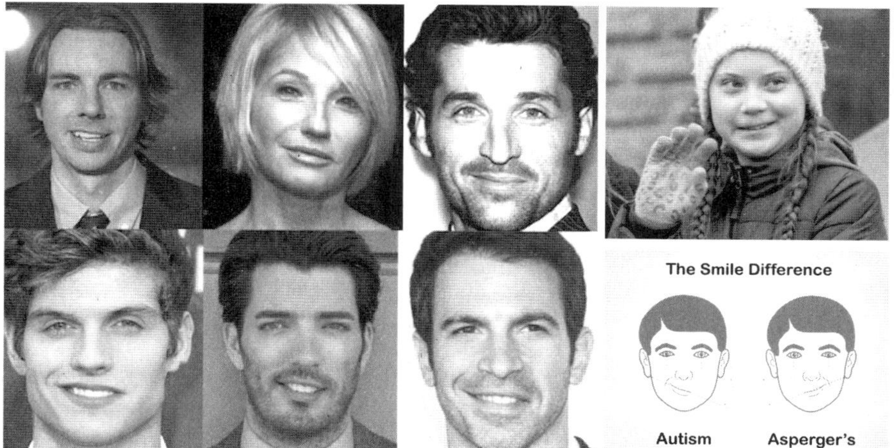

Abb. 18, 19 und 20: Immer mehr Menschen weisen asymmetrische Gesichtszüge auf. Vor allem beim Lächeln zeigt sich dies. Rechts und im Bild darunter: Die mit Asperger verbundenen Gesichtsprobleme sind nicht nur ein Grinsen, sondern eine echte Schwäche infolge des Impfens.

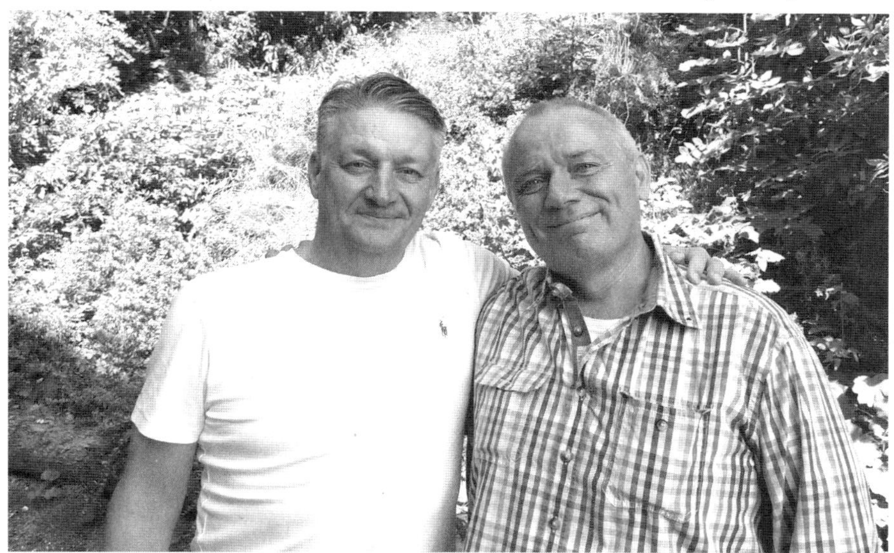

Abb. 21: Jan van Helsing und Dr. Tamás Szikra. Dr. Szikra arbeitet seit vielen Jahren erfolgreich mit seinen alchemistischen Tinkturen und Pulvern. Das sog. „Red Lion" hat er von einem 300-Jährigen aus Kalifornien erhalten. Jan van Helsing und viele andere Menschen nehmen es seit Jahren. Selbstverständlich hat die Schulwissenschaft nur Spott für solche Behauptungen übrig. Nur wer es einmal eingenommen hat, kann mitreden. Dr. Szikras Patientenberichte sprechen für sich.

Eine andere Dame hat mich gefragt, ob ich ihr erklären könne, weshalb sie plötzlich immer nur am rechten Arm Hämatome bekomme. Auf Nachfrage habe ich erfahren, dass das ihr „Impfarm" gewesen ist. Solche Hämatome kenne ich eigentlich nur von Patienten mit Blutverdünnungsmedikamenten, welche sie aber nicht einnimmt.
Ein besonders tragischer Fall ist der eines Patienten, der nach der Impfung an einem massiven Schlaganfall starb. Ich kenne ihn und seine Frau schon seit 15 Jahren und beide haben sich Anfang des Jahres 2021 impfen lassen. Dann, nach drei Monaten, erhielt ich die traurige Nachricht, dass er an einem schweren Schlaganfall verstorben sei. Dieser war so massiv, dass er beide Gehirnhälften betraf und der Patient trotz mehrstündiger Operation nicht mehr zu retten war. Er stand mitten im Berufsleben, und er und seine Frau waren sehr sportlich und gesund. Nichts deutete darauf hin, dass so etwas passieren könnte. Das macht schon stutzig.

Ja, solche Fälle sind mir inzwischen zahlreiche aus meinem Bekanntenkreis bekannt – Gesichtslähmungen, Schlaganfälle, Thrombosen usw. Ich hatte ja 2015 einen ungarischen Arzt kennengelernt, der mehrere alchemistische Präparate herstellt und an Interessierte weitergibt – u.a. den sog. „Roten Löwen", auch bekannt als das „Aqua Vitae", das Lebenswasser, welches den Alterungsprozess verlangsamen oder sogar stoppen soll (www.red-lion.hu). Obwohl er als Arzt in Ungarn anerkannt ist, wird er bei uns als Scharlatan verschrien – ich übrigens auch, weil ich seine Präparate bekannt gemacht habe. Er hat zuvor nur wohlhabende Kunden damit beliefert und Leute aus Logenzirkeln. Dr. Szikra traf ich im Herbst 2021 wieder, wobei er mir brandaktuell vom Klinikum in Budapest berichtete, und dass sie dort überhaupt keine Thrombose-Patienten mehr aufnehmen können, weil sie komplett damit belegt sind – alles Patienten, die nach der zweiten Corona-Impfung daran erkrankten.

Das kann ich bestätigen. Ich weiß von einer Ärztin aus unserem Krankenhaus, die auch Patientin bei mir ist, dass sie nicht mehr wissen, wo sie all die Thrombose- und Blutgerinnsel-Patienten hinstecken sollen. Das sind alles doppelt Geimpfte! Und sie dürfen nichts in der Öffentlichkeit darüber sagen. Das ist der Vorteil meines Berufes, dass viele Menschen sich mir anvertrauen, wenn wir alleine in der Behandlung sind. Sie müssen sich das von der Seele reden – all die Lügen.

Da habe ich auch noch eine Episode parat: Als ich Dr. Szikra am 26. September 2021 zusammen mit Jason Mason in Kärnten traf, hatte ich zudem Whistleblower Hannes Berger mit dabei. Dieser erzählte mir von einem ungeimpften Freund, der im Vorfeld einer Operation in einer pfälzischen Klinik von einem Assistenzarzt darauf hingewiesen worden war, sich „um Himmels Willen" nicht impfen zu lassen, denn die Klinik sei komplett mit Patienten belegt, die Thrombosen und Blutgerinnsel hätten – und zwar in Folge der Corona-Impfungen.

Ja, das sind Berichte aus erster Hand, unzensiert. Eines Tages hatte ich auch ein interessantes Gespräch mit einer Pathologin, die mir erzählte, dass sie am Anfang der Pandemie 2020 schon sehr neugierig darauf war, einen an Corona Verstorbenen zu obduzieren, um festzustellen, was das Virus mit dem menschlichen Körper macht, was ja auch bei Virenerkrankungen die normale Vorgehensweise ist. Sehr überrascht und fast wütend war sie, als ihr Chef ihr mitteilte, dass das Obduzieren nicht erlaubt sei. Das ging sogar soweit, dass die Familie eines „an Corona verstorbenen" darauf bestand, dass dieser obduziert werde, weil sie den Großvater noch am Vortag des Sterbetages besucht hatten und dieser zu diesem Zeitpunkt gesund, also NICHT an Corona erkrankt war. Für sie war es einfach unverständlich, dass im Bericht die Todesursache „Corona" stand. Nun, die Order von ganz oben lautete: „Obduktion bei Strafe verboten!" Diese arme Familie wird nie erfahren, woran ihr Großvater wirklich starb. Das ist schon starker Tobak.
Ich könnte noch unzählige solcher Fallbeispiele nennen, denn ich habe Patienten, die seit der Corona-Impfung depressiv wirken, unerklärliche Schmerzen haben... Darunter ist auch eine Patientin, die eine derart starke Wesensveränderung in den zwei Monaten nach der Impfung durchmachte, dass ich sie fast nicht mehr wiedererkannte, als sie vor meiner Tür stand. Ich würde sie schon fast als psychotisch bezeichnen. Bisher war sie immer sehr resilient, also sehr gefestigt und positiv ge-

stimmt gewesen trotz der ganzen Coronamaßnahmen. Das ist total gekippt, Gott sei dank hat dies auch ihr Umfeld bemerkt...
Dann habe ich Patienten, die unmittelbar nach der Impfung Tumore bekommen haben, oder einen Husten, den sie nicht mehr loswerden; andere haben Erblindungserscheinungen, manche nur vorübergehend, andere bleibend. Einfach gruselig.

Es ist nicht nur gruselig, es ist kriminell...

Die interessanteste Geschichte ist jedoch die einer lieben Patientin, die aus Rumänien stammt und in Österreich lebt und arbeitet. Sie hatte nach ihrem letzten Besuch bei ihrer Familie Folgendes zu berichten: Der Vater ihrer besten Freundin und zugleich Nachbarin – sie sind zusammen aufgewachsen – ist ein Hochgradfreimaurer und ein mächtiger und bekannter Mann in ihrer Stadt. Im Gespräch bei Tee und Kuchen ergab sich natürlich auch das Thema „Corona". Auf ihre Frage hin, was das alles soll, bekam sie die Antwort, dass das Pläne sind, die schon seit den 1960er-Jahren in den Schubladen liegen und nun endlich umgesetzt werden. Am Ende ihres Aufenthaltes kam noch eine Familienangehörige von ihr zu Besuch, die auf der Intensivstation des Krankenhauses ihrer doch sehr großen Stadt arbeitet. Auf die Frage ihrer Mutter, wie schlimm es denn wirklich wäre, antwortete die Krankenschwester: „Mach Dir keine Sorgen, die Zahlen stimmen nicht." Und so etwas habe ich nicht nur von meiner rumänischen Patientin gehört. Da fehlen einem die Worte.

Vielen Dank für Ihre Offenheit, Frau Zoschel!

9.22. Dr. Rainer Fuellmichs Fazit

Ich beende das Kapitel, bevor es zur unendlichen Geschichte wird. Stündlich kommen neue Meldungen, die nur einen Schluss zulassen: Die Impfung schützt nicht, sie schadet nur. Wir überspringen einige Wochen Pandemie-Theater: Impf-, Masken-, Test-, 2- oder 3-G-Terror, Ungeimpfte, die an den Pranger gestellt werden, massive Covid-Ausbrüche bei Geimpften wie etwa in der irischen Stadt Waterford mit 99,7 % Impfquote oder in einem niederländischen Pflegeheim, wo fast alle Bewohner die dritte „Covid-Spritze" bekommen haben. Wir schauen auf den 29.10.2021, einen denkwürdigen Tag. Der Covid-19-Impfstoff von *Pfizer* und *BioNTech* erhält die FDA-Zulassung für Kinder im Alter von 5 bis 11 Jahren, die *Centers for Disease Control and Prevention* (CDC) werden in Kürze ebenfalls ihre Zustimmung geben. In Deutschland sollen Kinder ab Mitte November 2021 den Impfstoff erhalten. Eine schreckliche Nachricht kurz vor Halloween, der Nacht, in der sich nach altem Glauben der Schleier zwischen Diesseits und Jenseits lichtet, in der die Seelen der Toten auf Erden wandeln. Eine schreckliche Nachricht in einer Zeit, in der Videos von Babys mit schweren Missbildungen durch das Netz geistern – geboren von Frauen, die sich die Genspritze geben ließen. Aufnahmen, die auf erschütternde Weise vor Augen führen, was geschieht, wenn der Mensch dem Schöpfer ins Handwerk pfuscht. Die Pandemie, die angeblich weltweit wütet wie einst die Spanische Grippe, ist eine Nebelkerze. Das Fazit von Dr. Rainer Fuellmich, Anwalt für Medizinrecht, der im Corona-Ausschuss die Ungereimtheiten der Pandemie aufdeckt:

> *„Corona ist ein Witz, ein völlig gehyptes und mit falschen Tatsachenbehauptungen in die Welt gesetztes Konstrukt, das dazu dient, die Menschen davon abzulenken, was wirklich passiert … Wir wissen viel zu wenig über die Wirksamkeit (der Impfung). Die eine Seite behauptet, 97 Prozent Wirksamkeit, das dürfte vollkommen neben der Spur sein. Der hochangesehene Medizinprofessor Dr. Peter Doshi sagt bestenfalls 19 Prozent, andere sagen 1 Prozent. Aber viel schlimmer sind ja die Nebenwirkungen … und darüber weiß man nichts, weil nämlich keine Studien durchgeführt wurden. Die werden jetzt bei der Impfung an den Gutgläubigen durchgeführt, und das muss man den Menschen sagen! … Das ist mindestens be-*

dingter Vorsatz. Und wenn ich mir das gesamte Programm anschaue, das ja öffentlich nachlesbar ist, siehe Bevölkerungsreduktion, dann ist es nicht nur bedingter Vorsatz. Es ist genau der Vorsatz, der in den USA und anderen angloamerikanischen Ländern dann zu Strafschadensersatz führt und auch führen wird. Denn das wird ja irgendwann vorbei sein, und zwar nicht so, wie die sich das vorstellen, sondern wie wir uns das vorstellen. ***Das wird ein Great Reset – aber anders, als die es für möglich halten.***"[44]

„Einer wird den Ball aus der Hand der furchtbar Spielenden nehmen."
Nelly Sachs, deutsch-schwedische Schriftstellerin (1891-1970)

Nicht geimpft? Kein Problem...

Die Standhaften vernetzen sich: Es gibt Gastronomen und Ferienveranstalter, bei denen die Geimpften draußen bleiben müssen. Im Netz existieren mittlerweile einige Portale, und es werden sicher noch mehr.

Jobbörse für Ungeimpfte: **www.impffrei.work**

Animap, das diskriminierungsfreie Branchenportal: **www.animap.info**

Unternehmer mit Herz: **www.unternehmer-mit-herz.com**

Singlebörse für Ungeimpfte: **www.impffrei.love**

ImpfFREI reisen – bewusst reisen: Auf *telegram*: t.me/ungeimpftreisen
Ein Kanal von **www.bewusst-reisen.com**

10. Das Kartell (Teil 2) – Mysteriöse Vorfälle um Royal Rife, den Erfinder der Frequenztherapie

„Der Räuber fordert: ‚Geld oder Leben!' Die Schulmedizin verlangt: ‚Geld und Leben'!"[1]

Die Geschichte klingt wie ein Krimi: Ein Wissenschaftler entwickelt eine hoch wirksame Krebstherapie, mächtige Lobbyisten legen ihm das Handwerk und lassen all seine Forschungsergebnisse aus den wissenschaftlichen Archiven verschwinden. So geschehen in den 1930er-Jahren in den USA.

Royal Raymond Rife, geboren 1888, begann 1920, den Krebs zu erforschen. Mit Spektroskop-Mikroskopen (bis zu 30.000fache optische Vergrößerung) identifizierte Rife die energetische Signatur, die Frequenz, die jeder Krankheit eigen ist. Und er entdeckte, dass man mit Frequenzen heilen kann. In den 1950er-Jahren entwickelte er mit seinem Techniker John Crane eine neue Art von Frequenztherapiegerät, das mit am Körper angebrachten Elektroden Resonanzwellen in den Körper sandte. Die Therapie war hoch effektiv und funktionierte auch bei Krebs, das zeigte 1934 ein wissenschaftliches Experiment. Ein Forschungskomitee der *Universität von Südkalifornien* ließ 16 Krebspatienten im Endstadium zu Rifes Klinik in San Diego bringen. Im Team waren sieben Doktoren und Pathologen, die die Patienten nach dreimonatiger Behandlung untersuchten. Sie kamen zu dem Schluss, dass 14 Patienten vollständig genesen seien. Bei den anderen beiden wurde die Behandlung in den kommenden vier Wochen leicht modifiziert, auch sie genasen.

Rückblende: Drei Jahre zuvor waren 44 Mediziner bei einem Bankett zusammengekommen, das zu Ehren von Royal Rife abgehalten worden war. Das Motto der Veranstaltung lautete „Das Ende aller Krankheiten". Der Gastgeber: Dr. Milbank Johnson, Professor für Physiologie und klinische Medizin an der *Universität von Südkalifornien*. In seiner Krebsklinik wendete er seit 10 Jahren erfolgreich Rifes Frequenz-Therapie an. Das Pharma-Kartell war beunruhigt – eine günstige und wirksame Krebstherapie, das hätte Milliardenverluste bedeutet. Und nun auch noch das Experiment mit 16 todgeweihten Krebspatienten, die Rife mit seiner Frequenztherapie geheilt hatte, man sah offenbar dringenden Handlungsbedarf.

Morris Fishbein, Präsident der *American Medical Association* und Lobbyist der Pharmaindustrie, versuchte, Rifes Entdeckung aufzukaufen, doch der lehnte ab. Dann kam es zu einer Reihe tragischer Ereignisse. Am Vorabend einer Pressekonferenz zu den Ergebnissen der 1934er-Studie wurde Dr. Milbank Johnson vergiftet, seine Dokumente gingen „verloren". In Rifes Labor wurde ein Feuer gelegt, ebenso im Labor, das seine Therapieerfolge dokumentiert und bestätigt hatte. Ein Arzt, der Auszüge aus Rifes Arbeit dupliziert hatte, starb ebenfalls bei einem Brand, sämtliche Unterlagen gingen in Flammen auf. Ärzten, die nach Rifes Methode behandelten, wurde die Aberkennung der Approbation angedroht. Das Labor, das Rifes Geräte herstellte, wurde ohne Hausdurchsuchungsbefehl durchsucht, Dokumente beschlagnahmt oder vernichtet. Rife wurde unter fadenscheinigen Anschuldigungen der Prozess gemacht, Beweise wurden in der Verhandlung nicht zugelassen. Rife wurde auf Kaution freigelassen und floh nach Mexiko, um einer Gefängnisstrafe zu entgehen, erst 1964 kehrte er in die USA zurück. Sein Mitarbeiter Crane wurde zu zehn Jahren Haft verurteilt, aber bereits nach drei Jahren freigelassen. 1971 starb Royal Rife an einer Überdosis Valium und Alkohol.[2]

Und was ist die Moral von der Geschicht'? Das „Ende aller Krankheiten" ist nicht in Sicht, weil nicht erwünscht: **Krebs darf nicht heilbar sein.** Wer gegen die goldene Regel der Pharmaindustrie verstößt, bekommt es mit mächtigen Lobbyisten zu tun und muss um sein Leben und sein Lebenswerk fürchten. Der Medizinjournalist Barry Lyne hat 1987 unter dem Titel »The Cancer Cure that worked« ein Buch geschrieben über diese unglaublichen Ereignisse.[3] Seitdem erlebt die Frequenz-Therapie nach Rife in Insiderkreisen eine Renaissance, Infos über Frequenzen und Therapiegeräte finden Sie unter: www.spooky2.de

Blutelektrifizierung nach Dr. Robert C. Beck

Auch das hätte ein Durchbruch in der AIDS- und Krebstherapie sein können: Bei einem Symposium informierten die Forscher Dr. William Lyman und Steven Kaali am 14. März 1991 darüber, dass ein schwacher elektrischer Fluss durch eine Petri-Schale, die AIDS-Viren und weiße Blutkörper enthält, die Infektionsfähigkeit der AIDS-Viren um 95 Prozent reduziert. Die beiden entwickelten ein Gerät, und binnen neun Monaten wurde das

Patent gewährt, die Anwendung allerdings war sehr aufwendig und sehr teuer. Zwei winzige Elektroden wurden in eine Arm- oder Beinarterie implantiert, jeden Monat mussten die Elektroden neu eingesetzt werden, und nach 6 bis 7 Monaten hatte sich der Zustand der AIDS-Patienten entscheidend verbessert. Aus diesem Patent entwickelte Dr. Robert C. Beck die „Blutelektrifizierung nach Dr. Beck", bei der die Elektroden nicht mehr implantiert werden müssen, sondern auf der Haut platziert werden, direkt hinter dem Handgelenk über den Arterien, die sich nahe unter der Hautoberfläche befinden. Der Blutzapper wurde von der amerikanischen Gesundheitsbehörde FDA nicht genehmigt, vermutlich, weil den Damen und Herren eine gut praktikable und erschwingliche Therapie für AIDS und Krebs ein Dorn im Auge war. Beck verließ die USA für zwei Jahre und machte weitere Tests. Dabei beobachtete er, dass einige seiner Probanden sich nach virusfreien Monaten wieder infizierten und entdeckte, dass einige Viren in der Lymphe blieben und so zurück in den Blutkreislauf gelangten. Deswegen entwickelte Beck ein weiteres Gerät, das diesen Vorgang verhinderte, er nannte es „Magnetpulser". Beck hielt seine Therapie für eine der wichtigsten Entdeckungen der letzten 100 Jahre, was die Bekämpfung von Krankheiten angeht: Bakterien, Viren und Pilze werden inaktiviert. Er selbst hatte sich mit dieser Methode von starkem Übergewicht, Heißhungerattacken (ausgelöst durch die Parasiten in seinem Körper) und Bluthochdruck befreit. Die einzelnen Bausteine der Beck'schen Therapie:

1. Mit sanfter Elektrizität von 50 bis 100 Mikroampere wird der „Feind im Blut" bei einer verträglichen Frequenz von 3,92 Hz (= halbe Schumann-Frequenz, Schwingung der Erde) unschädlich gemacht.
2. Durch Einnahme von kolloidalem Silber wird eine Sekundärinfektion verhindert.
3. Mit starken Magnetpulsen werden Erreger aus dem Lymphsystem zurück in die Blutbahn erzwungen, wo das Immunsystem sie eliminieren kann.
4. Zusätzlich wird Ozonwasser getrunken.

Im Video »Der verschwiegene Durchbruch in der Medizin« sagt Dr. Beck: „*Viele wurden durch die Anwendung des Blutzappers zum ersten Mal in ihrem Leben richtig gesund.*"[4]

Wenn Sie die Methode ausprobieren möchten, gehen Sie langsam vor, damit Ihr Immunsystem nicht überlastet und Ihr Körper nicht von der Entgiftung überfordert wird. In den ersten zwei Wochen 30 Minuten täglich, dann langsam steigern auf bis zu einer Stunde täglich. Auf dem *Diamond-Shield-Gerät* der Firma *neowake*, einem Frequenztherapiegerät für den Heimgebrauch, ist das Dr. Beck-Programm installiert.[5]

10.1. Heilende Frequenzen – die Renaissance

Auch Marvin Alberg ist tief eingestiegen in die Welt der Frequenzen. Sein Start ins Leben war schwierig, doch eines Tages verließ er die Opferrolle, programmierte mit sogenannten Subliminals sein Gehirn um und kehrte von der Dunkelheit zurück ins Licht. Subliminals sind Sounds mit Frequenzen zwischen 8 und 12 Hertz, für das menschliche Ohr nicht wahrnehmbar und dennoch wirksam. Sie werden eingebettet in Entspannungsmusik und können, regelmäßig angewendet, **Denk- und Verhaltensmuster im Unterbewusstsein Schritt für Schritt umprogrammieren.**

„Die Frequenzen waren für mich schon relativ früh das Mittel der Wahl, um meine grenzwissenschaftlichen Theorien praktisch erfahrbar zu machen. So insbesondere außergewöhnliche Bewusstseinszustände wie z.B. luzides Träumen oder Astralreisen. Etwas, das schon Robert Monroe vor knapp 100 Jahren in seinem ‚Robert Monroe Institute' mit Frequenzen schaffte. Mit der Zeit wurde mir dann der therapeutische Wert immer bewusster und wir entwickelten auch Frequenzen zur Bearbeitung von Emotionen. Natürlich spielt aber auch das Zellbewusstsein eine tragende Rolle und wir entwickelten die Biofrequenzen. Für mich persönlich war diese Arbeit immer eine Momentaufnahme meiner aktuellen Lebenssituation, die ich versucht habe, konstruktiv innerhalb des Projekts neowake mit der Welt zu teilen. Mich selbst trieb der Hunger nach Erkenntnis und der Schmerz der Vergangenheit in die Arbeit mit den Frequenzen."

Marvin Alberg ist 25 Jahre alt und erfolgreicher Gründer und CEO von *neowake*. Ein Großteil der *neowake*-Biofrequenzen basiert auf den Erkenntnissen von Royal Rife und Hulda Clark. Während es den Pionieren der Frequenztherapie vor allem darum ging, Keime zu reduzieren, gibt es bei *neowake* inzwischen viele unterschiedliche Programme, auch solche, die die Eigenfrequenzen des Körpers stärken – Selbstregulation durch Resonanz. Und während früher die „elektrische Medizin" nur mit komplizierten Apparaturen und Technologien möglich war, ist die Frequenztherapie im Zeitalter digitaler Technik leicht anzuwenden. Das birgt allerdings auch das Risiko des Missbrauchs. Unterschwellig eingebaut in Wahlwerbespots oder Kaufhausmusik, manipulieren Subliminals den Wähler oder Verbraucher.

Das wirft die Frage auf, ob bei der aktuellen Pandemie-Hysterie neben 5G weitere Frequenzen zur Massen-Hypnose von mehr als der Hälfte der Menschheit beitragen. Doch der Tag ist nah, an dem die Menschheit erwachen wird, glaubt Marvin.

„Die Matrix zerfällt!", sagt er. *„Die Matrix ist im Grunde die Summe der morphogenetisch verankerten Bewusstseinsfelder, die formbildend auf Materie und Geist wirken. Innerhalb dieser archetypischen Strukturen befinden wir uns als Individuen und stehen der großen Aufgabe gegenüber, die Matrix in all ihren Gestalten zu entlarven. Auf meinem persönlichen Lebensweg erschienen mir bereits früh zahlreiche, der Norm angepasste Konzepte als trügerisch. So beispielsweise die unproduktive Arbeitsweise von 9-to-5 oder die autoritäre Erziehung, die natürliche Bedürfnisse dem Zwang zum Gehorsam opfert. Es koexistiert die Gesundheitsmatrix. Die Medienmatrix. Die Beziehungsmatrix. Die Finanzmatrix. In welcher wurdest Du gefangen gehalten?*
So begann meine Bewusstwerdung mit dem Hinterfragen dieser Verhältnisse und führte zunächst zu einigen schmerzhaften Erfahrungen, die jedoch gleichwohl den Grundstein für die unerbittliche Arbeit am Bewusstsein legten. Diesen ‚Wake Up Call' sehe ich aktuell im Kollektiv täglich. Menschen werden zum Hinterfragen gezwungen. Die unbequeme Realität, die verzerrte Matrix, ist nicht mehr attraktiv genug, um sich ihr zu beugen und jegliche natürlichen Triebe weiterhin abzuschalten. Die Menschen überwinden ihre kognitive Dissonanz und versperren sich nicht mehr den Informationen. Sie erlangen dadurch die Fähigkeit, sich selbst auf neue Weise kennenzulernen. Stufe 1 ist damit abgeschlossen. Doch Informationen reichen nicht aus. Die tieferliegenden Prägungen, teils frühkindlich, sind die wirkliche Quelle der Veränderung, die wahre Essenz der Persönlichkeitsentwicklung. Wir sind in einem Zeitalter der Information und Emotion angekommen. Einer schnelllebigen Welt, geprägt von der Geschwindigkeit Merkurs – einem waschechten Wassermannzeitalter, in dem sich Oben und Unten vertauschen. Als Kind dieser neuen Zeit habe ich es hautnah miterlebt, wie sich digitale Strukturen entwickelt haben, derer wir uns jetzt bedienen dürfen und die zeitgleich von übergeordneten Eliten gesteuert werden, um uns zu ‚bedienen'. Wer dient wem? Die altbackende Gesprächstherapie weicht der energetischen Psychologie. Die Hochfrequenzmedizin

erfährt ein Comeback nach Jahrhunderten der Unterdrückung. Das Finanzsystem 2.0 mit den Krypto-Währungen wurde dezentral geschaffen. Das Erwachen der Menschheit erwartet uns, und wir stehen einem goldenen Zeitalter bevor, welches gerade vorbereitet wird. Doch diese Transformation, dieser Superzyklus, der vor 90 Jahren begann, endet nicht mit einem sanften Übergang, sondern mit einem letzten Aufbäumen der dunklen Strukturen im kollektiven Unbewussten.

Geben wir uns der existenziellen Angst hin? Werden hysterisch oder depressiv? Unterliegen wir der Massen-Neurose, die durch Politik und Medien geschürt wird? Oder erkennen wir, dass die Matrix, die realer denn je erscheint, nur eine Illusion ist? Dass jedem geholfen ist, wenn wir uns selbst helfen? ***Die Matrix löst sich auf und mit ihr Jahrhunderte der Unterdrückung.***"[6]

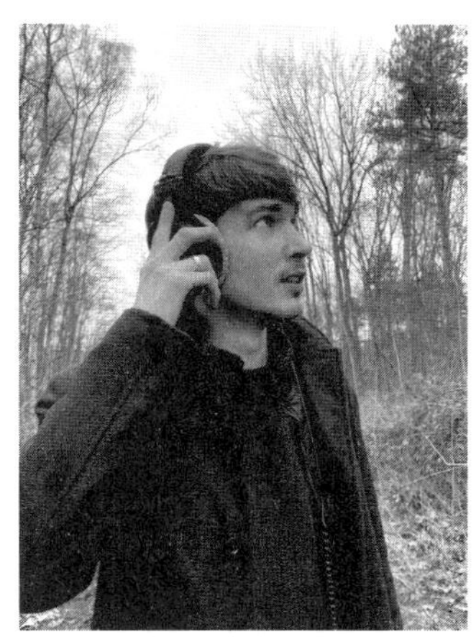

Abb. 22: Marvin Alberg

10.2. Das Kartell (Teil 3) – ein Medizinprofessor entdeckt im Selbstversuch eine Therapie gegen Multiple Sklerose und wird kaltgestellt

7. Oktober 1987. In der Ärztezeitung entdeckt Niels Franke, Anästhesist und Professor am *Klinikum Großhadern* der *Münchner Universität*, einen Hinweis auf ein japanisches Präparat, das im Tierversuch eine Umstimmung des Immunsystems bewirkt hatte. Bei einem Hund kam es nach einer Nierentransplantation nicht zu Abstoßungsreaktionen. Franke sieht Parallelen zwischen Abstoßungsreaktionen nach Transplantationen und MS. Zwei Jahre später testet er, 42 Jahre alt, seit einigen Jahren schwer an Multipler Sklerose erkrankt, kraftlos, abgemagert und nicht mehr in der Lage, seinen Beruf vollständig auszuüben und dem Suizid nah, die Substanz an sich selbst. Fünf Tage lässt er sich an seiner eigenen Universität unter medizinischer Überwachung für jeweils drei Stunden Deoxyspergualin (DSG) in die eigenen Adern laufen, erhöht bei einem weiteren Versuch zuhause die Dosis. Lähmungserscheinungen, das pelzige Gefühl der Haut, Depressionen, Schlafstörungen – bei all diesen Symptomen verspürt er Linderung. Eine Kernspintomographie zeigt deutlich weniger Sklerosen, durch Entzündungsprozesse verursachte Narben im Gehirn. Franke schreibt ein Buch über seine Erfahrungen(»Hoffnung für Millionen: Geheilt im Selbstversuch«)[1], ich habe es gelesen. Es ist der Bericht eines verzweifelten Menschen, der durch die heimtückische Erkrankung sein Leben verliert: als Ehemann, Familienvater, Arzt und Wissenschaftler. Und es ist der Bericht eines Menschen, der sich mit dem Mut der Verzweiflung auf die Suche macht nach einem Heilmittel.

> *„Mein Ärger richtete sich vor allem dagegen, dass man sich weitgehend darauf beschränkt, die Krankheit zu beschreiben und die Wirkung der längst als unwirksam oder sogar schädlich erwiesenen Medikamente stets aufs Neue zu untersuchen. … Ich wollte mich nicht mit meinem Schicksal abfinden, sondern selbst eine wirksame Therapie finden… Ich nutzte alle Quellen, die in meiner Klinik zur Verfügung stehen. Dabei war mir die neurologische Literatur keine Hilfe, denn sie beschränkt sich auf das Wiederholen bekannter Tatsachen oder auf wilde Spekulationen.“*

Als Wissenschaftler und Mediziner ist Franke sich der Risiken seines Selbstversuchs bewusst.

> *„Weil ich keinen anderen Weg sah, wollte ich dieses Medikament versuchen, bis ein besseres entwickelt sein würde... Seit der zweiten Therapie mit einer größeren Menge des Immunmodulators spüre ich eine Heilungsphase, die bis heute anhält. Manche Krankheitsanzeichen bessern sich langsam, andere verschwinden ganz oder teilweise. Ich fühle mich in einer langanhaltenden Phase der ‚Rekonvaleszenz', der Erholung."*[2]

„Eine medizinische Sensation!", findet der Medizinprofessor. Hoffnung für 100.000 Menschen, die zu diesem Zeitpunkt in Deutschland unter der rätselhaften Autoimmunerkrankung leiden, bei der sich das Immunsystem gegen körpereigenes Gewebe richtet, was in schweren Fällen zu Sehstörungen bis hin zur Erblindung, Lähmungen oder Empfindungsstörungen führen kann. Die Ursachen sind unbekannt. Franke hofft auf kollegiale Unterstützung. Die Neurologen – Sie ahnen es – nehmen den Narkosearzt nicht ernst, schließlich ist er nur ein einzelner Betroffener und nicht vom Fach. Die Neurologen, die seit Jahren nach den Regeln ihrer Zunft forschen, ohne ein Ergebnis vorweisen zu können, monieren, Franke könne nicht wissenschaftlich belegen, warum ihm DSG geholfen hat. Standesdünkel oder Neid? Im Mitteilungsblatt der *Deutschen Multiple Sklerose Gesellschaft* wird Stimmung gegen Franke gemacht. Dabei zeigt die Medizingeschichte, dass viele Arzneimittel zufällig entdeckt wurden. Franke vergleicht in seinem Buch die Situation der MS-Kranken mit der der Tuberkulose-Kranken, 1945 war die Tbc noch eine tödliche Erkrankung:

> *„Auch da hatten die Patienten seit langem auf eine Therapie gewartet ... Man hatte gelernt, die Krankheit besser zu beherrschen, aber die Bedrohung bestand unverändert, sie blieb unheilbar. Plötzlich fand man ein Medikament, das Streptomycin, die Krankheit wurde heilbar ...* ***Das Heilmittel war ein Zufallsprodukt, es war nicht von Fachleuten für Tuberkulose gezielt entwickelt worden.****"*[3]

Franke schreibt an Bundestags- und Landtagsabgeordnete und Journalisten, in der Hoffnung, das Mittel, das in Deutschland nicht zugelassen ist und das er über eine Apotheke importiert hatte, werde bald offiziell zugänglich sein für MS-Patienten. 1992 starten die *Marburger Behringwerke* einen Versuch mit 108 Patienten von zehn Kliniken in Deutschland, Frankreich und in der Schweiz – eine Doppelblindstudie nach wissenschaftlichen Kriterien. Franke dauert das alles viel zu lange. Über einen Freund besorgt er sich die japanische Arznei und macht in Eigenregie eine Ministudie, das Ergebnis: 18 der 25 (freiwilligen!) Versuchspatienten berichten von Besserung, das wird durch Blutuntersuchungen und Kernspins dokumentiert. Franke behauptet niemals, er könne MS in jedem Fall heilen, dennoch pilgern immer mehr Kranke zu ihm und bitten ihn um die Wundertherapie. 1993 wird Franke am Klinikum Großhadern gekündigt.

Die „Fachärzte für Schriftverkehr" vom *Bundesinstitut für Arzneimittel und Medizinprodukte* sehen keine ausreichenden Belege für eine Wirksamkeit des Medikaments.[4] Im Juni 2000 erzählt Franke in der ARD-Sendung „Fliege" von seiner MS-Therapie, die Resonanz ist riesig, Big Pharma wetzt die Messer. Fünf Wochen nach seinem Fernsehauftritt beschlagnahmen Kripobeamte in Frankes Privatpraxis die Patientenkartei, durchsuchen in Hessen, Bayern und Baden-Württemberg verdächtige Büros, Wohnungen und eine Apotheke. Sie glauben sich einem internationalen Medizinskandal auf der Spur, das Bundeskriminalamt geht von einem *„herausragenden Fall in der Bekämpfung der Organisierten Kriminalität"* aus!

Der Verdacht: Niels Franke soll DSG in großem Stil aus Japan importiert und es zu horrenden Preisen mehr als tausend Patienten verabreicht haben. Der Import nicht zugelassener Medikamente ist nach dem Arzneimittelgesetz verboten, doch damit will Franke gar nichts zu tun gehabt haben. Der SPIEGEL, der 1993 unter dem Titel „Die Angst vor dem Morgen" voller Empathie für die MS-Kranken und voller Euphorie über den mutigen Medizinprofessor berichtet hatte, präsentiert ihn nun als geldgierigen Scharlatan und schreibt unter der Überschrift „Schwarzmarkt für Schwerkranke", Franke habe DSG mit Kochsalz- oder Magnesiumlösungen „gestreckt". Wenn das so ist, würde sich jeder Arzt strafbar machen, wenn er eine Infusion verabreicht, denn in der Regel wird ein Medikament in einen Beutel mit isotonischer Kochsalzlösung injiziert und dann in die Vene infundiert. Nichts anderes hat Franke getan, doch nun hat der mutmaßlich Kriminelle angeblich wie ein Drogendealer ein Medikament „gestreckt", eine irreführende Formulierung für eine völlig korrekte Vorgehensweise. Stutzig macht auch dieser Satz: „*Ins Rollen gekommen war das Verfahren gegen Franke vergangenes Jahr durch die Geldwäscheanzeige einer hessischen Bank.*" Mediziner Franke, ein Kaufmann und ein Apotheker als „organisierte kriminelle Vereinigung", die einen Schwarzmarkt aufbauten... Franke und der Apotheker, der ihm das Mittel legal – auf Rezept – besorgt hatte, berufen sich auf die Therapiefreiheit und das Recht auf Heilversuche im Einzelfall. Apotheker Hofer: „*Wir haben ganz normal und korrekt gearbeitet*"...[5] In seinem Buch »Geschenktes Leben« wird Frankes Motivation für sein „illegales" Handeln deutlich:

> „*Jeder Kranke sollte einen rechtlichen Anspruch haben, so schnell wie möglich von wirksamen Arzneimitteln profitieren zu können. Deshalb müssen MS-Kranke die Freiheit haben, experimentelle Therapien zu erproben, ohne durch – bei Krankheit sinnlose – gesetzliche oder gar kommerzielle Einschränkungen gehindert zu werden.* ***Neue, aussichtsreiche Medikamente müssen frei zugänglich sein.***"[6]

Nach dem SPIEGEL-Bericht über die strafrechtlichen Ermittlungen gegen den Professor, der mit seinen „Komplizen" Schwerkranke über den Tisch gezogen haben soll, verliert sich die Spur. Die *Hofer'sche Apotheke* im Münchner Stadtteil Grafing gibt es noch. Doch es findet sich kein Bericht darüber, wie die Ermittlungen zu diesem mutmaßlichen „internationalen Medizinskandal" ausgegangen sind. Das Ende einer möglicherweise vielversprechenden Therapieoption bei MS...

Wer einmal als „Scharlatan" bezeichnet wurde, hat seine Glaubwürdigkeit verloren. Franke wollte MS-Kranken helfen, und das Geld, das er dafür verlangt hat, haben sie ihm freiwillig gegeben. Franke wurde das Opfer einer mächtigen Lobby, denn Big Pharma lässt sich von so einem dahergelaufenen Professor doch nicht die Butter vom Brot nehmen! Derweil erkranken immer mehr Menschen an MS, innerhalb der letzten Jahre hat sich die Zahl der Patienten verdoppelt – ein lukrativer Markt für all die nebenwirkungsreichen Pillen, von Cortison über Zytostatika bis hin zu Valium oder Lioresal. Sie lindern die Symptome, heilen die Krankheit aber nicht.

Doch nun kommt frohe Kunde eines seit März 2020 unaufhaltsam aufstrebenden Biotechnologie-Unternehmens aus Mainz: *BioNTech* hat nicht nur einen Corona-Impfstoff entwickelt, sondern auch eine Impfung gegen MS, die ebenso auf Boten-RNA basiert, eine Genspritze also. Die Ergebnisse von Tierversuchen seien vielversprechend. Die MS-Kranken allerdings müssten sich noch gedulden, erste klinische Studien am Menschen sollen erst in zwei Jahren folgen, hieß es Anfang des Jahres. Die Begründung ist lesenswert:

> *„Das liegt daran, dass sichergestellt werden muss, dass diese MS-Therapie auch im Menschen genau gegen diese eine Fehlsteuerung im Immunsystem wirkt und* ***nicht etwa gleichzeitig auch die Immunabwehr gegen Grippeviren oder das neue Coronavirus schwächt.****"*[7]

Wurde bei der Entwicklung des mRNA-Impfstoffes gegen Covid-19 ebenso sorgfältig vorgegangen? Wurde vorher jahrelang an Menschen erprobt, ob diese Impfung die Immunabwehr schwächt? Nein, natürlich nicht! Wir hatten ja eine epidemische Lage von nationaler Tragweite, da kann man schon mal ein Auge zudrücken. 😉

11. Terroristen im Organismus – Zahnstörfelder machen krank

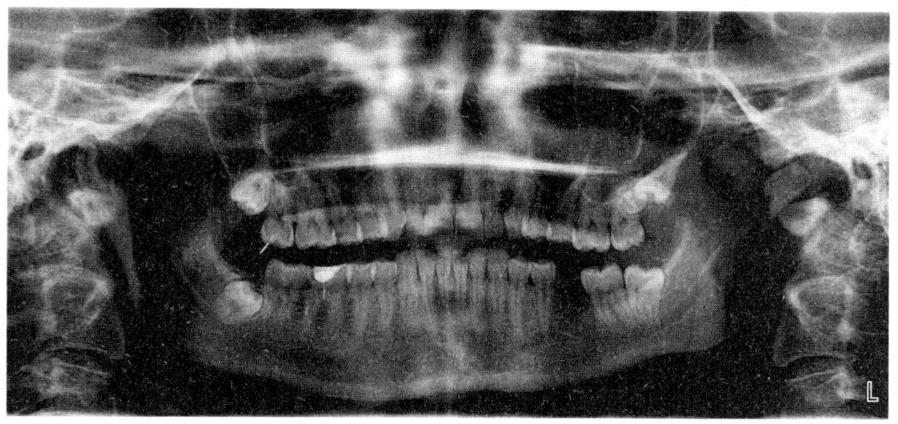

Abb. 23: Röntgen-Panorama-Aufnahme Kiefer, genannt OPG

Wenn ein Onkologe bei einem Patienten einen Tumor diagnostiziert, beginnt der „Kampf gegen den Krebs“ – an Ort und Stelle und mit den bekannten „Waffen“: Operation, Chemotherapie, Bestrahlung. Der Tumor wird als lokale Erkrankung und nicht ganzheitlich betrachtet. Wenn ein Zahn Karies hat, wird das in der Regel auch als lokale Erkrankung betrachtet und an Ort und Stelle behandelt: Mit einer Füllung, einer Krone oder – wenn er schon „gestorben“ ist – mit einer Wurzelbehandlung. In der konventionellen Zahnmedizin betrachtet man den Zahn als tote Materie und behandelt ihn auch so. Vielleicht aufgrund der porzellanharten Oberfläche, doch ein Zahn ist ein Organ und sehr verletzlich.

Wurzelbehandlungen sind Standard in der Zahnmedizin, jedoch leider oft die Wurzel allen Übels. Acht Millionen Zahnwurzelbehandlungen werden allein in Deutschland jedes Jahr durchgeführt. Bei 60 Prozent der nachuntersuchten Behandlungen sind die Wurzeln unvollständig versorgt, und so kommt es zum oben beschriebenen Prozess. Heute gilt es als gesichert, dass

- wurzelbehandelte Zähne eine Höhle sind, in der sich Mikroorganismen tummeln,
- dass Bakterien aus der Mundhöhle in den übrigen Organismus gelangen, und
- dass die Gesundheit eines Menschen eng mit der Gesundheit des Mikrobioms in seinem Mund zusammenhängt.

1910 führte der ganzheitliche Zahnarzt und Wissenschaftler Dr. Weston Price (1870-1943) gemeinsam mit der Mayo-Klinik Studien über die Gefahren durch, die von Giften im Zahnwurzelkanal ausgehen. Sie zeigten eindrücklich, dass die Zähne eine direkte Verbindung zu den Organen haben. Price nahm einen wurzelbehandelten Zahn von einem Menschen, der vor kurzem an einem Herzinfarkt gestorben war, und implantierte die sterilisierte Spitze dieser Zahnwurzel unter der Haut eines Kaninchens. Es starb zwei Wochen später an einem Herzanfall. Dr. Price entfernte die Wurzelspitze aus dem toten Kaninchen und implantierte sie unter die Haut eines zweiten Kaninchens. Auch dieses Tier starb innerhalb von zwei Wochen an einem Herzinfarkt. Dr. Price setzte dieses Verfahren mit der gleichen Zahnwurzel in mehreren Testreihen fort, alle Kaninchen starben. 25 Jahre forschte Price am Thema, die Veröffentlichungen seiner Studienergebnisse wurden unterbunden. Erst 70 Jahre später entdeckte ein Kollege die Arbeiten und veröffentlichte sie.[1]

Der Arzt und Ernährungsreformer Bircher-Benner nannte mit Gold überkronte, wurzelbehandelte Zähne vor über 100 Jahren *„Leichname im goldenen Sarge“*. Dr. Josef Issels 1982 zitierte ihn in seinem Buch »Mehr Heilungen von Krebs« und schrieb:

> *„Ein Zahn mit eröffneter und entzündeter Pulpa ist verloren und muss unverzüglich extrahiert werden … Die von W. Meyer hergestellten Ausgusspräparate der Pulpenhöhle ein- und mehrwurzeliger Zähne lassen deutlich erkennen, dass der Wurzelkanal keineswegs eine geschlossene Röhre darstellt, sondern einem Baume gleicht mit vielen Ästen, die nach allen Richtungen hin in den Zahnköper eindringen.“*[2]

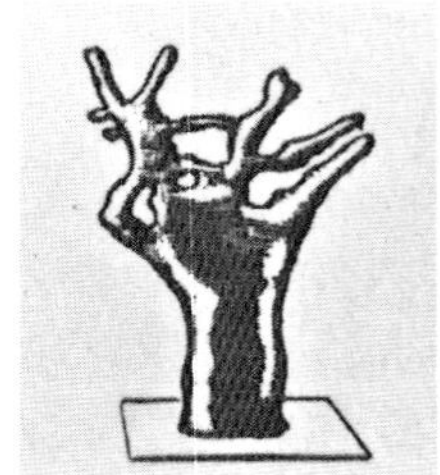

Abb. 24: Wurzelkanal mit Verästelungen

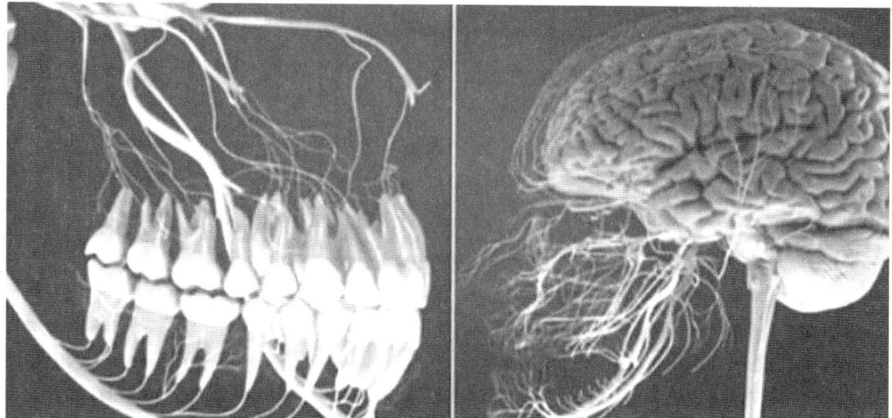

Abb. 25: Die Zahnwurzeln sind direkt mit dem Gehirn vernetzt, und jeder Zahn ist energetisch mit bestimmten Organen im Körper verbunden. Man kann sich gut vorstellen, was Wurzelfüllungen, Quecksilber in Amalgamfüllungen oder tote Zähne für das Gehirn bedeuten.

Ganzheitliche Zahnmediziner wissen, dass „tote" Zähne den Körper permanent vergiften, weil kein chirurgisches Instrument und kein Antibiotikum jemals alle Areale der feinen Dentinkanälchen, die bis zu vier Kilometer lang werden, erreichen kann. Und so beginnt, nachdem ein Zahn „getötet" wurde, ein Verwesungsprozess, bei dem zum Teil hoch toxische Stoffe entstehen, die in den Blutkreislauf gelangen. Diese Gifte werden auch im Kiefer eingelagert – stumme Herde, die unzählige chronische Krankheiten verursachen können.

Kariöse Zähne werden tagtäglich von Zahnärzten repariert. Mit Materialien, die – das sollte Ihnen bewusst sein – immer giftig sind. Wenn auch nicht ganz so giftig wie Amalgam. Wer sich keine teuren Füllungen leisten kann, bekommt in Deutschland immer noch Amalgam und somit Gift in den Mund. Wenn Amalgamfüllungen herausgebohrt werden, müssen sowohl der Zahnarzt als auch sein Patient sich vor den toxischen Dämpfen schützen, und das Material, mit dem sich so trefflich Zähne reparieren lassen, muss als Sondermüll entsorgt werden. Und im Mund soll es keinen Schaden anrichten? Ich hatte jede Menge Amalgamfüllungen. Als die fatale Wirkung bekannt wurde, ließ ich alles sanieren, doch der Zahnarzt, dem ich mein Vertrauen schenkte, wusste damals offenbar nicht, wie wichtig

Schutzmaßnehmen für ihn selbst und seine Patienten sind. Ich war eine ahnungslose Patientin, und so ging es mir trotz entgiftender Maßnahmen danach nicht entscheidend besser. Aus heutiger Sicht sind Amalgamfüllungen Körperverletzung auf Krankenschein! In Norwegen herrscht seit 2008 striktes Quecksilberverbot, in Schweden seit 2009, das gilt auch für Zahnfüllungen. In Russland wurde Amalgam schon Ende der 1970er-Jahre verboten, in einer Zeit also, in der das toxische Material beim Rest der Welt noch in aller Munde war. [3]

Der Münchener Toxikologe Max Daunderer forderte schon in den 1980er-Jahren, Amalgam sofort zu verbieten, nachdem er 10.000 Amalgamvergiftete untersucht hatte. Von seinen Kollegen wurde er ausgelacht, zahnärztliche Organisationen sprachen von *„unverantwortlicher Panikmache“* und *„Amalgam-Hysterie“*.[4] Daunderer ließ sich nicht beirren und schrieb im »Atlas der Giftherde«:

> *„1.) Wir fanden bei jeder chronischen Erkrankung Zahnherde – meist im typischen Gebiet. 2.) In allen Zahnherden lassen sich Gifte und nach vielen Jahren Folgen wie Bakterien und Pilze nachweisen. ... Wo Amalgam ist oder war, wird Aluminium eingelagert. Amalgam stört die Aluminium-Entgiftung durch Verbrauch der gleichen Entgiftungsenzyme. Um Zahnwurzeln legt sich Aluminium als grauer, feiner Schleier. Im Gegensatz zum Amalgam bildet sich darum kein Eiter-Mantel. Vom Zahn wird es jedoch rasch über den Kieferspiegel ins Gehirn fortgeleitet.“*[5]

Ellen Carl, die vor Jahren schwer an einer Amalgamvergiftung erkrankte, ist so wütend auf den Zahnarzt, der mit quecksilberhaltigen Füllungen ihre Gesundheit ruiniert hat, dass sie seit 32 Jahren Geschädigte berät. Als ich sie nach ihrem Motiv fragte, sagte sie, Rache für all das, was Zahnärzte ihr mit Amalgamfüllungen angetan hätten. Ihre gesundheitlichen Beschwerden – darunter auch neurologische Störungen – besserten sich, nachdem sie sämtliche Zähne aus ihrem mit Störfeldern übersäten Kiefer hatte „rausrupfen“ lassen.

Im Video „Die qualmenden Zähne“ wird gezeigt, wie Quecksilber aus einer herkömmlichen Amalgamfüllung freigesetzt wird, wenn Druck oder Reibung ausgeübt wird wie beim Kauen. Auch ich hätte noch mit einigen

Zahnärzten ein Hühnchen zu rupfen. Zum Beispiel mit dem, der bei mir in jungen Jahren den Nerv mehrerer schmerzender Zähne zog und sie wurzelbehandelte und damit den Grundstein legte für eine stetig wachsenden Giftdeponie in meinem Mund. In der konventionellen Zahnmedizin wird bis heute wurzelbehandelt, was das Zeug hält, mit chirurgischen High-Tech-Methoden. Viele Jahre später bekam ich die Folgen dieser „zahnerhaltenden Maßnahmen" zu spüren: Morsche Zähne ohne jede Vitalität, die bei Extraktionen zersplitterten wie Glas. Es war der Beginn einer Odyssee durch verschiedene Zahnarztpraxen: Jedes Mal, wenn eine Behandlung schlecht gelaufen war, suchte ich mein Glück beim nächsten Vertreter dieses Berufsstandes und ließ viele Kunstfehler über mich ergehen.

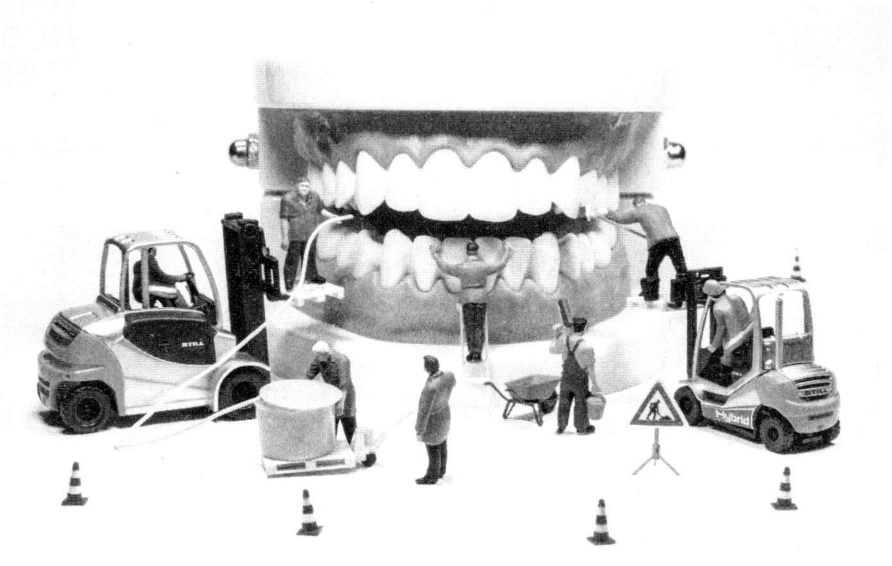

Abb. 26: Die Mundhöhle als Giftdeponie und Großbaustelle

Ein Zahn wurde beim Abschleifen regelrecht „totgesiedet", musste wenig später extrahiert werden. Ich wurde zu einer angeblich zahnrettenden Wurzelspitzenresektion geschickt – ein massiver chirurgischer Eingriff, bei dem der Kiefer aufgeschnitten und die Wurzelspitze gekappt wird. Der

Zahn war nicht zu retten. Ich erlebte eine Wurzelbehandlung, bei der der Zahnarzt den feinen Kanal nicht fand, hektisch im Gaumen herumstocherte und die Wunde mit einem Papierstückchen zustopfte. Einen Tag später hatte ich hohes Fieber und eine Entzündung im Gaumen. Ein Alptraum war die Extraktion zweier wurzelbehandelter Zähne. Zwei Stunden dauerte die Prozedur, Angstschweiß und ein dickes Panik-P standen auf der Stirn des Dentisten, der in meinem Kiefer wütete, an seinem weißen Kittel klebte mein Blut. Als das schaurige Werk endlich vollbracht war, taumelte ich traumatisiert und völlig erschöpft vorbei an einem überfüllten Wartezimmer. Die Wunde trocknete aus, entzündete sich, musste nochmals chirurgisch behandelt werden – ohne Betäubung, weil Notdienst, sehr schmerzhaft! – und ich musste starke Antibiotika einnehmen. Noch Monate später versuchten spitze Knochenreste, sich den Weg durch die empfindliche Schleimhaut zu bahnen und mussten – vom nächsten Zahnarzt – mit der Pinzette herausgezogen werden. Den Verursacher meiner Qualen versuchte ich zu verklagen, ohne Erfolg.

Der Schmerz, den die Odyssee von Zahnarzt zu Zahnarzt meiner Seele zufügte, ist unermesslich. Mit jedem Zahn ging ein Stück von mir, wurde mir ein Stück Lebenskraft genommen und eine Wunde zugefügt, die sowohl auf körperlicher als auch auf der Seelenebene heilen musste. Immer wieder träumte ich von blutigen Extraktionen, die sich wie Exekutionen anfühlten. Heute weiß ich, dass bei diesen Eingriffen die Wunden nicht richtig verheilt waren und danach einige Knochensplitter nicht nur nach oben herauswuchsen, sondern im Kiefer steckenblieben, dort verwesen sie seitdem. Ich habe keine Leiche im Keller, aber Leichenteile im Kiefer. Die Toxine haben sich eingelagert und sind zu „stummen Herden“ geworden.

Und dann kam der Tag, an dem sich zeigte: Die Leichen(gifte) müssen raus aus dem Kiefer! Eine weitere Odyssee begann, bei der ich nicht wusste, ob es diesmal ein Happy End geben würde.

11.1. Amalgam-Vergiftungen – der blanke Horror!

Jan van Helsing interviewt Katja Kutza, die Autorin des Buches »Giftdeponie Mensch«

Katja, in Deinem Buch beschreibst Du authentisch und sehr ehrlich Deine Krankheits- bzw. Gesundungsgeschichte. Du klärst darüber auf, was Schwermetalle wie Quecksilber in Amalgam, in Impfmitteln, Umweltgifte allgemein, Zusätze in Nahrungsmitteln usw. im Körper anrichten können. Schon beim Lesen Deines Manuskriptes war mir klar, dass sich hier sehr viele Menschen – zumindest teilweise – wiedererkennen werden.

Ja, das stimmt. Meine Motivation, dieses Buch zu schreiben, war ja mein Wunsch, den Leidensweg anderer Menschen abzukürzen bzw. Hilfestellungen zu geben, wie man seine Gesundheit unterstützen kann sowie aufzuklären über Hintergründe der sog. „modernen Volkskrankheiten". Viele Menschen laufen jahrelang mit ihren zahlreichen Beschwerden von Arzt zu Arzt, die meist gegen die Symptome auf Verdacht Medikamente verschreiben, deren Nebenwirkungen letztendlich noch mehr Beschwerden auslösen.

Ich habe schon viele Menschen kennengelernt, die hilflos versuchten, irgendwie mit ihren Beschwerden klar zu kommen und sehr verzweifelt sind, weil ihnen noch nicht einmal geglaubt wird und sie entweder als „austherapiert" gelten oder als Erklärung eine psychische Störung herhalten muss. Solche unklaren Krankheitsbilder ohne Aussicht auf Heilung haben schon ganze Familien und Existenzen zerstört… Wenn diese Menschen dann aber erfahren, welche Ursachen tatsächlich hinter ihren Leiden stecken können, sind viele erst einmal erstaunt, aber auch glücklich, endlich wieder Licht am Ende des Tunnels zu sehen.

Mein innigster Wunsch war, den Menschen Wege aufzuzeigen, ihre Gesundheit (zurück) zu erhalten, ihnen Mut und Hoffnung zu machen, auch mal ungewöhnliche Heilmethoden zu probieren und vor allem aufzuklären, was uns letztendlich – und das ganz alltäglich und unbemerkt – krank machen kann.

Auch zu Dir wurde ja während Deiner Ärzte-Odyssee mehrmals gesagt, man könne keine Erkrankung diagnostizieren und man vermute eine psychische Störung. Wie kam es bei Dir dazu?

Alle Ärzte, die ich aufgesucht hatte – und ich war bei so ziemlich allen Fachärzten, die es gibt –, spulten bei mir nur ihr schulmedizinisches Programm ab, um die Ursachen meiner heftigen Beschwerden herauszufinden. Darunter waren auch teilweise sehr gute Ärzte, aber keiner schaute über seinen schulmedizinischen Tellerrand – und so war ich schnell als „psychisch krank" aussortiert, weil niemand mit den herkömmlichen Methoden die Ursache meiner Beschwerden fand.

Ich suchte unter anderem so viele Ärzte auf, weil es mir damals vorkam, als würde mein Körper mehr und mehr „kaputtgehen", denn nichts funktionierte mehr. Mich plagten chronische Schmerzen am ganzen Körper, mir war permanent schwindelig und übel, ich hatte Hautreaktionen, Migräne-Attacken u.v.m. Ausführlicher beschreibe ich das ja in meinem Buch...

Aber ich muss auch sagen, dass ich nicht grundsätzlich gegen die Schulmedizin bin. Niemand, auch kein Heilpraktiker, kann so gut in einen Körper schauen. Um Diagnosen zu stellen, ist die Gerätemedizin wirklich sehr hilfreich, genauso wie die Notfall-, Unfall- und Intensivmedizin. Die Schulmedizin kann Leben retten und bietet natürlich auch hilfreiche Therapien und Medikamente, kann Operationen durchführen. Und gäbe es zum Beispiel kein Cortison, wäre ich längst an einem anaphylaktischen Schock gestorben. Oder – richtig und wohl dosiert – können auch Antibiotika Leben retten. Was nicht heißt, dass sie bei jeder noch so kleinen Erkältung wirklich notwendig sind.

Doch wenn die Schulmedizin keine Ursache findet oder man keine effektive Hilfe für eine festgestellte Diagnose anbieten kann, wäre es schön, wenn hier auch die Schulmedizin zu alternativen Methoden greifen bzw. diese anerkennen und ihren Patienten weiterempfehlen würde.

Ja, in der Zusammenarbeit zwischen Schulmedizin und Naturheilkunde hat sich zwar einiges getan, aber es ist wirklich noch viel Luft nach oben. Wie ging es denn bei Dir weiter?

Nachdem ich offiziell austherapiert war, wollte ich eigentlich nur noch sterben – ernsthaft. Ich sah keinen Ausweg mehr, weil mir bis dahin niemand helfen konnte. Im Gegenteil, oft wurde ich belächelt oder bekam den weisen Ratschlag, mich *„doch einfach mal zusammenzureißen"*.
In meinem Buch beschreibe ich diese Zeit etwas genauer, hier sei nur gesagt, dass ich – wie so viele Menschen, wenn sie nicht mehr weiterwissen – anfing zu beten. Ich betete, dass ich bitte nicht mehr am nächsten Tag aufwachen möchte, was allerdings nicht half. Nach drei Tagen war ich wütend auf Gott und die Welt und sagte, dass, wenn ich schon nicht sterben dürfe, mir doch bitte endlich geholfen werden solle. Und tatsächlich war nur kurze Zeit später meine Mutter in eigener Sache bei einer Heilpraktikerin, die ihr zum einen sehr schnell half und sich zum anderen meine Geschichte anhörte. So krabbelte ich mit letzter Kraft in das Auto meiner Eltern und nahm einen Termin bei ihr wahr, allerdings ohne Erwartung oder irgendeine Hoffnung. Eigentlich tat ich das nur meiner Mutter zuliebe... Doch von da an wendete sich das Blatt, denn ich wurde zum ersten Mal wirklich ernst genommen und hatte sofort das Gefühl, dass sie mit meinen Schilderungen von meinen Beschwerden nicht überfordert war, es waren ja reichliche. Sie machte eine Iris-Diagnose, schaute mir also nur in die Augen und stellte fest, dass ich eine klassische Amalgam-Vergiftung hätte. Anschließend klärte sie mich darüber auf und sagte, dass sie mich gerne zu einer Ärztin schicken würde, die sich mit der Thematik besser auskennt und auch wisse, wie man die aus den Amalgamfüllungen freigesetzten Gifte wieder loswerden könne.
Bei dieser Ärztin, einer Anästhesistin und Schmerztherapeutin, die damals bereits im Ruhestand war und eine kleine Privatpraxis führte, fand ich Hilfe. Über sie lernte ich auch noch andere Therapeuten kennen, die mir Stück für Stück halfen, meine Gesundheit wiederzuerlangen.
Allerdings muss ich hier auch erwähnen, dass dies kein leichter Weg war. Das Wissen über wirksame Ausleitungsmethoden ohne manchmal kaum auszuhaltende Nebenwirkungen, wenn die Gifte mobilisiert werden und frei im Körper sind, war damals noch in den Kinderschuhen. Ich habe in dieser Zeit einige schlechte Erfahrungen gemacht, wie man besser nicht ausleitet, weshalb es mir wichtig war, gerade diese Informationen in meinem Buch wiederzugeben. Dieses Leid kann man sich heu-

te ersparen. Das heißt nicht, dass eine Ausleitung ein Spaziergang wird, aber man kann es mit den entsprechenden Mitteln viel besser steuern und aushalten – und vor allem wirklich effektiv ausleiten, sodass nicht mehr Gifte mobilisiert werden, als man ausscheiden kann.

Du beschreibst in Deinem Buch, dass Dir in dieser Zeit auch eine Rutengängerin sehr gut geholfen hat. In Deinem Buch zeigst Du auch mit entsprechenden Zeichnungen, was geopathische Störfelder bewirken können.

Das war ein ganz wichtiger Meilenstein auf meinem Gesundungsweg und ist ein sehr wichtiges Thema in meinem Buch. Ich lernte die Rutengängerin über die Ärztin kennen, denn auch sie hatte einmal Probleme mit Amalgam gehabt. So kamen wir als Gleichgesinnte sofort ins Plaudern und erzählten uns unseren Leidensweg. Sie berichtete mir, dass sie eine Rutengängerin wäre und den Verdacht habe, dass ich einen ganz schlechten Schlafplatz hätte. Die Heftigkeit der Beschwerden würde dafür sprechen. Weiter schlug sie mir vor, dass wir einen Termin ausmachen könnten, damit sie bei mir mal mit der Rute alles ausmessen könne. Dankbar nahm ich das Angebot an und vereinbarte mit ihr einen Termin für die kommende Woche.
Eine Stunde später klingelte es, und sie stand vor meiner Tür. Sie könne mich nicht länger in einem solchen Störfeld liegen lassen, sagte sie. Dazu muss ich sagen, dass diese Frau sehr resolut ist und damals, mit fast siebzig Jahren, sehr fit wirkte. Sie ging dann auch gleich beherzt an die Arbeit und fand heraus, dass ich sehr ungünstig lag. Ich hätte doch sicher Probleme im Unterleib, mit den Nieren und dem unteren Rücken. All das stimmte und verblüffte mich doch sehr... Sie hat dann auch recht schnell einen guten Platz gefunden und zerrte sofort meine Matratze auf diesen Platz... sie war wie ein Wirbelwind und ging ganz in ihrer Arbeit auf. Selten habe ich erlebt, dass ein Mensch so schnell einem anderen Menschen hilfreich zur Seite steht.
Ja, und dann schlief ich fortan auf diesem Platz, stellte mein Bett und die Möbel entsprechend um und schlief zum einen sehr gut und tief und wachte viel frischer und fitter am nächsten Morgen auf. Meine Unterleibsprobleme waren genau von diesem Tag an passé. Das war unglaub-

lich, aber wunderbar, und so beschäftigte ich mich intensiver mit dem Thema des Rutengehens und geopathischen Störfeldern, später lernte ich es selbst von dieser Frau.
Vielleicht ist es interessant zu hören, dass sie mittlerweile fast 90 Jahre alt ist, alleine wohnt, sich trotz kleiner Alterserscheinungen selbst versorgt und vor allem geistig noch sehr fit ist. Und das, obwohl sie selbst einmal sehr krank war. Ein guter Schlafplatz rettete damals ihr Leben ebenso wie die Entstörung von Elektrosmog, was auch ein wichtiges Thema ist. Heute mehr denn je...

Wie geht es Dir denn heute?

Heute geht es mir im Vergleich zu der schlimmen Zeit wieder gut. Allerdings muss ich immer wieder mal entgiften, meine Vitalstoffe überprüfen und entsprechend zuführen, und auch in der Ernährung bin ich noch eingeschränkt. Das sind wohl die Folgen dieser heftigen Vergiftung, die bei mir auch Nahrungsmittelunverträglichkeiten ausgelöst hat. Auch habe ich noch Phasen, in denen es mir etwas schlechter geht, aber das ist alles kein Vergleich zu früher. Wenn es mir schlechter geht, weiß ich, dass wieder eine kurze Ausleitung nötig ist.
Was allerdings noch sehr wichtig zu erwähnen ist, ist die Tatsache, dass ich viele Jahre nach der schlimmen Zeit Probleme mit dem Kiefer und dem Rücken bekam. Meine ganzheitlich arbeitende Zahnärztin, die ich leider auch erst vor einigen Jahren fand, wusste gleich, dass das mit meinem Kiefer zu tun hat – durch die vielen Amalgamfüllungen, die Kronen und Inlays, die später dazu kamen, dann irgendwann wieder entfernt werden mussten, weil die unterschiedlichen Metalle zum einen die Vergiftung vorangetrieben hatten, aber auch nach Ausbohren des Amalgams noch sehr störten. Zumal man bei mir die Kronen auf Amalgam gesetzt hatte, was einen unglaublichen Batterie-Effekt hatte. Meine frühere Zahnärztin weigerte sich ja auch damals erst einmal, mir das Amalgam auszubohren. Sie vermutete, dass ich Leukämie hätte, weil mein Zahnfleisch sich blau-lila verfärbt hatte – dabei war es ein sicheres Zeichen von enormen Amalgamablagerungen.
Nun, durch diese vielen verschiedenen Füllungen, Provisorien usw. stimmte mein Biss nicht mehr. Zusätzlich mussten die hinteren Ba-

ckenzähne gezogen werden, weil eben dort die Kronen auf Amalgam gesessen hatten und die Zähne damit quasi auf Lebenszeit „verseucht" waren. So verschob sich mit den Jahren mein Biss, und die Höhe der Füllungen stimmte nicht mehr, was sich mit der Zeit in meinem Kiefer und auch im Rücken bemerkbar machte. Das sind unglaublich heftige Schmerzen, wenn der Kiefer nicht mehr in seiner eigentlichen Position ist. Abhilfe kann hier nur eine Aufbiss-Schiene schaffen, die in der Höhe entsprechend angepasst und nach und nach immer wieder eingeschliffen wird, bis man beschwerdefrei ist. Danach folgt dann die entsprechende Versorgung der Zähne in der richtigen Höhe und einer guten Bisslage. Empfehlen kann ich hier, einen Zahnarzt mit CMD-Erfahrung aufzusuchen, damit alles genau ausgemessen werden kann. (CMD = Craniomandibuläre Dysfunktion). (Mehr zu diesem Thema finden Sie im Buch von Jürgen Lueger »Heilung erwünscht« – Anm. des Verlegers.)

Wichtig ist ebenso, sich die Beziehung zwischen Zähnen und Organen anzuschauen, auch hier findet man oft die Ursache seiner Beschwerden, die nicht selten im Mund liegen.

Vielen Dank Katja für Deine Ausführungen.

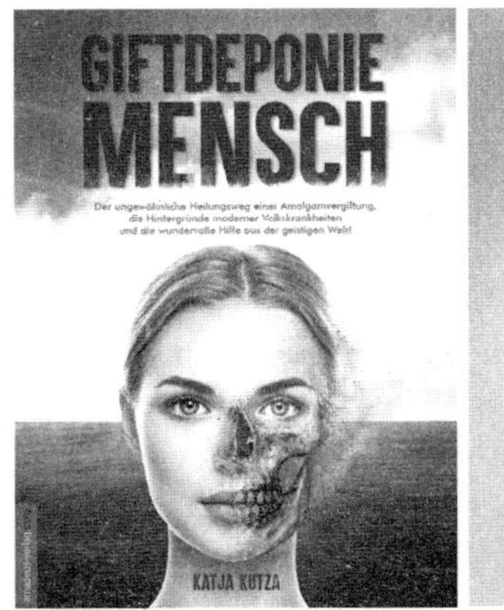

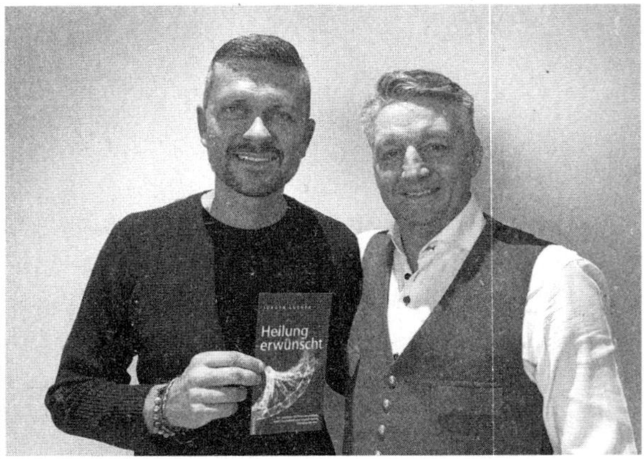

Abb. 27 und 28: Katja Kutzas Buch »Giftdeponie Mensch«. Rechts der Therapeut und Bioenergetiker Jürgen Lueger und Jan van Helsing, der Jürgens Buch »Heilung erwünscht« im Herbst 2021 verlegt hat. Katja Kutza hatte mit ihm zusammen das Buch geschrieben, in dem er seine Art vorstellt, wie er durch „biophysikalisches Ganzkörper-Screening" Patienten diagnostiziert und behandelt.

11.2. Zahnherde als Auslöser von Krebs

„Störfelder" – diesen Begriff hat Weston Price, der Vater der biologischen Zahnmedizin, vor über 100 Jahren geprägt. Störfelder versetzen den Körper 24 Stunden am Tag in einen Stressmodus, also in den Kampf- oder Flucht-Modus. Stress für kurze Zeit ist gesund, permanenter Stress macht krank. Adrenalin und Cortisol werden ausgeschüttet, Immun- und Heilungsreaktionen ausgeschaltet – es ist, als wäre man eine Antilope, die tagein, tagaus und auch noch nachts von einem Löwen gejagt wird. Jede Wurzelbehandlung birgt aus heutiger Sicht das Risiko, dass sich aus dem nicht völlig keimfrei gemachten Wurzelkanal ein Störfeld entwickelt.

„Eine Zahnwurzelbehandlung, die keine Herde setzt, gibt es nicht.", zitierte 1982 der berühmte deutsche Krebsarzt Dr. Josef Issels einen Kollegen in seinem Buch »Mehr Heilungen von Krebs«.[6] Und im Buch »Mein Kampf gegen den Krebs« schrieb er vor 40 Jahren:

> *„Es ist mir daher ein Anliegen, auf einen Punkt noch besonders einzugehen, der in der allgemein geübten Krebstherapie keine Beachtung findet und sogar abgelehnt wird, weil die Zusammenhänge zwischen primären Kopfherden und Krebserkrankungen nicht bekannt sind."* [7]

Wurzelbehandelte Zähne belasten das Immunsystem immens:

- durch giftige Eiweißzerfallsprodukte aus dem Kanalsystem des Zahnes
- durch die Wurzelfüllmaterialien im Zentralkanal (zellbelastend, gewebereizend, oft sogar allergen)
- durch die in jedem wurzelbehandelten Zahn vorhandene bakterielle Infektion
- durch die daraus resultierende Entzündung an der Wurzelspitze
- als informatorisches und energetisches Störfeld[8]

Nicht nur wurzelbehandelte Zähne können zum Feind in unserem Körper werden:

- **NICOs** sind Knochenentzündungen in einer Zahnlücke, meist verursacht durch eine Wundheilungsstörung. Bakterien aus Nachbarzähnen, im Kiefer herummarodierende Metallsplitter oder Wurzelreste sind mit verantwortlich für die Knochenentzündung.

- **Ostitis** der Zahnwurzel. Da eine Wurzelbehandlung niemals sämtliche Bakterien abtötet, gelangen diese an die Wurzelspitze und verursachen an der Stelle eine Knochenentzündung.
- **Ostitis** beim Weisheitszahn. Findet ein Weisheitszahn nicht seinen richtigen Platz im Kiefer, kann eine Knochenentzündung entstehen. Wird das nicht erkannt und behandelt, kommt es später zu Knochenabbau.[9]

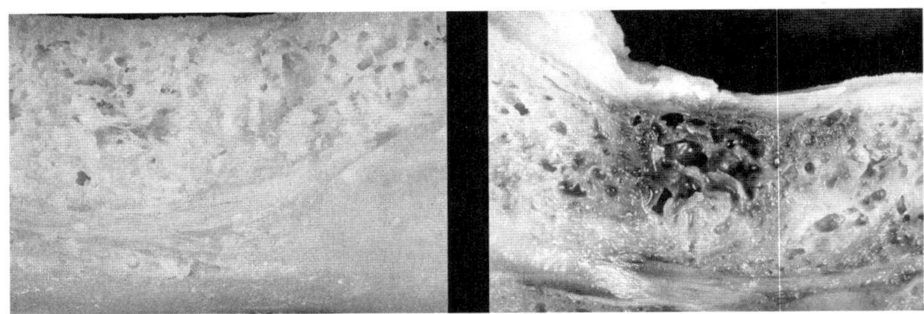

Abb. 29: links ein gesunder Kieferknochen, rechts ein Kieferknochen mit NICO

Bei NICOs sieht es in schlimmen Fällen auf dem Röntgenbild so aus, als wäre da, wo fester Kieferknochen sein sollte, ein Stück Pizza. Öffnet ein Zahnarzt die Stelle, um ein Implantat zu setzen, stößt er nicht auf feste Knochenmasse, sondern in weiches, fettiges Gewebe. Es enthält Bakterien und Eiweiße, und wenn sie zerfallen, entstehen zahlreiche Giftstoffe, vor allem Leichengifte, die durch die feinsten Kanälchen in den Körper gelangen und ihn erheblich belasten können. Die Toxine können das Immunsystem und die Nerven angreifen und schwere Erkrankungen begünstigen. „*Eine NICO ist eine Wunde, die niemals heilt.*“, schreibt der Zahnarzt und Heilpraktiker Dr. Johann Lechner in einem Artikel über Krebs und Zahnstörfelder in Anlehnung an die Aussage des Krebsforschers Harold Dvorak: „*Ein Tumor ist eine Wunde, die niemals heilt.*“ [10]

Die Störfelder in der Mundhöhle werden zu Terroristen im Organismus, lösen sogenannte „stille", also chronische Entzündungen aus, *„die Pest des 21. Jahrhunderts"*. Nach heutigen Forschungsstand reicht eine solche *silent inflammation* allein zwar nicht aus, um eine gesunde Zelle zur Krebszelle zu machen, doch ein entzündliches Milieu fördert diesen Prozess. Der schon erwähnte Dr. Issels schreibt, dass die gefährlichsten Gifte in wurzelbehandelten Zähnen die sogenannten „Thioäther" sind, eng verwandt mit Stickstoff-Lost und anderen chemischen Kampfstoffen, die im Ersten Weltkrieg zum Einsatz kamen. Ihre Wirkung ist fatal, weil sie die Mitochondrien, die Kraftwerke der Zellen, zerstören. Seit Otto Warburg 1931 den Nobelpreis bekam, wissen wir, dass zerstörte Zellen in den Gärungsstoffwechsel wechseln und dadurch zu Krebszellen mutieren. Eindringlich beschreibt Issels diesen Vorgang:

> *„Aus jedem einzelnen der vorhandenen nervtoten Zähne werden vom Augenblick des Pulpentodes (der Wurzelkanalbehandlung) an ununterbrochen – Stunde um Stunde, Jahr für Jahr – kleinste, nichtsdestoweniger aber in der Zelle bereits atmungslähmend wirksame Mengen dieses gefährlichsten aller Gifte in die Blutbahn abgegeben. Ob wir arbeiten oder uns erholen, ob wir schlafen oder wachen, ständig stehen die Atmungsfermente unter dem Beschuss dieser Gifte."* [11]

Die Mitochondriopathie (gestörte Energieversorgung in den Zellen), Ursache unzähliger Erkrankungen, betrachten Krebsforscher heute auch als einen der Faktoren, die eine entscheidende Rolle bei der Tumorentstehung spielen. 2008 ergab eine Studie mit 5.000 Krebspatienten und über 10.000 Kontrollpersonen: Bei chronischer Entzündung des Zahnhalteapparates war das Risiko für Speiseröhrenkrebs um 136 Prozent, für Kopfhals-Tumoren um 68 und für Lungenkrebs um 54 Prozent erhöht. Der Zusammenhang war unabhängig vom Rauchen.[12]

Mit dem heutigen Wissen würde ich mir nie wieder einen „toten" Zahn wurzelbehandeln lassen. Dass die „Leichname im goldenen Sarge" und chronische Entzündungen im Kiefer tickende Zeitbomben sind, hat mir allerdings kein „normaler" Zahnarzt jemals gesagt, und auf den Röntgenbildern hat keiner die stummen Herde gesehen – das weiß ich erst nach Konsultationen mehrerer ganzheitlich arbeitender Zahnmediziner und intensiver Recherche. Bei mir hatten sich sämtliche wurzelbehandelten Zähne zu Störfeldern entwickelt, inzwischen habe ich alle ziehen lassen. Das allerdings ist nur der erste Schritt zur Heilung, denn die Schäden, die die toxische Mischung aus (nicht sachgemäß entfernten) Amalgamfüllungen und toten Zähnen in meinem Mund angerichtet hat, sind nicht über Nacht wie von Zauberhand verschwunden, die Terroristen hatten einfach zu viele Giftanschläge in meinem Körper verübt.

11.3. Zahnherde als Auslöser anderer Krankheiten

Den Zusammenhang zwischen Zahngesundheit und Gesundheit erkannte schon Paracelsus, der berühmte Arzt der griechischen Antike: *„An jedem Zahn hängt ein ganzer Mensch.“* In der jahrtausendealten *Traditionellen Chinesischen Medizin* (TCM) geht man davon aus, dass jeder Zahn über die Meridiane einer bestimmten Körperregion zugeordnet ist. Die heutigen Erkenntnisse der biologischen Zahnmedizin geben jenen recht, die vor Jahrzehnten vor Wurzelbehandlungen, Amalgam und anderen toxischen Materialien in der Zahn-„Heil“-Kunde warnten. So mancher hat Altlasten aus dem vergangenen Jahrhundert im Mund: Gold, Platin, Kupfer, Kobalt, Aluminium, Eisen oder Chrom. Längst ist wissenschaftlich belegt, dass sie zytotoxisch wirken und neurologische Erkrankungen auslösen und zu Immunkrankheiten oder oxidativem Stress führen können. Die Mundhöhle ist nicht hermetisch abgeschlossen, über die Lymphbahnen breiten sich Erreger oder toxische Substanzen im ganzen Körper aus. Schon wenige Tage, nachdem metallhaltige Füllungen eingesetzt wurden, können Metallbestandteile im Körper nachgewiesen werden.[13]

Ob die massenhaft eingesetzten Titan-Implantate, die die Körpertemperatur leicht erhöhen, ein Gesundheitsrisiko sind, darüber wird zurzeit diskutiert. Sie sind wesentlich günstiger als beispielsweise Keramik und auch einfacher zu verarbeiten. Erinnern Sie sich? Genau das war jahrzehntelang das Argument für quecksilberhaltige Amalgamfüllungen – den Schaden hatte der Patient, und nicht nur der. Die Statistik zeigt, dass Zahnärzte früh sterben und ein erhöhtes Suizidrisiko haben. Wenn Sie kein Risiko eingehen möchten, empfiehlt sich ein Titanstimulationstest. 15 bis 20 Prozent der Bevölkerung reagieren laut dem Labor IMD-Berlin mit einer Unverträglichkeit auf Titan. Bei ihnen lösen die Implantate Entzündungen im gesamten Körper aus.[14] (Und vergessen Sie nicht, dass Titanoxid als Füll- oder Farbstoff auch in Medikamenten, Nahrungsergänzungsmitteln, Kosmetika, Kaugummi und Zahnpasta steckt). An Titanimplantaten kann sich bis in die Implantat-Spitze hinein ein Biofilm bilden, und je älter das Implantat, desto höher das Risiko. Später im Buch werden Sie sehen, dass Titanimplantate sogar verrosten können! Vermutet wird auch, dass die Metalle im Mund in Zeiten wachsender Belastung durch elektromagnetische Felder wie eine Antenne im Mund wirken. Zusammen mit anderen Metallen wie Gold oder Metallteilen bei Prothesen entsteht im Mund der sogenannte Batterie-Effekt – ein elektrischer Stromfluss, dem der Mensch 24 Stunden am Tag ausgesetzt ist. Kobalt-Chrom-Molybdän-Bestandteile, die in Prothesen oder Nicht-Edelmetallkronen verwendet werden, wirken nach neueren Erkenntnissen neurotoxisch. [15]

Wurzelbehandlungen können die Ursache von Sarkoidose (Morbus Beck) sein, bei der sich Knötchen im Gewebe bilden – vor allem in der Lunge. Die Krankheit wird ausgelöst durch das *Propinoibakterium akne*, das immer in Zahnherden nachgewiesen werden kann.[16] „Tote" Zähne können Rückenschmerzen und Prostataprobleme, Entzündungen der Kiefer- und Nasennebenhöhlen oder Blasenbeschwerden auslösen. Ich weiß vom Fall einer Frau, die sich mit einer akuten Blasenentzündung die Zähne ziehen ließ, die über die Meridiane mit der Blase verbunden sind. In dem Moment, in dem sie vom Stuhl aufstand, war die Entzündung wie von Zauberhand verschwunden. Ständig im Körper zirkulierende Entzündungsstoffe können Lungen- oder Gelenkentzündungen verursachen und erhöhen das Risiko für Herz-Kreislauferkrankungen wie einen Schlaganfall oder eine koronare Herzkrankheit. [17]

Ein Bekannter sollte am Herzen operiert werden. Vor der OP ließ er sich einen entzündeten Zahn ziehen, die Operation konnte er absagen. Hat so ein toxischer Terrorist allerdings schon schwere gesundheitliche Schäden im Körper angerichtet, kann ein Termin beim Zahnarzt lebensgefährlich sein. Ich kenne einen Fall, in dem ein Herzkranker unmittelbar, nachdem ein verdächtiger Zahn gezogen worden war, an einem Herzinfarkt starb.

Wer sich in die Hände eines konventionellen Zahnarztes begibt und nicht selbst recherchiert, wird vielleicht nie herausfinden, dass in seinem Körper Terroristen ihr Unwesen treiben. Ein „toter" Zahn spürt Entzündungsvorgänge nicht mehr, macht sich also auch nicht bemerkbar. Schulmedizinisch orientierte Zahnärzte sind leider nicht in der Lage, Störfelder im Kiefer als Ursache zu diagnostizieren, weil man Röntgenbilder schon sehr gut lesen können muss, und weil man überhaupt wissen muss, wie fatal sich die stummen Herde in der Mundhöhle auf die Gesundheit des Patienten auswirken können.

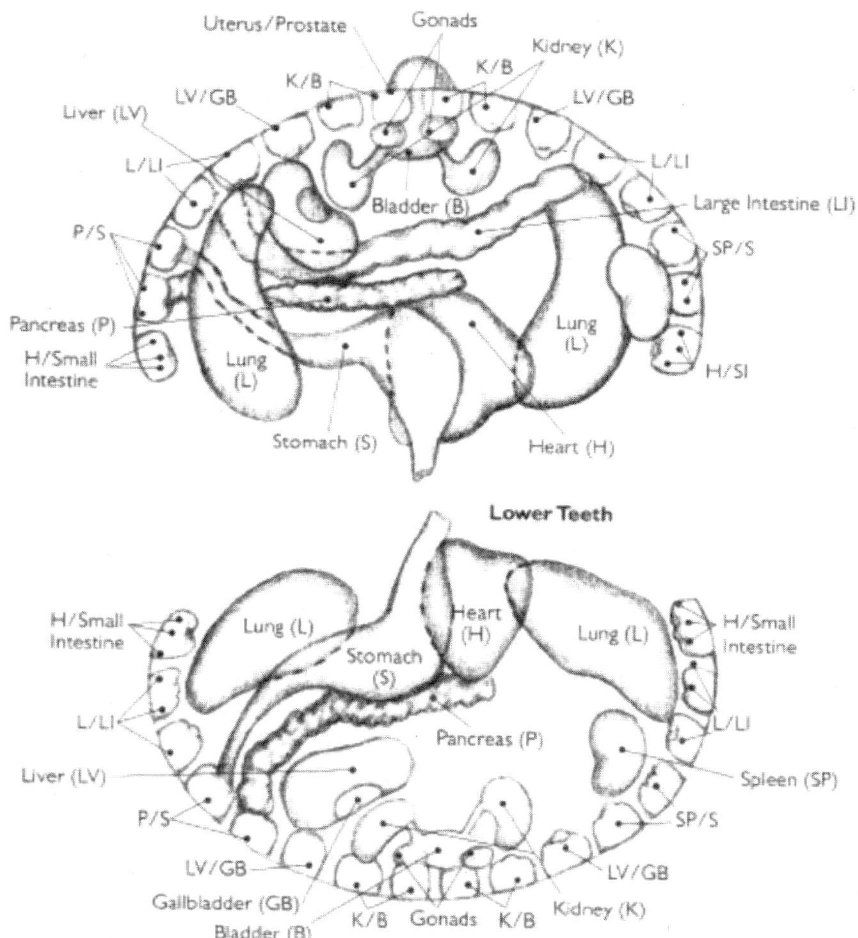

Abb. 30: Die Verbindung zwischen Zähnen und Organen

Biologische Zahnmediziner arbeiten mit Untersuchungsmethoden wie Ultraschall, die *Digitale Volumentomografie* (DVT), deren Aussagekraft allerdings auch nicht gut ist, oder einem Test, bei dem ein Lokalanästhetikum in den kritischen Bereich injiziert wird. Spürt der Patient ca. acht Stunden danach eine Besserung der Symptome, kann man davon ausgehen, dass es sich um ein Störfeld handelt.[18] Mir ist noch kein einziger konventioneller Zahnarzt begegnet, der sich dieses Themas bewusst gewesen wäre, geschweige denn, sich damit ausgekannt hätte. Und so kann nicht sein, was man nicht sehen kann, nämlich, dass die Wurzel allen Übels in der Mundhöhle zu suchen ist.

Weston Price, der Krebsarzt Issels und der Toxikologe Daunderer wurden nicht ernst genommen, als sie vor Jahrzehnten auf die Problematik der Störfelder im Kiefer hinwiesen. Ich könnte mir vorstellen, dass sich eines Tages die Erkenntnis durchsetzt, dass auch die heute verwendeten „modernen" Materialien in der Zahn-„Heil"-Kunde die Patienten krank machen. Wie lange wird es diesmal dauern und wie viele Menschen müssen noch Opfer konventioneller zahnärztlicher Behandlungen werden?

Filmtipp »Root cause – die Wurzel allen Übels«
Übelkeit, Schwindel, Schlafstörungen, Panikattacken, chronische Müdigkeit: All diese Beschwerden musste Frazer Bailey (Ben Purser) erleiden, bevor er nach zehnjähriger Odyssee die Wurzel allen Übels herausfand. In dem Dokumentarfilm des mehrfach ausgezeichneten Regisseurs kommen Ärzte, Zahnärzte, Toxikologen sowie Gesundheits-Experten aus der ganzen Welt zu Wort, die versuchen herauszufinden, welche gesundheitlichen Folgen Wurzelkanalbehandlungen auf den Organismus haben. Die schockierende Antwort: Ein infizierter Wurzelkanal kann das Immunsystem nachhaltig schädigen und schwere, lebensbedrohliche Krankheiten wie Brustkrebs, chronische Erkrankungen des gesamten Köpers oder Herzinfarkte verursachen. Die spannende Dokumentation prangert auch die Missstände in unserem Gesundheitswesen an.

11.4. Giftdeponie Mund – Fragen an Ellen Carl, die vor 32 Jahren die erste Beratungsstelle für Amalgam-vergiftete gründete

Obwohl schon viele Wissenschaftler die Verwendung von **Amalgam** als Zahnflickstoff kritisiert haben, tragen immer noch viele Menschen dieses Nervengift im Mund – oft in Kombination mit anderen Metalllegierungen und oft mit fatalen Folgen für die Gesundheit, die meist erst nach einem jahrelangen Leidensweg oder durch Zufall entdeckt werden. Seit es die Möglichkeit gibt, Zahnmetallvergiftungen nachzuweisen und zu behandeln, wurden viele Patienten von scheinbar unerklärlichen Leiden geheilt oder erfuhren zumindest eine Verbesserung ihrer Symptome. ***„Die Amalgamvergiftung ist legalisierter Mordversuch auf Krankenschein.“***, sagt Ellen Carl von der *Beratungsstelle für Amalgamvergiftete e.V.* In den vergangenen 32 Jahren hat sie tausende Betroffene beraten.

Vera Wagner: Frau Carl, Ihr eigener Leidensweg begann 1986, als Sie zehn neue Amalgamfüllungen bekamen. Wie ging es Ihnen danach?

Ellen Carl: Alle Symptome, die ich bis dahin ohnehin schon hatte, verschlimmerten sich. Ich war damals 43 Jahre alt. Ganz schlimm waren die Licht- und Geräuschempfindlichkeit und das Versagen der Beine.

Was hat Sie auf die Idee gebracht, dass das Amalgam Auslöser Ihrer gesundheitlichen Beschwerden sein könnte?

Ich wurde jahrelang von meiner älteren Schwester vor Amalgam gewarnt. Nach dem Austausch ahnte ich die Zusammenhänge.

Was haben Sie dann gemacht? Die Füllungen wieder entfernen lassen?

Ja, und mit DMPS entgiftet. Die ***DMPS-Therapie*** *wird für den Bereich außerhalb des Zentralnervensystems als die wirksamste Schwermetall-Entgiftungsbehandlung angesehen. Das Medikament kann Schwermetalle wie Quecksilber, Kadmium, Arsen, Blei, Kupfer, Silber, Zinn an sich binden. DMPS wurde zunächst in China entwickelt und dann in Russland zur Behandlung von Arbeitern mit Schwermetallvergiftungen eingesetzt.*

Der Toxikologe Dr. Daunderer entdeckte, dass sich DMPS auch zur Entgiftung Amalgamgeschädigter ideal eignet.

Sind Sie das Quecksilber in Ihrem Körper losgeworden?

Gemessen wird, was mobilisiert wurde. Was noch gespeichert ist, kann man erst an meiner Leiche untersuchen.

Der Toxikologe Dr. Max Daunderer sagte in den 1980er-Jahren, „*Zahnfüllungen mit Amalgam vergiften auf schleichende Weise Millionen von Menschen und müssen sofort verboten werden. Wer Amalgam in Zahnlöcher füllt, begeht einen schweren Kunstfehler.*" Das brachte ihm eine Unterlassungsklage der *Bayerischen Landeszahnärztekammer* ein. Seit Juli 2018 gibt es eine neue EU-Verordnung: Zahnärzte dürfen Amalgam nicht mehr bei Jugendlichen unter 15 Jahren, Schwangeren und stillenden Frauen verwenden. Die meisten Praxen bieten das Material auch gar nicht mehr an, doch immer noch wird offiziell verlautbart, die gesundheitsschädigende Wirkung der quecksilberhaltigen Füllungen sei wissenschaftlich nicht erwiesen. Das ist doch völlig absurd! Was sagen Sie dazu, nach Ihrem eigenen Leidens- und Heilungsweg und nachdem Sie sich mit tausenden von Fällen befasst haben, in denen Menschen durch Amalgam krank wurden?

Ich hatte ein kaum fassbares Glück, mit 43 Jahren Herrn Dr. med. Dr. med. habil. Max Daunderer zu begegnen. Nach meiner Über-Nacht-Heilung ging ich zur Abendzeitung München und begann mit einem Artikel meine Aufklärungsarbeit. Ein aufgeklärter Mensch – so dachte ich – wird sich über das Quecksilber in seinem Mund/seinen Zähnen, Gedanken machen. Quecksilber ist überall giftig, vor allem die Quecksilberdämpfe, warum sollte es im Mund anders sein? Ein aufgeklärter Mensch wird andere dazu anregen, sich keine Amalgamfüllungen legen zu lassen. Das war mein Gedanke. Amalgam wird seit 200 Jahren im großen Stil verwendet, seitdem diskutieren Experten darüber, ob es Gesundheitsschäden verursacht. Lasst die Experten diskutieren, aber entscheidet Euch gegen das Gift im Mund (von wo es eines Tages ins Gehirn wandert). Es gibt Alternativen.

Welches sind Ihrer Erfahrung nach klassische Amalgam-Vergiftungs-Symptome?

Hauptbestandteil einer Amalgamfüllung sind 50 Prozent flüssiges Quecksilber + Feilung aus Silber/Zinn und Kupfer. Über die Symptome einer Quecksilbervergiftung schreibt Helmut Hörath, Pharmazie-Direktor bei der Regierung von Oberfranken-Bayreuth: „Quecksilber ist ein Nervengift! Chronische Vergiftungen können über Zittern der Hände zu Gedächtnisschwäche bis zur völligen Verblödung führen... Nach peroraler (= durch den Mund) Aufnahme quecksilberhaltiger Mittel kommt es zu Kopfschmerzen, Zittern, Schwindel, Reizbarkeit, Seh-, Hör-, Sprach- und Schlafstörungen..." Anmerkung: Diese Symptome hatte ich alle.

Und wie groß stehen die Chancen auf Heilung, wenn der Mund saniert wurde?

Lahme können wieder gehen, Blinde wieder sehen, Dumme wieder denken. Viele Menschen haben eine chronische Mischvergiftung, dann wird die Therapie schwieriger. Faustregel: Entfernen, was man an Giftnestern entfernen kann, meiden, was man meiden kann.

Genügt es, die Amalgam-Füllungen herauszunehmen oder muss man danach grundsätzlich den Körper entgiften?

Grundsätzlich ist es langfristig besser, amalgamgefüllte Zähne ***ziehen zu lassen****. Eine Entgiftung ist empfehlenswert. Das korrekte Gegengift bei einer akuten/chronischen Vergiftung mit Kupfer – Arsen – Quecksilber oder Blei ist DMPS. Man kann das Gegengift intravenös geben, Kapseln schlucken (Dimaval) oder schnüffeln. Im Urin kann gemessen werden, wieviel ausgeschieden wurde. Das Ausbohren sollte unter Dreifach-Schutz geschehen: Sauerstoff über Nasenbrille, Kofferdamm sowie vor und nach dem Ausbohren Gegengift geben.*

Schon vor über 500 Jahren sagte Paracelsus: *„An jedem Zahn hängt ein ganzer Mensch."*, und in der Naturheilkunde weiß man, dass Herde in Form von schwelenden Entzündungen nicht nur krank machen, sondern auch die Wirkung jeder noch so guten Therapie zunichtemachen

können. Zahn- und Kieferherde machen immerhin 50 Prozent aller Belastungen durch Störfelder aus. Ich habe den Eindruck, dass es nur ganz wenige Zahnärzte und Kiefer-Chirurgen gibt, die wissen, wie dramatisch die Auswirkungen kranker, wurzelbehandelter, toter Zähne oder Kieferherde auf die Gesundheit sind. Und anscheinend gibt es auch nur wenige, die solche Herde auf Röntgenaufnahmen überhaupt erkennen. Einer Freundin wollte ein Zahnarzt vier Implantate in einen Kiefer voller Eiterherde schrauben. Mit Sicherheit wären diese Implantate früher oder später „hochgegangen", ganz zu schweigen von den gesundheitlichen Folgen – und sie wäre auf tausenden von Euro sitzengeblieben. Ist es denn so schwer, solche Herde auf Röntgenaufnahmen zu erkennen?

Ich war früher Sekretärin bei einem Röntgenologen. Er konnte Röntgenbilder lesen, auch Übersichtsröntgenbilder vom Gebiss (sog. Panoramabilder, auch OPT genannt). Von ihm habe ich, wie auch von Dr. Daunderer, viel gelernt. Ich habe ja keine medizinische Ausbildung, und mein Interesse an kranken Menschen ist begrenzt. Wenn Betroffene mir Röntgenbilder vom Gebiss und eine Liste mit Beschwerden und Fragen zuschicken (wenn handschriftlich, bitte leserlich) gebe ich gerne meine Erfahrungen und erworbenen Kenntnisse weiter. Auch anrufen kann man mich jederzeit. Sie finden die Beratungsstelle für Amalgamgeschädigte im Internet unter: ***www.amalgam-carl.de, e.carl-amalgam@gmx.de.*** *Sie können mich aber auch direkt anrufen: 089-854 13 01*

11.5. Lizenz zum Gelddrucken? Die chirurgische Sanierung von Störfeldern im Kiefer

Nach all den schlechten Erfahrungen und nachdem ich Abschied von einigen meiner wurzelbehandelten Zähne genommen hatte, konsultierte ich eine auf stumme Herde spezialisierte Zahnärztin. In einer Untersuchung mit dem Bio-Resonanz-Gerät diagnostizierte sie mehrere Störfelder im Kiefer, außerdem eine hohe Aluminiumbelastung, eine Entgiftungsstörung und eine Belastung mit Mercaptan, also dem Leichengift, das entsteht, wenn „tote" Zähne im Kiefer verwesen. Sie empfahl mir, sofort drei weitere wurzelbehandelte Zähne ziehen zu lassen. Als wieder ein neuer Zahnarzt (neuer Zahnarzt, neues Glück) die Versorgung mit Zahnersatz vorbereitete, entdeckte er im linken Unterkiefer unter einer älteren Krone eine uralte Amalgamfüllung! Ich war entsetzt, die hatte sein Kollege damals bei der Sanierung übersehen. Mein neuer Zahnarzt, der sich als „ganzheitlich" bezeichnete – deswegen war ich zu ihm gegangen – bohrte die Füllung heraus ohne die notwendigen Schutzmaßnahmen, von denen ich zu diesem Zeitpunkt als ahnungslose Patientin noch nichts wusste. Danach ging es mir richtig dreckig, ich war völlig kraftlos, entwickelte eine leichte Gelbsucht. Langsam erholte ich mich, auch, indem ich – wie in *„Iss richtig oder stirb"* beschrieben – meine Ernährung umstellte und entzündungsfördernde Nahrungsmittel wie Gluten mied. Als dann auch der Zahn, der viele Jahre gefüllt mit Amalgam vor sich hingesiecht hatte, nicht mehr zu retten war, schickte mich mein aktueller und von meiner Situation überforderter Zahnarzt zur Implantat-Beratung beim Kiefer-Chirurgen.

Der machte eine *Digitale Volumentomographie* (DVT). Störfelder erkannte er darauf nicht, vermutlich hat er noch nie davon gehört, fachärztlicher Tunnelblick. Er schlug mir vor, den Knochen aufzubauen und an vier Stellen im Kiefer Titan-Implantate zu setzen. An dem Punkt war das Gespräch für mich keine Beratung mehr, sondern nur noch Recherche. Ich fragte, ob man nicht vorher in einem Labor testen lassen sollte, ob ich Titan überhaupt vertrage. Offenkundig verstand er meine Frage nicht und berichtete mit stolz geschwellter Brust von einer 17-jährigen Patientin. *„Das Implantat ging hoch, da habe ich es nochmals reingeschraubt, dann ging es nochmals hoch, und ich habe es wieder reingeschraubt. Jetzt hält es."* Der Mann ist ein Schrauber, sicherlich sogar ein sehr guter, aber der ganzheitliche Blick auf seine Patienten geht ihm offensichtlich völlig ab, und ich frage mich, was das dem Kiefer aufgezwungene Implantat langfristig im Körper seiner jungen Patientin anrichten wird.

Ich verabschiedete mich auf Nimmerwiedersehen. In weiser Voraussicht hatte ich die Panorama-Aufnahme des Kiefers Franz Weimer geschickt, dem Umweltzahnmediziner, mit dem ich für „*Die Unbestechlichen*" ein Interview über Störfelder in der Mundhöhle und ihre Auswirkungen geführt hatte.[34]

Nun schickte ich ihm auch die DVT-Aufnahme des Kieferchirurgen. An einer Stelle, an der der Schrauber ein Implantat setzen wollte, diagnostizierte Franz Weimer eine NICO. Guter Rat war teuer… In meiner Verzweiflung rief ich die Zahnärztin an, die vor fünf Jahren meine Herdbelastung diagnostiziert hatte. Sie empfahl mir zwei Kollegen, die auf die Sanierung spezialisiert seien, ihrer Ansicht nach die einzigen überhaupt im ganzen Land, die sauber arbeiten. Sie habe schon viele ihrer Patienten nachgetestet, alle waren nach dem Eingriff frei von Störfeldern. Ich vereinbarte einen Termin beim ersten, den sie genannt hatte. Danach war ich am Rande eines Nervenzusammenbruchs, und das nicht nur einen Tag, sondern zwei Wochen lang. Der Zahnarzt diagnostizierte jede Menge Störfelder, wollte mir bis auf einen alle noch verbliebenen Zähne im Unterkiefer ziehen und dann jeweils das Entzündungsgebiet chirurgisch sanieren. Er sprach von vier Eingriffen insgesamt, jeweils ein Segment des Kiefers, die mehrere Stunden dauern würden. Die Zähne ziehen, den Eiter herausholen, den Kiefer ausfräsen, die Wunde vernähen. Man müsse das in vier Etappen machen, weil sonst mein Körper mit der Entgiftung und der Wundheilung überfordert sei, und das Ganze mit örtlicher Betäubung. Beim Preis bekam ich Schnappatmung: 8.000 Euro sollte die Sache kosten. Das Schöne ist ja, dass die Fehler, die konventionelle Zahnärzte machen und die viele Menschen krank machen, von ganzheitlichen Zahnärzten therapiert werden, die das nicht oder nur zu einem kleinen Teil mit der Kasse abrechnen können. Die NICO-Sanierung wird seit kurzem nicht mal mehr von der privaten Krankenversicherung übernommen.

Obwohl ich mir nicht vorstellen konnte, wie ich diese „Monster-OPs" (Zitat Jan van Helsing ☺) überhaupt überstehen sollte, vereinbarte ich einen Termin für den ersten Eingriff und besorgte mir sicherheitshalber ein

Medikament, das Patienten vor Operationen in einen entspannten Zustand versetzt. Einen Tag später flatterte eine Rechnung ins Haus, zweitausend Euro solle ich binnen fünf Tagen schon mal anzahlen. Das war der Punkt, an dem ich ausstieg. Ich hatte in der Zwischenzeit weiter recherchiert und eine Zahnklinik gefunden, in der ein Zahnarzt täglich NICOs saniert. *„Der ist es!"* Dachte ich. Als ich im Januar dort anrief, stellte man mir einen Termin im Sommer in Aussicht, die Praxis sei gut gebucht, es kämen viele Patienten aus dem Ausland zur Sanierung. Ich schickte einen Anamnesebogen und meine Röntgenaufnahme. Nach einiger Zeit kam dann eine vorläufige Einschätzung. Diagnostiziert wurden NICOS an allen vier Weisheitszähnen. Seltsam, Weisheitszähne sind in meinem Kiefer gar nicht angelegt und nie gewachsen, es können also auch keine NICOs nach Extraktionen entstanden sein, wie sonst üblich. Es kam aber noch dicker. Der Behandlungsplan sah die Sanierung vor, und – *„wenn möglich"* – sollten direkt danach elf(!) *„biokompatible und ästhetische Implantate"* eingesetzt werden. Das Ganze begleitet von Aufbau-Infusionen, Membranen, die die Knochenregeneration fördern etc. Die Klinik arbeitet nach dem *„all in one concept"*, also Berücksichtigung des Vitamin-D-Status und weiterer Parameter, Ernährung nach dem „Knochenheilungskonzept". In den insgesamt acht Anhängen fand sich auch ein Link zu den vom NICO-Spezialisten empfohlenen Nahrungsergänzungsmitteln, die unbedingt eingenommen werden müssen. Außerdem Infos über einen Shop mit Superfood, in dem man sich mit Smoothies, Suppen und Salaten versorgen kann, betrieben von der Frau des Dentisten. Ach ja, im Shop kann man auch gleich die empfohlenen Nahrungsergänzungsmittel kaufen. Wie praktisch!

Die voraussichtlichen Kosten: 70.000 Euro. Ich habe mir sagen lassen, dass es auch teurer geht. Man kann auch 100.000 Euro für eine Störfeld-Sanierung und anschließende Versorgung mit biokompatiblen Implantaten loswerden – ein äußerst lukratives Geschäftsmodell... Ich finde solche horrenden Summen unethisch, weil gerade diejenigen, die durch stumme Herde in der Mundhöhle krank geworden sind, oft kein Geld mehr auf der hohen Kante haben. Viele sind nicht mehr oder nicht mehr richtig arbeitsfähig.

Ich beschloss, noch einen dritten NICO-Spezialisten zu konsultieren. Nach eingehender Begutachtung der Aufnahmen bestätigte er die Entzündungsherde, allerdings nicht da, wo eigentlich Weisheitszähne sein müssten, sondern verstreut an mehreren Stellen im Kiefer. Sie sehen, wie schwierig es sogar für die Spezialisten ist, die Aufnahmen eindeutig zu interpretieren. Einen Eingriff hielt Dr. Sebastian Dittrich von den *lux Zahnärzten* für problematisch, er könne keine Erfolgsgarantie geben. *„Sie wissen nicht, wie es Ihnen danach geht, und es kann auch sein, dass nachoperiert werden muss."* Das Risiko, dass durch einen solchen Eingriff neue Traumata im Kiefer gesetzt werden, ist aus meiner Sicht nicht zu unterschätzen. Es kann gutgehen, und in vielen Fällen führt kein Weg an einer Herdsanierung vorbei, damit der Betroffene wieder gesund werden und zu Kräften kommen kann. André Kabat hat sich der „Monster-OP" unterzogen, er ließ sich sämtliche Zähne ziehen und den Kiefer komplett ausräumen und ausfräsen. Mit allem Drum und Dran inklusive Verdienstausfall hat ihn die Angelegenheit 25.000 Euro gekostet, doch er hat die Entscheidung keinen Tag bereut, im Gegenteil: Der 50-Jährige sagt: *„Heute geht es mir besser als mit 18."*

11.6. Geheimtipp: lokale Ozontherapie

Mich allerdings versetzte schon der Gedanke an eine chirurgische NICO-Sanierung tagelang in den Panikmodus. Eine Antilope, 24 Stunden am Tag auf der Flucht vor einer Meute hungriger Löwen: Herzflattern, schlaflose Nächte, ein Nervenkostüm zum Zerreißen dünn, kleinste Dinge warfen mich aus der Bahn, die Kiefermuskulatur war hart wie Stahl, Schmerzwellen pulsierten wie Stromstöße durch meinen Unterkiefer. Und immer wieder grübelte ich darüber nach, was wäre, wenn nach dieser Prozedur das Ergebnis nicht so ausfiele wie erhofft. Viel Aufwand, viel Geld, viele Schmerzen umsonst – das hatte ich schon mehrfach hinter mich gebracht. In dieser dunklen Zeit erschien eine Information wie ein Silberstreif am Horizont. Die Heilpraktikerin Uschi von Koch erzählte mir von ihrer Zahnärztin, die Störfelder durch Ozon-Injektionen direkt in den Kiefer saniert. Das war einen Versuch wert!

Ich erspare Ihnen die Details einer Reiseplanung von Hessen ins Söder-Land mit Übernachtung in Zeiten des Lockdowns. Nur so viel: Es war eine logistische Herausforderung. Dann kam endlich der ersehnte Moment, in dem ich die Praxis von Dr. Beate Faust betrat. Beate Faust orientierte sich an der Panorama-Aufnahme des Kiefers und fahndete zusätzlich mit dem kinesiologischen Muskeltest nach den Herden. Sie legte einen Finger auf die verdächtige Stelle im Kiefer und versuchte, meinen Arm herunterzudrücken. Gab er nach, war das die Bestätigung für das Störfeld. Nun wurde das Segment mit einem Lokalanästhetikum leicht betäubt, dann führte die Zahnärztin eine feine Injektionsnadel direkt in den Kiefer ein, sie war angeschlossen an einen kleinen Ozongenerator. Die Ärztin injizierte jeweils 20 Sekunden medizinisches Ozon. Dr. Faust fand insgesamt zehn(!) Herde, verteilt im gesamten Kiefer, und lag somit mit der Interpretation der Bilder und dem Muskeltests ganz nah bei der Analyse von Dr. Dittrich, das fand ich sehr beruhigend. Nach jeder Injektion testete sie kinesiologisch nach, ob der Körper nun stabil war, dann war es geschafft. Als ich strahlend aus dem Behandlungsraum kam, fragte mein Partner, der mich begleitete, ob ich gerade eine Schönheits-Operation gehabt hätte, nach langer Anspannung waren meine Gesichtszüge endlich wieder entspannt.

Ich fühlte mich wie beflügelt, voller Energie. Die ersten zwei Nächte nach dem Eingriff hatte ich intensive Träume und schlief wesentlich tiefer und länger als sonst. Wochen nach der Ozonbehandlung hat sich der Effekt etwas abgeschwächt, was daran liegt, dass mein Körper noch nicht in der Lage ist, alle Toxine, die sich im Kiefer eingelagert haben, loszuwerden. Nun steht noch eine Entgiftung an (siehe Kapitel 14); wenn sie abgeschlossen ist, werde ich eventuell ein zweites Mal zu Dr. Faust zur Nachbehandlung fahren, die sie kostenlos anbietet. Ich habe diese Ärztin als sehr empathisch und sehr kompetent erlebt, und die Behandlung war – verglichen mit den immensen Kosten einer chirurgischen Sanierung – sehr kostengünstig. Die Ozon-Injektion in die Störfelder war ein Versuch, die Störfelder unblutig zu eliminieren, bis zum Happy End ist es allerdings noch ein langer Weg.

11.7. Geheimtipp: Hochfrequenztherapie

In dem Augenblick, in dem ich beschlossen hatte, mich nicht dem Skalpell der Zahnchirurgen auszuliefern, schien sich ein sanfter Weg zur Heilung aufzutun. Eines Abends sah ich auf der Nachrichten-Plattform *„Die Unbestechlichen"* einen Bericht unter der Überschrift *„Hochfrequenztherapie bei Zahnstörfeldern."* Atemlos las ich den Artikel über den *Zelltuner*, dessen Technologie auf der Grundlagentheorie des genialen Physikers Nikola Tesla beruht und der vor hundert Jahren von dem aus Russland stammenden Ingenieur Dr. Georges Lakhovsky zu einem medizinischen Gerät weiterentwickelt worden war. Prof. Dr. Ewald Paul, der in den 1920er-Jahren als Leiter für Hochfrequenz- und Lichtforschung in München arbeitete, gab 1930 das Buch »Fortschritte in der Hochfrequenztherapie« in der hundertsten Auflage heraus. Er veröffentlichte mehrere Bücher über die Elektromedizin, 1932 erschien sein Buch über »Die Hochfrequenz im Dienste der Zahnheilkunde«. Schon damals behandelten Zahnärzte damit erfolgreich Erkrankungen und Störfelder im Kiefer.[19]

Ich kontaktierte den Autoren des Artikels, Arthur Tränkle, der sich auskennt mit dieser Technologie und Tesla-Geräte vertreibt, und frage ihn, wie meine Chancen stünden bei Zahnstörfeldern. *„Das braucht Geduld, das kann einige Monate dauern bei täglicher Behandlung."*, antwortete er und versorgte mich mit Informationen, Arztberichten, Erfahrungsberichten von Patienten, die beeindruckend waren. Weil Menschen mit Herzschrittmacher oder Implantaten das Gerät nicht nutzen dürfen, fragte ich nach: *Ich habe jede Menge Metall im Mund. Darf ich es trotzdem benutzen?"* Die Antwort: *„Ja, das ist kein Problem."* Auch wenn das eine größere Investition war, war es immer noch günstiger als die Monster-OP, und dieser Weg schien mir, auch wenn er Zeit und Disziplin erforderte, wesentlich sympathischer, weil ich das Gefühl hatte, nun die Heilung selbst in die Hand zu nehmen. Ich bestellte den *WasserVitalisierer*, das Begleitbuch »Einführung in die Hochfrequenztherapie«[20] lieferte interessante Erkenntnisse.

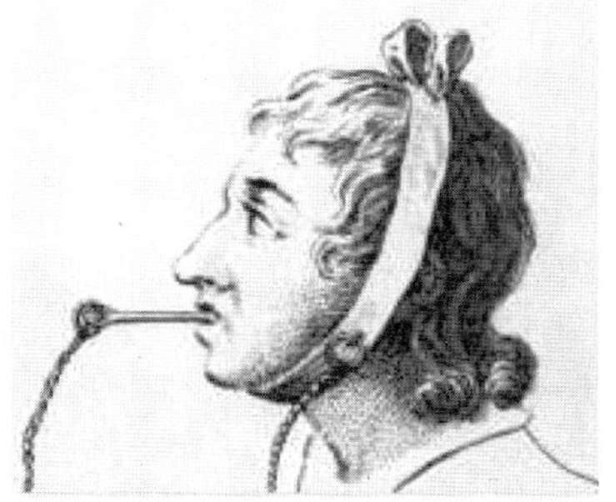

Abb. 31: Der „elektrische Zahnarzt"

Schon die Römer haben mit der „elektrischen Medizin" experimentiert. Im Jahr 46 v.Chr. behandelte Scribonus Largus, der Arzt des römischen Kaisers Claudius, Patienten mit Kopfneuralgien oder Gicht mit den elektrischen Impulsen eines Zitterrochens. 1759 wurde die Elektrizität als Therapie erfolgreich eingesetzt, ein Buch über diese Art der Energiemedizin wurde zum Bestseller. Auf der achten Jahrestagung der *Amerikanischen elektrotherapeutischen Vereinigung* im Jahr 1898 wurde über Erfolge der Elektromedizin bei Taubheit, Akne, Rosacea, Fibromen, Entzündung, Neuritis, Gicht, Krebs und Augenkrankheiten berichtet. 1884 setzten in den USA etwa 10.000 Ärzte täglich Elektromedizin in ihrer Praxis ein.

Die Schattenseite der „elektrischen Medizin"

Es gab Zeitgenossen, die den Trend, Patienten mit allerlei (elektro-) technischen Geräten zu malträtieren, kritisch sahen. Bismarcks Leibarzt Ernst Schweninger geißelte die Apparate-Medizin in der Schrift »Der Arzt« 1906:

> *„Sie führen Wagenladungen von Apparaten mit sich, um den Kranken zu untersuchen, ihn zu behandeln. Ihre Sprechzimmer sind mit Maschinen und Einrichtungen ausgestattet wie das Laboratorium einer Fabrik. Sehr schön! Unsere Ärzte sind Gelehrte! Wenn sie aber einen Kranken anfassen, dann tun sie ihm weh, indem sie ihm beim nichtigsten Anlass Sonden, Lampen und photographische Apparate durch alle gangbaren Körperöffnungen einführen, um zu erkunden, wie er inwendig beschaffen sein mag. Sie erregen ihm Ekel, indem sie ihm widerliche Chemikalien und stinkende Salben applizieren. Sie ermüden ihn, wenn sie seinen kümmerlichen Leib mit dem Aufgebot eines täglich größer werdenden Arsenals von mechanisch-elektrisch-optisch-akustisch-magnetischen Methoden außen und innen bearbeiten."* [21]

Es gab Experimente, bei denen Probanden mit Strom gequält wurden. Der französische Neurologe Guillaume Benjamin Amand Duchenne (1806-1875) versuchte, Muskelkrankheiten durch elektrische Reizungen nachzuweisen. Sein Steckenpferd war die Entwicklung einer „*Orthographie des Gesichtsausdrucks*". Das Material für seine Experimente fand er in Pariser Kliniken. So etwa den zahnlosen Schuhmacher „*von beschränkter Intelligenz*", der offenbar kein Schmerzempfinden im Gesicht hatte, bei ihm erzeugte Duchenne Mimik durch Stromstöße.

Normalerweise war die Elektroakupunktur mit Wechselstrom schmerzhaft. Nach Einführung des Gleichstroms entwickelte Duchenne eine neue Methode klinischer Diagnostik und Therapie.[22]

Während des Ersten Weltkriegs setzten die Ärzte die militärische Elektrotherapie, die vom Stabsarzt Fritz Kaufmann entwickelte „Kaufmann-Kur" ein. Mit einer Art Schocktherapie, schmerzhaftem Wechselstrom, versuchte man, traumatisierte Soldaten wieder kriegsdiensttauglich zu machen. Man wollte sie in die Gesundung hineinzwingen und ging äußerst rabiat mit ihnen um. Von einem gewissen Max Nonne ist ein Bericht über diese schaurige Behandlungsform überliefert.

> „*Im Halbdunkel, umgeben von allerlei phantastischem Gerät, liegt ein alter Hysteriker in meinem Heilzimmer auf dem Behandlungstisch. Vorgestern Abend war er angekommen, ein früherer Offiziersbursche mit guten Manieren und einem offenen anständigen Gesicht. Das heißt: Er schleppte sich auf zwei Stöcken hängend, zitternd, mit steifen, verkreuzten Beinen in unbeschreiblich grotesken Gangfiguren. Wie dieser Mann nun auf dem Behandlungstisch liegt und ich nehme die schmerzlose Elektrode zur Hand – eben hatte er noch gelassen und freundlich mit mir gesprochen –, da geschieht etwas Unbegreifliches: Er verwandelt sich unter meinen Augen in einen anderen – plötzlich, so wie wenn man an einer sacht laufenden Maschine den Hebel drückt, und es fällt unversehens ein brausendes Räderwerk ein. Ein steifer Blick, ein verzerrtes Gesicht, die Muskeln wie Stricke angespannt, fortstrebend, dagegenstrebend und zusammengekrümmt über etwas Unsichtbarem, was man ihm entreißen will. Man spricht ihm freundlich und beruhigend zu – es ist, als ob man gegen ein zischendes Mühlrad redet. Und mit dem blinden Sträuben und Drängen läuft gleich noch ein zweiter Gang an: Ein Zittern, Krachen und Zucken – die Zähne klappern, die Haare sträuben sich, der Schweiß tritt auf das blassgewordene Gesicht. Was noch durch diesen Tumult hindurchdringt, das sind kurze, scharfe Zurufe, festes Anfassen, rascher, kräftiger Schmerz. Und unter diesen Reizen tritt, wieder mit einem plötzlichen Ruck, eine zweite Verwandlung ein. Man hat ein fast körperliches Gefühl davon, so als ob ein ausgedrehtes Gelenk wieder einschnappte. Auf einmal ist der Wille glatt und gerade und die Muskeln folgen beruhigt, willig seinem Antrieb.*"[21]

Im Ersten Weltkrieg sollen 20 Soldaten an dieser „Therapie" gestorben sein. Nonnes Bericht wurde 1922 veröffentlicht, fünf Jahre nachdem die gefährliche Wechselstromtherapie verboten worden war.[23]

Elektroschocks in der modernen Psychiatrie

Bis heute werden Patienten in der Psychiatrie – oft auch gegen ihren Willen – mit Elektroschocks (EKT) gequält, einer umstrittenen Therapie, von der man nicht einmal genau weiß, ob und wie sie wirkt. Die *Kommission für Verstöße der Psychiatrie gegen Menschenrechte Deutschland e.V.* forderte im August 2020 ein gesetzliches Verbot von Elektroschocks, die sie als Folter bezeichnet. „*Würden Sie jemand EKT-ieren, der sich mit Händen und Füßen wehrt?" Antwort von Alexander Sartorius vom Zentralinstitut für seelische Gesundheit (ZI) in Mannheim: ‚Das haben wir schon gemacht.' Eine Jugendliche ... habe gebrüllt und sei kaum zu fixieren gewesen. Die Lösung: auf der Station vorsediert und dann EKT unter Narkose.*"

Auf der Webseite wird erklärt, wie eine Elektroschock-Therapie abläuft: *‚Bei der hierzulande angewendeten sogenannten modifizierten Elektrokonvulsions- oder Elektrokrampftherapie (EKT) setzen Psychiater den Patienten unter Vollnarkose, verabreichen ihm ein Mittel zur Muskellähmung (z.B. Succinylcholin), beatmen ihn künstlich, legen eine Spannung von bis zu 460 Volt an die Schläfen und lösen mit Strom einen Grand-Mal-Krampfanfall im Hirn aus. EKT-Patienten erhalten in der Regel 8 bis 12 Schocks, im Abstand von je zwei bis drei Tagen. Einige Patienten werden aber auch mit wesentlich mehr Elektroschocks traktiert.*'[24]

Obwohl die Hochfrequenz-Therapie nicht das Geringste mit diesen fragwürdigen Elektro-„Therapien" zu tun hat, verfügte die Lebensmittelüberwachungs- und Arzneimittelbehörde FDA 1963 strenge Auflagen. „Elektromediziner" wurden als Quacksalber diffamiert und kamen ins Gefängnis, wenn sie ohne Lizenz praktizierten. Unternehmen, die die Geräte herstellten, wurden in den Konkurs getrieben. Einige von Teslas Forschungsarbeiten wurden nach seinem Tod im Jahr 1943 von den Nationalsozialisten beschlagnahmt, nur in der Sowjetunion überlebte die Tesla-Medizin, wo Wissenschaftler seine Medizin der Frequenzen verfeinerten.[25]

Als er in den 1920er-Jahren mit seiner Tesla-Spule experimentierte, stellte Nikola Tesla fest, dass hochfrequente Strahlung heilen kann. Natürlich wusste ich um den wohl genialsten Erfinder aller Zeiten, doch nun, da ich mit einem Heilapparat arbeitete, dessen Bauplan auf seiner Forschung beruht, wollte ich den „Magier der Elektrizität" näher kennenlernen.

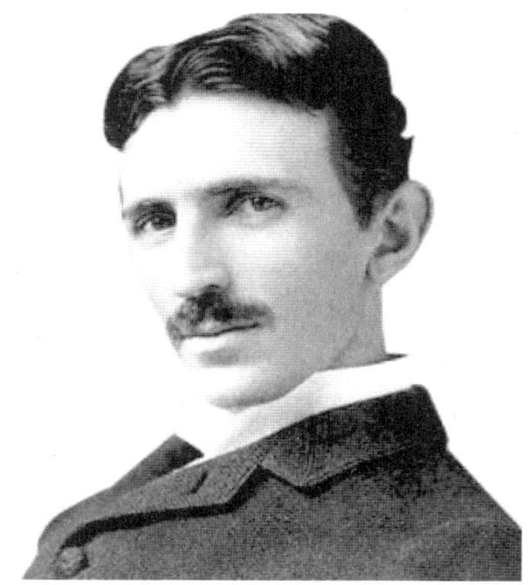

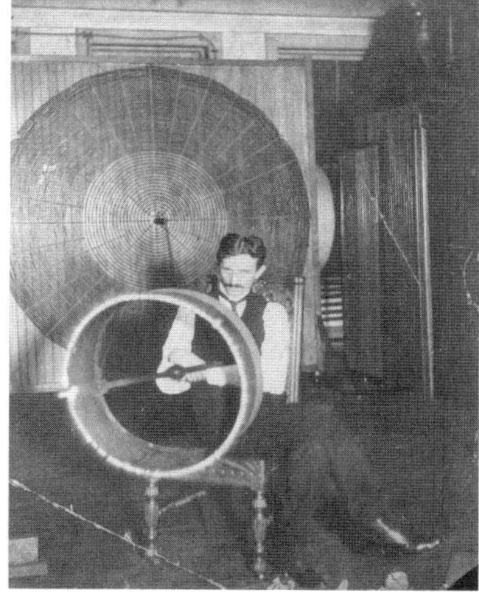

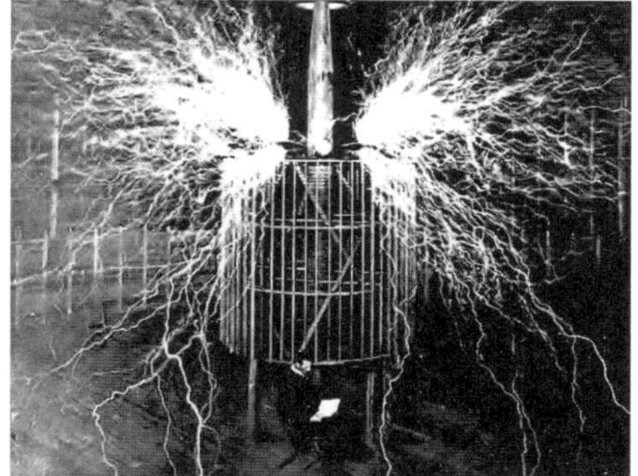

Abb. 32-34: Nikola Tesla – genialer Erfinder und Herr der Blitze

11.8. Der Meister der Blitze – auf den Spuren von Nikola Tesla

Tesla. Das Auto, das den Namen des exzentrischen Physikers trägt, ist jedem ein Begriff, auch wenn es nicht mit freier Energie, sondern einer Batterie an Bord betrieben wird. Elon Musk, der mit 12 Jahren schon Treibstoff für seine Modellraketen mischte und mit Elektro-Autos die Welt erobern will, hat den Namen PR-wirksam gewählt, und er hat Sinn für spektakuläre PR-Aktionen: Er ließ ein Tesla-Cabrio ins All schießen. An Bord des Elektro-Zweisitzers: eine Astronauten-Puppe, die auf den Namen *Starman* getauft wurde und „Space Oddity" und „Is there life on Mars?" hörte, bis der Akku leer war. *„Ich liebe den Gedanken an ein Auto, das wahrscheinlich endlos durch das Weltall driftet und in ein paar Millionen Jahren vielleicht von einer außerirdischen Spezies entdeckt wird."*, erklärte David-Bowie-Fan Elon Musk.[26]

Wer wissen möchte, wo im Weltraum der Tesla gerade unterwegs ist, wird auf der Webseite „www.whereisroadster.com" fündig. Und kürzlich haben sich Musk und zwei andere schwerreiche Prominente selbst auf eine Stipp-Visite ins All schießen lassen, als hätten wir sonst keine Probleme auf diesem Planeten… Nikola Tesla wäre vermutlich nicht begeistert vom Auto im Weltall, seine Vision war die sog. „Freie Energie", also die Möglichkeit, dass man mit einem kleinen Konverter seinen eigenen Strom zuhause produziert, oder im Auto. Es würde ihn wohl eher freuen, dass zwei russische Physiker seine Vision von Elektrizität, die kabellos um die Welt geschickt wird, Wirklichkeit werden lassen wollen. Nach ausgiebigem Studium der Patente sind die Moskauer Brüder Leonid und Sergey Plekhanov davon überzeugt, dass Teslas Traum umgesetzt werden kann. Der Tesla-Tower in Istra bei Moskau könnte mit seinen neun Megawatt und 300 Tonnen Kondensatoren ganz Moskau mit Energie versorgen und Blitze 150 Meter weit in den Himmel schicken.[27] Alle zwei Jahre aktivieren die Forscher die Türme, um Blitz-Experimente durchzuführen, ein Team der ProSieben-Sendung *Galileo* war 2016 dabei, die Aufnahmen sind beeindruckend.[28] Der erste Turm dieser Art war 1901 von Tesla auf Long Island, New York, gebaut worden: Von dort aus wollte er hoch energetische Wellen in die Atmosphäre schicken und die so entstandene Energie rund um die ganze Welt verteilen.

Das Faible für Elektrizität wurde Nikola Tesla in die Wiege gelegt. Während eines Gewitters wurde er am 10. Juli 1856 in Smiljan (damals Österreich-Ungarn, heute Kroatien) geboren. Der Legende nach kam er just mit einem Blitz zur Welt, seine Hebamme soll gesagt haben: *„Er wird ein Kind des Sturmes“*, seine Mutter soll geantwortet haben: *„Nein, er wird ein Kind des Lichts“*.[29] Schon als Kind war Nikola fasziniert von der Elektrizität. Als er seine schwarze Katze Macak streichelte, nahm er wahr, dass das Fell abstand und hörte ein leichtes Knistern. Jahrzehnte später beschrieb er diesen Moment in einem Brief: *„Meine Mutter fand das charmant. ‚Hör auf, mit der Katze zu spielen‘, sagte sie, ‚sie könnte glatt ein Feuer starten.‘ Doch ich dachte abstrakter: ‚Ist die Natur eine gigantische Katze? Und falls das so ist: Wer streichelt ihr über den Rücken?‘“*[30]

„Was ist Elektrizität?“, diese Frage wird Nikola Tesla sein Leben lang beschäftigen. Der Mann, der den wichtigsten Erfindern seiner Zeit begegnet und – anders als sein Gegenspieler Thomas Edison – an die Zukunft des Wechselstroms glaubt, experimentiert mit Gasentladungslampen, entwickelt den Tesla-Transformator zur Erzeugung von hochfrequentem Wechselstrom, den ersten Radiosender, das Radar und die erste Fernsteuerung. Fachleute sagen, dass man den Einfluss Teslas bis heute in Geräten erkennen könne – von „intelligenten“ Lautsprechern bis zu Raketenabschussdrohnen. Und der Magier der Elektrizität hatte – ebenso wie Elon Musik – ein Faible für spektakuläre Inszenierungen, mit denen er die New Yorker High Society beeindruckte.

Er wird umjubelt, als er 1891 bei Vorführungen an der New Yorker Universität Lampen wie von Geisterhand zum Leuchten bringt: *„Meine Damen und Herren! Hier habe ich eine einfache Glasröhre, aus der die Luft zum Teil herausgepumpt ist. Ich bringe meinen Körper in Kontakt mit einem Draht, der hochgespannten Wechselstrom führt – und die Röhre in meiner Hand ist hell erleuchtet.“* Der charismatische Tesla wird mit seiner Attraktion nach London und Paris eingeladen und bewegt sich in illustren Kreisen: Er ist befreundet mit Schriftsteller Mark Twain, Schauspielerin Sarah Bernhard und dem Bankier John Pierpont „J.P.“ Morgan.[31]

Ein Abend im Oktober 1899: Der Mann mit den dunklen Augen und den schwarzen Haaren hat eingeladen zu einer spannungsgeladenen Vorstellung in seinem „Labor“ in der Nähe von Colorado Springs – eine Scheune, aus der ein riesiger Mast aus Eisenrohren 50 Meter in die Höhe ragt, darauf eine große, mit Kupferfolie umwickelte Holzkugel. Innen ein riesiger Transformator, dessen Spule mehrere Millionen Volt erzeugen kann. Künstliche Blitze sollen aus der Kugel schießen und die Turmspitze erhellen – so will Tesla beweisen, dass Energie drahtlos übertragen werden kann. Die Mutprobe ist beeindruckend inszeniert: Tesla ist gekleidet wie ein Magier: schwarzer Mantel, Handschuhe und Melone. Als alles vorbereitet ist, ruft er seinem Assistenten zu: *„Jetzt! Schalter schließen!“*, der gehorcht. Der Boden vibriert, blaues Licht durchflutet die Scheune, aus dem Mast schießen gewaltige Blitze, fast 50 Meter lang. Donnergrollen, das noch in 20 Kilometern Entfernung zu hören ist, dann ... Stille. Tesla ruft genervt beim Elektrizitätswerk an: Der Generator steht in Flammen, die Stadt ist ein paar Tage ohne Strom.[32] Tesla entwickelte auch ein Hochfrequenz-Gerät zur medizinischen Behandlung, sein Freund Mark Twain kam regelmäßig, um sich zu befelden.

So beeindruckend Teslas Erfindungen auch waren, immer wieder erlitt er finanziellen Schiffbruch und wurde um die Früchte seiner Arbeit gebracht. Auch wenn er stattliche 700 Patente anmeldete und immer wieder Investoren für seine Ideen begeistern konnte, wurden viele Projekte nie zu Ende gebracht, weil immer wieder Finanziers dem eigensinnigen und eigenbrötlerischen Erfinder, der auf großem Fuß lebte und der Spielsucht frönte, das Geld entzogen. Einer seiner Gönner sollte später mit der Titanic untergehen. Der Investor war abgesprungen, kurz bevor der geheimnisvolle Tesla-Turm fertiggestellt war. 1917 wurde das Stahlgerüst gesprengt und als Schrott für tausend Dollar verkauft, Tesla erlitt einen Nervenzusammenbruch.

Nach vielen finanziellen und persönlichen Rückschlägen zog er sich aus der Öffentlichkeit zurück. Statt zu forschen, ging er in den Parks von New York Tauben füttern. Eine weiße Taube lag ihm besonders am Herzen, er sagte: *„Mein Leben hat so lange eine Bedeutung wie diese Taube existiert.“* Tesla starb am 7. Januar 1943 – kurz nach dem Tod seiner Lieblingstaube –

einsam in seinem Zimmer in einem New Yorker Hotel, in dem er Dauergast gewesen war. Er hatte das Zimmer Nr. 3327 im 33. Stock gemietet – weil die Zahlen durch drei teilbar sind, ebenso wie die Quersummen. Um jedes Haus, das er betrat, muss er drei Mal herumgehen, er war besessen von der Zahl drei. Tagelang hing das „*Do not disturb*"-Schild am Türknauf, schließlich betrat eine Angestellte das Zimmer und fand den 86-Jährigen tot in seinem Bett. Ein beachtliches Alter, wenn man bedenkt, dass Nikola Tesla fast sein ganzes Leben lang mit Hochfrequenzen und Wechselstrom experimentiert hat.[33]

12. Wenn die Zelle sauer wird

„*Unser Organismus kann mit Säure gut umgehen.*“, tönt der Ernährungsmediziner und Stoffwechsel-Experte Andreas Pfeiffer von der *Charité* und vom *Deutschen Institut für Ernährungsforschung*[1]. Er muss es ja wissen, er ist Experte, oder? Weit gefehlt! An der Diskussion über Säuren und Basen erhitzen sich seit Jahren die Gemüter. Dass zu viel Säure im Körper krank macht, halten die meisten Schulmediziner für Unsinn, für sie existiert nur die akute Azidose, dann sinkt der pH-Wert des Blutes dramatisch ab. Doch schon bei einem normalen pH-Wert des Blutes haben wir Säureeinlagerungen im Bindegewebe, im extrazellulären Raum und in den Zellen, und das ist dramatisch, weil daraus sämtliche Zivilisationskrankheiten entstehen. In der Naturheilkunde weiß man seit langem, dass durch schlechte Ernährung, wenig Bewegung, Nikotin und Alkohol eine latente Übersäuerung entstehen kann, die einen Menschen zwar nicht zum Notfallpatienten macht, aber chronisch krank. Inzwischen weiß man, dass Ärger, Stress und emotionale Belastungen uns im Wortsinne sauer machen können. Und auch wenn viele Schulmediziner das mit dem Lieblingsverweis auf fehlende wissenschaftliche Beweise hartnäckig als „Pseudomedizin“ abtun, gibt es doch viele Studien, die belegen, dass ein saures Milieu die Ursache vieler Beschwerden ist.

- Übersäuerung schadet **Knochen** und **Muskeln**
- Übersäuerung führt zu chronischer Erkrankung
- Übersäuerung beschleunigt **Nierenkrankheiten**
- Übersäuerung erhöht das Risiko für **Herz-Kreislauf-Erkrankungen**
- Übersäuerung verursacht **Krebs**! (Warburg-Hypothese: Saures Milieu = Störung der Energiegewinnung in den Zellen = Tumor)[2/3]

Weitere Krankheiten, die durch Übersäuerung entstehen können:

- Chronische Kopfschmerzen oder Migräne
- Immunschwäche
- Parodontose und Karies
- Ständige Müdigkeit
- Sodbrennen, Verdauungsbeschwerden

- Rückenschmerzen, verspannte Nackenmuskulatur
- Asthma und Allergien
- Rheuma und Gicht
- Arteriosklerose
- Übergewicht
- Depressionen[4]

Da unsere Gesundheit immer mit dem Zustand unserer Zellen zusammenhängt, sind neue wissenschaftliche Erkenntnisse interessant: Durch Übersäuerung kann der Nährstoff-Stoffwechsel der Zellen gestört werden, bis hin zum Stillstand. Die Heilpraktikerin Katja Jones, spezialisiert auf Entsäuerung und Entgiftung, erklärt, warum überschüssige Säuren zu Erkrankungen im gesamten Körper führen können:

„Der Zellstoffwechsel wird über Spannungen gesteuert. Da Mineralstoffe (unsere Nahrung) aus positiv geladenen Ionen bestehen, müssen die Zellen im Körper negativ geladen sein, um sie aufnehmen zu können. Gesunde Zellen haben eine leicht negative Ladung von ca. -60 mV. Säuren dagegen besitzen eine positive Ladung, durch einen Überschuss an Wasserstoff-Ionen. Durch die Einlagerung von Säuren wird die Zellspannung immer geringer, der Stoffwechsel der Zellen immer weniger. Und das ist fatal, denn säurebelastete Zellen können dann die Nährstoffe, die sie so dringend bräuchten, kaum noch aufnehmen. Die Folge sind Mangelerscheinungen, die zum Ausfall ganzer Regionen, zu Entzündungen und zu weitaus Schlimmerem führen. Der Körper und sein Immunsystem werden dadurch geschwächt. Nahezu alle Zivilisationskrankheiten lassen sich ursächlich auf Säuren zurückführen! Dadurch zeigen auch Therapien oft nur wenig Erfolg, da auch Wirkstoffe nicht in die sauren Zellen gelangen können. Das ist die sogenannte Säurestarre!“

Weil dem Körper die Elektronen fehlen, um Informationen weiterzuleiten, also auch solche, die auf der Schwingungsebene laufen, bleiben oft auch homöopathische Mittel/Informationen buchstäblich im Säuresumpf stecken.[5] Schon seltsam, dass so viele Schulmediziner bei Säuren und Basen mit Scheuklappen unterwegs sind und Beweise, die ernstzunehmende Wissenschaftler erbracht haben, beharrlich ignorieren.

Emotionaler Stress + ungeeignete Nahrung = toxische Kombination

Coca-Cola ist bekanntlich Gift für den menschlichen Stoffwechsel, es kommt dem Säuregrad von Batteriesäure sehr nahe und eignet sich bestens als Abflussreiniger. Dennoch: Wenn wir im emotionalen Gleichgewicht sind, kann eine Cola uns nicht umbringen, der Körper ist in der Lage, die Säuren wieder auszuscheiden. Stehen wir allerdings permanent unter Strom, dann schafft er das nicht mehr, er gerät in eine Säurestarre, auch Phosphor- und Schwefelsäure aus Fleisch kann er dann schlecht abbauen. In einem emotional angeschlagenen Zustand ist die viel beworbene basische Ernährung der berühmte Tropfen auf den heißen Stein und verpufft. Entsäuerung funktioniert nur, wenn Körper und Seele in einen Zustand der Entspannung kommen. Sie können also (in Maßen ☺) Cola trinken, solange Sie für Tiefenentspannung sorgen durch Meditation, Yoga, Emotions- und Trauma-Arbeit, die unbewusste seelische Belastungen reduziert. Wie sie die Zelle durch ein hoch basisches Wasser aus der Säurestarre erlösen, erfahren Sie in Kapitel 12.2.

Wenn Basen und Säuren aus dem Gleichgewicht geraten

Die Säuren werden über die Lymphflüssigkeit aus den Zellen transportiert. Der pH-Wert der Lymphe kann über den Speichel gemessen werden. Zähne bleiben nur in leicht basischer Umgebung lange gesund. Bei Krebs beispielsweise liegt der pH-Wert des Speichels unter pH 6, ist also extrem sauer. Nun zieht der Körper die Notbremse: Er bindet überschüssige Säuren mit basischen Mineralien, die Basen werden aus den Depots des Körpers, wie etwa den Knochen, entzogen mit den bekannten Folgen. Normal ist ein Blutserum mit einem pH-Wert um pH 7,4. Bei Menschen, die an Diabetes oder Krebs leiden, werden oft Werte weit über pH 7,5 gemessen. Ein Indiz dafür, dass der Körper in die Trickkiste gegriffen hat, um die überschüssigen Säuren loszuwerden – ein Zustand, der lebensbedrohlich ist.[6]

12.1. Basenpulver – teuer und nicht unbedingt wirksam

Wundermittel oder Geldmacherei? Säure-Basen-Tees und Basenpulver sind seit vielen Jahren Bestseller, eine ganze Branche lebt sehr gut von ihrem Verkauf. Das Verbrauchermagazin *Ökotest* kam 2015 bei einer Untersuchung der basischen Nahrungsergänzungsmittel zu einem vernichtenden Ergebnis: Von 32 getesteten Produkten erhielten fünf die Note „mangelhaft", der Rest war „ungenügend". Kritisiert wurden Verunreinigungen und belastende Zusätze wie Arsen.[7] *Der Spiegel* warnte vor dem lukrativen Geschäft mit fragwürdigen Produkten und kam zu dem Schluss: *„Wer sich abwechslungsreich ernährt, hat nichts zu befürchten."*[8]

Ganz so einfach ist es nicht, sonst hätte sich die chronische Übersäuerung nicht zur Volkskrankheit entwickelt. Und sonst wäre das Thema nur in der Parallelwelt der Alternativmedizin, nicht aber in der Welt der Schulmedizin präsent. Es gibt nämlich schon Ärzte, die den Säure-Basen-Haushalt bei der Therapie chronischer Erkrankungen berücksichtigen. Das Versprechen der Basen-Pulver-Produzenten klingt verlockend: Als könnte man weiterleben und essen wie bisher und einfach die überschüssigen Säuren im Körper neutralisieren mit einem Pülverchen, das Mineralien und Spurenelemente enthält. Nein, so funktioniert es leider nicht. Das belegt eine Studie der Universität Aberdeen aus dem Jahr 2008. 276 Frauen zwischen 55 und 65 Jahren wurden nach dem Zufallsprinzip in vier Gruppen eingeteilt. Die erste Gruppe bekam hoch dosiertes Kaliumcitrat, die zweite eine niedrigere Dosierung davon, die dritte setzte täglich 300 Gramm Obst und Gemüse auf den Speiseplan. Die vierte Gruppe ernährte sich wie bisher. Zwei Jahre später waren bei der Knochendichte der Frauen keine nennenswerten Unterschiede zu erkennen.[9]

Heilpraktikerin Katja Jones hält nichts von Basenpulver:

„Basische Präparate wirken zwar zunächst wohltuend auf Magen und Darm, doch wenn die Zellen ihre Spannung verloren und den Stoffwechsel reduziert oder sogar eingestellt haben, können die Präparate nicht mehr von ihnen aufgenommen werden. Bei Mineralstoffen besteht außerdem das Risiko, dass sie sich im Zellzwischenraum ablagern, mit Sauerstoff oxidie-

ren den Zellzwischenraum verschlacken; der Durchfluss im Zellzwischenraum wird also blockiert, es bildet sich eine gelartige Masse. Immer wieder begegne ich bei Schulungen, die ich abhalte, Heilpraktikern, die nach ‚Basenkuren' verschlackt sind. Sie erzählen mir, dass sie ja gerade eine Entsäuerung mit Basenpräparaten durchgeführt haben. Dann gebe ich ihnen das Basenkonzentrat zu trinken, über dessen Geschmack man den Grad der Übersäuerung feststellen kann. Wäre der Mensch nicht übersäuert, würde das Konzentrat neutral schmecken. Die Heilpraktiker, die schon Basenpulver genommen haben, spucken es aus, weil es so eklig schmeckt, ein eindeutiges Indiz für starke Übersäuerung! Und wenn sie dann die Kur mit dem hoch basischen Konzentrat durchführen, brauchen sie dreimal so lange wie Patienten, die vorher kein Basenpräparat eingenommen haben."

12.2. Wie es gelingt, die Säurestarre zu lösen

Seit Jahrzehnten lassen Japaner und Koreaner ihr Leitungswasser durch einen Ionisator laufen – ein Gerät, das Saures wie Chlor, Nitrit und andere Schadstoffe aus dem Wasser filtert. Übrig bleibt basisches Wasser mit einem hohen pH-Wert. In Deutschland baute ein Zeitgenosse Goethes, Johann Wilhelm Ritter, 1802 das erste Elektrolysegerät, 1921 meldete der Chemiker Graf Botho von Schwerin ein Patent zur Herstellung von „künstlichem Mineralwasser" an und gründete die Elektro-Osmose-Aktiengesellschaft in Berlin. 1931 baute der Ingenieur und Heilpraktiker Alfons Natterer den ersten Wasser-Ionisierer – das Wasser, das mit der Kraft des elektrischen Stroms mit Energie „betankt" war, besaß seiner Meinung nach ein besonderes elektronisches Potenzial. Als *„Münchener Lebenswasser"* machte das basische Aktivwasser Schlagzeilen, eine Zeitung nannte es *„Das heilende Wasser aus der Steckdose"* [10]. Das basische und das saure Wasser verkaufte Natterer erfolgreich in Apotheken. Gemeinsam mit dem Arzt Manfred Curry entwickelte er eine Methode, mit der man durch das starke Geschmacksempfinden, das das Basenkonzentrat auf der Zunge auslöst, Hinweise bekommt auf geschwächte oder kranke Organe.[11]

Geschmacksrichtung	**Hinweis auf Organe**
Neutral bis leicht salzig	Kein Hinweis
Salzig bis stark salzig	Bindegewebe, Muskulatur
Bitter, metallisch	Niere
Ammoniak, Urin, Lauge	Niere, zu viel Harnsäure
Fischig	Leber
Schwefelig, „faule Eier"	Galle, Darm
Süß	Bauchspeicheldrüse
Sauer, chlorig	Magen, Schleimhäute
Scharf, brennend	Blutkreislauf, Herz[13]

Was Sie schmecken, sind Ihre eigenen Säuren. Je intensiver der Geschmack, desto stärker ist der Körper, sprich die Zellen, mit Säuren belastet. Aus langjähriger Erfahrung und aufgrund vieler Patientenbeobachtungen rät Katja Jones allerdings davon ab, ein Elektrolysegerät zuhause zu benutzen, denn die Verwendung birgt viele Gefahren, die ein Laie nicht einschätzen kann oder überhaupt nicht kennt. Eine davon ist, dass sich durch Ölrückstünde im Leitungswasser im Elektrolysewasser hoch giftige Fluorkohlenwasserstoffe bilden können – mit fatalen Folgen für die Gesundheit. Für Katja Jones gibt es nur ein sicheres und effektives Reinigungsprogramm für die Zellen: Ein professionell hergestelltes Basenkonzentrat.

Wenn man es kurmäßig einnimmt, lässt die Intensität des Geschmacks nach einigen Wochen nach, am Ende einer Kur – in der Regel dauert das vier Monate – schmeckt das Konzentrat fast neutral. Die Zellen sind nun wieder fit und können – richtig gepolt – Nähr- und Wirkstoffe aufnehmen. Das allerdings funktioniert nur, wenn zusätzlich zur Milieu-Regulation belastende Stoffe aus dem Körper ausgeleitet werden. Das wusste ich nicht, als ich meine ersten Erfahrungen mit basischem Aktivwasser machte. Anfang 2000 lernte ich in der Schweiz Urs Surbeck kennen, einen Pionier der Wasservitalisierung, der sein Elektrolyt-Wasser mit Frequenzen behandelte. Mikroskopische Aufnahmen zeigten, dass das Vitalwasser von Urs Surbeck nicht nur eine perfekte hexagonale Struktur hatte, die Ästhetik der Muster sprach auch für eine hoch energetische Schwingung. In einem Artikel in der Zeitschrift *raum & zeit* schreibt der Physiker Timomathiks:

> *„Wir haben, als untersuchende Wissenschaftler, niemals zuvor eine solche Sättigung an Biophotonen unter dem Mikroskop wahrgenommen und erlebt wie beim Urs-Wasser'. ... Das Urs-Wasser enthält außergewöhnlich viele dreidimensionale Sechseckverbindungen, ein hoch interessantes Strukturmerkmal und auch ein Zeichen von hoher Sauerstoffsättigung, die man hier an den Geometrien der Moleküle geradezu ablesen kann!*"[12]

Immer wieder demonstrierte Urs in Vorträgen, wie sein energetisiertes Wasser wirkt: So befüllte er beispielsweise zwei Gläser mit kaltem Wasser: eines direkt aus der Leitung, das andere energetisch aufbereitet. In beide Gläser hängte er einen Beutel mit Schwarztee. Im Glas mit dem Energetikum färbte sich das Wasser schnell dunkel, im anderen dauerte es viel länger, bis die Stoffe sich im Wasser auflösten. Den Unterschied konnte man schmecken: Der „basische Tee" war wesentlich aromatischer als der mit

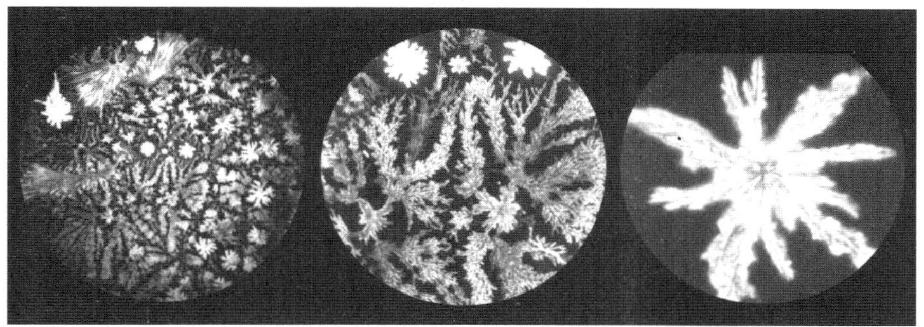

Abb. 35: Perfekt angeordnete Moleküle im Wasser von Urs Surbeck. Mikroskopische Aufnahmen von Urs-Wasser in 40facher (links), 100facher (Mitte) und 500facher Vergrößerung. Die Ästhetik der Muster verweist auf einen hohen energetischen Zustand des Wassers.

normalem Leitungswasser gemachte. Für eine Film-Dokumentation interviewte ich mehrere Menschen, die von erstaunlichen Heilerfolgen mit dem „Urs-Wasser" berichteten. Und wir waren zu Dreharbeiten in einer Firma, in der der Chef jeden seiner Mitarbeiter – vom Gabelstaplerfahrer bis hinauf in die Chef-Etage – kostenlos mit dem hoch energetischen Wasser versorgte. Es gab weniger Krankmeldungen als früher, die positive Energie im Firmengebäude und die positive Ausstrahlung der Mitarbeiter waren zudem deutlich spürbar.

Unter dem Siegel der Verschwiegenheit erzählte mir Urs, dass Heilpraktiker ihre Krebspatienten erfolgreich mit basischen Injektionen behandelten. Das durfte man allerdings nicht publik machen! Einer der Ärzte, mit denen Urs zusammenarbeitete und der Krebs mit alternativen Methoden erfolgreich behandelte, verließ sein Haus nach mehreren Morddrohungen nur noch unter Personenschutz.

Ich habe das Energetikum selbst getestet, die Wirkung war erstaunlich, ein wahrer Energieschub! Wie eine Gazelle sprintete ich auf einmal den Berg hoch und wurde regelrecht süchtig nach dem „Lebenselixier". Das war offenbar zu viel des Guten, ich bekam Verdauungsprobleme. Heute weiß ich, dass man basisches Wasser nur absolut nüchtern trinken darf und dass man zusätzlich ein Mittel nehmen muss, welches die Gifte bindet. Leider wusste ich damals auch noch nicht, dass „Leichname im goldenen

Sarge“ meinen Körper mit Toxinen fluteten. Ich hätte die Gifte ausleiten müssen, dann wäre der Effekt mit Sicherheit besser gewesen, dennoch schenkte mir das Energetikum viel Energie.

Es gab nicht nur begeisterte Menschen, sondern auch Betrüger, die Urs schamlos ausnutzten. Zwei von ihnen habe ich persönlich kennengelernt, als ich über eine Auseinandersetzung vor Gericht berichtete. Und es gab – auch in den eigenen Reihen – skrupellose Abzocker, die dem gutgläubigen Urs in den Rücken fielen, um ihn ins geschäftliche Abseits zu drängen. Immer wieder stand die Staatsanwaltschaft unangemeldet im Morgengrauen vor der Tür, beschlagnahmte PCs und Akten. Die Schlinge aus Intrigen und falschen Anschuldigungen zog sich immer enger um seinen Hals. 2019 starb der Visionär, dessen basisches Energetikum so viele Menschen auf ihrem Weg zur Heilung unterstützt hatte, unter mysteriösen Umständen in U-Haft, als Todesursache wurde Suizid angegeben.

13. Unbestechliche Diagnosemethode

Die Haaranalyse gibt Hinweise auf mögliche Belastungen durch Schwermetalle, Toxine und Erreger

Aluminium, Aflatoxin, Bakterien, Pilze, Viren, Schwermetalle, Toxine, Lösungsmittel, Blei, Barium, Glyphosat oder Quecksilber aus Zahnfüllungen… Die Liste der Gifte, denen wir tagtäglich ausgesetzt sind, wird immer länger, und die Belastung mit elektromagnetischer Strahlung nimmt stetig zu – der Zusammenhang zwischen Elektrosmog und Krebs zeigt sich immer deutlicher. 2017 hat ein italienisches Gericht häufiges berufliches Handytelefonieren als Ursache eines Gehirntumors anerkannt. Die Anwälte des Klägers Roberto Romeo sprachen von einer Weltpremiere. Er soll wegen eines durch den Tumor versursachten dauerhaften Hörschadens monatlich 500 Euro von der Unfallversicherung bekommen.[1] Ein Beispiel von vielen, die die schädliche Wirkung von Elektrosmog auf die Gesundheit dokumentieren, und nun kommt auch noch 5G dazu. Obwohl die Gesundheitsrisiken bisher nicht systematisch untersucht wurden, wird der Ausbau – kaschiert von der Nebelkerze „Pandemie" – unaufhaltsam vorangetrieben. Es gibt immer mehr kritische Stimmen, und der Widerstand gegen den Strahlen-Tsunami wächst, vor kurzem unterzeichneten 230 Ärzte und Wissenschaftler aus über 40 Ländern »den 5G-Appell«.[5] Sie fordern darin ein Moratorium.[2] Doch wen interessiert's? Auch wenn immer wieder Scharen von Vögeln tot vom Himmel fallen und Kühe in Tälern kollabieren, in deren Nähe 5G-Masten standen, der Ausbau wird unaufhaltsam vorangetrieben.

Belastet sind wir inzwischen alle. Bei chronischen Krankheiten sollte unbedingt geklärt werden, wie stark die Belastung durch Elektrosmog und Störfelder oder Schwermetalle ist, auch wenn das die Schulmediziner in der Regel nicht interessiert. Die üblichen Bluttests, die die Krankenkasse bezahlt, eignen sich dafür auch nicht. Zum einen sind sie nicht immer zuverlässig, das haben Redakteure der SWR-Sendung *odysso* herausgefunden. Fünf identische Bluttests wurden an fünf verschiedene Labore geschickt – eigentlich hätte ja überall das Gleiche herauskommen müssen, doch es gab unterschiedliche Testergebnisse mit zum Teil gravierenden Abweichungen nach oben und unten. Katja Jones hat bei einem Test ähnliche Erfahrungen gemacht und bekam vom Labor die Auskunft, die Ungenauigkeit liege im Schnitt bei 30 Prozent! Tatsächlich liegt sie viel höher, wie das Beispiel zeigt. Allein das ist schon ein Skandal.[3]

Der Mediziner Patrick Quanten stellt in einem Artikel mit dem Titel „Trugbild Blutbild" die Aussagekraft von Bluttests, die auf künstlich festgesetzten Normalwerten basieren, grundsätzlich in Frage.

> *„Wir haben beschlossen, den Bluttest viel wichtiger zu nehmen als alle anderen Anzeichen. Wenn ich ‚wir' sage, meine ich eigentlich die Industrie, die davon profitiert, dass wir krank sind. Sie hat diese Entscheidung getroffen. Und genau diese Industrie hat uns von sich abhängig gemacht – hat Macht über uns erlangt – und nun scheinen wir alleine nicht mehr feststellen zu können, ob wir gesund sind oder nicht... Vielleicht brauchen Sie zur Beantwortung der Frage, ob Sie gesund sind oder nicht, überhaupt keinen Bluttest. Vielleicht sind Bluttests ein äußerst armseliger Weg, um Krankheiten in einem frühen Stadium zu entdecken... Bluttests – sind sie ein nützliches Werkzeug in der Gesundheitsvorsorge oder nur eine Möglichkeit, Ihnen Ihre persönliche Macht zu nehmen und Sie glauben zu lassen, Sie seien krank?"*[4]

Ein weiteres Problem: Ein Bluttest ist eine Momentaufnahme, daher können Mineralstoffdefizite nicht gut erkannt werden. Beispiel Calcium: Der Bluttest zeigt einen Wert im Normbereich an. Das bedeutet aber noch lange nicht, dass der Calcium-Stoffwechsel tatsächlich in Ordnung ist. Denn beim Calcium ist es wie bei den Säuren: Ein erhöhter pH-Wert im Blut kann ein Hinweis auf eine Säurebelastung sein. Sinkt der Calciumwert, versucht der Körper, den Spiegel aufrecht zu erhalten. Und wie macht er das? Indem er Calcium aus den Knochen löst. Es kommt langfristig zu einem Nährstoffverlust. Bei den Giften sieht es nicht anders aus. Nimmt ein Mensch Blei auf, bleibt der Bleispiegel im Blut etwa einen Monat erhöht, danach ist die Belastung im Blut nicht mehr nachzuweisen. Das bedeutet aber nicht, dass das Blei ausgeschieden wäre, es wurde im Gewebe gespeichert.

In den Haaren dagegen sind Belastungen mehrere Monate gespeichert wie Daten auf einer Festplatte, sie sind eine Art Langzeitgedächtnis für

Substanzen, weil sie Schadstoffe und Gifte aus dem Körper transportieren. Deshalb wird diese unbestechliche Diagnosemethode bei kriminaltechnischen Untersuchungen eingesetzt, um Drogenkonsum, Alkoholmissbrauch oder Doping nachzuweisen, und zwar noch dann, wenn die jeweilige Substanz schon vom Körper ausgeschieden worden ist. Wenn Sie also genauer wissen wollen, wie es um Ihren Stoffwechsel bestellt ist und wie hoch Ihre Belastung mit Toxinen, Giften & Co. ist, sollten Sie zur Schere greifen oder ... besser noch, Haare sammeln, die Sie mit der Wurzel ausgekämmt haben, und sie an ein Labor schicken. Normalerweise werden die Haare gereinigt, in Säure aufgelöst und auf Mineralien chemisch untersucht. Giftige Stoffe wie Quecksilber, Chrom, Arsen sowie weitere Elemente wie Zinn, Lithium, Nickel oder auch eine Parasitenbelastung lassen sich durch eine Haaranalyse erkennen – etwa zwei Wochen später ist das Ergebnis da.

Die Heilpraktikerin Katja Jones arbeitet feinstofflich: für die Analyse braucht sie Haare, Blut oder Sputum. Ein spezielles Gerät liest die Informationen in Form von Frequenzen aus und übersetzt sie in Sprache. Diese Methode liefert einen genauen Überblick, auch über das Ausmaß der Belastung, und bei der Nachkontrolle erkennt man, ob die Stoffe vollständig ausgeleitet wurden. Katja Jones ist etwas Beunruhigendes aufgefallen: Während früher bei den meisten Probanden Aluminium und andere Toxine die Hitliste der Belastungen anführten, ist es seit Anfang vergangenes Jahres Elektrosmog. Katja Jones vermutet einen Zusammenhang mit der flächendeckenden Einführung von 5G und der Verstärkung der 4G-Frequenzen. Insgesamt wurden Handy-Masten extrem in der Leistung = Strahlung verstärkt. Während früher der erste Schritt zur Genesung die Ausleitung von Toxinen war, hält Katja Jones es inzwischen für unerlässlich, zuerst Elektrosmog und Störfelder zu neutralisieren, die Stoffwechselprozesse und Immunsystem empfindlich stören. Wer sich befreien möchte von der Dauerbestrahlung, der muss mehr tun, als nachts den Strom im Schlafzimmer, den Wlan-Router und das Handy auszuschalten.

14. Vergiftet

Vergiftet – das Thema liegt mir wie Blei im Magen. Das Thema ist so groß, weil die toxische Belastung immer schwerwiegender wird. Wo anfangen? Am besten da, wo alles Leben beginnt, im Mutterleib: Im Blut von Babys befinden sich bis zu 200 Chemikalien, bevor sie überhaupt geboren werden.[1]

Versteckte Gifte sind gefährliche Nebenprodukte unseres modernen Lebens und lauern überall: in Lebensmitteln, in der Luft, die wir atmen, im Wasser, das wir trinken, in kosmetischen Produkten, in Medikamenten und Materialien, mit denen Zähne repariert oder ersetzt werden. Zwar hat der menschliche Körper die Fähigkeit, Toxine auszuscheiden, doch angesichts massiv ansteigender Schadstoffbelastung stoßen wir an die Grenzen unserer Entgiftungskapazität, und das macht uns krank! Gifte stecken – wie schon in »Iss richtig oder stirb« beschrieben – in vielen (verarbeiteten) Nahrungsmitteln: Hüten Sie sich vor Glutamat, das sich hinter vielen weitere Namen versteckt, u.a. hydrolysiertes Protein, autolysiertes Eiweiß, autolysierter Hefeextrakt, Maltodextrin... Bedenken Sie, dass die mehr als tausend Aromastoffe, die in den High-Tech-Laboren der Food-Industrie eingesetzt werden, um aus eher minderwertigen Zutaten Geschmackserlebnisse zu zaubern, bei den Angestellten, die sie verarbeiten, zu Atemwegsproblemen führen können.[2] Echte Bösewichte sind die polyzyklischen aromatischen Kohlenwasserstoffe (PAH), sie schädigen die DNA, was die Entstehung von Krebs, Lungenerkrankungen, Fortpflanzungsstörungen fördern kann. Sie nehmen PAH auf, wenn Sie Fleisch grillen, mit einem Ölofen heizen, Zigaretten rauchen oder in der Nähe eines Kohlekraftwerks leben.[3] Seien Sie sich der Tatsache bewusst, dass der Karton der Pizza, die Sie bestellt haben, mit perfluorierten Alkylsubstanzen (PFAS) beschichtet ist. Das stört das endokrine System und unterdrückt das Immunsystem, was wiederum die Gefahr von Infektionen und Autoimmunerkrankungen erhöht. PFAS steckt in antihaftbeschichteten Töpfen, Pfannen und Küchengeräten, atmungsaktiver Regenbekleidung, Schlafsäcken, Handys, Festplattenlaufwerken ... und – wenn das die Patienten wüssten, würden sie Schnappatmung bekommen – in Krankenhausausrüstung: Kanülen, Herzschrittmachern, Stents, Krankenhauskitteln und den in Kliniken verwendeten Abtrennungsvorhängen. Das bleibt nicht ohne Folgen: Je häufiger eine Mutter ihr Kind stillt, desto höher ist die PFAS-Konzentration bei ihrem Baby.[4] In Pandemiezeiten wird es noch giftiger: Die Spitze der Wattestäbchen, mit denen massenweise und bevorzugt an der sensiblen Nasenschleimhaut Corona-Abstriche genommen werden, sind mit dem toxischen Ethylenoxid desinfiziert. Es ist unmöglich, der ständig und überall lauernden Gefahr zu entgehen.

Auch viele Körperpflege- und Kosmetikprodukte stecken voller Gifte, wie die nachfolgende Tabelle zeigt:

Tabelle 2.1 Chemikalien in Pflege- und Schönheitsmitteln

Substanz	Anwendungsgebiet	Beispiele ihrer Toxizität
Acrylate	künstliche Nägel	Krebs, Schädigung des Ungeborenen
Aluminium	Deodorant	umstrittener Zusammenhang mit Alzheimer
Dibutylphthalat (DBP)	Lösungsmittel und Konservierungsmittel für Farb- und Duftstoffe	endokrine/hormonelle Störungen, Diabetes
Diethanolamin (DEA)	Befeuchtungsmittel	Umwandlung zu krebserregenden Nitrosaminen, Hautkrebs
Parabene	Konservierungsmittel und Duftstoffe	endokrine/hormonelle Störungen, Brustkrebs
Phenylendiamin	Haarfärbemittel	wird aus Steinkohlenteer gewonnen, was ein breites Spektrum toxischer Verunreinigungen mit sich bringt
Quaternium-15, DMDM-Hydantoin, Imidazolidinylharnstoff usw.	Konservierungsstoffe	setzen Formaldehyd, ein bekanntes Karzinogen, frei
Triclosan	antimikrobiell	endokrine/hormonelle Störungen

Abb. 36: Chemikalien in Pflege- und Schönheitsmitteln

Glyphosat

70 Prozent der Deutschen haben das Unkrautvernichtungsmittel Glyphosat im Urin. Das ist das Ergebnis der größten Langzeitstudie in Europa zum Thema „Glyphosat im Human-Urin“, initiiert von Nico da Vinci, Futter-Rebell und Blogger. Über 4.800 Menschen im deutschsprachigen Raum haben sich inzwischen testen lassen. Nico da Vincis Fazit: „*Glyphosat scheint doch wesentlich ungemütlicher zu sein, als wir alle dachten. Wir atmen das Unkrautvernichtungsmittel inzwischen ein, wir haben dringenden Handlungsbedarf.*“ Die Genehmigung wurde bis 2023 verlängert, und wenn der Plan des *Bayer*-Konzerns aufgeht, soll sie danach um weitere 15 Jahre verlängert werden. Das ist fatal, denn das Unkrautvernichtungsmittel ist nicht nur höchstwahrscheinlich krebserregend, sondern vermutlich die Ursache vieler weiterer Krankheitsbilder, die in den Industrieländern rasant ansteigen, darunter entzündliche Darmerkrankungen wie Morbus Crohn und Colitis Ulcerosa. Ein Ergebnis der Langzeitstudie: Glyphosat unterdrückt die Bildung von aktivem Vitamin D3 im Körper, d.h., es schwächt unsere Abwehrkräfte.

Es gibt keine einheitliche Einschätzung des Gesundheitsrisikos. Forscher, die seriöse Studien über die Gefährlichkeit von Glyphosat machten, wurden aufs Übelste diffamiert, sagt Nico da Vinci, der die Akten des Prozesses um Glyphosat in den USA studiert hat – nach jahrelangem Rechtsstreit hatte der Chemiekonzern *Bayer* 2018 das erste US-Gerichtsurteil akzeptiert, wonach das weltweit meistverkaufte Pestizid Glyphosat Krebs verursacht hat. Ein wichtiges Beweismittel war ein Gutachten der *Internationale Agentur für Krebsforschung (IARC)* aus dem Jahr 2015. Es besagt, dass Glyphosat „*wahrscheinlich krebserregend bei Menschen*“ sei. Die IARC beruft sich dabei unter anderem auf Tierversuche, bei denen mit Glyphosat gefütterte Ratten und Mäuse Tumore entwickelten. *Bayer* übte viel Druck aus auf die Behörde, sagt Nico da Vinci. Eine Agentur war mit PR-Kampagnen beauftragt worden, in denen die Glyphosat-kritischen Wissenschaftler diskreditiert wurden. Man versuchte sogar auf politischem Wege zu erreichen, dass die Mittel der IARC gekürzt wurden. In den Prozessakten hat Nico da Vinci weitere Hinweise auf Manipulationen entdeckt. Er befürchtet, dass die Herstelleranagaben darüber, wie schnell das Gift abgebaut wird, nicht stimmen.

„Es ging z.B. um die Frage, wie viel Permeabilität, also Aufnahme über die Haut, erlaubt ist. 3 Prozent. Dann sagte ein anderer, das sind aber im Moment 20 Prozent. Also wurde nochmals eine Studie gemacht. Man hat die Schweinehaut, die man verwendet für den Test, gekocht und tiefgefroren, das war praktisch Leder, und so wurde der Grenzwert dann eingehalten. Dabei ist anzumerken, dass der Landwirt seine Haut ja nicht kocht und diese tieffriert, bevor er auf den Acker geht, um Glyphosat zu versprühen, der Vergleich ist nicht mehr gegeben, deswegen ist es eine Manipulation, die nicht in Ordnung ist. Kurios: Der, der gesagt hat, es dürfen nur 3 Prozent sein, der arbeitet heute nicht mehr bei Monsanto, nein, der arbeitet bei der Europäischen Chemikalienagentur und ist jetzt derjenige, der solche Anträge durchwinken darf. D.h., das ist der Drehtüreffekt an einer sehr gefährlichen Stelle, das hätte eigentlich nicht passieren dürfen. Aber es ist bei Monsanto oft der Fall, dass sie an den Stellen, an denen wichtige Entscheidungen getroffen werden, ihre eigenen Leute positioniert haben."

Hier können Sie einen Test anfordern: https://glyphosat-test.de/

In der »Glyphosat-Fibel« finden Sie eine kleine Zusammenstellung von Lebensmitteln und Hygiene-Gegenständen, mit denen man sich nach den bisherigen Erkenntnissen der Glyphosat-Selbsttest-Initiative mit hoher Wahrscheinlichkeit einer Belastung aussetzt: http://bit.ly/glyphibel

Und hier geht's zum Film »Gift im Darm« von Nico Da Vinci: [33]

Aufschlussreich ist dieser Kommentar zu Nico da Vincis Film:

„Ich bin Dir sehr dankbar für diesen Beitrag! Vor ungefähr 16 Jahren wurde bei mir Hashimoto diagnostiziert und kurze Zeit später Bipolare Störung (beides gilt als nicht heilbar). Ich vermute, auch da besteht ein Zusammenhang. Aber ich werde nur mit den übelsten Medikamenten behandelt. Seit Mitte Januar ernähre ich mich glutenfrei und bereits nach wenigen Tagen ging es mir besser, mein Facharzt winkt dazu aber ab. Auf einen möglichen Einfluss von Gluten auf Hashimoto bin ich durch Zufall selbst im Internet gestoßen. Kein Arzt weist auf einen Zusammenhang mit der Ernährung hin, es werden nur munter Verordnungen ausgestellt, das ist doch grotesk! Ich fühle mich ver..scht, und besonders meine Bipolarität

(eine Stoffwechselstörung des Gehirns... nur?) hat mich um Jahre meines Lebens betrogen, Jahre die ich nicht wiederbekommen werde. Ein ‚normales' Leben zu führen ist mir damit schon lange nicht mehr möglich. Ich wünsche mir mehr Beiträge wie diesen, mehr Aufklärung, mehr Transparenz... und mehr Widerstand!"

Rund 6,7 Millionen Deutsche sind an Diabetes erkrankt, und es werden täglich mehr. Bisher galten Zucker, Übergewicht und Bewegungsmangel als Auslöser. Nein, mit dem Zuckerkonsum hat Diabetes nichts zu tun, meint Dr. Joseph Pizzorno. Nach Auswertung zahlreicher Studien kommt er zu dem Schluss, dass die Diabetes-Epidemie auf Übergewicht und den massiven Anstieg der Schadstoffbelastung zurückzuführen ist.[5]

Schwermetalle

Dass mir das Thema wie Blei im Magen liegt, ist kein Wunder. Jeder Europäer nimmt täglich im Durchschnitt 200 Mikrogramm der zweitgiftigsten Substanz dieser Welt überhaupt in seinen Körper auf. Das Gift-Fass ist längst übergelaufen, doch als wäre es immer noch nicht genug, mischt die Pharmaindustrie – neben der DNA abgetriebener Föten und Viren – Formaldehyd, Quecksilber und Aluminium in Impfstoffe oder Medikamente. In »entgiften statt vergiften« schreibt der Heilpraktiker Uwe Karstädt:

„Schwermetalle verhalten sich in unserem Organismus wie ein Antibiotikum. Das bedeutet, dass Schwermetalle Infektionen unterdrücken. Gleichzeitig unterdrücken die Schwermetalle aber auch das Immunsystem. Wenn nach dem Ausscheiden der Schwermetalle deren antibiotische Wirkung in unserem Organismus nachlässt, können sich alte chronische Entzündungen wieder melden."[6]

Aluminium und Quecksilber

Über die teuflische Allianz „Aluminium und Quecksilber" der auf biologische Medizin und Entgiftung spezialisierte Dr. Dietrich Klinghardt:

„Die Vergiftung unseres Gehirns durch oral aufgenommenes Aluminium ist allein nicht sehr toxisch. Mit Spuren von Quecksilber im Körper hat es jedoch verheerende synergistische Wirkung. Ein Mensch ohne Quecksilberbelastung existiert nicht. Kein Fluss, kein Körper ist quecksilberfrei, es ist in

der Luft, in der Nahrung und oft in Zähnen zu finden. Gegen eingeatmetes Aluminium, das aus anhaltenden und offensichtlichen, aber verheimlichten Klimaveränderungsprogrammen stammt, ist keine biologische Barriere vorhanden.“ [7]

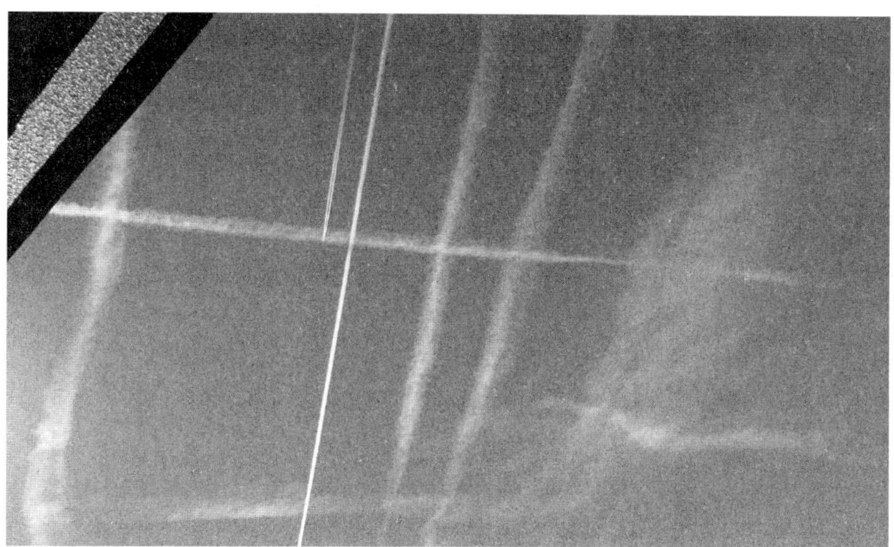

Abb. 37: Chemtrails

Wer Chemtrails, HAARP, Geoengineering für krude Verschwörungstheorien hält, sollte sich Mitschnitte von Dr. Klinghardts Vorträgen auf YouTube anschauen oder PDFs lesen, die man beim *Klinghardt Institute* (www.klinghardtinstitute.com) herunterladen kann. Dr. Klinghardt spricht von einer „*Militarisierung des Himmels*“ und belegt das mit Dokumenten, Bildern und Studien.[8] Die toxische Belastung wird zudem durch die ständig zunehmende Mikrowellenstrahlung verstärkt.

Elektromagnetische Frequenzen

Immer mehr Handy-Masten, das Handy, das Sie tagsüber am Ohr haben und das nachts direkt neben Ihrem Kopf auf dem Nachttisch liegt, das schnurlosen Telefon, das 24 Stunden am Tag funkt, egal ob Sie telefonieren oder nicht – all das wirkt auf uns. Der Wlan-Router, der Rechner, der Laptop, das Navi im Auto ... und jetzt noch die Aufrüstung von 4G und die flächendeckende Einführung von 5G. Eine der vielen Gefahren, die nach Klinghardt von 5G ausgehen: die Kommunikation unter den Zellen wird gestört. *„Das wird alle biologischen Funktionen des Körpers fundamental verändern.*", sagte er in einem Interview mit dem Internetkanal QS24tv. Die wichtigsten Aussagen sind nachzulesen in einem Artikel von *Corona Transition.*[9] Das weckt Erinnerungen an die Bilder von Menschen in Wuhan, die – scheinbar aus heiterem Himmel – auf der Straße kollabierten, infolge des Killer-Virus Covid-19, hieß es in den Qualitätsmedien. Später sickerte aus alternativen Quellen durch, dass just zu diesem Zeitpunkt in Wuhan 5G aktiviert worden war. Für Dietrich Klinghardt ist es 5G, das Covid-19 wirklich gefährlich macht:

> ***„Die ersten Corona-Patienten in Seattle stammten aus dem Stadtteil Kirkland, einer der fünf ersten Orte in den USA mit 5G-Abdeckung.*** *60 Prozent der Patienten mit Sars-Cov-2, die ins dortige Spital eingeliefert wurden, starben in der Folge. Pikant an dieser unerreicht hohen Todesrate: Das Spital war das erste in den USA, das vollständig mit 5G eingerichtet worden war.*" [10]

Falls Sie tiefer in die Materie einsteigen wollen: Recherchieren Sie doch mal im Internet nach Themen wie:

- Elektroparasiten – Strahlung wie 5G beeinflusst Viren
- 5G und Chemtrails
- Umstellung auf LED-Licht ist Teil des 5G-Radarsystems
- LED-Laternen sind ein Waffensystem
- mit Geoengineering-Nanopartikel sichtbar machen
- 5G ist eine perfekte Waffe für Regierungen
- 5G startet in Wuhan Wochen vor dem Ausbruch des Coronavirus
- 5G für militärische Anwendungen in zivilen Gebieten
- 5G arbeitet im selben Frequenzbereich wie gerichtete Energiewaffen

Zunahme der Exposition mit Mikrowellenstrahlung von 2000-2010

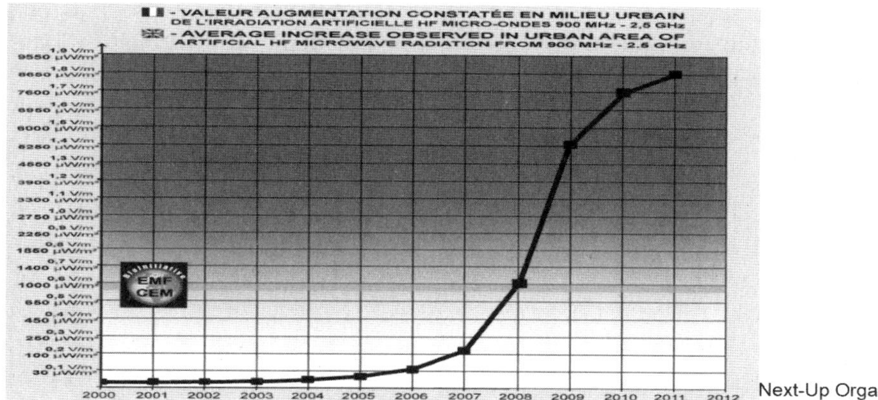

Abb. 38: Drastische Zunahme der Belastung mit Mikrowellen

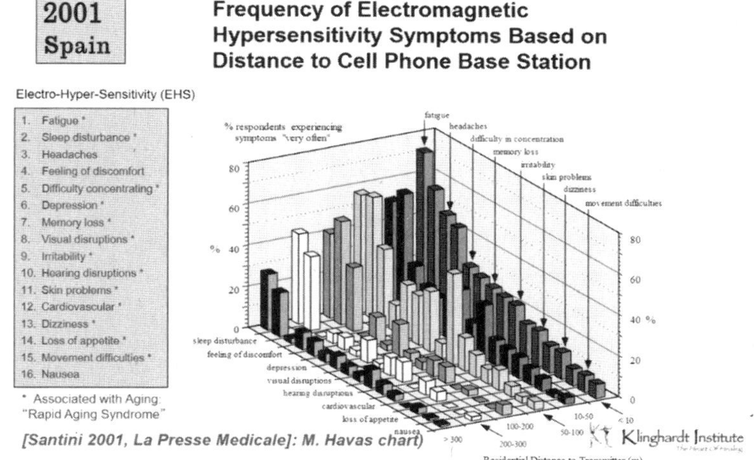

Abb. 39: Zunahme der Elektrosensibilität in der Nähe von Handymasten

Eine obligatorische Impfung in Kombination mit 5G führt uns – so Dr. Klinghardt – auf den „*Weg des Aussterbens*". Ist das „The Great Reset"? Stecken dahinter dunkle Mächte, die einen Teil der Menschheit ausrotten und den Rest total(itär) unter Kontrolle bringen wollen? So, wie es Jan van Helsing in seinem Buch »Wir töten die halbe Menschheit« aufdeckt? Ist es eine Frage von Licht und Dunkelheit? In dem Video „*What's Really Going On?*" sucht Klinghardt Antworten auf diese Fragen:

> *„...ich denke, Licht gegen Dunkelheit ist der kürzeste Weg, es zu beschreiben. ... Rudolf Steiner, der österreichische Mystiker ... sagte voraus, dass gegen Ende des letzten Jahrhunderts, zu Beginn dieses Jahrhunderts, eine von großen Konzernen angetriebene Bewegung entstehen würde, die den Menschen die Seele wegnehmen will. Die Menschen von der geistigen Welt trennen will. Und um das zu tun, müssen sie die Zirbeldrüse zerstören. Diese Menschen haben die Forschung dazu verfolgt, und erstaunlicherweise haben sie festgestellt, dass die Zirbeldrüse der empfindlichste Teil unseres Zentralen Nervensystems ist, und dass sie auf vier Dinge sehr empfindlich reagiert: Aluminium, Glyphosat, Fluorid und WiFi. ... Was ich befürchte und auch beobachte, was wir mit unserem ART-System* getestet haben, ist, dass die Menschen stark verkalkte Zirbeldrüsen haben. ... Die Zirbeldrüse kontrolliert unser Immunsystem, unser endokrines System usw., das basiert alles auf Wissenschaft ... Und so ist es erstaunlich, dass die Telekommunikationsindustrie aus dem riesigen Spektrum der Frequenzen diejenigen Frequenzen ausgewählt hat, die für uns selbst und insbesondere für die Zirbeldrüse absolut zerstörerisch sind. Sie konnten keine bessere Wahl treffen als 2.4 Gigahertz. Der Endpunkt, wenn man Aluminium einatmet, wie wir es aus dem Geo-Engineering-Programm tun, und Glyphosat in der Nahrungskette hat, ist auch, dass sich Glyphosat und Aluminium im Blut anreichern. In der Blutbahn verbindet es sich zu sechs verschiedenen chemischen Verbindungen, in denen Aluminium und Glyphosat eine Verbindung eingehen. Der Endpunkt ihrer Verbindung ist die Zirbeldrüse, das wurde veröffentlicht. Es ist nicht meine Idee. Damit diese Komponenten ins Hirn kommen, muss die Blut-Hirn-Schranke überwunden werden,* ***und die Wlan-Frequenzen machen genau das: Sie öffnen die Blut-Hirn-Schranke. Toxine ... können nun ins Gehirn gelangen. Und das kann man auf alle Giftstoffe anwenden.*** *Somit haben wir neue Bedingungen,*

und wenn Du das durchdenkst, kommst Du zu der Erkenntnis, dass da eine ultraintelligente Gruppe von Wissenschaftlern sein muss, die ein Protokoll designed haben, das Trinkwasser zu fluoridieren, Nanopartikel von Aluminium in den Himmel zu sprühen, und Glyphosat in die Lebensmittel zu bringen, und es dann mit der richtigen Funkfrequenz zu aktivieren. Es hat letztlich 20 Jahre gebraucht, bis ich diesen perfekten Sturm erkennen konnte, der da kreiert wurde. Es ist entweder ein Zufall – was möglich ist – oder es haben im Laufe der Jahre genug dumme Leute die falschen Entscheidungen getroffen. Ich hoffe immer noch, dass das zumindest teilweise wahr ist.« [11]

****ART = Autonomer Response Test**, *d.h.*, zu Beginn einer Behandlung wird durch einen kinesiologischen Muskeltest festgestellt, ob das Autonome Nervensystem regulationsfähig ist oder ob eine oder mehrere Blockaden vorliegen. Physische und psychische Vorgänge im Menschen werden auch im Funktionszustand seiner Muskeln gespiegelt. Dr. Dietrich Klinghardts Psycho-Kinesiologie ist übrigens aus der Not geboren: In einem Vortrag auf einem Medizinkongress in Baden-Baden erzählte er, dass er früher in seiner Praxis in den USA die Bioresonanz-Therapie einsetzte, die mit Schwingungen arbeitet und sowohl zur Diagnose, als auch zur Therapie verwendet wird. Eines Tages beschlagnahmte die Überwachungsbehörde FDA sämtliche Geräte, er sah sie nie wieder, und so entwickelte Klinghardt die Psycho-Kinesiologie, die inzwischen weltweit von Therapeuten praktiziert wird.

14.1. Strahlen-Tsunami: Rette sich, wer kann!

Elektrosmog

Das Heimtückische am Elektrosmog ist, dass man ihn nicht sieht. Doch inmitten all unserer elektronischen Helfer leben wir in einem dichten Nebel elektromagnetischer Wellen – die elektromagnetische Strahlung ist 10 Billionen Mal stärker als vor 100 Jahren. [14] *„Ich habe keinen Zweifel daran, dass der größte weltweite Umweltverschmutzungsfaktor im Augenblick die Ausbreitung von Elektrosmog ist. Ich halte das für weitaus bedenklicher als die Globale Erwärmung ... und die Vermehrung von Chemikalien in der Umwelt.*“, [15] sagt der Arzt, Forscher und Experte für elektromagnetische Strahlung, Dr. Robert Becker. Elektrosmog verursacht Chaos da, wo Gesundheit ihren Ursprung hat: in den Zellen. Immer mehr wissenschaftliche Studien belegen einen Zusammenhang mit diversen Gesundheitsproblemen:

- Krebs, v.a. Tumore im Gehirn, im Auge oder Ohr sowie Leukämie
- Fehlgeburten und Missbildungen
- Chronische Müdigkeit
- Kopfschmerzen
- Stress
- Schwindel
- Bluthochdruck
- Herzprobleme/Herzrhythmusstörungen
- Autismus
- Unruhe- und Angstzustände
- Lernstörungen
- Schlafstörungen
- Nervosität/Gereiztheit
- Alzheimer

Und Elektrosmog erhöht den Cortisolspiegel, was uns in eine Art chronischen Stresszustand bringt, der sich wiederum negativ auf die Gesundheit auswirkt.[16]

Ausgebremst!

Der Epidemiologe Dr. George Carlo bekam von der *Vereinigung der Telekommunikationsfirmen CTIA* den 28 Mio. Dollar schweren Forschungsauftrag, die möglichen schädlichen Auswirkungen von Mobiltelefonen zu untersuchen. Der Auftraggeber war davon überzeugt, dass es keine Hinweise auf Gesundheitsschädigungen geben würde. Carlo und sein 200 Mann starkes Team kamen 1999 allerdings zu ganz anderen, alarmierenden Ergebnissen: Die Hochfrequenzwelle eines Handys ist ein Signal, das der Körper nach 60 Sekunden als Eindringling erkennt – wie ein Erreger. Der Körper reagiert mit einer Reihe von biochemischen Abwehrmechanismen:

> *„Dabei verhärten sich die Zellmembranen, sodass auch keine Nährstoffe mehr in die Zellen gelangen können und die Abfallprodukte nicht mehr aus der Zelle hinaus. Das führt zu einer Vermehrung der Freien Radikalen in den betroffenen Zellen. Freie Radikale interferieren mit dem DNA-Reparaturmechanismus. Wenn der Reparaturprozess gestört ist, werden die Mitochondrien angegriffen, finden sich in exponierten Zellen Mikrokerne (sog. Micronuclei, kleine zusätzliche deformierte Zellkerne, die normalerweise selten vorkommen und auf schwere genetische Schäden hinweisen) und die Zellfunktion versagt. … Zellen, die nicht mehr gebraucht werden, sterben ab. Beim Zelltod (Apoptose) löst sich auch die Zellmembran auf. Die Micronuclei gelangen in die Zellzwischenräume und baden förmlich in der Nährstofflösung, die sich dort angesammelt hat (s.o.) und vermehren und entwickeln sich dort weiter.* ***So entsteht Krebs****. Da auch die Boten-RNA gestört ist, ändert sich die DNA: Wenn sich die Zellen teilen, tragen auch die Tochterzellen die neue Information, und die nächste Zellgeneration reagiert so, als würde sie bestrahlt. Das führt dann zu Elektrosensibilität (EHS). Leider übertragen sich die Informationen auf die gleiche Weise auch auf fötale Zellen.“* [17]

Die brisanten Forschungsunterlagen verschwanden im Archiv, Dr. Carlo wurde fristlos entlassen … und zu einem engagierten Kritiker der Branche und einem weltweit führenden Elektrosmog-Experten.

Grenzwerte

„Zum Schutz der Bevölkerung“ gibt es bekanntlich Grenzwerte, festgelegt in der *Verordnung über elektromagnetische Felder*. Das ist allerdings kein Grund, sich entspannt zurückzulehnen, denn zuständig für die Grenzwerte ist eine eher fragwürdige Kommission, die ICNIRP (*International Commission on non-ionizing radiation protection*). In einem Bericht über Interessenskonflikte beim Ausbau von 5G, den zwei EU-Abgeordnete im August 2020 in Auftrag gaben, lesen wir über die Kommission:

> *„Es ist gelinde gesagt höchst merkwürdig, dass die maßgeblichen, offiziellen Grenzwerte zum Schutz vor gesundheitlichen Schäden durch extrem niederfrequente elektromagnetische Felder und hochfrequente Wellen von der ICNIRP festgelegt und von dieser im Anschluss internationalen politischen Institutionen (WHO, Europäische Kommission und Regierungen) empfohlen wurden – eine regierungsunabhängige Organisation, deren Ursprung und Struktur sehr unklar ist und die ferner im Verdacht steht, ziemlich enge Verbindungen genau zu den Branchen zu unterhalten, deren Wachstum von den Empfehlungen für maximale Grenzwerte in den verschiedenen Frequenzbereichen elektromagnetischer Felder profitiert.“*[18]

Vorsitzender der ICNIRP mit Sitz in München ist seit 2012 Rüdiger Matthes, der gleichzeitig die Abteilung „Nicht-ionisierende Strahlung“ beim *Bundesamt für Strahlenschutz* leitet.[19] 1998 übernahmen die WHO und einige Länder die Grenzwert-Empfehlung, in Neuseeland wurde Prof. Neil Cherry von der Regierung beauftragt, die ICNIRP-Richtlinie zunächst zu begutachten. Er schrieb: *„Die ICNIRP-Richtlinie ist fehlerhaft und gesetzeswidrig. Sie erhält ein Muster von Voreingenommenheiten, Weglassungen und absichtlichen Verdrehungen.“* Diese Kritik ist international bekannt und unwidersprochen und wird bis heute ignoriert.[20]

Das Geschäft mit der Angst

Angesichts des immer heftiger wütenden Strahlen-Tsunamis lautet die Devise „Schirme sich ab, wer kann“ – das Geschäft mit der Angst treibt zum Teil wilde Blüten. Unendlich viele Produkte zum Schutz vor Strahlung werden angeboten. Sie können Ihr Handy, Ihren Laptop, den Wlan-Router in einen faradayschen Käfig einwickeln, ein Vlies, das angeblich die elektromagnetische Strahlung neutralisiert, Sie können mit Mineralien und Edelsteinen gefüllte Glasbehälter aufstellen oder Chips auf Ihr Smartphone kleben … Katja Jones ist hochgradig elektrosmogsensibel und war kaum in der Lage, mit dem Handy zu telefonieren, so stark waren die Auswirkungen, wie z.B. Kopfschmerzen, Übelkeit, Müdigkeit, Unkonzentriertheit, Nervosität, Gereiztheit und vieles mehr. Insgesamt hat sie in ihrer Verzweiflung im Laufe der Zeit über hundert verschiedene Schutzmaßnahmen fürs Handy gekauft, wie Chips, Checkkarten, Handy-Sticker, Aufkleber und diese getestet – kein einziger hat funktioniert, sagt sie. Doch die Anbieter waren alle von der Effektivität ihres Produktes überzeugt. Ihr hat aber kein einziges geholfen.

Auch viele ihrer Heilpraktiker-Kollegen haben ihr bestätigt, dass auch sie kein einziges System überzeugen konnte. Auch Systeme zur Entstörung von Wohnung oder Haus werden massenweise angeboten. Leider sind auch davon die meisten absolut nutzlos! Ich kenne ein Paar, das für 3.500 Euro teure Schutzsysteme im Haus installieren ließ und von der Wirkung gar nicht überzeugt war, was sich durch kinesiologische Tests und weitere Tests mit EAV, Bioresonanz und Radionik bestätigte. Doch die Firma weigerte sich hartnäckig, das System zurücknehmen, obwohl in deren AGBs stand, dass die Ware innerhalb von vier Wochen zurückgegeben werden kann. Das Paar zieht nun vor Gericht. Seriöse Firmen gewähren dem Kunden eine kostenfreie Testzeit von vier Wochen, um die Schutzmaßnahmen testen zu können und es zurückzugeben, falls es nicht die gewünschte Wirkung hat.

Wie stark strahlt Ihr Handy?
Beim EMF-Institut in Köln, das die Auswirkungen elektrischer und magnetischer Felder auf Umwelt und Gesundheit untersucht, finden Sie die SAR-Werte Ihres Handys heraus. Donnerstagsabends zwischen 18 und 19 Uhr bietet das EMF-Institut unter der Telefonnummer 0221/9415977 eine kostenfreie telefonische Verbrauchersprechstunde zum Thema „Elektrosmog“ an. In der Sprechstunde werden auch allgemeine Fragen zu SAR-Werten von Handys etc. behandelt, allerdings gibt es keine Infos zu bestimmten Modellen.

www.handywerte.de/index.php

Ausführlichere Informationen finden Sie auf der Webseite des Instituts: www.emf-institut.de/

14.2. Schutz vor Elektrosmog und Störfeldern: Russische Forscher haben herausgefunden, wie man „linksdrehende Torsionsfelder" neutralisiert

Elektrosmog und geopathogene Störfelder sind schädlich. Um einen wirksamen Schutz finden zu können, sollten wir erst einmal verstehen, wie sich Elektrosmog und geopathogene Störfelder auswirken können. Bisher wurde nur die thermische Wirkung von Elektrosmog als der krankmachende Faktor angesehen, und als Schutz kamen nur energetische Methoden zum Einsatz, leider mit wenig Erfolg.

Russische Wissenschaftler stellten bei Untersuchungen auf stark belasteten Bauernhöfen fest, dass die gemessene elektromagnetische Strahlung in diesem Gebiet weit unterhalb der gesetzlich vorgegebenen Normwerte lag. Den Forschern wurde klar, dass es neben den „thermischen" Effekten auch „athermische" Effekte geben musste, die die eigentliche Gefahr für die Gesundheit darstellen. Diese negativen Effekte von Störfeldern sind **linksdrehende „Torsionsfelder"**.

Aus der Physik kennen wir bisher zwei Arten von Feldern: das *elektromagnetische Feld* und das *Gravitationsfeld*. Bereits im Jahr 1913 stellte der französische Mathematiker Eli Cortan die These auf, dass ein sich drehender Körper ein Feld erzeugen könnte: ein Torsionsfeld. Der russische Wissenschaftler Dr. Gennadi Schipov bestätigte diese Vermutung 1993 mit seiner Arbeit *„die Theorie des physikalischen Vakuums"*. Diese Felder wurden Torsionsfelder (torsio = Drehung) genannt.

Das war der Beginn von umfangreichen Forschungen über die Wirkung der Torsionsfelder auf biologische und nichtbiologische Objekte und deren praktische Anwendung in mehr als 150 wissenschaftlichen Einrichtungen Russlands. Es gibt weit über eintausend Studien zu Torsionsfeldern und deren Einsatz. Wissenschaftler wie Dr. Anatoli Akimov und Dr. Sergeij Arkadewitsch Kurapov sowie Prof. Dr. Peter Gariaev entwickelten Torsionsfeld-Generatoren, die heute bereits in den verschiedensten Bereichen wie in der Medizin, Pharma-Industrie, Metallurgie, Ackerbau, u.a. eingesetzt werden.

Seit über 20 Jahren werden Torsionsfelder in Russland untersucht, und es hat sich gezeigt, dass nicht nur drehende Körper sog. Torsionsfelder erzeugen, sondern auch alle elektromagnetischen Felder, geopathogene Felder, div. geometrische Formen, Musik, Bilder, sogar Gedanken. Diese Torsionsfelder können je nach Auslöser fördernde oder schädigende Wirkungen auf organische Materie haben. Studien des russischen Wissenschaftlers Prof. Dr. med. Kasnatscheev am *Institut für experimentelle und klinische Medizin* in Novosibirsk haben gezeigt: Sämtliche Störfelder haben eines gemeinsam: sie erzeugen **linksdrehende „Torsionsfelder"**. **Rechtsdrehende Torsionsfelder** begünstigen alles Leben, wirken aufbauend, stärkend. **Linksdrehende Torsionsfelder** haben negative, krankmachende Einflüsse, erzeugen Chaos und Streit. Linksdrehende Torsionsfelder können den Körper enorm schwächen und aus der Balance bringen. Mögliche Folgen: Unruhe, Nervosität und Stress, sogar vermehrt Streit, die Störung verschiedener Funktionen im Körper wie z.B. die Zellkommunikation, Zellpermeabilität, Zellstoffwechsel, Elektrolythaushalt, insb. Kalium-Ionen, die im Körper sehr wichtig für Stoffwechsel und Herzaktivität sind, sowie die Störung der Regenerations- und Regulationsfähigkeit des Körpers – was das Entstehen von Krankheiten begünstigen kann. So entstand für die Wissenschaft eine völlig neue Fragestellung: Ist es möglich, Torsionsfelder zu steuern und zu kontrollieren und so Räume zu harmonisieren und die Gesundheit zu schützen?

Wie können wir uns schützen?

Vor den linksdrehenden Torsionsfeldern, gibt es keinen „physischen Schutz", da es für Torsionsfelder keine Hindernisse gibt: Torsionsfelder können viele Meter Stahlbeton u.v.m. durchdringen, und das ohne jeglichen Energiebedarf – ja sogar Blei, Aluminium, Kork u.a. stellen kein Hindernis dar und bieten somit auch keinen Schutz. Auch elektronisch oder energetisch können Torsionsfelder nicht abgewehrt werden.[21] Wie die Forschungen in Russland ergeben haben, können „linksdrehende Torsionsfelder" (Störfelder) nur durch entsprechend starke gegenläufige „rechtsdrehende Torsionsfelder" neutralisiert werden.[21]

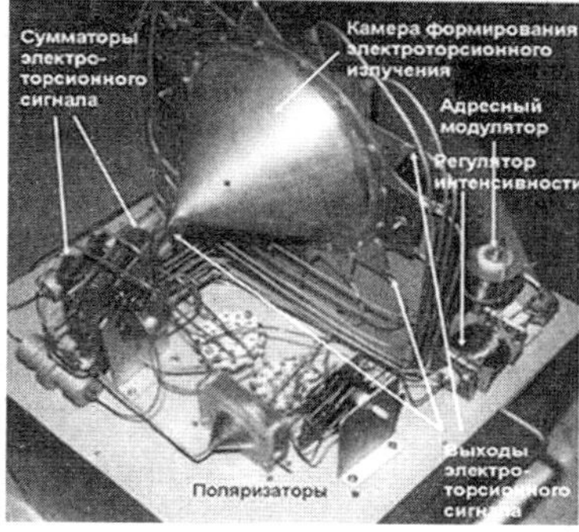

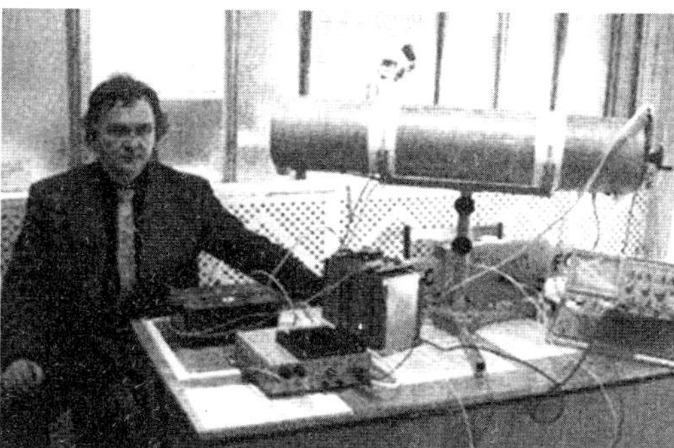

Abb. 40: Torsionsfeld-Generator von Dr. Anatoli Akimov
Abb. 41: Torsionsfeld-Generator von Dr. Sergeij Arkadewitsch Kurapov

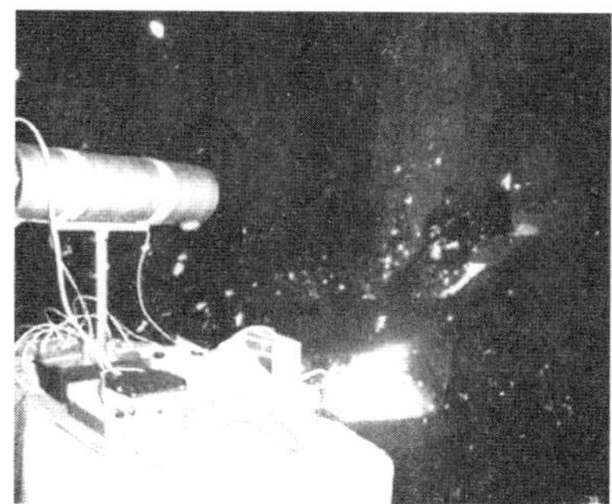

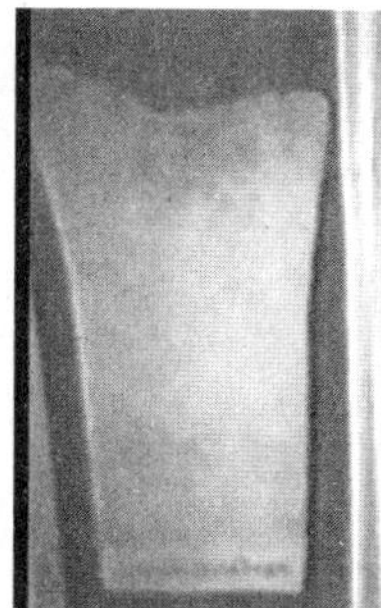

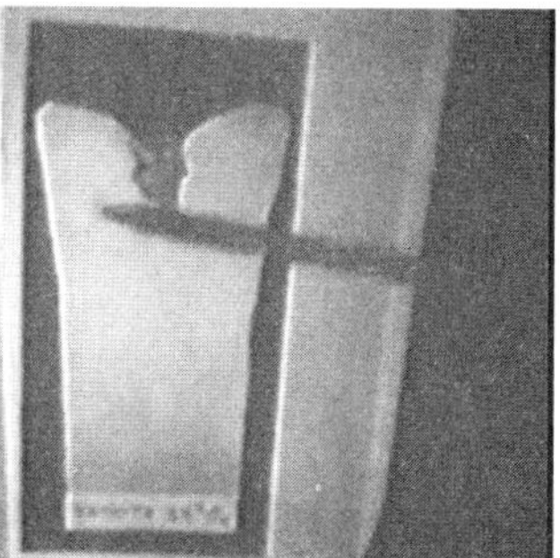

Abb. 42: Einsatz in der Stahlindustrie
Abb. 43: Stahl wird doppelt so hart, ist fünf Mal so flexibel und 200 Mal korrosionsbeständiger, wenn Torsionsfelder neutralisiert werden

Die Firma *tervica* bietet rechtsdrehende Torsionsfeld-Generatoren an, zur Harmonisierung von Häusern, Autos und Geräten wie Handys, PC, TV, etc. Auf diese Weise können Geräte und sogar ganze Häuser entstört werden, den Preis finde ich im Vergleich mit anderen Systemen akzeptabel. In einem Pilot-Projekt wurden solche Torsionsfeld-Generatoren bei über tausend Familien in 40 Städten installiert. Viele berichteten sehr schnell von einer verbesserten Schlafqualität, sie konnten sich besser entspannen und fühlten sich wohler. Beobachtet wurde auch, dass wieder Harmonie und Frieden in die Häuser einkehrten. Eine Weiterentwicklung dieser Generatoren ist seit 15 Jahren in Frankreich, in der Schweiz, in Russland, in der Ukraine und seit 10 Jahren auch in Deutschland im Einsatz.[22]

Vor kurzem wurde *tervica* mit der Dunkelfeld-Mikroskopie getestet. Bei dieser Methode können Blutzellen in bis zu tausendfachen Vergrößerungen bewertet werden, und zwar nach Aussehen, Aktivität und Funktionsfähigkeit. Das lässt Rückschlüsse zu auf Stoffwechselstörungen, Belastungen, Erkrankungen oder Vorstufen von Krankheiten. Eine sogenannte „Geldrollenbildung" ist ein Hinweis auf eine Durchblutungsstörung. Unter dem Dunkelfeld-Mikroskop wurde ein Aufkleber getestet, der nach der russischen Methode das Smartphone entstören soll, das Ergebnis:

- Proband 1 hat nach eigenen Angaben außer zwei Tassen Tee an dem Tag noch nichts getrunken. Es zeigen sich keine großen Unterschiede ohne oder mit Entstörung.

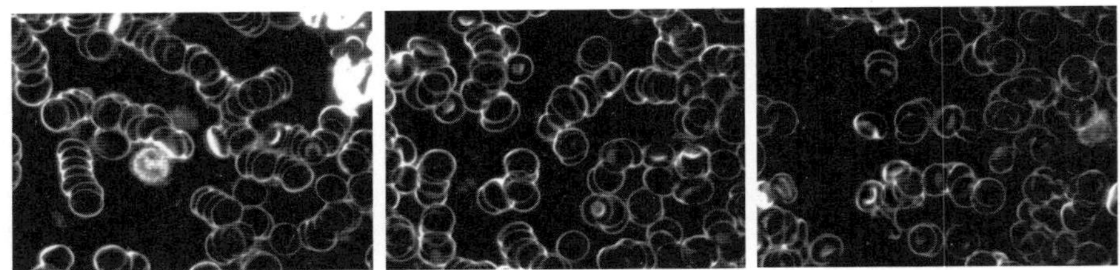

Abb. 44-46: „Geldrollenbildung" unter dem Dunkelfeldmikroskop

- Proband 2 zeigt bereits bei Abb. 44 ohne eigenen Aufkleber eine deutliche Auflösung der Geldrollen, wenn er von einem entstörten Handy angerufen wird. Dies verstärkt sich noch, wenn beide Smartphones einen Aufkleber tragen (Abb. 45). Der Effekt ist auch zehn Minuten später immer noch sichtbar (Abb. 46).

Das lässt darauf schließen, dass der *tervica* Informationsgenerator für Smartphone nicht nur die Belastung durch linksdrehende Torsionsfelder reduziert (über „Verklebung" von roten Blutkörperchen = Geldrollenbildung sichtbar gemacht,) er normalisiert bzw. harmonisiert auch das Energiesystem des Benutzers (Auflösung der Geldrollenbildung). Dieser Effekt stellt sich bereits ein, wenn nur der Anrufer einen solchen Generator auf dem Smartphone hat, er dauert auch an, nachdem das Telefonat beendet ist. Ein bemerkenswertes Testergebnis.

Es gibt viele Erfahrungsberichte von begeisterten Anwendern, doch die gab es auch bei Handy-Chips, die ich ausprobiert habe und einem Gerät (Made in Germany) für das eine Box-Weltmeisterin wirbt. Bei mir hat es genauso wenig funktioniert wie all die anderen Produkte, die Katja Jones getestet hat. Tatsächlich bekommt dieses Gerät bei den Google-Rezensionen nur von 41 Prozent der Nutzer 5 Sterne, viele sind enttäuscht: Unter der Überschrift „*Schrott statt Schutz*" schreibt ein enttäuschter Kunde: „*Ich habe dieses Gerät nun über 7 Monate getestet. Es ist der reinste Schrott. Die elektromagnetische Strahlung in meinen Räumen und der Wert der Belastung in meinem Körper sind drastisch angestiegen. Dieses Gerät gehört in die Mülltonne und ist das Geld nicht wert.*"

Ich werde die Möglichkeit nutzen, die russische Technologie vier Wochen lang kostenlos zu testen und am Ende des Buches über meine Erfahrungen berichten.

14.3. Lizenz zum Gelddrucken: Detox

Längst stellt sich nicht mehr die Frage, ob wir entgiften müssen, sondern nur noch, wie und womit. Es gibt unzählige Entgiftungs- und Ausleitungsmethoden, die, wenn sie falsch durchgeführt werden, mehr Schaden anrichten, als sie nutzen. Deutschland und der Rest der Welt sind im Detox-Fieber – die bunte Vielfalt reicht von Detox-Rezepten, Säften oder Kuren, die den Körper von Giftstoffen reinigen, bis hin zu Chi-Pads, die über Nacht an die Fußsohlen geklebt werden, oder Shampoos und Duschgels, die beim Entgiften helfen sollen. Hersteller von sündhaft teuren Mixern rufen zur „Detox Challenge" mit grünen Smoothies auf, ein Bestseller ist auch Detox-Tee. Wenn auf der Mischung das Label „Detox" klebt, ist das schick, ebenso effektiv, doch wesentlich günstiger wäre es, sich selbst einen Tee aus Brennesseln, Birke und anderen Kräutern aufzubrühen, die seit Jahrhundert eingesetzt werden, um Nierentätigkeit und Verdauung anzuregen. In Hollywood schwören die Stars jetzt auf *Souping*: Gemüse- oder Knochenbrühe *to go* verkaufen sich mindestens so gut wie Kaffee im Pappbecher.[23]

Ich habe eine Freundin, die bereit ist, viel Geld in die Hand zu nehmen, wenn es um ihre Gesundheit geht, experimentierfreudig ist sie auch. Vor einiger Zeit hat Erika einige hundert Euro in eine Darmsanierungs-Kur investiert, sie wollte unbedingt den bösen Biofilm in ihrem Darm loswerden. Das ist ein schleimiger Film, der von Bakterien produziert wird und ihnen als Nährboden und Schutz dient – und der logischerweise auch schädliche Bakterien enthält. Erikas Biofilm-Kur bestand aus Ballaststoffen wie Ölpalmfaserpulver und Erbsenprotein-Pulver, Inulin etc., dazu Brennesselblätter, Maca-Wurzel, Spirulina und Camu Camu als Vitamin-C-Quelle. Vier Tage verzichtete Erika auf alles, was schmeckt, von Kaffee über Käse bis hin zu Wurst und Weißmehl, und ernährte sich tapfer von dem Brei, der eine Konsistenz wie Tapetenkleister hatte. Dazu trank sie jede Menge Wasser. Am vierten Tag der Mühe Lohn! Ein glibberiges Etwas – es sah aus wie Schlangenhaut – kam aus Erikas Darm heraus. Endlich war sie den bösen Schleim los! Als wir uns Tage später trafen, fragte ich sie, ob es ihr nun besser ginge. *„Es geht mir sogar schlechter!"*, antwortete sie enttäuscht, mich wunderte das nicht. Der Biofilm ist nicht die Ursache, sondern die Begleiterscheinung von Beschwerden. Ihn einfach wegzumachen, ist nicht die Lösung des Problems; Mikrobiom steht für das friedliche Zusammenleben von „Gut“ und „Böse“, das „Böse“ auszurotten, ohne dafür zu sorgen, dass die Belastungen mit Toxinen und/oder Parasiten (darauf kommen wir später noch) ausgeleitet werden und ohne nach der Kur die Darmflora wieder aufzubauen, bringt das System völlig durcheinander. Das hatten die Hersteller des Biofilm-Ausrottungs-Programms wohl nicht dazu gesagt, Hauptsache, das, was aus Erikas Darm rausgespült wurde, hat ordentlich Geld in die Kassen der Firma gespült.

Wie fatal die Folgen einer falsch durchgeführten Ausleitung sein können, habe ich selbst erlebt. Ich hatte einen Vortrag von Dr. Dietrich Klinghardt zum Thema gehört, in dem er u.a. von Koriandertinktur zur Entgiftung des Gehirns sprach. Ich war begeistert, bestellte die Tinktur und begann sie einzunehmen. Nach zwei Tagen bekam ich unerträgliche, hämmernde Kopfschmerzen und setzte das Korianderkonzentrat ab. Was war passiert? Ich hatte einfach einen Baustein eines Entgiftungsprogramms willkürlich herausgegriffen, das Pferd von hinten aufgezäumt und mit dem Teil der Entgiftung begonnen, der normalerweise erst vier bis sechs Monate nach einer grundlegenden Milieu-Sanierung an der Reihe ist. Der Koriander mobilisierte die Schwermetalle in meinem Gehirn, die offenkundig reichlich vorhanden waren. Da ich aber parallel weder Algen noch Zeolith zur Ausleitung eingenommen hatte, wanderten die Gifte zurück ins Gehirn – eine Rückvergiftung, die zu schweren neurologischen Schäden führen kann. Merke: Wer eine Entgiftung mit Halbwissen und in Eigenregie durchführt, riskiert seine Gesundheit! Sie sollten sich unbedingt von einem erfahrenen Therapeuten begleiten lassen. Doch auch da sind leider Therapeuten unterwegs, die zwar gute Methoden anwenden, deren Honorare allerdings eher als unethisch zu bezeichnen sind. Es kommt durchaus vor, dass ein Experte 500 Euro für eine Erstberatung veranschlagt.

14.4. Die Alternative: Entgiftung in vier Monaten

Der erste Schritt zur Entgiftung ist ein effektives Zellregenerations-Programm. Mittel, die die Toxine effektiv ausleiten, sind Algen und Zeolith. Zeolith ist ein gemahlener Vulkanstein. Viele Produkte auf dem Markt sind mit Vorsicht zu genießen und für die innerliche Einnahme nicht geeignet, weil sie mit Aluminium verunreinigt sind, so kann es erneut zu einer Toxin-Belastung kommen. Die Heilpraktikerin Katja Jones, auf Entgiftung spezialisiert, rät dazu, ausschließlich geprüfte medizinische Qualität zu verwenden. Diese findet man unter der Bezeichnung *Klinoptilolith-Zeolith*. Die Mikroalgen Chlorella und Spirulina können ebenfalls hervorragend dazu beitragen, Giftstoffe auf einfache Art und Weise zu binden und auszuscheiden, daher gehören sie auch zum Entgiftungsprogramm. Auch hier kommt es auf geprüfte Qualität an, denn wenn die Mikroalgen aus belasteten Gewässern stammen, können sie mit Schwermetallen verunreinigt sein und damit noch zur Vergiftung beitragen, die Sie eigentlich loswerden möchten.

Wichtig ist auch, gute Fette zu sich zu nehmen, denn Fette sind DIE Grundbausteine der Zellmembranen. Sie schützen das Zellinnere, sorgen für die Kommunikation zwischen den Zellen und den Mitochondrien, den Energiekraftwerken, die zu mehreren Hunderten bis Tausenden in jeder Zelle vorkommen. Fehlt Fett in dieser entscheidenden Schutzschicht, arbeitet die Zelle nicht mehr richtig. Wenn das die Patienten gewusst hätten, hätten sie sich nicht jahrzehntelang fettes Essen verkniffen. Gute Fette sind Eckpfeiler einer gesunden Ernährung! Es waren nicht seriöse wissenschaftliche Studien, die zur Mär vom bösen Fett führten, sondern ein genialer Coup der Zuckerindustrie: Zwei Forscher ließen sich schmieren und kamen im Sinne ihrer Auftraggeber zum Schluss, dass nicht Süßes, sondern Fett der Bösewicht sei, wenn es um die Entwicklung von Herz-Kreislauf-Erkrankungen geht.

Nach vielen Jahren, in denen die Menschen auf Fett verzichteten und trotzdem immer fetter wurden, weil sie sich hemmungslos mit Zucker vollstopften, ist das Anti-Fett-Dogma endlich als Lügengeschichte enttarnt![24] Schmieren Sie also – nicht nur während der Entgiftung – Ihre Zellen mit hochwertigen, mehrfach ungesättigten Fettsäuren, auch Leinsamen und Chiasamen enthalten Omega-3-Fettsäuren. Den Leinsamen sollten Sie möglichst kurz vor dem Verzehr mahlen, so bleiben die ungesättigten Fette am besten erhalten. Es ist durchaus sinnvoll, ein qualitativ einwandfreies Omega-3-Präparat einzunehmen. Wie schon in »Iss richtig oder stirb« beschrieben, sind allerdings auch hier viele minderwertige Produkte auf dem Markt, die eher schaden als nutzen.

Parallel empfiehlt es sich, Antioxidantien wie OPC oder Astaxanthin einzunehmen sowie Alpha-Liponsäure, die die Fähigkeit hat, Schwermetalle im Gehirn auszuleiten. Auch die Einnahme von Coenzym Q10 hat sich bewährt. Ebenso wichtig ist die regelmäßige Einnahme von Vitamin C. Wie Sie dieses optimal dosieren, erfahren Sie in Kapitel 16.2. Es kann nicht oft genug erwähnt werden: Entgiftung funktioniert nur nach einem auf Ihre individuelle Situation abgestimmten Plan, nachdem vorher die Belastungen diagnostiziert wurden, sonst manövrieren Sie sich durch die Kur in eine noch höhere Toxin-Belastung als vorher. Wenn Sie die Kur von einem erfahrenen Therapeuten begleitet durchführen, sind Sie in der Regel innerhalb von vier Monaten von der Giftmülldeponie in Ihrem Körper befreit. Danach sollte die Darmflora sechs Monate lang wieder aufgebaut werden. Wie Sie hartnäckige pathogene Keime und Parasiten mit der Säure-Basen-Schaukel in die Flucht schlagen, erfahren Sie in Kapitel 15 über fiese Untermieter.

14.5. Entgiftung durch Wärmetherapie – warum die *nine-eleven*-Feuerwehrleute in die Infrarotkabine gesteckt wurden

Nach der Explosion im World Trade Center in New York am 11. September 2001 entstand ein Gemisch aus toxischen Stoffen. Die brennenden Ruinen erzeugten giftige Gase wie eine chemische Fabrik und gelangten in die Körper der Helfer. Diese atmeten auch jede Menge Quecksilber ein, bei der Explosion zerbarsten 500.000 Leuchtstoffröhren, in einer befinden sich etwa 10 bis 30 Milligramm Quecksilber. Zwar tragen Feuerwehrleute bei ihren Einsätzen Atemschutzmasken, so können sie eine halbe Stunde arbeiten, doch dann gibt eine Pfeife das Kommando zum Rückzug. Möglicherweise überhörten oder ignorierten die Einsatzkräfte im New Yorker Inferno dieses Signal, oder sie konnten sich nicht den Weg zurück durch Schutt und Trümmer bahnen. Nur jeder fünfte trug überhaupt einen passenden Atemschutz, viele halfen spontan und rannten ungeschützt ins Gebäude.

Als Ground Zero entsorgt wurde, waren viele Helfer nicht richtig über den gefährlichen Schadstoffmix informiert, entsprechende Warnhinweise hatte die Umweltschutzbehörde EPA zurückgehalten – ein Skandal. Ein Skandal war auch, dass es keine Sicherheitsgrenzwerte gab für Hunderte von verschiedenen Giftstoffen, die während des vier Monate andauernden Brandes freigesetzt wurden – unter anderem waren zirka 750.000 Liter Diesel in den Untergeschossen des World Trade Center ausgelaufen. 2006 zeigte eine Studie, dass noch jeder zweite der 40.000 Helfer gesundheitliche Probleme hatte. Sie litten unter Vergiftungssymptomen wie Ausschlag, Kopfschmerzen, Atemerkrankungen oder neurologischen Symptomen. [25] Eine vierköpfige Familie, die an schweren Atembeschwerden litt, flüchtete aus Manhattan ins Landesinnere und suchte Hilfe bei einem Arzt. Der fand Chlormethyl-Äther (krebserregend) in ihrem Blut und kam zu dem Schluss, dass er nur aus dem brennenden Plastik der Computer und – Bürogeräte stammen konnte.[26] Einigen der Betroffenen wurde durch eine ganz besondere Form der Entgiftung geholfen: Schwitzkuren in der Infrarotsauna. Bei manchen verschwanden die Symptome sogar vollständig.

Auch Soldaten, die am sogenannten Golfkriegssyndrom durch Pestizide, brennende Ölquellen und Uranmunition erkrankt waren, half ein spezielles Entgiftungsprogramm, basierend auf körperlicher Bewegung, Infrarotsauna und Nikotinsäure. Warum Nikotinsäure? Sie ist an vielen Vorgängen im Körper beteiligt, zum Beispiel am Energiestoffwechsel und an der Zellteilung. Sie wirkt gefäßerweiternd, öffnet die Fettzellen, in denen die meisten Toxine gespeichert werden, und gibt die eingeschlossenen Toxine wieder frei. Bei schweren Vergiftungen wird empfohlen, ein vierwöchiges Programm zu absolvieren und die Nikotinsäure-Dosis täglich von 50 bis 500 mg zu steigern. Zwanzig Minuten nach der Nikotinsäure-Einnahme wird eine halbe Stunde intensiv körperlich trainiert, um die Durchblutung anzuregen. Nach dem Workout folgt ein 45min. Saunagang, um die gelösten Toxine herauszuschwitzen, am besten in einer Infrarotsauna.[27]

Der Vorteil der Infrarotsauna gegenüber der traditionellen Sauna ist folgender: Schweißanalysen haben ergeben, dass in einer finnischen Sauna nur 3 Prozent Gifte ausgeschieden werden, in einer Infrarotsauna hingegen sind es 20 Prozent, weil hier die Hitze nicht nur oberflächlich auf der Haut wirkt, sondern auch die tieferliegenden Muskeln und Organe stimuliert werden. Unterstützt durch die Nikotinsäure kommt es zur Lipolyse, das heißt, die Fettzellen platzen, das freigesetzte Fett wird zur Leber transportiert und verstoffwechselt. Die im Körperfett eingelagerten toxischen Stoffe, wie zum Beispiel Schwermetalle (Arsen, Blei, Kadmium, Aluminium, Quecksilber), werden daraufhin ausgeschieden. Die Autoren einer wissenschaftlichen Studie kommen zu dem Schluss: Entgiftung über die Haut in Form von Schwitzen ist eine Methode, die Beachtung verdient.

> *„Bei Personen mit höherer Exposition oder Körperbelastung überstieg die Schweißkonzentration im Allgemeinen die Plasma- oder Urinkonzentration, und die dermale Ausscheidung konnte der täglichen Urinausscheidung entsprechen oder diese übertreffen. Die dermale Ausscheidung von Arsen war bei arsenexponierten Personen um ein Vielfaches höher als bei nicht exponierten Kontrollpersonen. Kadmium war im Schweiß stärker konzentriert als im Blutplasma. … In einem Fallbericht normalisierten sich die Quecksilberwerte durch wiederholte Saunagänge.*[28]

Der Heilpraktiker André Kabat, durch stumme Herde im Kiefer mit Toxinen stark belastet und gesundheitlich angeschlagen, hat vor knapp drei Jahren vor der Sanierung seiner Mundhöhle bei einer Sitzung in der Infrarotkabine seinen Schweiß aufgefangen und zur Analyse in das renommierte *Institut für medizinische Diagnostik* (IMD) in Berlin geschickt. Die extreme Belastung mit Aluminium ist in der Auswertung nicht zu übersehen.

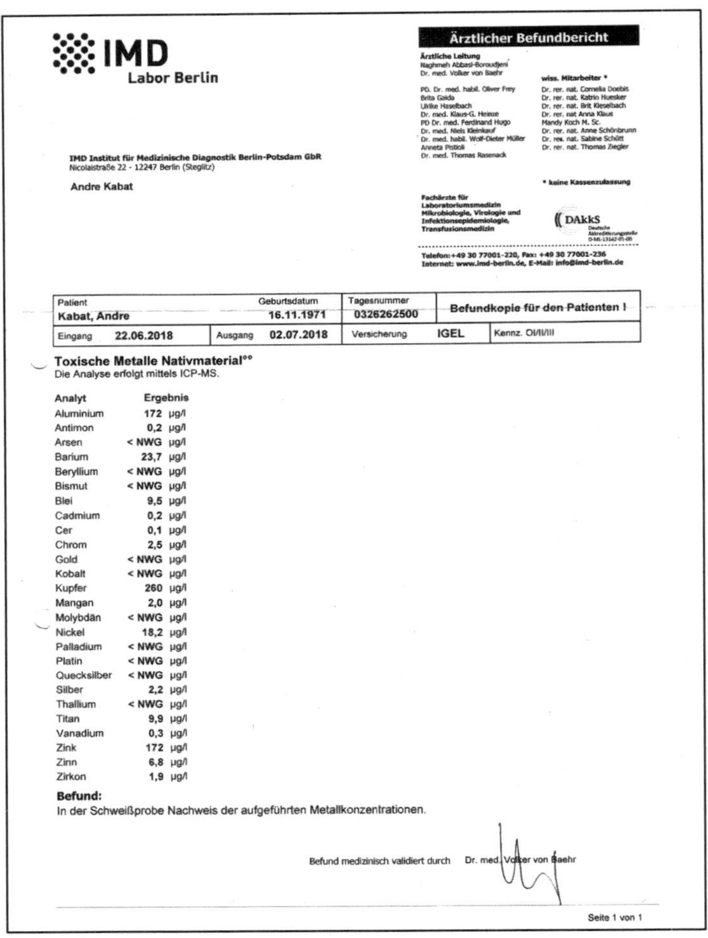

IMD
Labor Berlin

Ärztlicher Befundbericht

Ärztliche Leitung
Naghmeh Abbasi-Boroudjeni
Dr. med. Volker von Baehr

PD. Dr. med. habil. Oliver Frey
Brita Gaida
Ulrike Haselbach
Dr. med. Klaus-G. Heinze
PD Dr. med. Ferdinand Hugo
Dr. med. Niels Kleinkauf
Dr. med. habil. Wolf-Dieter Müller
Anneta Pistioli
Dr. med. Thomas Rasenack

wiss. Mitarbeiter *
Dr. rer. nat. Cornelia Doebis
Dr. rer. nat. Katrin Huesker
Dr. rer. nat. Brit Kieselbach
Dr. rer. nat Anna Klaus
Mandy Koch M. Sc.
Dr. rer. nat. Anne Schönbrunn
Dr. rer. nat. Sabine Schütt
Dr. rer. nat. Thomas Ziegler

*** keine Kassenzulassung**

Fachärzte für Laboratoriumsmedizin Mikrobiologie, Virologie und Infektionsepidemiologie, Transfusionsmedizin

DAkkS Deutsche Akkreditierungsstelle D-ML-13142-01-00

Telefon: +49 30 77001-220, Fax: +49 30 77001-236
Internet: www.imd-berlin.de, E-Mail: info@imd-berlin.de

IMD Institut für Medizinische Diagnostik Berlin-Potsdam GbR
Nicolaistraße 22 - 12247 Berlin (Steglitz)

Andre Kabat

Patient	Geburtsdatum	Tagesnummer	
Kabat, Andre	**16.11.1971**	**0326262500**	**Befundkopie für den Patienten !**

Eingang	Ausgang	Versicherung	Kennz.
22.06.2018	**02.07.2018**	**IGEL**	OI/II/III

Toxische Metalle Nativmaterial°°
Die Analyse erfolgt mittels ICP-MS.

Analyt	Ergebnis	
Aluminium	**172**	µg/l
Antimon	**0,2**	µg/l
Arsen	**< NWG**	µg/l
Barium	**23,7**	µg/l
Beryllium	**< NWG**	µg/l
Bismut	**< NWG**	µg/l
Blei	**9,5**	µg/l
Cadmium	**0,2**	µg/l
Cer	**0,1**	µg/l
Chrom	**2,5**	µg/l
Gold	**< NWG**	µg/l
Kobalt	**< NWG**	µg/l
Kupfer	**260**	µg/l
Mangan	**2,0**	µg/l
Molybdän	**< NWG**	µg/l
Nickel	**18,2**	µg/l
Palladium	**< NWG**	µg/l
Platin	**< NWG**	µg/l
Quecksilber	**< NWG**	µg/l
Silber	**2,2**	µg/l
Thallium	**< NWG**	µg/l
Titan	**9,9**	µg/l
Vanadium	**0,3**	µg/l
Zink	**172**	µg/l
Zinn	**6,8**	µg/l
Zirkon	**1,9**	µg/l

Befund:
In der Schweißprobe Nachweis der aufgeführten Metallkonzentrationen.

Befund medizinisch validiert durch Dr. med. Volker von Baehr

Seite 1 von 1

Abb. 47: Aluminium – die schwerwiegendste aller Metallbelastungen – im Schweiß von André Kabat nach einer Sitzung in der Infrarotsauna

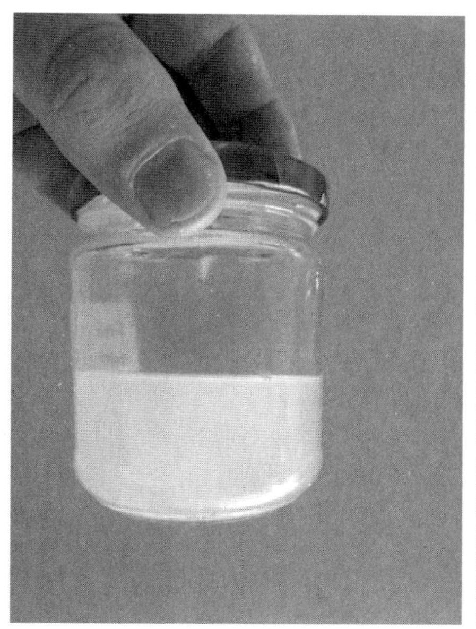

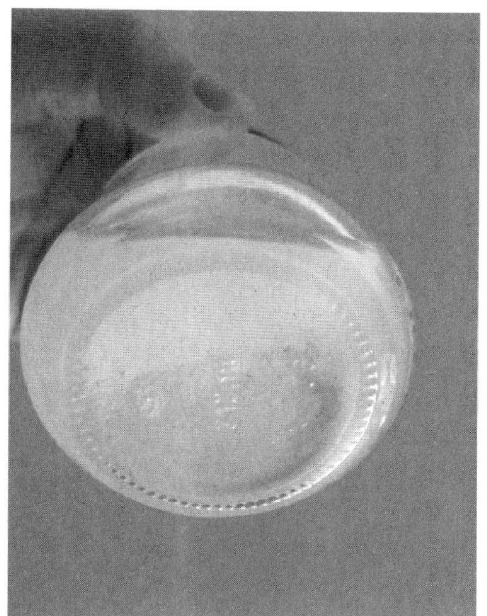

Toxischer Regen in den USA – Bewusste Vergiftung eines Landes.
Weitere stark betroffene Länder: UK, Deutschland

Location	Sample	Aluminium	Barium
Redding, US	Rain	1010	25
California, US	Rain	2190	43
California, US	Rain	3450	
Lincolnshire, UK	Rain	70	<10
Portsmouth, UK	Rain	350	16
Florida, US	Rain	182	
Florida, US	Rain	127	
California, US	Snow	61,100	83
Brisbane, AU	Rain	1900	11
Hawaii, US	Rain	400	39

Normales Aluminiumvorkommen im Regen:
0 - 0.5 µg/l

Klinghardt Institute

Abb. 48: Toxine trüben den Schweiß von André Kabat
Abb. 49: Man achte auf den Bodensatz!
Abb. 50: Toxischer Regen

Für Dr. Dietrich Klinghardt ist Aluminium das Metall mit den dramatischsten Auswirkungen auf die Gesundheit:

> *„Im Grunde hemmt es die Rezeptoren, die wir an den Zellwänden haben, die Hormonrezeptoren, die Neurotransmitterrezeptoren, die Insulinrezeptoren. Sie alle werden von Aluminium durcheinandergewirbelt. Es hat einen wirklich, wirklich starken Effekt, stärker als alle anderen Toxine.“* [29]

André Kabats Selbstversuch zeigt, dass die Entgiftung in der Infrarotkabine funktioniert und dass Entgiftung in der heutigen Zeit notwendiger ist als je zuvor. Was kaum bekannt ist: Dieses spezielle Entgiftungsprogramm wurde ursprünglich von L. Ron Hubbard entwickelt, dem Gründer der umstrittenen *Scientology*-Sekte. Es wird detailliert im Buch »Clear Body Clear Mind« [30] beschrieben. Als Hubbard in den 1970er-Jahren mit ehemals Drogensüchtigen arbeitete, entdeckte er, dass LSD noch Jahre nach der Einnahme im Fettgewebe des Körpers bleibt. Ein Mensch kann Monate oder Jahre später einen Trip erleben, wenn LSD aus dem Fettgewebe freigesetzt wird. Ähnlich sieht es aus bei anderen Drogen, Chemikalien, Giften oder Medikamenten. Mit seinem *Purification Rundown,* einem streng überwachten Programm, das auf körperlicher Bewegung, Sauna und Vitaminen, vor allem Niacin (Vitamin B3) basierte, konnte Hubbard auch US-Soldaten helfen, die nach dem Einsatz des Entlaubungsmittels *Agent Orange* jahrelang unter massiven Vergiftungserscheinungen wie etwa Chlor-Akne gelitten hatten. [31] Die Kritik am „Psycho-Konzern“ *Scientology* ist berechtigt, das ändert jedoch nichts an der Tatsache, dass es L. Ron Hubbard war, der den Grundstein legte für ein Entgiftungsprotokoll, das seitdem in verschiedenen Abwandlungen weltweit mit erstaunlichem Erfolg angewendet wird.

Falls Sie es ausprobieren wollen: Wichtig ist, mit kleinen Nikotinsäure-Dosierungen anzufangen und sie langsam zu steigern. Wichtig ist dabei, ein Nikotinsäure-Präparat zu nehmen, das nicht zeitversetzt wirkt, der sogenannte „Niacin-Flush“ ist nämlich gewollt: Weil Nikotinsäure gefäßerweiternd wirkt, rötet sich die Haut, und es kann zu Hitzegefühlen und Juckreiz kommen wie bei einer allergischen Reaktion. *„Es war schon eine irritierende Erfahrung beim ersten Mal.“*, sagt André Kabat, *„etwa 20 Minuten leuchtete meine Haut rot wie eine Tomate und durch meinen Körper lief eine Hitzewelle.“*

All das kann unangenehm sein, ist aber kein Grund zur Sorge, weil es wieder verschwindet. Während der Flush aktiv ist, gehen Sie in die Sauna. Wichtig ist auch, die Nikotinsäure nicht auf vollen Magen einzunehmen, weil sonst der Flush verzögert eintritt. Um Giftstoffe, die nicht ausgeschwitzt wurden, zu binden, sollte direkt nach dem Saunagang medizinische Kohle oder medizinisches Zeolith eingenommen werden.

Gut zu wissen: Falls Sie – auch generell – Schwierigkeiten haben, ins Schwitzen zu kommen, ist das ein Indiz für eine hohe Belastung mit Toxinen. Dadurch werden oft die Wärmeregulierungsmechanismen des autonomen Nervensystems beeinträchtigt. Achten Sie darauf, genügend reines Wasser zu trinken und regen Sie zusätzlich zu den Infrarot-Saunagängen täglich die Durchblutung durch Trockenbürsten an.

Niacin

Niacin ist ein wasserlösliches Vitamin aus der Gruppe der B-Vitamine, ein Sammelbegriff für verschiedene Verbindungen, nämlich Nikotinsäure und Nicotinamid (im Handel als *no flush Niacin* bekannt) sowie aus ihnen abgeleitete Verbindungen. Niacin ist Bestandteil wichtiger Koenzyme für Reaktionen in allen Körperzellen. So ist Niacin am Energiestoffwechsel sowie am Auf- und Abbau von Kohlenhydraten, Aminosäuren und Fettsäuren beteiligt. Prozesse der Zellteilung und die Signalweiterleitung in der Zelle sind auf Niacin angewiesen. Auch die Immunantwort und möglicherweise die Insulinausschüttung in der Bauchspeicheldrüse werden durch Niacin beeinflusst. Der Biochemiker Walter Last schreibt, dass Vitamin B3 ebenso wie Kupfer und die Vitamine B2 und B6 eine Schlüsselrolle als Koenzym in der oxidativen zellulären Energieproduktion spielen. Nicotinamid führt zu einer Besserung der Beschwerden bei Alzheimer, Arthritis, Hyperaktivität, Verhaltens- und Lernstörungen bei Kindern, Krebs, Dermatitis, Diabetes mellitus, Erschöpfungszuständen und Energielosigkeit.[32]

15. Fiese Untermieter: Würmer und Parasiten

Es klingt wie das Szenario eines Science-Fiction-Films: Fremde Lebewesen dringen unbemerkt in den Körper ein, breiten sich ungehemmt aus und entziehen sich allen Versuchen, sie wieder loszuwerden. Leider ist das keine Fantasy, sondern bittere Realität. *„Ich glaube, dass Parasiten das am meisten vernachlässigte Gesundheitsproblem in der Geschichte der Menschheit darstellen. Ich bin mir bewusst, dass dies durchaus eine kühne Behauptung ist, aber meine 20-jährige Erfahrung und 20.000 untersuchte Patienten bestätigen dies.“*, sagt der kanadische Arzt Dr. Ross Anderson.[1]

Schlagzeilen machte der Fall eines Briten, in dessen Gehirn sich ein seltener Bandwurm breitgemacht hatte und dort mehrere Jahre lebte. Ärzte entfernten den Eindringling und Wissenschaftler entschlüsselten sein Erbgut. Es handelte sich um *Spirometra erinaceieuropaei*, einen Bandwurm, der eine Entzündung von Körpergewebe auslösen kann. Die Wissenschaftler waren erstaunt, dass solch ein Fall in Großbritannien auftaucht, doch die Globalisierung macht eben auch nicht vor Parasiten Halt.[2]

Parasitismus ist eine äußerst erfolgreiche Lebensform. 40 Prozent aller Lebewesen fristen ihr Dasein als ungebetene Gäste bei einem Wirt. Es gibt etwa tausend Parasiten, die den Menschen infizieren können. Parasiten sind die ständigen Begleiter des Menschen, und zwar nicht nur in den sogenannten Entwicklungsländern, sondern auch in unseren Breitengraden. Der Eindringling nistet sich unbemerkt in unserem Körper ein, raubt uns Nährstoffe und damit Energie. Es gibt parasitäre Würmer, die können bis zu 20 Meter lang werden wie der Bandwurm. Andere, sogenannte intrazelluläre Parasiten wie Toxoplasmen oder Babesien, sind nur wenige Mikrometer klein und in der Lage, in die menschliche Zelle einzudringen. Der Heilpraktiker und Parasitenforscher Alan E. Baklayan formuliert es im Parasitenkongress der *medumio* Wissensakademie so: *„Parasiten machen nicht krank, doch sie sind Verankerungen für chronische Erkrankungen.“* Die Larven der **Spulwürmer** findet er bei Patienten, die unter Asthma oder Neurodermitis leiden. Bei Frauen, die unter Menstruationsbeschwerden, Myomen oder Zysten leiden, fahndet er nach **Madenwürmern**. Der Körper versucht, die Eindringlinge einzusperren, indem er eine Zyste bildet. Oft stellt sich im Anamnesegespräch heraus, dass die Frau als Mädchen Medikamente bekommen hatte, weil Madenwürmer diagnostiziert worden waren. Die konnten nicht wirken, weil sich die schlauen Biester in die Gebärmutter zurückgezogen haben, und wenn die Periode beginnt, kommt es zu massiven Beschwerden. Baklayan berichtet im Interview von vielen Patientinnen, die ihm begeistert schrieben, dass sie nach der Parasitenkur sämtliche Beschwerden los waren. Wird der Kindermadenwurm nicht erkannt, kann er zu Verhaltensauffälligkeiten führen. Bei einem hyperaktiven Kind ermittelte Baklayan den Kindermadenwurm, so blieb der Junge verschont von der schon angedachten „Therapie" mit Ritalin. Colitis ulcerosa kann ausgelöst werden durch **Hakenwürmer**, die sich regelrecht in der Darmschleimhaut festkrallen. Baklayan empfiehlt, regelmäßig eine Parasitenkur zu machen. *„Unserer Katze oder unserem Hund geben wir ja auch regelmäßig ein Entwurmungsmittel."*

Würmer machen dicke Beine

Frauen, die wegen ihrer stark geschwollenen Beine leiden, ohne die Ursache zu kennen, sind oft mit Filarien infiziert. Das sind **Fadenwürmer**, die unter der Haut, im Bindegewebe oder in Blut- und in Lymphgefäßen leben. *„Bei allen Frauen, die unter massiv geschwollenen Füßen und Beinen leiden, habe ich bei der Haaranalyse Filarien entdeckt."*, sagt die Heilpraktikerin Katja Jones. Filariosen werden durch Mücken- oder Bremsenstiche übertragen. Sobald die Würmer sich entwickelt haben, nisten sie sich vor allem in den Lymphgefäßen des Menschen ein und verstopfen sie. Das verursacht eine permanente Entzündung, die den Lymphabfluss drosselt. Dadurch schwellen Gliedmaßen, Brüste oder Genitalien an. Die Beschwerden treten oft erst drei Monate nach der Infektion auf. Ist der Lymphstau chronisch, geht die Schwellung nicht mehr zurück. Die Haut verhärtet sich und vernarbt, weshalb man der tropischen Erkrankung den Namen Elefantiasis gegeben hat.

Toxische Belastung

Die Belastung mit Parasiten ist auch ein Indikator für die toxische Belastung eines Menschen, weil viele Parasiten, vor allem Würmer, Pilze und Candida, ein Vielfaches ihres Eigengewichts an Giftstoffen absorbieren können. *„Jeder Patient mit chronischer Lyme-Borreliose steckt auch voller Parasiten."*, sagt Dr. Dietrich Klinghardt. Borrelien, schraubenförmige Bakterien, sogenannte Lyme-Spirochäten, können eine jahrelange Nulldiät aushalten, lauern im Gras und in Büschen auf Beute und landen dann – meist als Passagier einer Zecke – beim Menschen. Dort laben sie sich an seinem Blut, manchmal tagelang. Der Zeckenstich bleibt unbemerkt, weil ihr Speichel ein Betäubungsmittel enthält. Wenn sich die Zecke vollgesaugt hat, erbricht sie ihren Darminhalt in die Wunde und überträgt so die Borrelien. Für die Betroffenen beginnt oft ein jahrelanger Leidensweg mit vielen chronischen Krankheitsbildern, von wandernden rheumatischen Beschwerden über Sehnen- und Schleimbeutel-Entzündungen, Gesichtsnerven-Lähmungen, Kopfschmerzen bis hin zu Herzsymptomen. Oft kommt es zu Lähmungserscheinungen, die mit Bandscheibenerkrankungen verwechselt werden.[3]

Psychotrojaner

Parasiten sind „Psychotrojaner". Es gibt raffinierte Vertreter der Spezies, die die Fähigkeit entwickelt haben, das Verhalten und die Psyche der Wirte zu ihrem eigenen Vorteil zu steuern. Der Parasit *Toxoplasma gondii*, mit dem etwa die Hälfte der deutschsprachigen Bevölkerung infiziert ist, Auslöser der Toxoplasmose und meist über Katzenkot übertragen, verbreitet sich über das Blut bis in die Nervenzellen des Gehirns und kann extreme Verhaltensänderungen wie Depressionen oder Schizophrenie auslösen.[4] Wenn wir „neben uns stehen", haben die Psychotrojaner leichtes Spiel, weil Traumata zu neuronalen Verschaltungen führen, die uns in einen permanenten Überlebensmodus katapultieren. Gut ein Dutzend Infektionserreger steht heute im Verdacht, psychiatrische Erkrankungen auszulösen, die Dunkelziffer dürfte deutlich höher sein – Traumata als Folge einer mikrobiologischen Invasion. Das Dumme an der Sache: Die Parasiten tarnen sich so geschickt, dass viele Ärzte gar nicht auf die Idee kommen, dass sie da sein könnten und eine falsche Diagnose stellen.[5]

Parasiten als Auslöser von Krebs

Schätzungen, Vermutungen, Thesen und Theorien, nichts Genaues weiß man nicht – auf diesen Nenner kann man die jahrzehntelange Forschung nach den Ursachen von Krebs, dem Killer Nr. 1, bringen. Das renommierte *Deutsche Krebsforschungszentrum* (DKFZ) schreibt:

„Bei den Zellteilungen kommt es durch Zufall zu Fehlern – auch bei Menschen, die immer gesund gelebt haben. Körpereigene Reparaturmechanismen können zwar viele Fehler in der Erbsubstanz wieder beheben, jedoch nicht alle. Deshalb häufen sich im Lauf des Lebens immer mehr Veränderungen an. Das erklärt u.a., warum das Krebsrisiko mit zunehmendem Alter steigt. Hauptverantwortlich für das Tumorwachstum sind ***vermutlich*** *sogenannte Tumorstammzellen. Bei jeder Zellteilung besteht das Risiko, dass sich ihre instabile Erbinformation weiter verändert. Auf diese Weise können zum Beispiel in einem Tumor Resistenzen gegen Arzneimittel entstehen. Zudem können Metastasen andere Eigenschaften aufweisen als der Ursprungstumor. Viele Vorgänge bei der Krebsentstehung sind schon bekannt, aber* ***es ist dringend weitere intensive Forschung nötig, um die Krebsentstehung bis ins Detail zu verstehen.*** *“*[25]

Das Dogma von der bösartigen Zelle gilt bis heute. Etwa 150 Jahre ist es her, dass Rudolph Virchow und Julius Cohnheim es postulierten: Krebszellen entwickeln sich aus *„schlafenden Resten embryonalen Gewebes“*. Die Rolle von Infektionen für die Krebsentstehung werde unterbewertet, kritisiert Harald zur Hausen, der ehemalige Direktor des *Deutschen Krebsforschungszentrums* in Heidelberg (DKFZ). Jeder fünfte Krebsfall geht auf das Konto von Krankheitserregern, schätzt zur Hausen, und dabei spielten nicht nur Bakterien und Viren eine Rolle, sondern auch Parasiten.[6]

Diese Erkenntnis ist alles andere als neu. Vor 50 Jahren entdeckten Zellforscher des *Max-von-Pettenkofer-Instituts* unter ihren Mikroskopen winzige Einzeller. 1970 publizierten sie in der „Ärztlichen Praxis“ einen Artikel unter der Überschrift: *„Ungewöhnliche, korpuskuläre Elemente im Blut!“* Sie kamen zu dem Schluss, dass viele Patienten diese Mikroben in ihrem Blut hatten, doch – Sie ahnen es – die sensationelle Erkenntnis, die ein Umdenken in der „Kreb$therapie“ unumgänglich gemacht hätte, wurde vom onkologischen Establishment ignoriert.[26]

Schon seit den 1960er-Jahren forschte Dr. Alfons Weber zum Thema Mikroben im Blut, und auch er entdeckte, dass sich in jedem Tumorgewebe Mikroparasiten befinden. Weber filmte zwischen den 1960er- und 1990er-Jahren seine Experimente und schuf so einzigartiges Beweismaterial: Er veröffentlichte Filmaufnahmen, in denen man die Parasiten im Tumorgewebe sieht.[27]

Nach Webers Überzeugung wird Krebs nicht durch bösartige Zellen verursacht, sondern dadurch, dass sich kleinste Mikroben, die innerhalb der Zellen leben, unkontrolliert vermehren. Wird der Tumor durch aggressive „Therapien" zerstört, gelangen Scharen von Parasiten in den Blutkreislauf und vermehren sich im ganzen Körper, was man dann Metastasen nennt. Das medizinische Establishment erkannte weder Webers Theorie noch seine Beweise an. Weber ließ nicht locker, in einem Experiment verbrannte er menschliches Blut unter einer 160 Grad heißen Flamme. Das Resultat: sämtliche Zellen waren zerstört! Nun gab Weber eine Glukoselösung in die tote Materie, und wenige Zeit später wuselten Mikroparasiten über die Glasplatte. Dieses Experiment brachte zwar alle Kritiker zum Schweigen, doch nach wie vor wurden die spektakulären Forschungsergebnisse nicht offiziell anerkannt, sondern verschwiegen. Wenn Sie tiefer in die Thematik einsteigen wollen, empfiehlt sich der Film »Der Krebs-Boykott«.[28]

Der Nachlassverwalter von Alfons Weber hat aus dessen Filmarchiv eine Dokumentation zusammengestellt, die das Treiben von Einzellern im Blut eindeutig belegt. Weber war nicht allein mit seiner Auffassung, dass Parasiten Tumore auslösen oder sogar die einzige Ursache für sie sein könnten.

Krank durch Mikroben

Die russische Chemikerin, Epidemiologin und Mikrobiologin Tamara Lebedewa, die fast ihre gesamte Familie trotz oder wegen(?) schulmedizinischer Therapien an Krebs verlor, fand heraus, dass viele moderne Zivilisationskrankheiten durch weitverbreitete Mikroben ausgelöst werden, die beinahe jeder mit sich herumträgt. Und sie fand heraus, dass sogenannte Krebszellen eigentlich einzellige Parasiten namens „Trichomonas" sind. Sie haben exakt die Eigenschaften von so genannten „Krebszellen", jeder Onkologe wird sie als „Krebszellen" diagnostizieren. Nicht jeder, der Trichomonaden hat, erkrankt an Krebs, zu den Auslösern, die zur unkontrollierten Vermehrung der Mikroparasiten führen, gehören Gifte, Medikamente und ein geschwächtes Immunsystem, z.B. durch einen Schlafplatz auf einem Störfeld. Reinigung des Körpers und eine Parasitenkur sind also offenbar wesentlich effektiver bei Krebs als Zytostatika. Et voilá, nun verstehen wir auch, warum sich Krebs durch die Kombination verschiedener

Wurmmittel heilen lässt, wie Dr. Dietrich Klinghardt im *medumio*-Parasitenkongress berichtet. Und wir verstehen, warum Lebedewas Theorien keine Anerkennung finden. Zitat aus Wikipedia:

> *„Die Ansichten, die sie vertritt, sind teilweise geeignet, schwerstkranke Menschen von einer sinnvollen Therapie, für die ein neutraler und dokumentierter Wirksamkeitsnachweis also besteht, abzuhalten. So können Lebedewas unbewiesene Ansichten zur Krebsentstehung nach chirurgischen Eingriffen oder Einnahme von Antibiotika Patienten davon abschrecken, sich einer sinnvollen Therapie zu unterziehen.“*[7]

Big Pharma lässt grüßen! Wenn Krebs fortan wohlfeil mit Wurmkuren statt mit Zytostatika behandelt würde, würde vermutlich unsere Wirtschaft zusammenbrechen, zu deren tragenden Säulen die Onkologie gehört.

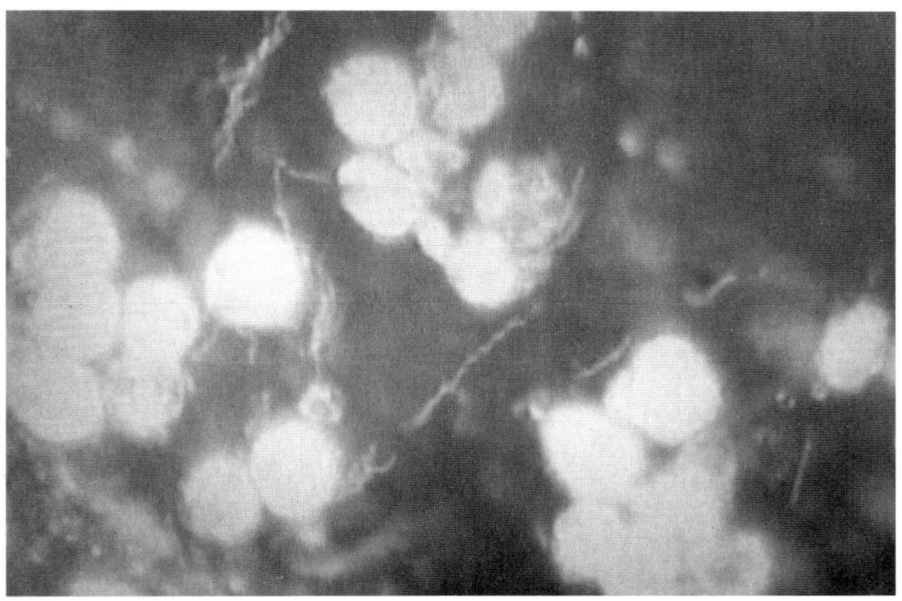

Abb. 51: Borrelien-Erreger im Kniegelenk

15.1. Auf die schulmedizinische Diagnostik und Therapie ist selten Verlass

Zurück zu den Borrelien: Der schulmedizinische Nachweis einer Lyme-Borreliose gestaltet sich schwierig, weil die Symptome vielfältig sind und viele Menschen sich oft nicht daran erinnern können, ob und wann eine Zecke sie gebissen hat, viele bemerken es gar nicht. Wird eine Borreliose chronisch, flammen die Symptome immer wieder auf, oft liegt dann die Erst-Infektion schon Jahre zurück. Auch die naturheilkundliche Borrelien-Diagnostik hat ihre Tücken. In der alternativen Heilkunde wird oft behauptet, Borrelien ließen sich unter dem Dunkelfeld-Mikroskop nachweisen, der Heilpraktiker Jörg Rinne rät allerdings zur Vorsicht, weil Borrelien sich kaum über die Blutbahn ausbreiten. „*Eine nette Verkaufstaktik zum Vertrieb von Medikamenten und Therapien.*" Bei einer akuten Borreliose werden die Granulozyten im Blut sichtbar, die versuchen, den Erreger abzuwehren. Bei einem akut an Borreliose erkrankten Patienten hat Jörg Rinne bei einer Kniegelenkspunktion die fiesen Eindringlinge unter dem Mikroskop entdeckt. Die weißen, hell leuchtenden Objekte sind Granulozyten, also Eiter, dazwischen wuseln die schraubenförmigen Borrelien.

> Jörg Rinne: „*Borrelien befallen Zellen und vermehren sich in der Zelle. Danach wandern sie aus der Zelle heraus und versuchen, in benachbarte Zellen einzudringen. Lange Zeit glaubte man, dass die Zellen selbst keine Möglichkeit hätten, sich gegen Borrelien zu wehren. Heute weiß man, dass jede Zelle ein eigenes Immunsystem besitzt. Mit Hilfe von NO-Gas versuchen Zellen, sich gegen intrazelluläre Erreger zu wehren. NO-Gas wird von Mitochondrien gebildet, vorausgesetzt die Mitochondrien arbeiten richtig. Eine Mitochondropathie (Fehlfunktion oder Schädigung der Mitochondrien) sorgt aber für eine schlechte NO-Gas Produktion und damit für ein schlechtes zellinternes Immunsystem. Ferner wird die NO-Gas-Produktion durch Th1-Zellen gesteuert. Diese sind Unterarten der Lymphozyten, und ihre Population wird durch den Zustand des Dünndarms beeinflusst. Wenn hier die Verhältnisse nicht stimmen, z.B. durch Dysbiosen nach Antibiotikatherapie oder Nahrungsmittel-Unverträglichkeiten, stimmt die Ansteuerung der NO-Gas-Produktion nicht, und die Borrelien können nicht optimal vom Körper bekämpft werden.* ***Also ist eine Darm-***

sanierung und eine Sanierung der Mitochondrien bei Borreliose immer ein zentraler Punkt in der Therapie.“

Und was macht die Schulmedizin? Sie ruiniert die Darmflora durch hochdosierte Antibiotikagaben, oft als Infusion über viele Wochen hinweg, und die Borrelien, Überlebens- und Verwandlungskünstler, schlagen den Ärzten immer wieder ein Schnippchen. *„Die Lyme-Spirochäten ziehen sich einfach in die Würmer zurück, warten, bis Sie mit den Antibiotika durch sind, und schlüpfen dann wieder aus.“*, so Dr. Klinghardt.[8] Ein Doktorand testete im Labor die Wirkung der vier gängigsten Antibiotika, das Ergebnis war ernüchternd: Doxycyclin, das gängigste Borrelien-Mittel überhaupt, schnitt am schlechtesten ab, und offenbar fördert es die Bildung von Biofilmen.[9] Tötet man Parasiten, ohne die toxischen Hinterlassenschaften zu binden, kann es zu unangenehmen Rückvergiftungen kommen.

Äußerst beunruhigend ist auch die Tatsache, dass Parasiten nicht nur im Darm vorkommen, sondern in fast jedem Teil des Körpers: Lunge, Leber, Muskeln, Speiseröhre, Blut, Haut, Augen oder im Gehirn, wie es der Fall des britischen Bandwurms gezeigt hat. Weil die Parasiten das Immunsystem schwächen, wird der Körper wehrlos gegen bakterielle oder virale Infektionen. Mikroben machen 10 Prozent aller Tumorerkrankungen aus. Und der am Nil beheimatete Schistosoma – Pärchenegel genannt, weil er sich in der Bauchfalte seines Weibchens einnistet –, der die Bilharziose auslöst, erhöht das Risiko für Blasenkrebs, im Tumorgewebe finden sich oft Wurmeier. Die Beispiele zeigen, dass wir, was Parasiten angeht, nicht besser dran sind als Entwicklungsländer, was die Diagnostik angeht, allerdings wesentlich schlechter: Um herauszufinden, ob Schistosoma die Ursache für Blasenkrebs ist, ordnet hierzulande der behandelnde Urologe eine Stuhluntersuchung an. In den meisten Fällen wird der Wurm ihm durch die Lappen gehen. Warum? Das erklärt Dietrich Klinghardt im Online-Parasiten-Kongress der *medumio*-Wissensakademie:

„Bis so eine Stuhlprobe im Labor landet und untersucht wird, können Tage vergehen. Der Wurm selbst stirbt sofort, nachdem er ausgeschieden wurde, seine DNA verschwindet ebenfalls spurlos. Und seine Eier sind nur dann unter dem Mikroskop sichtbar, wenn er sie genau im Moment der Probenentnahme abgelegt hat. Da hilft es auch wenig, dass Ärzte ihren Pa-

tienten empfehlen, zu drei verschiedenen Zeiten Stuhlproben zu nehmen und abzugeben."

Dr. Klinghardt hat einige Jahre in Indien bei einem renommierten Parasitologen gearbeitet und gelernt, dass das Zeitfenster zwischen Stuhlprobe und Analyse unter dem Mikroskop exakt 15 Minuten beträgt – danach sind der Wurm und seine DNA nicht mehr zu sehen. Da stellt sich die Frage, wie viele Fälle von Blasenkrebs geheilt werden könnten, wenn die modernen Ärzte ihre Hausaufgaben gemacht hätten. Wenn das die Patienten wüssten!

Ein weiteres Problem, das Dr. Klinghardt in diesem Video anspricht, ist das Halbwissen vieler Halbgötter in Weiß: Wer Parasiten mit Wurmmitteln erfolgreich behandeln möchte, muss richtig dosieren. Bei einem bestimmten Mittel geben die WHO und Hersteller eine Dosierung an, die viel zu niedrig ist. Erfolg hat die Therapie nur – das ist durch die wissenschaftliche Literatur belegt, so Dr. Klinghardt –, wenn das Medikament in 50 Mal so hoher Dosierung verabreicht wird, wie auf dem Beipackzettel angegeben.

Falls diese Informationen Ihnen noch nicht die gute Laune verdorben haben, hier kommen weitere beunruhigende Fakten:

- Eine schwache Magensäure ist die perfekte Eintrittspforte für Parasiten
- Bei Wurmbefall sollte man Cortison, die Antibabypille und **Impfungen** unbedingt meiden.
- Elektromagnetische Felder und 5G lassen Mikroorganismen parasitär werden
- Biofilme sind Parasiten-Hochburgen, in denen es von kleineren und größeren Mikroorganismen wimmelt, die unseren Organismus vergiften.[10]

Womit wir wieder bei Erika und ihrem lästigen Biofilm wären. „*Die Mikrobe ist nichts, das Milieu ist alles.*" Nach dem Motto des Mikrobiologen Louis Pasteur bedeutet das: Ob Parasit oder Bakterie, Virus oder Mutant – sie sind nicht das Problem für unsere Gesundheit, sie fühlen sich nur in einem bestimmten Milieu wohl. Daher rückt man den fiesen Eindringlingen am besten zu Leibe, indem man das Milieu saniert und es den ungebetenen Gästen so ungemütlich macht, dass sie freiwillig die Flucht ergreifen, sagt die Heilpraktikerin Katja Jones.

Falls Sie starke Nerven haben: Auf der Seite von Sören Schumann von der *medumio*-Wissensakademie finden Sie „leckere“ Aufnahmen von ausgeschiedenen Parasiten. (siehe Quelle [29])

15.2. Tipp: Die Säure-Basen-Schaukeltherapie vertreibt ungebetene Gäste

Bevor wir zur Säure-Basen-Therapie kommen, möchte ich Ihnen eine Pionierin der Parasitenforschung vorstellen: die Biologin Hulda Clark (1928-2009). Sie entlarvte – ebenso wie Dr. Weber und Dr. Lebedewa – viele Viren, Bakterien und Parasiten als Auslöser von Krankheiten. Um die Schmarotzer im Darm zu erreichen, empfahl sie eine Kräuterkur mit drei Zutaten: Nelken, Wermut und Walnuss. Und Hulda Clark bediente sich der Elektrizität: Sie entwickelte eine Art „Elektroschock" für die Parasiten: Die Hülle, die die Parasiten umgibt, wird in Schwingung versetzt. Dadurch werden sie irritiert, und das Immunsystem bekommt einen Vorsprung sowie die Chance, sie zu vertreiben. Hulda Clark betrieb mehrere Kliniken in den USA, Mainstream-Wissenschaftler und Behörden kritisierten ihre Frequenz-Technologie allerdings als „bizarr" und „potenziell betrügerisch". Der Druck durch die „Gesundheits"-Behörde FDA wurde schließlich so massiv, dass Clark ihr Heilzentrum nach Mexiko verlegte.[11] Unzählige Menschen verwenden heute den von ihr entwickelten Zapper, zum Teil in weiterentwickelter Form, und auch der auf Parasiten spezialisierte Heilpraktiker Alan E. Baklayan arbeitet damit.

Um fremde Organismen loszuwerden, empfahl Hulda Clark auch eine regelmäßige Leberreinigung, und zwar NACH der Parasitenkur. Eine Anleitung finden Sie bei Quelle [30].

Katja Jones verordnet ihren Patientinnen und Patienten bei Parasitenbefall, den Darm zunächst vier bis sechs Wochen mit einem Basenkonzentrat aufzubauen. Es neutralisiert überschüssige Säuren – auch intrazellulär – zu Wasser. Dadurch erhalten die Zellen ihre ursprüngliche negative Ladung und können wieder am Zellstoffwechsel teilnehmen. In der nächsten Etappe der insgesamt ca. viermonatigen Kur macht man es den Mikroorganismen mit der Säure-Basen-Schaukel so richtig ungemütlich: Saures und Basen-Konzentrat werden über den Tag verteilt sechs Mal im Wechsel getrunken. So lassen sich hartnäckige Keime (z.B. Candida Albicans, Helicobacter Pylori, Epstein-Barr-Virus, Borrelien und mehr) rasch vertreiben, ohne die guten Darmbakterien zu schädigen. Bei Borrelien empfiehlt sich die zusätzliche Einnahme der *Wilden Karde*, die der Ethnobiologie Wolf-

Dieter Sporl erforscht hat. Die Wurzel wirkt harn-, galle- und schweißtreibend, entschlackend und verdauungsfördernd. Sie wird traditionell bei Gicht, Arthritis, Rheuma Wassersucht, Gelbsucht und Gallenbeschwerden eingesetzt; weiter bei Hauterkrankungen wie Dermatose, Furunkulose, Akne und Ähnlichem, vor allem, wenn diese von einer schlechten Funktion des Verdauungsapparates herrühren. Äußerlich wurden Fisteln, Flechten, Warzen und Rhagaden (Hautschrunden) damit behandelt. In der chinesischen Pflanzenheilkunde wird die Karde (Xu Duan = *dipsacus asperoides*) als Heilpflanze bei Symptomen verwendet, die denen der Borreliose ähnlich sind.[12]

Wichtig ist, die Gifte, die bei der Säure-Basen-Schaukel ausgeschieden werden, durch medizinisches Zeolith zu binden. Spirulina versorgt den Körper mit Vitalstoffen, zudem ist eine gute Versorgung mit Vitamin C wichtig, ebenso mit Vitamin D3 und K2. Und Magnesium, allerdings sollten Sie es bei Parasitenbelastung nicht oral einnehmen, dazu mehr im nächsten Kapitel. Wenn eine Haaranalyse ergibt, dass keine Belastungen mehr vorhanden sind, empfiehlt es sich, eine Kur mit Basenkonzentrat und Spirulina fortzuführen, bis das Basenkonzentrat keinen ekligen Geschmack mehr hat, sondern fast neutral wie (leicht salziges) Wasser schmeckt. (siehe Kapitel 12). Wenn die Kur abgeschlossen ist, sollte über mindestens sechs Monate die Darmflora wieder aufgebaut werden.

Bei Darmparasitenbefall sollten Sie die schwarzen Samen der Papaya auf keinen Fall in den Müll werfen, sie sind nämlich fast noch wertvoller als die Frucht. Sie enthalten das Enzym Papain in hoher Konzentration, außerdem Senföl, Carpain, Oleinsäure, Palmitinsäure sowie Flavonoide. Das sind Stoffe, die antibakteriell wirken, das Immunsystem unterstützen und gegen freie Radikale wirken. Auch für die Entgiftung und Regeneration der Leber eignen sich Papayakerne.[13]

Der Schüßler-Therapeut Wolfram Kunz empfiehlt bei Parasitenbefall die Nr. 19, *cuprum arsenicosum*, am besten in Kombination mit Hochfrequenzbefeldung.[14] Die Hochfrequenzströme führen zu einer Tiefenerwärmung des Gewebes, denn bei höheren Temperaturen laufen viele Reaktionen schneller ab. Seit der Antike weiß man, dass Fieber dem Körper hilft, schneller wieder gesund zu werden. Auf krankmachende Reize reagiert ein gesunder Organismus mit Temperaturerhöhungen – bis hin zu hohem Fieber, was eine Art „Reset“ der Regulation durch das Immunsystem bewirkt. Mikroben ergreifen bei höheren Temperaturen die Flucht, erklärt Tesla-Experte Arthur Tränkle:

> *„Ein Erreger, der sich bei 36,8 Grad Körpertemperatur eingenistet hat, schwächt das Immunsystem, breitet sich aus und nimmt mehr Lebensraum in Anspruch. Dieser Lebensraum kann vom Körper reduziert werden in Form von Fieber, das ist quasi die Eingreiftruppe. Es ist dies der Mechanismus, der eigentlich genial ist, um dann diesen Erregern den Garaus zu machen. Sie verlieren Hoheitsgebiete, werden teilweise komplett zurückgedrängt oder ziehen sich zurück in ihre Stellung, um darauf zu warten, beim nächsten Mal wieder anzugreifen. Im Laufe des Lebens summieren sich die Belastungen, und wenn man zu viele Belastungen im Körper hat, dann haben wir das große Thema Krebs. Aber in Wirklichkeit ist es eine Überlagerung von vielen Dingen, die wir Schritt für Schritt lösen: Indem wir den Stoffwechsel in Schwung bringen und dadurch in die Lage versetzen, wieder seine Hausaufgaben zu machen. Bei einer Bioresonanz-Untersuchung wurde in meiner rechten Niere eine Belastung festgestellt. Die Frage war, woher kommt diese Belastung, und es stellte sich heraus: ein Röteln- und ein Salmonellenstamm, die ich mir vor vielen Jahren eingefangen hatte. Die haben sich versteckt, doch sie haben eine Ausscheidung, und diese Ausscheidung hat sich dann auf meine rechte Niere ausgewirkt. Man muss zurückgehen und schauen, wo sind die Stellen, an denen diese Belastungen entstanden sind, das ist die große Kunst. Der Königsweg ist die lokale Hyperthermie wie wir sie praktizieren. So wird nicht der ganze Körper beansprucht. Fieber ist nämlich extrem anstrengend für den Organismus. Die Erhitzung findet nur an der betroffenen Stelle statt, die auch extrem heiß wird, und die Mikroben verlieren ihre Lebensgrundlage.“*

Dass man Parasiten durch einen Hitzeschock vertreiben kann, beweist die „Bienensauna“. Seit Jahren kämpfen die Imker gegen die Varroa-Milbe, der blutsaugende Parasit hat abertausende von Bienen auf dem Gewissen. Ein Diplomingenieur und Imker hat eine Sauna entwickelt, eine Heizeinheit, die wie eine Schublade unter den Bienenstock geschoben wird. Regelmäßig schickt er seine Bienen in die Sauna. Sie vertragen Temperaturen von bis zu 45 Grad Celsius, Varroa-Milben gehen bei knapp 40 Grad zugrunde – eine Hyperthermie-Behandlung ganz ohne Chemie für die

Honigbienen, denen nicht nur Parasiten, sondern auch Pestizide wie Glyphosat massiv zusetzen.[15]

Ein anderes bewährtes Hausmittel gegen Parasiten aus Großmutters Hausapotheke ist Petroleum. Mehr dazu in Kapitel 17.4.

Parasitenkur aus der russischen Heilkunde

Der russische Heiler Jewgeni Awerbuch empfiehlt sein Naturheilmittel *Blulied1*, um den Dickdarm von Parasiten und Polypen, giften Schlacken oder Kotsteinen zu befreien.

Inhaltsstoffe pro vegetarische Kapsel:

150 mg Wermutkraut
100 mg Tausendgüldenkraut
45 mg Tagetes-Blüten
30 mg Katzenkralle
30 mg Bitterkleeblätter
30 mg Gewürznelken
15 mg Kalmuswurzel

Einnahmeempfehlung: 3 Mal täglich eine Kapsel eine halbe Stunde vor den Mahlzeiten.[16]

Sanfte Reinigung mit Rizinusöl

Noch ein Tipp von Jewgeni Awerbuch: Rizinusöl befreit den Körper von Parasiten, Würmern, Pilzen und Bakterien. Es dringt in alle Gewebearten ein und wirkt daher auch intrazellulär. Einer gesunden Darmflora schadet es nicht, kontraindiziert ist es nur bei akuten Herz-, Leber-, Bauchspeicheldrüsen-, Magen- und Darmerkrankungen.

Einmal pro Woche trinkt man eine halbe Stunde vor dem Frühstück ein Glas – möglichst frischgepressten – Karottensaft, gemischt mit einem Esslöffel Rizinusöl. Es empfiehlt sich, die Rizinus-Karotten-Kur so lange durchzuführen, bis der Zungenbelag morgens vor dem Zähneputzen verschwunden ist.[17]

Heiler von Gottes Gnaden – Jewgeni Awerbuch

„Eine Heilung ist wie ein Gottesdienst", sagt Jewgeni Awerbuch. *„Wenn Gott mir einen Menschen schickt, muss ich heilen."* 70 Jahre ist er alt und denkt nicht daran, in Rente zu gehen. Seine Tätigkeit als Heiler betrachtet er nicht als Arbeit, sondern als Berufung. Awerbuch hat in verschiedenen Ländern gearbeitet und hunderttausende Menschen behandelt. 1998 bestand er die Prüfung zum Heilpraktiker und praktiziert nun in seiner Naturheilpraxis in Bensheim an der Bergstraße.

Als junger Mann war er in Russland an verschiedenen technischen Universitäten als Ingenieur tätig. Zu seiner Berufung als Heiler kam er, weil ihm die Ärzte nicht helfen konnten, als er im Alter von 33 Jahren erkrankte. Er suchte Hilfe bei Ahmad Rasuchadjiew, dessen Familie auf eine 2.500 Jahre alte Heiler-Tradition zurückblickt, er wurde sein erster Meister. Awerbuchs Weg führte zu weiteren in Russland bekannten Heilern, zu seinen Ausbildern zählt auch Boris Bolotow, ein ukrainischer Chemiker und Meister der Alternativmedizin, der ein System der Zellreinigung entwickelt hat, das seiner Auffassung nach nicht nur den Körper verjüngen, sondern Unsterblichkeit verleihen kann. Er hat auch ein Therapie-Konzept für Krebspatienten entwickelt, dessen tragende Säulen gute Ernährung und Entgiftung sind.

Meine Begegnung mit Jewgeni Awerbuch führt mir vor Augen, dass ein guter (Geist)heiler kein medizinisches High Tech braucht, um Diagnosen zu stellen. Er schaut mich einen Moment mit durchdringendem Blick an und zählt dann mehrere gesundheitliche Probleme auf. Was er sagt, stimmt zu 100 Prozent, ich bin überrascht und leicht irritiert. *„Vor zwei Tagen haben Sie Zucker gegessen."*, sagt er. *„Stimmt, dunkle Schokolade." „Nehmen Sie zum Süßen nur Kokosblütenzucker oder Honig."*, empfiehlt mir Jewgeni Awerbuch und fährt mit leicht vorwurfsvollem Unterton fort: *„Sie haben auch Käse gegessen..." „Ziegenkäse"*, erwidere ich zu meiner Verteidigung. *„Ich vertrage keine Lactose." „Sie vertragen auch kein Kasein."*, antwortet er. *„Ihr Magen-Darm-System ist angeschlagen, Sie haben öfter Antibiotika genommen, auf Käse und Gluten sollten Sie unbedingt verzichten."* Puh, das sitzt. Seine Antwort auf meine Frage nach den größten Gesundheitskillern: Tierisches Eiweiß (Awerbuch lebt vegan), Zucker und die Nebenwirkungen von Medikamenten auf der körperlichen Ebene. Der Ratschlag vieler Ärzte, nach fünftägiger Antibiotika-Einnahme sechs Monate den Darm aufzubauen, sei falsch, sagt Awerbuch. Zwei Jahre dauere es, bis die zerstörte Darmflora wieder aufgebaut sei. Gesundheitskiller auf der seelischen Eben sind für Awerbuch, der kein Handy besitzt, die ständige Suche nach Ablenkung, das Gefühl von Sinnlosigkeit und Konflikte in zwischenmenschlichen Beziehungen.

15.3. Mit Magnesium füttern Sie Ihre Borrelien. Tipps für eine effektive Magnesium-Therapie

Sie müssten schon viele Bananen oder dunkle Schokolade essen, um sich optimal mit Magnesium zu versorgen. Trotz ausgewogener Ernährung leiden inzwischen viele Menschen unter einem Magnesiummangel, auch wenn die Verbraucher-„Schützer“ das völlig anders sehen: *„Magnesium ist in vielen Lebensmitteln enthalten. Ein gesunder Mensch kann deshalb seinen Tagesbedarf mit einer ausgewogenen Ernährung gut decken.“*, heißt es in einer Info der Verbraucherzentrale zum Thema Magnesium.[18] Stimmt aber nicht, denn a) ist ausgewogene Ernährung kaum noch umzusetzen in Anbetracht der Tatsache, dass unsere Nahrungsmittel auf ausgelaugten Böden wachsen, und b) leiden inzwischen viele Menschen an einer chronischen Erkrankung. Ihr Verdauungssystem ist nicht mehr in der Lage, genügend Magnesium aufzunehmen, besonders oft sind Krebspatienten und Menschen mit chronischen entzündlichen Erkrankungen und/oder Borreliose betroffen. Ihr Magnesiumbedarf liegt weit über den empfohlenen Werten. Hinzu kommt, dass bei den Standard-Labortests auf Mineralstoffmangel das Augenmerk nur auf Natrium, Kalium und Calcium liegt, ein Magnesiummangel bleibt oft unentdeckt.

Wenn Sie Ihren Magnesiumspiegel beim Arzt untersuchen lassen wollen, bedenken Sie, dass Magnesium meist im Blutserum bestimmt wird. Bestehen Sie unbedingt auf einem Vollbluttest (= Serum + **Blutzellen**), weil sich das Magnesium überwiegend im Zellinneren aufhält.[19] Ein unerkannter Magnesiummangel schadet Ihrer Gesundheit, Magnesium ist an über 300 elementaren Vorgängen im Körper beteiligt, u.a. Verdauungs-, Atmungs-, Ausscheidungs-, Lymph-, Immunsystem, Muskeln und Skelett, Stoffwechsel, Wachstum und Gewichtskontrolle, Kontrolle von Blutzucker und Cholesterin, Funktion von Leber, Schilddrüse, Nebenschilddrüsen, Entspannung von Muskeln, Nerven und Gefäßen.

Nun können Sie jeden Tag Magnesiumpillen nehmen, im Internet finden Sie Präparate wie Sand am Meer; das spült Geld in die Kassen der Nahrungsergänzungsmittel-Hersteller, ist aber eher ungeeignet, um Ihren

Magnesiummangel effektiv zu beheben. Und wenn Sie, wie so viele Menschen, Borrelien in Ihrem Körper haben, dann feiern die jedes Mal ein Freudenfest, wenn Sie eine Magnesiumkapsel schlucken, denn sie stehen auf das „Wundermineral". Die gute Nachricht: Auf transdermal zugeführtes Magnesiumchlorid haben die Borrelien keinen Zugriff.[20] Von den Borrelien abgesehen wird Magnesiumoxid, das meist in Tabletten oder Kapseln ist, vom Körper oral schlecht aufgenommen, Magnesiumcarbonat und Magnesiumcitrat sind besser, der Königsweg allerdings ist **Magnesiumchlorid**, eine natürliche gesättigte Magnesiumchlorid-Lösung, die transdermal, also über die Haut aufgenommen wird, sagt Katja Jones.

> *„Von allen Magnesiumverbindungen kann Magnesiumchlorid Hexahydrat vom menschlichen Körper am schnellsten erkannt und am effektivsten assimiliert werden. Es wird durch Verdampfen von Meerwasser oder aus Solequellen gewonnen. Anschließend wird das Natriumchlorid entfernt und Magnesiumchlorid bleibt übrig. Wenn der Körper durch die Haut wieder ausreichend Magnesium erhält, verschwinden viele Symptome bzw. Krankheiten wieder. Magnesium steigert allgemein das Wohlbefinden, Entspannungsfähigkeit, gibt Energie und erhöht die Widerstandskraft."*

Interessant in toxischen Zeiten: Magnesiumchlorid kann dabei helfen, giftige Substanzen und Schwermetalle aus dem Körper zu leiten, das ist besonders wichtig für Krebs- und Borreliosepatienten.[21]

Die Vorteile der transdermalen Anwendung auf einen Blick:

- 100 Prozent des Magnesiums werden aufgenommen, z.B. über ein Voll- oder Fußbad, oral nur 30 Prozent.
- Es wird konzentrierter und schneller in Zellen, Blut, Lymphe, Gewebe und Knochen transportiert.
- Es gelangt rasch und zielsicher in verkrampfte Gewebe, Muskeln und Gelenke.
- Es wird auch bei Magensäuremangel und chronischen Darmerkrankungen aufgenommen.
- Es vitalisiert Zellen und Gewebe.
- Es fördert die Durchblutung.

- Es entgiftet Schwermetalle.
- Es reduziert Schmerzen und Muskelkater, die durch Gewebeübersäuerung entstehen.
- Borrelien haben keinen Zugriff auf transdermal zugeführtes Magnesiumchlorid.

Eine Studie zeigte, dass 75 Prozent der Teilnehmer mit täglichen Magnesiumöl-Fußbädern und Ganzkörpereinreibung ihren intrazellulären Magnesiumspiegel so anheben konnten, dass sie im empfohlenen Bereich waren.[22]

Übrigens ist es auch wesentlich preiswerter, Magnesiumchlorid zu kaufen oder selbst herzustellen, als teure Pillen.

Magnesiumtherapie transdermal
Die effektivste Methode, den Magnesiumspeicher wieder aufzufüllen, ist ein Fußbad, am besten abends vor dem Schlafengehen. Man löst 6 g (1 TL) Magnesiumchlorid in 4 bis 5 Litern körperwarmem Wasser auf und führt das Fußbad 20 bis 30 Minuten durch. Wegen des erwünschten Osmose-Effektes darf die Wassertemperatur nicht höher sein als die Körpertemperatur. Man kann auch Magnesiumchlorid in eine Sprühflasche füllen und den Körper mit ca. 10 ml Magnesium-Öl besprühen bzw. einreiben. Ist der Mangel behoben, genügt es, täglich Arme und Beine mit Magnesium-Öl einzumassieren und ein bis zwei Mal monatlich ein Fußbad zu nehmen. Direkt nach dem Einreiben kann für einige Minuten ein brennendes Gefühl entstehen. Falls es zu stark ist, können Sie das Magnesiumchlorid etwas verdünnen. Vorsicht bei diabetischen Wunden! Wird zu hoch dosiert, kann sich die Haut abschälen.

16. Wenn das mehr Ärzte wüssten!

Vitamin C ist wohl das bekannteste aller Vitamine. Es ist an vielen Stoffwechseln beteiligt und schützt die Zellen vor aggressiven Sauerstoffverbindungen, den freien Radikalen. Laut *Deutscher Gesellschaft für Ernährung* (DGE) liegt die empfohlene Zufuhr für Vitamin C bei Jugendlichen ab 15 Jahren und Erwachsenen zwischen 90 und 110 Milligramm pro Tag. Der Arzt und Nobelpreisträger Linus Pauling sagte: *„Wenn Sie Krebs verhindern wollen, müssen Sie 10.000 mg täglich einnehmen.“*, wurde von vielen als Spinner bezeichnet. 1993 hielt Dr. Joe. D. Wallach einen Vortrag mit dem Titel „Tote Ärzte lügen nicht“:

> *„Wollen Sie mal schmunzeln? Alle Ärzte, die vor 35 Jahren mit ihm (Pauling) darüber gestritten haben, sind bereits tot. Heute ist Linus Pauling 94 Jahre alt, arbeitet sieben Tage die Woche, 14 Stunden pro Tag.“*[1]

37 Grad Celsius, diesen Wert kennt jeder. Im 19. Jahrhundert legte ihn der deutsche Internist Carl Reinhold August Wunderlich als durchschnittliche Köpertemperatur des Menschen fest, nachdem er bei 25.000 Menschen die Temperatur der Achselhöhle gemessen hatte. Steigt die Temperatur, ist das der Versuch des Körpers, Viren und Bakterien zu bekämpfen. Es erleichtert es den Killerzellen der Immunabwehr, in die Erreger einzudringen und sie abzutöten. Schon die Ärzte der Antike wussten, dass Fieber heilt: *„Das Fieber ist ein Heilstreben des Organismus gegen die Krankheit, es reinigt den Körper wie Feuer.“*, sagte Hippokrates. Und was tun Ärzte heute in der Regel, wenn ihr Patient Fieber hat? Sie senken es, z.B. mit Paracetamol (die früher verwendeten Wadenwickel hatten keine Nebenwirkungen). Es steht außer Frage, dass es gefährlich wird, wenn die Temperatur eines Patienten über 41 Grad Celsius erreicht. Doch eine leichte Temperaturerhöhung gleich zu unterdrücken, ist keine gute Idee. Ständige Untertemperatur bei einem chronisch kranken Patienten zu ignorieren, auch nicht. Doch welchen Arzt interessiert es schon, ob sein Patient eine zu niedrige Körpertemperatur hat? Hat Ihr Arzt Sie schon mal danach gefragt?

16.1. Wer ständig friert, ist chronisch krank...

...sagt der Heilpraktiker Uwe Karstädt:

> *„Eiskalte Hände oder Füße, die sich selbst mit Wärmflasche im Bett nur langsam und ‚unwillig' aufwärmen, werden von den Ärzten übersehen oder überhört. Die völlige Missachtung dieser Symptomatik kann nur bedeuten, dass die Hypothermie nicht im Bewusstsein der heilenden Berufe ist und – wenn überhaupt – dann nur als untergeordnetes Symptom gilt. Wie wichtig eine ausreichende Körpertemperatur von 37 ° ist, entgeht leider dem Großteil der medizinischen Berufe, aber auch den betroffenen Menschen selbst."*[2]

In seinem Buch »37°« zeigt Karstädt, warum eine niedrigere Körpertemperatur) eine der Hauptursachen für Krankheiten ist. 37° ist die natürliche Betriebstemperatur für uns Menschen, bei 70 Prozent seiner Patienten mit chronischen Erkrankungen entdeckt er Untertemperaturen zwischen 34,5° bis 36°.

- Hypothermie schwächt das Immunsystem. Deshalb sollte Untertemperatur immer als Ursache oder Co-Faktor für Krebs berücksichtigt werden. Pro Grad Celsius unter der Norm von 37° wird unser Immunsystem um etwa 25 Prozent geschwächt.
- Hypothermie schafft ein attraktives Zuhause für Mikroben, Parasiten, Pilze, Viren und chronische Infektionen.
- Hypothermie ist ein Zeichen für Degeneration und allmählichen Zelltod. Wenn die Kerntemperatur des Körpers sinkt, nimmt die gesamte Zellenergie ab. Bei unterkühlten Menschen wird die Wirkung selbst geeigneter Medikamente oder Therapien reduziert oder sogar blockiert, eine niedrige Körpertemperatur macht es auch sehr schwierig, den Krebs zu besiegen. Es gibt Onkologen, die darüber Bescheid wissen (dazu gleich mehr).
- Der weit verbreitete Jodmangel zählt zu den Hauptursachen für Hypothermie. (siehe Kapitel 17.5.) Die meisten Menschen mit einer Unterfunktion der Schilddrüse oder Hashimoto-Syndrom haben eine deutlich niedrigere Körpertemperatur als gesunde Menschen.

- Kälte verursacht Krankheit. Burn-out-Syndrom, chronische Müdigkeit, Depression, Alzheimer und Demenz, Schlafstörungen oder Krebs nennt Uwe Karstädt Kälteerkrankungen.[3]

Heilung ist – so Uwe Karstädts Erkenntnis – nur möglich, wenn wir die Kerntemperatur wieder erhöhen. Wärmeanwendungen haben seit Jahrtausenden in allen Kulturen der Welt eine lange Tradition: Heiße Quellen und Bäder, heißer Sand, die Schwitzhütten der amerikanischen indogenen Völker zur Reinigung von Körper und Seele, Sauna und Dampfbad, Massagen mit erwärmten Ölen wie im Ayurveda, die Moxibustion, das Abbrennen von Beifuß nahe der Haut in der Traditionellen Chinesischen Medizin. Ziel dieser Methoden ist immer, die Zirkulation von Qi (Energie) und Blut zu fördern.

Daraus entwickelte sich eine Fachrichtung in der Onkologie, die Wärme nutzt, um Krebszellen zu töten. Die Geschichte der onkologischen Hyperthermie begann 1779, als ein Arzt beobachtete, dass ein durch Malaria verursachtes Fieber das Wachstum eines Tumors gehemmt hatte. 1866 wurde die vollständige Heilung eines Gesichtssarkoms beschrieben. William Coley impfte in den 1890er-Jahren Sarkom-Patienten mit Streptokokken (*Coley's Toxin*), er gilt bis heute als Begründer der Tumorimmunologie/Immuntherapie.[4] Als einer der Pioniere der modernen Ganzkörperhyperthermie gilt Manfred von Ardenne. Er arbeitete mit extremen Temperaturen von 42°, um Krebszellen thermisch zu schädigen. Der Mediziner Arnold Zilly bezweifelt allerdings die Wirksamkeit der Hyperthermie-Therapie: *„Wird es Tumorzellen zu heiß, dann entwickeln sie Hitzeschockproteine; sie vertragen nun Temperaturen, die für das gesunde Gewebe tödlich wären.“*[5] Der Internist Martin Heckel, der Pionier der modernen Ganzkörperhyperthermie, therapierte mit Temperaturen im Bereich des natürlichen Fiebers, um bei chronisch-entzündlichen Erkrankungen und Schmerzen des Bewegungsapparates das Immunsystem auf „Reset“ zu setzen.[6]

Ständig fröstelnde chronisch Kranke sollten alles Erdenkliche tun, um ihre Körpertemperatur zu erhöhen. Empfehlenswert ist die Infrarot-Therapie, man kann sich regelmäßig auf eine Infrarotmatte legen oder regelmäßig in einer Infrarot-Sauna schwitzen (und zugleich entgiften wie wir in Kapitel 14.5. gesehen haben). Es empfiehlt sich, nicht zu kalt zu essen und zu trinken. Und Uwe Karstädt ist überzeugt von der heilsamen Wirkung von Kraftsuppen, die den Körper aus seinem Dauer-Winterschlaf wecken. Die chinesische Heilkunde beschreibt das lange Köcheln der Zutaten einer Kraftbrühe – mindestens 10 Stunden – als Transformation der Substanzen in Energie: Materie wandelt sich in Qi (Lebensenergie) um, das dem Körper durch den Genuss der Kraftbrühe zugeführt werden kann.

Auch hierzulande wurden früher „Wöchnerinnensuppen" oder „Geburtssuppen" zum Teil tagelang gekocht, so kamen Frauen nach der Geburt wieder zu Kräften. Wenn die Zutaten – Knochen, Knorpel, Sehnen und Gelenke von Tieren – stundenlang ausgekocht werden, gelangen wir an Substanzen, die in keinem anderen Lebensmittel enthalten sind oder wenn, dann nur in geringen Mengen: **Fette**, **Aminosäuren**, **Hyaluron**, **Gelatine**. Die Aminosäuren unterstützen den Stoffwechsel. Knochenbrühe ist die perfekte Darmpflege und daher auch immunstärkend, denn fast das gesamte Immunsystem befindet sich im Dickdarm (470.000 Menschen in Deutschland leiden unter entzündlichen Darmerkrankungen). Das in der Knochenbrühe enthaltene **L-Glutamin** legt sich wie ein Schmierfilm auf die Darmschleimhaut und hält sie versiegelt. Um eine verletzte Darmschleimhaut zu heilen, empfiehlt Uwe Karstädt, in der Anfangsphase völlig auf Ballaststoffe zu verzichten und ausschließlich Knochenbrühe zu sich zu nehmen.[7] Die Kraftsuppe – aus Bio-Zutaten und mit Muse zubereitet – ist eine gehaltvolle Mahlzeit und ein köstliches Gesundheits-Elixier. Um in ihren Genuss zu kommen, habe ich mich als notorische Kaltfüßlerin sogar vom Vegetarismus abgewendet, und siehe da, es tut mir gut!

16.2. Vitamin C wirkt nur, wenn Sie es richtig einnehmen

Über kaum einen anderen Stoff wurde mehr geforscht. Wenn man in der Datenbank *PubMed* den Suchbegriff „Vitamin C" eingibt, erscheint eine Liste mit 68.493 Treffern (Stand 13.8.2021). Die Vitamin-C-Behandlung müsste eigentlich Standard sein in jeder Klinik, in jeder Arztpraxis. Doch Ärzte und Heilpraktiker, die mit der Vitamin-C-Hochdosis-Therapie arbeiten, gibt es selten, und die Pharmaindustrie torpediert die Anwendung von Vitamin C. Der Naturstoff lässt sich weder als Patent anmelden, noch sind Vitamin-C-Präparate sonderlich lukrativ. Eine Packung mit fünf Vitamin-C-1000-Injektions-Ampullen bekommt man im Internet für knapp 6 Euro.

Frederick R. Klenner, der Pionier der Vitamin-C-Therapie, hat gezeigt, dass dieser Stoff tausende Medikamente und Impfungen überflüssig machen würde. Und der Nobelpreisträger Linus Pauling hat gezeigt, dass man Vitamin C hoch dosieren muss, damit es einen Effekt hat. Er nahm selbst eine Zeitlang täglich 18 Gramm Vitamin C ein, das 300-fache der von der US-Gesundheitsbehörde empfohlenen Menge. Er war davon überzeugt, dass man damit so gut wie alle Krankheiten von Krebs über Grippe bis hin zu Schizophrenie und Schnupfen heilen könne. Nachdem er diese Theorie 1970 in einem Buch veröffentlicht hatte, waren die Vitamin-Präparate in vielen Apotheken zeitweise ausverkauft.[8] Gegner seiner Theorie argumentierten, Linus Pauling sei schließlich an der Krankheit gestorben, die er mit seinen Vitaminpillen verhindern wollte: Krebs. Dass er das stolze Alter von 93 Jahren erreichte, interessiert in diesem Kontext offenbar niemanden.

Wir wissen, wer dahintersteckt. Wir leben in einer Zeit, in der die EU-Gesetzgebung Verbote für Vitamin- und Mineralstoff-Ergänzungen erlässt, in der die Homöopathie diskreditiert wird, in der Heilpraktikern das Leben schwer gemacht wird – der Patient ist zur Nebensache geworden, Heilung nicht erwünscht. Hätte sich Vitamin C, der wichtigste Einzelnährstoff, der zu einem erschwinglichen Preis zu optimaler Gesundheit beiträgt, in der Schulmedizin etabliert, würden viele sündhaft teure Medikamente und viele Impfungen zu Ladenhütern. Das würde das Geschäft der Pharmaindustrie ruinieren, und so fristet Vitamin C in der Schulmedizin ein Schattendasein.

Und das, obwohl bekannt ist, dass der Mensch die Fähigkeit, Vitamin C zu bilden, im Laufe der Evolution verloren hat.

Es gibt einige wenige Ärzte, die Vitamin-C-Infusionen anbieten. Das ist eine feine Sache, eine Energiedusche für die Zellen, zum Beispiel bei schweren Erkrankungen (auch Grippe/Covid-19), nach einer Operation oder einem zahnärztlichen Eingriff. Bei langwierigen Eingriffen, wie etwa dem Setzen von Implantaten, geben biologische Zahnärzte ihren Patienten sogar während der Behandlung eine Infusion mit Vitamin C, D und anderen aufbauenden Substanzen. Doch der menschliche Körper kann kein Vitamin C speichern, jeder Überschuss wird über die Niere wieder ausgeschieden. Deswegen bringt es auch nichts, täglich einmal eine hoch dosierte Vitamin-C-Pille einzuwerfen, das wäre pure Verschwendung. Am besten ist es, dem Körper fünf Mal täglich kleinere Portionen Vitamin C zuzuführen. Es müssen nicht unbedingt Tabletten sein. Sie nehmen über die Nahrung Vitamin C auf, Petersilie, Bärlauch-Pesto, Paprika und Brokkoli sind gute Vitamin-C-Quellen, doch Vitamin C reagiert sehr empfindlich auf lange Lagerzeiten – durch den Transport und die Lagerung gehen hohe Mengen des Vitamins in unserer Nahrung verloren, ebenso beim Kochen. Sie können jeweils einen Teelöffel *Acerola* Kirschpulver in etwas lauwarmes Wasser eingerührt trinken, auch *Camu Camu* und Hagebutte sind natürliche Vitamin C-Quellen.

Zur Dosierung: Der offiziell empfohlene Tagesbedarf an Vitamin C wird für gesunde Erwachsene mit 95 mg für Frauen und 110 mg für Männer angegeben.[9] Offizielle Empfehlungen sind bekanntlich mit Vorsicht zu genießen. In der Orthomolekularen Medizin, in der man Vitalstoffmängel erforscht, geht man von einem wesentlich höheren Bedarf aus. Die *Deutsche Gesellschaft für Orthomolekulare Medizin* (DGOM) empfiehlt folgende Tagesdosen:

- Neugeborene: 50 mg
- Im 1. Lebensjahr: 30 mg pro kg Körpergewicht, Steigerung auf 500 bis 1.000 mg bis zum Ende des ersten Lebensjahrs
- Ab dem 2. Lebensjahr bis zum Lebensende: 50 bis 100 mg pro kg Körpergewicht
- Stillende Mütter: Mindestens 2.000 mg Vitamin C pro Tag[10]

FBI stürmt Klinik, die Covid-19-Patienten mit Vitamin C behandelt
Es geschah in den frühen Morgenstunden des 23. April 2020. 12 FBI-Agenten stürmten mit einem Durchsuchungsbeschluss ein Krankenhaus in Michigan, das Corona-Patienten und Klinik-Personal kostenlos mit Vitamin-C-Infusionen behandelte. Auf dem Parkplatz errichteten die Beamten drei provisorische Zelte, dann zogen sie sich Infektionsschutzanzüge an und beschlagnahmten in der Klinik, Akten, Unterlagen und anderes Material. Der Leiter der Klinik wurde angeklagt, *„betrügerische Gesundheitsvorsorge"* zu betreiben. In der Anklageschrift hieß es, die Klinik habe die Pandemie dazu benutzt, den Versicherungen in betrügerischer Absicht Vitamin-C-Infusionen als Covid-19-Behandlung und präventive Maßnahmen in Rechnung zu stellen. Die Razzia wurde durchgeführt zu einem Zeitpunkt, als in China und im Staat New York das Leben vieler Corona-Patienten durch Vitamin-C-Hochdosis-Therapien gerettet worden war.[11]

16.3. Migräne
Wenn die Statik stimmt, stimmt's auch im Kopf

Nachdem Jan unser Buchprojekt in einem seiner Newsletter angekündigt hatte, meldete sich ein alter Bekannter bei ihm. Zwanzig Jahre hatten die beiden nichts mehr voneinander gehört, doch der Titel »Wenn das die Patienten wüssten« hatte bei Jakob Herzig (Name geändert) den Wunsch geweckt, nach Jahren des Schweigens aus der Praxis zu plaudern über das, was schiefläuft im System. Jan bat mich, den „Fall“ zu übernehmen, und das Gespräch lieferte interessante Einsichten. Seit Jahrzehnten arbeitet Jakob Herzig als manueller Therapeut, wobei in seine Praxis die Menschen von sehr weit herkommen, aus dem Inland wie aus dem gesamten europäischen Ausland. Zu seinen Patienten gehören auch viele Ärzte aus den unterschiedlichsten Fachrichtungen. Sie kommen wegen oft jahrelanger Schmerzen am Bewegungsapparat, viele wegen chronischer Migräne, fast alle haben eine jahrelange und teils jahrzehntelange erfolglose Ärzte-Odyssee hinter sich und hoffen jetzt auf ein Wunder.

Kopfschmerzen sind die Volkskrankheit Nr. 1. Zusammen mit Rückenschmerzen zählen sie zu den häufigsten Gründen, aus denen Menschen zum Arzt gehen. In Deutschland leiden 54 Millionen Menschen unter vorübergehenden oder anhaltenden Kopfschmerzen, das sind 70 Prozent der Bevölkerung! Die Migräne macht fast 40 Prozent aller Kopfschmerz-Diagnosen aus, meistens sind Frauen betroffen. Die Ursachen sind vielfältig, von genetischen Faktoren über Stress, Anspannung, zu wenig Sport, unausgewogener Ernährung bis hin zu Umweltfaktoren.[12] Migräne ist seit tausend Jahren bekannt, begleitet viele Menschen ein Leben lang und gilt als unheilbar. Da reibt sich Big Pharma die Hände und verkauft jede Menge bunte Pillen, die die Qualen der Betroffenen lindern sollen: Acetylsalicylsäure, Ibuprofen, Paracetamol, Naproxen, Diclofenac, Sumatriptan, Rizatriptan, Zolmitriptan, Almotriptan, Naratriptan, Eletriptan, Antiepileptika, Antidepressiva, Betablocker, Calciumantagonisten, Botulinumtoxin...[13] Das sind alles Medikamente mit zum Teil sehr schweren Nebenwirkungen! In spezialisierten Kliniken wurden Migränepatienten bei neurochirurgischen Eingriffen Hirnschrittmacher eingesetzt, am Hinterkopf wurden Elektroden implantiert, die darauf spezialisierte *Schmerzklinik Kiel* berichtete über Therapieerfolge, es gab allerdings auch jede Menge Komplikationen: Infektionen, Kabelbrüche, verrutschte Elektroden, die die Haut durchstießen, was erneute Operationen nach sich zog, eine Qual für die Patienten! Nach Angaben der *MigräneLiga* hat die *Okzipitale Nervenstimulation* für die chronische therapieresistente Migräne zurzeit keine Zulassung, und aus meiner Sicht waren die verzweifelten Patienten, die sich dieser Tortur unterzogen hatten, vor allem eins: Versuchskaninchen.[14]

Es gibt eine völlig risiko- und nebenwirkungsfreie Methode, Migräne zu heilen, sagt Jakob Herzig, und wenn man es richtig macht, kann man es auf diesen Nenner bringen: „*Wenn die Statik stimmt, stimmt's auch im Kopf.*" Mit manueller Therapie bringt Herzig den Körper wieder ins Lot, vom Iliosakralgelenk über das Becken, die Rippen, die Brustwirbelsäule, die Halswirbelsäule, bis zum Atlas. Er orientiert sich dabei auch an Röntgenbildern und MRTs. Mit der Wirbelsäule sind unmittelbar und mittelbar ca. 150 Gelenke verbunden, und nur wenn alles möglichst perfekt in sich stimmig ist, geht es dem Menschen gut. Es gibt Therapeuten, die Geld scheffeln mit der Atlas-Korrektur, der Korrektur des ersten Halswirbels – ich habe das auch einmal ausprobiert, doch nach ein paar Tagen war der erste Halswirbel wieder „verrutscht". „*Kein Wunder*", sagt Jakob Herzig, „*pro Sekunde müssen wir uns ca. 20 bis 25 Mal tarieren, um aufrecht gehen und uns auf zwei Beinen bewegen zu können, deswegen muss* ***alles*** *vom Atlas bis ins Iliosakralgelenk* ***korrigiert*** *werden, sonst bringt die Sache nichts.*"[15]

Nach mehr als vierzig Jahren Rücken- und Migräne-Therapie und fünf Jahrzehnten medizinischer Erfahrung plaudert Jakob Herzig über Merkwürdigkeiten und Abzockereien in unserem „Gesundheits"-System. So berichtet er von einem Professor, dessen Namen er natürlich nicht nennen kann, dieser galt in Deutschland als Migräne-Papst und hatte regen Zulauf. Herzig schrieb ihn zwei Mal an und schlug ihm ein gemeinsames Projekt vor, um mehr Menschen mit dieser Krankheit effektiv helfen zu können. Die Antwort war: kein Interesse. Dann lag eines Tages ein Facharzt auf Herzigs Liege, sie kamen ins Gespräch über den Migräne-Papst, und der Facharzt sagte: „*Ach, das ist doch ein ehemaliger Kommilitone von mir! Ist doch kein Wunder, dass er absichtlich falsch behandelt und keinerlei Interesse hat an einem gemeinsamen Projekt zugunsten von Millionen schwer leidender Migräne-Patienten, oder würdest Du es für eine fast siebenstellige Summe von der Pharma-Industrie jedes Jahr anders machen?*"

Herzig berichtet von einem jungen Mann, der im Alter von zwölf Jahren schwerste Migräne bekam. Er war bis zum zwanzigsten Lebensjahr durchgehend bei diesem Arzt in Behandlung, seine Krankenakte war fünf Zentimeter dick und wies zirka zweihundert Seiten Befunde auf. Er durfte keinen Führerschein machen, keine Berufsausbildung anfangen, kein normales Leben führen, bis seine Mutter den Therapeuten Jakob Herzig fand. Die Behandlung dauerte ein Jahr. Heute ist der Mann vollkommen frei von der Migräne, er ist berufstätig als Beamter, fährt Auto und springt Fallschirm. Eine andere Frau konsultierte Herzig, nachdem jahrelange „päpstliche" Therapien nicht gefruchtet hatten. Nach vier Behandlungen war sie vollkommen beschwerdefrei. *„Ich könnte ihn erschießen!"*, sagte sie in ihrer Wut über jahrelange unnütze Therapien und schrieb dem Professor einen entsprechenden Brief – *„den wird er bis zu seinem Lebensende nicht vergessen!"*

Wenn die Statik stimmt, sind leichte Kieferfehlstellungen übrigens kein Problem, sagt Herzig. Ein Körper, der in Balance ist, kann das ausgleichen. Eine Freundin, die an Parkinson leidet, hat einem Spezialisten 2.000 Euro für die Analyse ihres Kiefers in den Rachen geworfen. In Worten: zweitausend Euro! Seitdem hat sie sich nicht mehr dazu geäußert, ich kann mir vorstellen, warum... Heilung verzweifelt gesucht, koste es, was es wolle. Erfolg? Fehlanzeige. Wenn die Statik nicht stimmt, kann das nicht nur schmerzhaft werden, sondern vielfältige gesundheitliche Probleme nach sich ziehen. Jakob Herzig erzählt von einem dreißigjährigen Schwergewichtsboxer, der zwei Jahre lang nicht mehr richtig durchatmen konnte. Nach einer Odyssee durch diverse Arztpraxen landete er bei ihm. *„Wie viele Auffahrunfälle hatten Sie in den letzten Jahren?"*, fragte Herzig. Es waren drei. Kein einziges Rippengelenk saß mehr an der richtigen Stelle. Nach der ersten Behandlung hatte sich die Atemkapazität von 50 auf 80 Prozent erhöht, nach der zweiten waren es 100 Prozent. Das Gleiche gilt auch bei vielen Herzproblemen: Eine Fehlstatik der BWS- und der Rippengelenke kann den Brustkorb des Patienten so stark motorisch einschränken, dass das Herz mit Herzsymptomatik reagiert bis hin zu gefährlichen und lebensbedrohlichen Arrhythmien![16]

Herzig kritisiert auch die Unsitte, bei Verschleißerscheinungen viel zu schnell neue Hüft- oder Kniegelenke einzusetzen, Deutschland ist Weltmeister bei diesen OPs. 2017 wurden 309 Hüften pro 100.000 Einwohner implantiert, in ganz Deutschland wurden 2019 243.477 künstliche Hüften implantiert! Das muss man sich mal auf der Zunge zergehen lassen.[5] Bis zu 6.000 Euro kann eine Klinik für einen Knieersatz, bis zu 8.000 Euro für ein neues Hüftgelenk abrechnen, die Masse macht's! Die inflationäre Entwicklung bei künstlichen Hüften und Kniegelenken dürfte mit der Einführung der Fallpauschalen im Jahr 2003 zusammenhängen, denn längst stellt sich für Klinikärzte nicht mehr die Frage, was ein Patient braucht, sondern was er bringt. Damit sollen nicht die großartigen Erfolge der Chirurgie geschmälert werden, wenn sie wirklich medizinisch indizierte Eingriffe dieser Art vornehmen und Menschen helfen, die diese Eingriffe wirklich benötigen!

In vielen Fällen könnte man sich die Ersatzteil-Schrauberei, die oft weitere Operationen nötig macht, sparen, sagt Jakob Herzig und nennt ein Beispiel: Ein 60-Jähriger konsultiert ihn wegen Problemen im linken Hüftgelenk. Rechts hat er schon ein künstliches. Der Orthopäde meint, links müsse schleunigst auch ein neues rein. Herzig untersucht den Patienten, vergleicht seinen Befund mit den vorliegenden Röntgen- bzw. MRT-Aufnahmen und kommt zu dem Schluss: Sobald die Statik wieder stimmt, hält das Gelenk locker noch 20 Jahre. Tja, diesen Kunden hat der Orthopäde wohl verloren. 😉

Kommen wir zu den Kniegelenken. Bei 50 Prozent aller Knieprobleme ist ebenfalls die Statik ausschlaggebend, sagt Herzig und berichtet von einem Patienten – ebenfalls Facharzt –, 120 Kilogramm schwer, der täglich joggen ging und dem man wegen der Probleme mit dem Kniegelenk ein neues einbauen wollte. Herzig diagnostizierte einen Beckenschiefstand von 12 Zentimetern(!!!). *„Er hätte mit dem kürzeren Bein auf dem Bürgersteig und mit dem anderen auf der Straße laufen können."* Nach fünf Behandlungen war der Mann wieder im Lot, die Beschwerden sind nie mehr aufgetreten.

Eine weitere Unsitte: Versteifungen, lukrativ und im Moment in Mode, vier bis fünf Zentimeter bringen 5.000 Euro. Bei betagten Patienten mit porösen Knochen mag es ja sinnvoll sein, Wirbel zu versteifen, aber doch nicht bei jungen Menschen, meint Herzig. Eine 17-Jährige, die er wegen ihrer Skoliose im HWS-BWS-Bereich behandelte, erzählte ihm, dass bei ihrer ebenfalls betroffenen Freundin Schrauben eingedreht und die Wirbel ausgerichtet wurden. *„Damit werden bei einem so jungen Menschen die Probleme niemals mehr aufhören, ein sorgenfreies rückengesundes Leben ist bei diesem Mädchen für die restliche Lebenszeit eher unwahrscheinlich.“*, befürchtet Herzig.

Ebenfalls von vielen Ärzten praktiziert: der „doppelte Nelson-Griff“ bei Patienten mit Blockaden und Rückenschmerzen. Die Hände sind hinter dem Kopf gefaltet, die Ellbogen gespreizt, der Patient beugt sich leicht nach vorne, die Unterarme des Arztes gehen durch die so entstandene Lasche, ein kräftiger Ruck, und krrrk, man hört, wie die Wirbel sich sortieren. Vielleicht kennen Sie das. Hat der Patient allerdings eine Lordose, also ein stark ausgeprägtes Hohlkreuz, bringt der doppelte Nelson überhaupt nichts, sagt Herzig.

„Jeder schaut nur auf ein Segment des Körpers.“, beklagt der Therapeut und berichtet von der Praxiseinweihung eines Urologen, bei der er mit mehreren Vertretern dieser Zunft ins Gespräch kam. Sie berichteten über Patienten mit heftigen Schmerzen in der Leiste und im Genitalbereich, für die sie keine Erklärung fanden. Herzigs begründete Vermutung: Eine Fehlstellung im Iliosakralgelenk, die dazu führen kann, dass die Spannung bis in den Urogenitalbereich zieht. Großes Staunen bei den Fachärzten mit dem Tunnelblick. Selbst sein Zahnarzt hatte bisweilen diese Problematik. Nachdem die optimale Statik wiederhergestellt war, waren auch die Beschwerden weg. Eine Episode von vielen, die Herzig mir erzählte: Seit Jahrzehnten besucht er regelmäßig einmal jährlich die *Medica* in Düsseldorf, die weltweit größte Medizinmesse, um sich zu orientieren und weiterzubilden. Bei einem Messebesuch stellte er sich mit vielen Ärzten aus aller Welt um eine recht große Bühne, auf der ein neuartiger Schlingentisch vorgeführt wurde. Die junge Frau, die sich zur Verfügung gestellt hatte für diese Demonstration, wie man mit Schlingen und Seilen einem rückenkranken Patienten helfen kann, bewegte sich nach der Vorführung leicht humpelnd fort – sie hatte ein echtes Problem. Herzig hielt nichts mehr. Er sprang auf die Bühne, fragte sie nach ihrer Problematik und behandelte sie auf besagtem Schlingentisch, aber manuell, mit seinen Händen. Sowohl das

internationale Publikum, als auch der Produzent des Wundertisches waren völlig perplex, es war mucksmäuschenstill, als würden alle den Atem anhalten. Nach blitzartiger Amnesie und kurzer notfallmäßiger Behandlung verließ die Patientin freudestrahlend und beschwerdefrei die Liege. Den Applaus der Zuschauer nahm der Therapeut noch wahr, dann suchte er schleunigst das Weite, weil ihm nicht viel an einer Diskussion mit dem Produzenten dieses orthopädischen Hilfs-Tisches lag... Orthopädie und ihre Hilfsmittel können einfach nur peinlich sein – und der Patient leidet...

Abschließend noch ein Erlebnis, das ein Licht wirft auf die Misere im System: Eine Nachbarin, selbst Fachärztin, rief Herzig verzweifelt an, sie habe fast schwarze Lippen und bekomme kaum noch Luft – ein Herzanfall. Herzig brachte die Dame flugs in die Klinik. Nach einer Stunde fuhr man sie im Rollstuhl aus dem Behandlungsraum. *„Und, was haben Sie gemacht?“*, fragte Herzig die vier Kardiologen, die um sie herumstanden. *„Wir haben der Kollegin Infusionen und Betablocker empfohlen.“ „Und was ist die Diagnose?“ „So genau wissen wir das nicht.“* Die Patientin im Rollstuhl machte ihrem Unmut Luft: *„Jakob, hier stehen erfahrene Kardiologen, sie haben mich untersucht, und keiner hat eine Idee.“* Herzig verordnete ihr Strophanthin-Globuli und Magnesium hoch dosiert. Beides nimmt sie seitdem regelmäßig. Strophanthin hat sie immer in der Handtasche und nimmt es bei Bedarf, ihre Herzfunktion ist seitdem vollkommen in Ordnung. Womit wir zu einem weiteren Medizinskandal kommen, der Strophanthin-Verschwörung.

Kontakt:
jakob.herzig@amadeus-verlag.com

16.4. Die Strophanthin-Verschwörung

Das nebenwirkungsfreie Medikament könnte das Leben vieler Herzpatienten retten

Strophanthin ist ein hoch wirksamer pflanzlicher Wirkstoff, der früher vielen Menschen mit Angina pectoris und Herzinfarkt das Leben gerettet hat. Wegen seiner spektakulären Wirkung sprach man von einem „Wundermittel", heute ist Strophanthin in der Schulmedizin regelrecht verfemt. Nur noch einige wenige „Outsider" verschreiben den Wirkstoff bei Herz-Kreislauf-Erkrankungen.

Es war – wie so oft – ein Zufall, der dazu führte, dass die segensreiche Wirkung von Strophanthin bei kardiologischen Erkrankungen entdeckt wurde. Die Samen der Liane *Strophanthus gratus* wurden ursprünglich von afrikanischen Eingeborenen zur Herstellung eines Pfeilgiftes verwendet. Der Biologe Dr. Kirk nahm 1859 an einer Livingstone-Afrika-Expedition teil und erkrankte an einer Tropeninfektion. Er hatte beklemmende, stechende Schmerzen in der Herzgegend. Als er sich die Zähne putzte, verschwanden sie wie durch ein Wunder. Kirk schloss messerscharf, dass die Strophanthus-Samen, die er im Reisegepäck hatte, auf seine Zahnbürste gelangt waren. Mit dieser zufälligen Doppelblindstudie beginnt die unglaubliche Geschichte des Herzheilmittels Strophanthin, das der deutsche Universitätskliniker Jürgensen 1901 als „einzigartig" unter den Herzmitteln bezeichnete, weil es über einen längeren Zeitraum eingenommen werden könne und die „ernsthaften Vergiftungserscheinungen" des Digitalis nicht auslöse.[17]

Über 100 Jahre wurde Strophanthin als Herzmittel eingesetzt, die Erfolgsquote betrug fast 100 Prozent. Bis 1960 wurde Strophanthin bei akuter Herzschwäche oder Herzinsuffizienz verabreicht. Doppelblind-Studien, Berichte von Ärzten, aus Kliniken und Laboren dokumentierten die Wirksamkeit von Strophanthin ohne nennenswerte Nebenwirkungen. Von 1977 bis 1987 erzielte ein Krankenhaus in West-Berlin die weltbesten Herzinfarkt-Überlebensraten. Bei 85 Prozent derjenigen, die mit einem akuten Angina-Pectoris-Anfall eingeliefert wurden, war der Anfall innerhalb von 5-10 Minuten vorüber. Und knapp 99 Prozent der Patienten, die man vorbeugend mit Strophanthin behandelt hatte, waren innerhalb von zwei Wochen beschwerdefrei. Ähnliche Resultate mit Strophanthin sind aus einer Klinik in Mailand und einem Krankenhaus in Sao Paulo bekannt. In einem deutschen Bergwerk gab es zehn Jahre lang keinen Herzinfarkt-Toten, weil im Notfall Strophanthin-Kapseln eingesetzt wurden. Der Biochemiker W. Schoner wies nach, dass Strophanthin ein körpereigenes Kreislaufhormon ist. Es wird immer dann bereitgestellt, wenn der Körper unter Belastung steht.[18]

Es gibt also offenkundig ein Heilmittel, das wesentlich wirksamer ist als die heute verordneten modernen Herzmedikamente. Doch warum ist Strophanthin von der Bildfläche verschwunden? Zum einen wohl aus wirtschaftlichen Gründen. Strophanthin ist preisgünstig. Damit kann man nicht so viel Umsatz machen wie mit Statinen, ACE-Hemmern, Betablockern und all den Pillen, die der bedauernswerte Herzpatient gegen die unzähligen Nebenwirkungen einnehmen muss. Wenn all das nicht mehr funktioniert, wird ein Stent eingesetzt oder ein Bypass – zur Freude von Kliniken und Pharmaunternehmen. Die Herzkranken werden dadurch nicht geheilt, häufig gibt es Reinfarkte. Rund 200 Milliarden Euro muss der europäische Steuerzahler jedes Jahr für die Behandlung von Herz-Kreislauf-Erkrankungen bezahlen. In den USA sind es ca. 450 Milliarden US-Dollar pro Jahr. Dabei gäbe es ein kostengünstiges Naturheilmittel, das hilft!

Nicht nur wirtschaftliche Interessen haben dazu geführt, dass Strophanthin in der klassischen Medizin kaum noch angewendet wird. Der Wirkstoff polarisierte die Ärzteschaft. Die einen feierten ihn als „Insulin des Herzens“, die anderen verunglimpften ihn als Placebo. Strophanthin verschwand aber auch aus den Lehrbüchern wegen eines Wissenschaftsstreits über die Ursachen des Herzinfarkts, genaugenommen war es ein Machtkampf: orthodoxe, einflussreiche Mediziner gegen Andersdenkende. Ein Landarzt namens Berthold Kern übte radikale Kritik an der herrschenden Lehre über die Ursachen des Herzinfarkts. Er ging davon aus, dass es durch Übersäuerung des Herzmuskels zum Infarkt kommt. 1970 legte er eine Statistik vor: In seiner Praxis hatte er 15.000 Patienten mit Strophanthin behandelt, keiner hatte einen weiteren Herzinfarkt erlitten. Im Deutschlandfunk hielt er zwei Vorträge zum Thema „Infarktverhütung“ durch Strophanthin, die Schulkardiologen fühlten sich auf den Schlips getreten und lancierten eine Anti-Strophanthin-Kampagne. Der 19. November 1971 ging in die Medizingeschichte als das „Heidelberger Tribunal" ein. Es ging um die Frage, ob die kardiologischen Therapien auf einem wissenschaftlichen Irrtum beruhen. Ein gewisser Prof. Gotthard Schettler lud Dr. Kern zu einer Diskussion nach Heidelberg ein. Es war kein wissenschaftlicher Disput auf Augenhöhe, sondern eine Strafaktion wie zu Zeiten mittelalterlicher Inquisition. Die konservativen Kardiologen, in ihrer Ehre gekränkt und Big Pharma verpflichtet, wehrten sich vehement gegen Kerns Vorwurf, sie würden ihre Patienten falsch behandeln. Vor 150 versammelten Medizinern und Pressevertretern wurde Kern als Scharlatan diffamiert. Danach trauten sich immer weniger Kardiologen, das gebrandmarkte Strophanthin anzuwenden.[19]

Hans Nieper, der Arzt, der John F. Kennedy behandelte, schrieb 1985 in seinem Buch »Revolution in Medizin und Gesundheit«:

> *„Es liegt an der Orthodoxie der Lehre und der vorherrschenden Methode, die es verhindern, mit dem Geld, welches das Volk aufbringt, die drückenden Probleme einer Lösung näherzubringen. Ein klassisches Beispiel dafür ist die Herausgabe der sogenannten Greiser-Liste, in der eine Reihe von deutschen Hochschullehrern lebenswichtige, unersetzbare Medikamente für die Herzbehandlung und zur Verhütung des Herzinfarktes als unbrauchbar erklären, weil sie diese nicht anerkennen. Ein Übergriff in die von der Verfassung garantierte Freiheit der Wahl, wie er krasser und reaktionärer nicht sein könnte. Natürlich wird das Verdikt über Medikamente ohne jedwede praktische eigene Erfahrung der dort beteiligten Hochschullehrer ausgesprochen.“*[20]

In einem Artikel über Strophanthin bezeichnet Autor Friedrich Lautemann diese Hochschullehrer als *„Mietmäuler"*, die im Auftrag ihrer Brotgeber aus der Pharmaindustrie bestimmte Medikamente hochjubeln und andere, unliebsame, kaputtschreiben.[21] Das lang erprobte, hoch wirksame Strophanthin wurde ebenfalls von den korrupten „Wissenschaftlern" totgeschrieben, und so wird es nicht mehr erwähnt und von Schulmedizinern nicht mehr verordnet, die Lizenz wurde nicht verlängert. Millionen von Herzpatienten hatten und haben das Nachsehen, viele von ihnen bezahlten den höchsten Preis: den ihres Lebens. Auch wenn Ihr Kardiologe es Ihnen verschweigt: als Herzpatient sollten Sie wissen, dass das einstige Wundermittel noch als homöopathisches Arzneimittel in Form von Globuli, Tabletten oder Tinktur erhältlich ist – und dass es in dieser Form hoch wirksam ist! Es gibt noch einige deutsche Ärzte, die Strophanthin mit Erfolg anwenden. Machen Sie sich schlau beim Verein *Strophanthin rettet Leben*.

17. Was Ihr Arzt Ihnen niemals verordnen würde

Es gibt Dinge, die es nicht auf Krankenschein gibt und die nur wenige Schulmediziner überhaupt auf dem Schirm haben, und zwar diejenigen, die naturheilkundlich orientiert Heilkunde aufgrund von Heilerfahrungen praktizieren und die so mutig sind, über den Tellerrand der alles dominierenden wissenschaftlichen Belege hinauszublicken. Es gibt Substanzen, die – zum Teil seit Jahrtausenden – erfolgreich in der Naturheilkunde eingesetzt werden: alte Hausmittel wie Borax und Natron, Wasserstoffperoxid, Terpentin und Petroleum, Jod oder – für mich ein wahres Wundermittel – DMSO.

17.1. DMSO lindert Schmerzen und Entzündungen

Lange Zeit war es ein gut gehütetes Geheimnis von Fachleuten und Alternativmedizinern, nun erlebt es ein Comeback: DMSO. Dimethylsulfoxid ist ein Naturstoff, der aus Holz gewonnen wird. DMSO-Kenner loben die vielfältigen Einsatzgebiete: schnell wirksam und exzellent verträglich, geeignet für die Behandlung von akut-entzündlichen und traumatischen Erkrankungen. Die Gegner lassen kein gutes Haar an diesem Naturheilmittel und halten es sogar für gefährlich. Klinische Studien gibt es nicht, dafür viel Forschung und jede Menge positive Erfahrungen. Ich möchte dazu Hartmut Fischer in seinen Gedanken zur 4. Auflage des Buches »Das DMSO-Handbuch – Verborgenes Heilwissen aus der Natur«[1] zitieren:

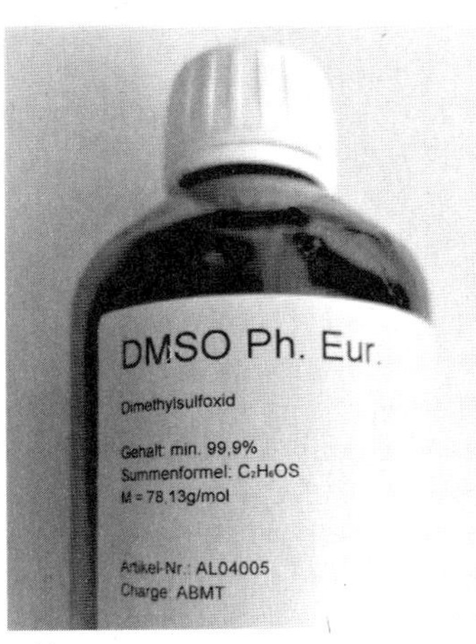

Abb. 52:
DMSO – 100 Prozent Natur und eine große therapeutische Bandbreite

„'Ich habe sehr gute Verbesserungen erzielt, aber ist die Verwendung von DMSO eigentlich erlaubt?' So oder ähnlich lautet eine häufige Frage. Wo sind wir nach nur drei bis vier Generationen gedanklich hingeraten? Noch unseren Urgroßeltern war es völlig fremd, sich wegen Erkrankungen irgendwo in ein Wartezimmer zu begeben, um dann

eine sogenannte offiziell anerkannte Therapie in Anspruch zu nehmen. Sie hatten ihre natürliche Hausapotheke und das überlieferte Wissen. Und heute nun fragen wir danach, ob es erlaubt ist, ein Hausmittel anzuwenden, das uns offensichtlich guttut!? Zum Glück haben sich durch die interessengesteuerte medizinische Umerziehung der vergangenen Jahrzehnte die Tatsachen nicht verändert. Deshalb in aller Deutlichkeit: Für die eigenverantwortliche Selbstbehandlung jedes Einzelnen sowie seiner Familienangehörigen und Haustiere gilt selbstverständlich die hundertprozentige Therapiefreiheit! … Wir sollten die Verantwortung für unseren Körper nicht länger auf Dienstleister des noch bestehenden Systems auslagern.“

Auch ich kann Sie nach meinen eigenen Erfahrungen mit dieser einzigartigen Substanz nur dazu ermutigen, sich näher mit DMSO zu befassen. Hier nur einige der pharmakologischen Eigenschaften, die der Naturwissenschaftler und Heilpraktiker Hartmut Fischer aufzählt:

- membranaktiv, membrandurchdringend
- entzündungshemmend
- schmerzlindernd
- bakteriostatisch
- entwässernd
- andere Arzneimittel verstärkend
- das Bindegewebe auflockernd
- immunmodulierend
- Gefäß-erweiternd
- Muskel-relaxierend
- wundheilungsfördernd
- narbenglättend… [2]

DMSO ist ein sicheres, verträgliches Arzneimittel, das seit den 1960er-Jahren therapeutisch erprobt und eingesetzt wurde. Einzige Nebenwirkung: Wenn man DMSO als verdünnte Lösung auf die Haut aufträgt, kann sie sich vorübergehend röten oder jucken. Die Reaktion ist individuell unterschiedlich und klingt wieder ab. Im Tierversuch zeigte sich, dass DMSO wesentlich sicherer ist als Ibuprofen, ASS oder Koffein. Natürlich immer unter der Voraussetzung, dass Sie ein möglichst reines, qualitativ hochwertiges Produkt verwenden. Vor einer ersten Anwendung sollten Sie sicherheitshalber einen Verträglichkeitstest machen. Man kann sogar DMSO-Infusionen durchführen, Hartmut Fischer gibt detaillierte Anweisungen dazu. Das würde ich allerdings eher einem erfahrenen Therapeuten überlassen. Ich habe beste Erfahrungen mit DMSO als schmerz- und krampflindernedes Mittel gemacht: Äußerlich aufgetragen in der Kombination mit dem Lokalanästhetikum Procain und mit dem Zelltuner befeldet, kann man eine erstaunliche Wirkung erzielen. Mehr dazu in Anhang 1 „Alles Tesla!".

DMSO in Kombination mit dem Pflanzenfarbstoff Hämatoxylin verabreicht, ist offenkundig ein wirksames Anti-Krebsmittel, ohne die schweren Nebenwirkungen der klassischen Chemo-„Therapie". In den 1960er- und 1970er-Jahren beschrieb Dr. Eli Jordon Tucker viele Heilungserfolge. Etwa den eines Exxon-Oil-Managers, der an einem Dickdarmkarzinom im fortgeschrittenen Stadium erkrankt war. Er verweigerte die Chemotherapie, Tucker gab ihm DMSO-Hämatoxylin-Infusionen. 18 Monate später war der Gesundheitszustand des Mannes so gut, dass er als geheilt galt.[3] Auch hier wirkt das DMSO wie ein Taxi: Es schleust Hämatoxylin in die Tumorzellen und heftet sich an Zellstrukturen. Tuckers Forschung zeigte, dass nicht alle Tumore gleich gut auf die Mischung ansprachen. Ab 1968 publizierte Dr. Tucker keine Behandlungsergebnisse mehr, weil er Konsequenzen für seine berufliche Tätigkeit befürchtete, von vielen Kollegen wurde er kritisiert oder sogar bedroht. Tuckers Kollege Dr. Morton Walker kritisiert in seinem Buch »DMSO – nature's healer« den auf Doppelblind-Studien fokussierten Wissenschaftsbetrieb:

> *„Ich und meine Kollegen wurden in manchen medizinischen Kreisen für das Fördern und Anwenden des DMSO kritisiert, verspottet und sogar verfolgt. … Manchmal sind hundert Patientengeschichten, die sich ein sensibler und intelligenter Arzt angehört hat, besser als ein Doppelblind-Forschungs-Projekt. Doppelblind-Studien sind oft nur einseitig. Jeder, der beteiligt ist, ist blind und bleibt es, bis auf dem Weg dorthin, wo sich dann viele Jahre und tausende Patienten später herausstellt, dass das bestimmte Arzneimittel nicht wirkt oder zu giftig ist, um für seine Anwendung zu garantieren. Gute aktuelle Beispiele von giftigen Arzneimitteln sind die Arthritis-Wirkstoffe Motrin, Tolectin, Naflons sowie Naprosyn. Sie alle wurden*

umfangreichen Doppelblind-Studien unterzogen. Es sind alles schwache organische Säuren sowie Prostaglandin-Hemmer, so wie Aspirin. Ungefähr so wirksam wie Aspirin haben diese vier Arzneimittel zwei wesentliche Unterschiede: sie sind giftiger als Aspirin und kosten 10 bis 30 Mal mehr Geld. So viel über Doppelblind-Studien.“ [4]

Weitere Indikationen für DMSO:

- Grauer Star, Makula-Ödem oder -Degeneration: drei-prozentige DMSO-Lösung ein- oder mehrmals täglich ins Auge tropfen. (Augenärzte kennen sich damit in der Regel nicht aus)
- Diabetische Neuropathie: (Nervenschäden) fällt weniger gravierend aus
- Verletzungen von Gehirn und Rückgrat: Bei Schlaganfällen und Verletzungen am Rücken ist eine schnelle Gabe von DMSO allen anderen Methoden überlegen, die Behandlung kann allerdings nur ein Arzt durchführen. Man gibt vierzigprozentiges DMSO intravenös so schnell wie möglich nach Auftreten der Symptome. Bei Bandscheibenproblemen wirkt dreiprozentiges DMSO, direkt aufgetragen, heilend und schmerzlindernd.
- Schutz vor radioaktiver Strahlung: Studien mit Krebspatienten ergaben, dass diejenigen, die DMSO bekamen, wesentlich weniger Verletzungen und keinerlei Verbrennungen erlitten als die Kontrollgruppe.[5]

Dass unzählige Heilerfolge mit DMSO belegt sind, dass innerhalb von sechzig Jahren mehr als 40.000 Fachartikel über diesen faszinierenden Stoff, der aus Bäumen gewonnen wird, veröffentlicht wurden, wurde unter den Teppich gekehrt. Als Motiv kann man wieder mal nur eines vermuten: ökonomische Interessen. Bei DMSO ist es nicht anders als beim von der Schulmedizin ignorierten Vitamin C: Man kann damit nicht viel verdienen, weil man kein Patent darauf anmelden kann.

DMSO bei Aphthen oder Entzündungsherden im Mund

Mit DMSO heilen Aphthen oder Entzündungsherde im Mund wesentlich schneller und sind weniger schmerzhaft. Geben Sie 15 Tropfen dreiprozentiges DMSO und 15 Tropfen dreiprozentiges Wasserstoffperoxid in etwas Wasser und ziehen Sie die Mischung durch den Mund, ähnlich wie beim Öl-Ziehen, maximal eine Minute. Als ich nach einer wieder mal nicht glücklich verlaufenen Zahnbehandlung eine äußerst schmerzhafte Schleimhautverletzung incl. Schwellung im Mund hatte, spülte ich mehrfach am Tag und die befeldete Stelle zusätzlich zwei Mal täglich mit der Tesla-Antenne. Die Wunde und die Schmerzen waren nach gerade mal einem Tag verschwunden. In früheren Fällen, in denen der Zahnarzt mir die üblichen wundheilenden Salben mitgab, hat es wesentlich länger gedauert. Sie können die Lösung aus DMSO und Wasserstoffperoxid, die immer frisch hergestellt sein sollte, auch in einem Eierbecher mischen und mit einem Wattestäbchen direkt auf die betroffenen Stellen auftupfen. In sehr hartnäckigen Fällen können Sie DMSO auch mit MMS mischen, womit wir beim nächsten Wirkstoff wären, den kein Arzt der Welt Ihnen jemals verordnen wird.

17.2. MMS – magisches Wundermittel oder ätzender Gesundheitskiller?

MMS – das Kürzel für *Miracle Mineral Solution* – hat in der klassischen Medizin einen miserablen Ruf. In diversen Publikationen warnen die von Big Pharma finanzierten sogenannten „Fakten-Checker", die im Sinne ihrer Auftraggeber und deren klar definierten Interessen schreiben, vor den desaströsen Folgen der Einnahme von MMS: Sie nennen es Chlorbleiche. Behauptungen über eine heilende Wirkung seien unhaltbare Gerüchte, es gebe keinerlei Hinweise darauf, dass das Mittel gegen Autismus, Malaria, Krebs, Aids oder Hepatitis wirksam sei oder gegen eine Infektion mit dem Corona-Virus (Covid-19) helfe. Verschiedene Behörden, darunter auch die amerikanische FDA (Food and Drug Administration) warnen *„wegen erheblicher Gesundheitsgefahr"* vor der *„ätzenden Chemikalie"*, die *„umweltgefährlich"* und *„brandfördernd"* sei.[6] Klingt, als könnte man Sprengstoff daraus herstellen.

Jim Humble, der vor mehr als 20 Jahren entdeckte, dass Chlordioxid Bakterien, Viren, Parasiten und andere pathogene Mikroorganismen abtöten kann, ist davon überzeugt, dass man damit viele der großen Krankheiten der Menschheit besiegen kann: Aids, Krebs, Malaria, die größte Geißel der Menschheit, und dafür existieren auch Belege, zum Beispiel klinische Studien, die im ostafrikanischen Malawi durchgeführt wurden: Es gab nicht einen einzigen Fall, bei dem MMS den Malariaerreger nicht abtötete. Über 75.000 Malariapatienten sind dank MMS heute wieder in der Lage, zu arbeiten und ein normales Leben zu führen.[7] Dass viele Menschen durch MMS geheilt wurden, und das für ein paar Cent pro Dosis, ist den Vertretern der Pillenindustrie natürlich ein Dorn im Auge und wohl ein triftiger Grund dafür, dass dieses Mittel so eine schlechte Presse hat. Immer wieder das gleiche Spiel, es wird fast schon langweilig.

Was ist MMS? Eine wässrige Lösung mit 28 Prozent Natriumchlorit. Wird ihm als Aktivator eine Säure zugesetzt, wird Chlordioxid freigesetzt, der Stoff, der bei der Behandlung diverser Krankheiten nachweislich positive Effekte hat. Der Medizinjournalist, Heilpraktiker und Chlordioxid-Forscher Rainer Taufertshöfer hat die Anwendung, die durch Jim Humble in die Welt getragen wurde, weiterentwickelt. Er selbst wendet sie seit Jahren erfolgreich an. *„Das wahre Potential von Chlordioxid ist uns noch gar* *nicht bewusst.*", sagte Taufertshöfer in einem Interview.[8] Selbst Mikrobiologen, die seit 30 Jahren das Mikrobiom erforschen, würden die stark verdünnte CDS-Lösung ihren Verwandten und Freunden empfehlen, da diese nach der von ihm angewandten Methode den Darm nicht angreife. In der Abhandlung »Die Wahrheit über CDS/Chlordioxid als Heilmittel« erklärt Taufertshöfer, dass MMS bei falscher Dosierung tatsächlich zu den bekannten Nebenwirkungen wie Durchfall, Bauchschmerzen, Übelkeit, Kopfschmerzen oder Haut- und Schleimhaut-Reizungen führen kann. MMS liegt im sauren pH-Bereich, CDS ist wesentlich verträglicher, weil beinahe pH-neutral. Taufertshöfer schreibt:

> „*Ich habe bei meinem Selbstversuch über fünf Monate täglich 50-100ml CDS (3000ppm) auf 1000ml bis 2000ml Wasser über den Tag verteilt getrunken, SEHR SEHR gut vertragen! Zum Vergleich: Ein Milliliter CDS entspricht in etwa einem Chlordioxidgehalt von 1-3 Tropfen aktiviertem MMS. Demzufolge entsprächen 100ml CDS einem Chlordioxidgehalt von 100-300 Tropfen aktiviertem MMS. Selbst 10ml steriles CDS in 500ml Infusionslösung habe ich mir offensichtlich mehrfach nebenwirkungsfrei infundiert – ich bin immer noch am Leben und erfreue mich bester Gesundheit und heilte mich hierdurch von einer akut lebensbedrohlichen Infektion. Die Befundung habe ich ärztlich begleiten lassen. Gleiches und Ähnliches habe ich persönlich bei zahlreichen anderen Menschen gesehen.*"
>
> Und weiter: „*Eine WHO-Studie zur oralen Einnahme von Chlordioxid aus dem Jahre 1982 ergab, dass in verschiedenen Dosierungen einer wässrigen Chlordioxidlösung über 12 Wochen keine signifikanten Nebenwirkungen gemessen werden konnten.*"[9]

Mit seinen Publikationen über die Wirksamkeit von Chlordioxid macht sich Taufertshöfer nicht unbedingt beliebt bei Mainstream-Journalisten. Nachdem vergangenes Jahr im Mai der Internetprovider *Ionos 1&1* den Anschluss des kritischen Medizin-Journalisten kurzfristig gekündigt und so sämtliche Kanäle zur Außenwelt gekappt hatte, wertete Taufertshöfer die Angelegenheit im Interview mit den „*DieUnbestechlichen.com*" als dreisten Versuch, einem unbequemen Journalisten einen Maulkorb umzuhängen:

„Ich bin erfahren, was Angriffe von außen betrifft; immer wieder gibt es versteckte Kameraaufzeichnungen, regelmäßig stehen Redaktions-Teams vor meinem Haus, darunter auch die der ARD-Sendung ‚Kontraste'. Auch weil ich regelmäßig über nicht als Arzneimittel zugelassene, aber sehr wirkungsvolle Substanzen berichte, habe ich immer wieder Angriffe erlebt. Um meine Öffentlichkeitsarbeit einigermaßen unbehelligt durchführen zu können, publiziere ich im Status eines Medizin-Journalisten über den Kanal ***telegram*** *und über meine Internetseiten."*[10]

Trotz beachtlicher Heilerfolge wird Chlordioxid weiter als giftige Chlorbleiche diskreditiert. Vor synthetischen Pillen werden die Patienten nicht gewarnt, obwohl auf vielen Beipackzetteln dieselben Nebenwirkungen zu finden sind, die bei zu hoher Dosierung von MMS beschrieben wurden. Wenn die Nebenwirkungen, die bei der Überdosierung von MMS auftreten, so schlimm wären, dann müsste auf den Verpackungen von Chemotherapeutika und Zytostatika ein riesiger Totenkopf prangen. Jedes Jahr sterben 25.000 Menschen an den Nebenwirkungen „moderner" Medikamente und 300.000 erleiden schwere Nebenwirkungen; von wenigen Ausnahmen wie *Contergan*, *Vioxx* oder *Lipobay* abgesehen kommt kein Mensch auf die Idee, vor gefährlichen Medikamenten zu warnen oder sie zu verbieten.

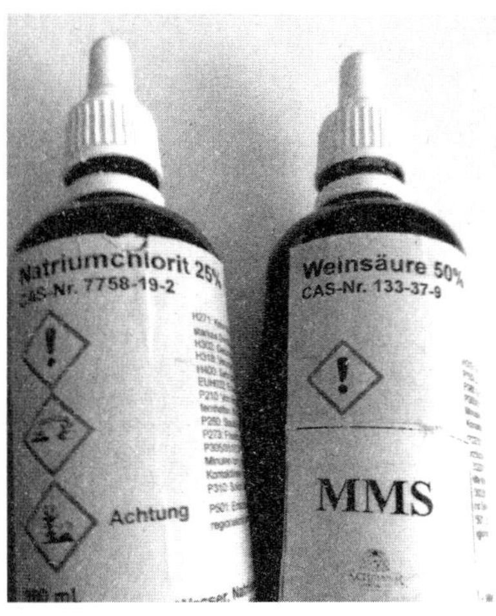

Abb. 53: MMS toxisch oder therapeutisch wertvoll?

17.3. „*Chlorlösung hat mir das Leben gerettet*" – Interview mit Vanessa Halen, der Autorin von »Vorsicht Arzt!«

In Zeiten der „Seuche", an der kaum jemand stirbt, ist in den sogenannten Leitmedien immer wieder zu lesen, dass gefährliche Quacksalber und Pseudo-Therapien Hochkonjunktur haben. Gerne wird da auch über MMS, eine „*ätzende Mischung aus Salzsäure und Natriumchlorid*" gelästert, unter dem Motto, die Wirkung des vermeintlichen Wundermittels sei wissenschaftlich nicht belegt, die Quacksalber machten gute Geschäfte mit dem toxischen Teufelszeug.[11] Vanessa Halen sagt, ihr habe MMS das Leben gerettet, nachdem sie nach einem ärztlichen Kunstfehler fast gestorben wäre.

Frau Halen, 1985 wurden Sie das Opfer von Ärztepfusch. 2012 haben Sie das Buch »Vorsicht Arzt!«[11] herausgebracht, in dem Sie ihre unglaubliche Geschichte sehr emotional erzählen – Jahrzehnte später also. Warum haben Sie so lange damit gewartet, mit Ihrer Geschichte an die Öffentlichkeit zu gehen?

Tatsächlich wurde erst 2006 das Gerichtsverfahren beendet. Ich wollte nach 21 Jahren „Drama" erstmal von dieser Tragödie Abstand nehmen und mich davon erholen.

Was ist damals – Sie waren eine gesunde, junge Frau – in der Praxis des Gynäkologen passiert?

Der Arzt hat bei einem völlig überflüssigen Eingriff meinen Darm massiv verletzt. Aus einer schweren Entzündung entwickelte sich eine Sepsis.

Sie haben eine Odyssee hinter sich gebracht, von Arzt zu Arzt, von Klinik zu Klinik. Konnte Ihnen irgendjemand helfen?

Ich schrieb damals verschiedene Kliniken an. Aus München bekam ich Hilfe mit der Bitte, mich sofort zu melden und meine Situation telefonisch zu erörtern. Daraufhin bin ich umgehend nach München in die Poliklinik gefahren, wo ein Top-Ärzteteam mich in einer äußerst komplizierten Operation wieder „zusammengeflickt“ hat. Erst durch diese OP wurde der „offene Darm“ verschlossen und die Sepsis beendet.

Damals fürchteten Sie zu sterben, Sie haben Ihren Eltern einen Abschiedsbrief geschrieben ...

Ja, die Sepsis wurde zwar mit heftigen Chemotherapeutika halbwegs in Schach gehalten. Aber dennoch wurde ich zusehends schwächer. Ich fühlte förmlich das „Ende“ – und so habe ich durch einen Abschiedsbrief meine Eltern darauf vorbereitet.

Durch Chlorlösung kam die Wende, wie wurden Sie darauf aufmerksam?

Mein Vater war ein „echter Wunderheiler“. Gemeinsam mit ihm sammelte ich allerlei Kräuter und Wurzeln. Zudem kannte er so manche „Wundermittel“ und hatte „magische Elixiere“ im Schrank. Unter anderem auch Mittel wie Wasserstoffperoxid oder Chlorlösung für ganz besondere Zwecke (z.B. zur Wundheilung). Auch innerlich hat er damit so manche „Wunderheilung“ bewirkt. MMS lernte ich erst viele Jahre später kennen, was das wundervolle Wissen über diese einzigartige (Natur-)Medizin bestätigte.

Warum haben Sie das im Buch nicht erwähnt?

Ich habe nach dem Kunstfehler und bei der Veröffentlichung meines Ratgebers »Vorsicht Arzt« (2012) noch nicht den Mut gehabt, der „kritischen Menschheit“ die Wahrheit zu sagen. In meinem nächsten Ratgeber »Die Oxy Wunder Medizin« (2014) habe ich dann genau über diese besonderen Heilmethoden geschrieben: Neben der Hochfrequenztherapie nach Nikola Tesla gehören auch Ozonwasser, Wasserstoffperoxid oder Chlorlösung (heute wieder aktuell: CDL – Chlordioxid-Lösung) zu diesen Heilmitteln.

In den Leitmedien wird über diejenigen, die MMS verwenden, geschrieben, als würden sie literweise ätzenden Abflussreiniger trinken und damit ihre Gesundheit ruinieren. Das *Bundesinstitut für Risikobewertung*

rät von der Einnahme ab. Dabei wissen wir doch, dass die Dosis das Gift macht. Mit einer Überdosis Schlaftabletten kann man sich genauso schaden wie mit einer Überdosis MMS. Zum anderen müsste man fairerweise auch vor vielen Medikamenten warnen, die zum Teil fatale bis tödliche Nebenwirkungen haben ... und auch vor der Corona-Impfung, bei der Thrombosen zu den (bisher bekannten und öffentlich gemachten) Nebenwirkungen gehören, die tödlich enden können. Frau Halen, was ist aus Ihrer Sicht gefährlicher – Medikamente aus den Laboren von Big Pharma oder MMS?

Mein Vater sagte immer: Wer heilt, hat Recht. Und die „bösen" Pillen von Big Pharma machen nicht gesund, sondern nur abhängig davon, denn nur mit kranken Menschen kann Big Pharma Profit machen. Deshalb gilt: Trau, schau, wem! Schenke niemandem leichtfertig Dein Vertrauen. Schon gar nicht, wenn er nur „Dein Bestes" will. Ich weiß – aus eigener Erfahrung – um die schlimmen Nebenwirkungen der Chemo-Pillen von Big Pharma. Es gibt zwar einige Ausnahmen, aber ich vertraue da auf meine eigene Medizin. Mit Sinn und Bedacht eingesetzt, kann sie wirklich wahre Wunder bewirken...

Herzlichen Dank für das Interview.

17.4. Terpentin und Petroleum wurden schon in der Antike als Heilmittel eingesetzt

Österreich im Jahr 1969: Die Tirolerin Paula Ganner, 31 Jahre alt, Mutter von drei Kindern, liegt todsterbenskrank im Bett und windet sich vor Schmerzen. In den letzten drei Wochen hat sie 12 Kilo Gewicht verloren. Man hat sie aus dem Krankenhaus entlassen und zum Sterben nach Hause geschickt. Die Diagnose: Krebs überall. 75 cm Darm wurden entfernt, das Ergebnis sind Lähmung und Darmverschluss. In ihrer Hoffnungslosigkeit erinnert sich die Todgeweihte an die Erzählung ihrer Mutter aus der Zeit vor dem Ersten Weltkrieg, als österreichische Truppen Bosnien und Herzegowina in Jugoslawien besetzt hielten. Die ländliche Bevölkerung nahm Petroleum bei verschiedenen Krankheiten. Paula Ganner nimmt einen Esslöffel gereinigtes Petroleum auf leeren Magen ein. Bereits nach einer Stunde hat es die Lähmung reduziert, die Schmerzen lassen nach.

Drei Tage später steht Paula Ganner zur Überraschung aller auf. Sie kann wieder essen, ohne sich zu erbrechen. Sechs Wochen später hat sie *„Hunger wie ein Wolf"* und hat wieder ihr normales Gewicht von 56 kg. Elf Monate später bringt sie einen gesunden Sohn zur Welt. Im Alter von drei Jahren erkrankt dieser an Kinderlähmung. Der Arzt will es in die Uni-Klinik einweisen, doch Paula Ganner bittet um eine Woche Aufschub. Acht Tage lang gibt sie dem Kind täglich einen Teelöffel Petroleum. Ein Klinikaufenthalt ist überflüssig, der Junge ist wieder gesund und spielt draußen mit den anderen Kindern Fußball.

Dies ist einer von vielen Fällen, die in Form von Patientenberichten in der deutschen Wochenzeitschrift »7 Tage« erschienen.[12] Ein weiteres Fallbeispiel: Einer 60-jährigen Frau wird wegen eines Tumors die rechte Brust amputiert. Es bilden sich Metastasen in der linken Brust. 14 Tage lang nimmt die Frau regelmäßig täglich drei Mal einen Teelöffel Petroleum und setzt dann für 10 Tage aus. Sie schreibt: *„Seitdem habe ich keine Beschwerden mehr, und die ständige Krebsangst ist vorbei."*[13] Und noch ein Fall: Eine 35-jährige Frau wird zum Sterben nachhause geschickt, sie leidet an Bauchspeicheldrüsenkrebs, der schon auf die Nebennieren übergreift. Als die Frau am vierten Tag kurz aus ihrer Bewusstlosigkeit erwacht, wird ihr der erste Löffel Petroleum eingeflößt. Stunden später tritt eine erste Besserung ein. Nach zehn Tagen Petroleum-Kur wird die Frau nochmals in einer Klinik untersucht und als geheilt entlassen. Über Heilerfolge berichten auch Patienten mit Diabetes, Verdauungs- oder Magen-Darm-Problemen, mit Petroleum werden Knochenkrebs, Osteoporose, Rheumatismus und Ischias geheilt.[14]

1964 berichtete die Zeitschrift der *Internationalen Medizinischen Gesellschaft für Blut- und Geschwulstkrankheiten* in Ausgabe Nr. 5:

> *„Nun, die Patienten bekamen nach Einnahme von Petroleum wieder Appetit. Sie setzten Gewicht an. Sie konnten auch schwere Speisen zu sich nehmen und wieder gut vertragen. Die Verdauungstätigkeit normalisierte sich. Die Blutsenkung besserte sich und eine Vermehrung der Erythrozyten (roten Blutkörperchen) setzte ein. Es kann doch so sein, dass die Kohlenwasserstoffe eine Umstimmung der Zellfunktionen und damit des Stoffwechsels nach sich ziehen. Das Petroleum muss also bei den Patienten offenbar den gesamten Stoffwechsel günstig anregen und nicht nur auf die Tumore selbst einwirken.“*[15]

Petroleum und Terpentin wurden seit der Antike in der Medizin eingesetzt. In weniger wohlhabenden Ländern wie Russland, Osteuropa und Afrika sind Terpentin und Petroleum bis heute Bestandteil jeder gut sortierten Hausapotheke. Im Zeitalter der Entdeckungen war Terpentin, das aus dem Harz der Schwarzkiefer gewonnen und anschließend destilliert wird, unter Seefahrern sehr beliebt, zum Beispiel bei Befall mit Bandwürmern. Man mischte einen Esslöffel Terpentin mit derselben Menge Rizinusöl und gab es auf Milch. Die Behandlung wurde wiederholt, bis über den Stuhl erste Wurmteile ausgeschieden wurden. Übrigens war der Vater des „Petroleumkönigs“ John D. Rockefeller ein Quacksalber, der Steinöl oder Petrol, wie man es damals nannte, als Mittel zur Krebsheilung und gegen andere gesundheitliche Beschwerden an der Haustür verkaufte. Der Filius sah bekanntlich seine Zukunft im Erdöl, der von John D. Rockefeller gegründete *Standard Oil Trust* wurde zum damals größten Raffinerie-Unternehmen der Welt und begründete den Reichtum des einflussreichen Rockefeller-Clans.[16]

Im Artikel „Petroleum und Terpentin als Heilmittel" kommt Walter Last zu dem Schluss:

> *„...dass Petroleumprodukte wahrscheinlich zu den wirksamsten Mitteln zur Eliminierung pathogener Mikroben und Parasiten aus Blut und Gedärmen zählen... Der Behandlungserfolg mit Petroleumprodukten scheint darauf zurückzuführen zu sein, dass sie eine nachteilige Wirkung auf Pilze und Mikroben haben und dadurch dem Immunsystem Gelegenheit geben, weitere Pathogene und entartete Zellen in Tumoren und von der Erkrankung betroffenen Organen zu beseitigen. ... Sie bekämpfen Candida, Viren und zellwandlose Bakterien, ohne unsere normale Darmflora anzugreifen.«*[17]

Amerikanische Sklaven hatten ein Geheimrezept für die Behandlung von Candida: Sie nahmen mehrmals pro Jahr einen Teelöffel weißen Zucker mit Terpentin ein. Das war schlau, denn der Industriezucker wirkt wie ein Trojanisches Pferd: Gierig stürzen sich die Parasiten darauf, werden vom Terpentin vernichtet und über den Darm ausgeschieden. Damit die Parasiten den Körper so schnell wie möglich verlassen und nicht ins Blut gelangen, sollte man darauf achten, drei Mal am Tag Stuhlgang zu haben – Rizinusöl kann diesen Vorgang unterstützen.[18] Inzwischen gibt es viele Berichte über Erfolge mit dieser Kur, zum Beispiel vom Leistungssportler und Ernährungs-Blogger Richard Mautz:

- wenig, aber effektiver Schlaf
- euphorisierende Wirkung
- körperlich fitter
- Entgiftungssymptome durch wässrigen Ausfluss aus der Nase
- scharfer Blick
- die Sinne schärften sich[19]

Ich hüte mich davor, weitere Rezepturen oder gar Bezugsquellen zu nennen, sonst kommen Sie noch auf die Idee, jeden Tag ein Glas Benzin zu trinken, wie es ein Chinese 42 Jahre lang getan hat. Zunächst trank er Petroleum, um Schmerzen zu lindern, dann stieg er auf Benzin um. Als 2011 der Bericht über ihn erschien, machte der 71-Jährige einen gesundheitlich stabilen Eindruck.[20] Nun fragen Sie sich vermutlich, warum – von wenigen rühmlichen Ausnahmen abgesehen – kein Arzt auf die Idee käme, gereinigtes Terpentin oder Petroleum zu verordnen. Sie ahnen es. Paula Ganner, die sich mit Petroleum von Krebs im Endstadium heilte, verbreitete die frohe Botschaft im ganzen Land und bekam im Laufe der Jahre 20.000 Dankesbriefe von begeisterten Anwendern, die die Zeitschrift »7 Tage« veröffentlichte. Der Chefredakteur musste seinen Hut nehmen, der Eintrag im deutschen Arzneibuch, in dessen erster Auflage 1899 noch zu lesen war, dass Terpentin-Therapien gegen viele Erkrankungen wirken, wurde gestrichen. Nun ist nur noch von den Folgen einer Terpentinvergiftung die Rede, die Nieren und Lungen zerstört. Nachweise oder Fallbeispiele werden allerdings nicht geliefert.[21]

17.5. Jod – das vergessene (oder unterdrückte?) Heilmittel

Wenn das die Millionen von Patienten wüssten, die an *Hashimoto*, einer chronischen Entzündung der Schilddrüse, leiden: Wegen falscher Informationen zum Thema Jod leiden sie an den Folgen vermeidbarer Erkrankungen. Während ein Japaner täglich die hundertfache Menge Jod aufnimmt wie ein Mitteleuropäer, sind Schilddrüsenerkrankungen selten in diesem Land, im Jodmangelland Deutschland hat *Hashimoto* epidemische Ausmaße angenommen. Jodmangel ist eine der Ursachen von Schilddrüsen-Erkrankungen und -Funktionsstörungen.

Vor einigen Jahrzehnten wurde Jodsalz flächendeckend eingeführt, um die Bildung eines Kropfs beim Menschen zu verhindern, also die Vergrößerung der Schilddrüse. Die Fälle von jodmangelbedingten Schilddrüsenerkrankungen wie Kretinismus (irreversible Hirnschäden und mentale Retardierung), Kropf, Schilddrüsenfehlfunktionen und -knoten gingen signifikant zurück. Die Zahl der an Hashimoto erkrankten Menschen hat sich in den letzten Jahren allerdings erheblich erhöht. Wie kann das sein? *„Das Jod im jodierten Salz beginnt sich zu verflüchtigen, sobald die Verpackung geöffnet ist und verschwindet mit der Zeit restlos, weshalb die von offiziellen Stellen empfohlene Tagesdosis unrealistisch ist.“*, schreibt Lynne Farrow in ihrem Buch »Die Jodkrise«.[22]

Über den „Unfug mit fluorisiertem Speisesalz“ schreibt der Heilpraktiker Peter v. L. K. in seinem Blog:

> *„Jod ist ein Halogen und steht mit seinen chemischen Geschwistern Fluorid, Bromid, Chlor und Astat in derselben Hauptgruppe im Periodensystem der Elemente. Wie wir oben beschrieben haben, benötigt Jod – um in die Zelle zu gelangen – einen funktionierenden Natrium-Jodid-Symporter. Bei Anwesenheit von Fluorid (und auch Bromid) kann der Symporter* (ein Protein, das einen Membrantransport von mindestens zwei Molekülen in gleicher Richtung vermittelt) *durch diese Halogene blockiert werden und Jod gelangt nicht in die Zelle.“*[23]

Lynne Farrow fragt:

„Wer hat das Jod gestohlen? Wer ist für den Schwindel mit jodiertem Salz verantwortlich? Wer hat behauptet, dass Jod giftig sei? Sie waren es. Wer sind ‚sie'? Die Regierung. Falsch informierte Gesundheitsexperten. Die Nahrungsmittelindustrie. Produzenten von Haushaltsgeräten. Hersteller von Körperpflegeprodukten. Pestizidfabrikanten – um nur einige zu nennen. Sie haben das Spurenelement Jod gestohlen. ... Die Jodkrise setzte ein, als die Verwendung von Brom während der letzten 30 Jahre nie dagewesene Ausmaße erreichte. Bromverbindungen entziehen dem Körper das lebenswichtige Jod. Wo lauern die Bromverbindungen? Sie kommen überall vor: in Flammschutzmitteln, Pestiziden, Medikamenten, Körperpflegeprodukten und – in manchen Ländern – sogar in Limonaden, Mehl und anderen Lebensmitteln."[24]

Doch darüber redet keiner. Und so lernen angehende Mediziner im Studium: *„Gib kein Jod bei Hashimoto, Du gießt Öl ins Feuer."* Doch ob sie auch das lernen? Wenn Jod alleine hochdosiert eingenommen wird, kann es Hashimoto auslösen![25] Der Körper benötigt eine ausreichende Menge an Jod, um in der Schilddrüse Hormone herstellen zu können. Für diesen Prozess werden aber weitere Spurenelemente benötigt, vor allem Selen, das die Schilddrüsenhormonproduktion unterstützt und die Schilddrüse vor den toxischen „Abfällen" schützt, die bei diesem Prozess anfallen.[26]

Jeder dritte Deutsche ist heute schilddrüsenkrank, jedes Jahr werden hierzulande etwa 90.000 Operationen an der Schilddrüse durchgeführt, nur 3.500 der betroffenen Patienten haben ein Karzinom. Das heißt, nicht einmal vier von 100 operierten Patienten haben einen bösartigen Tumor in der Schilddrüse.[27] Die Schilddrüse hängt am Tropf der Pharmaindustrie. Jedes Jahr werden in hierzulande eine Milliarde Schilddrüsenhormon-Tagesdosen geschluckt.[28] *„In der Medizin werden sehr häufig Fehler gemacht bei der Beurteilung des Schilddrüsenhaushalts. Viele Faktoren werden nicht berücksichtigt. Das Gebiet ist sehr komplex und es bedarf einer gründlichen Erhebung der Vorgeschichte, um Patienten richtig einzustellen. Meist wird nicht ausreichend gründlich gefragt."*, schreibt Dr. Berthold Musselmann auf seiner Praxis-Webseite.[29] Wie es sich anfühlt, wenn die Dosierung oder das Präparat nicht passt, habe ich vor einigen Jahren schmerzlich am eigenen Leib erfahren. Bei einer Untersuchung war eine Schilddrüsenunterfunktion festgestellt worden, ich bekam Schilddrüsenhormone und geriet völlig aus der Spur. Nachts saß ich senkrecht im Bett und konnte von erholsamem Schlaf nur noch träumen, tagsüber war ich wie gerädert. Ich konsultierte eine andere Ärztin, sie machte eine erneute Blutuntersuchung und stellte fest: Das Medikament war überdosiert, mein Körper lief Amok. Ich setzte das Präparat sofort ab, die Ärztin teilte mir mit, dass es etwa drei Monate dauern würde, bis der Körper wieder zur Ruhe kommt. Bedauerlicherweise behielt sie recht, an diese drei Monate erinnere ich mich mit Grauen. Heute setze ich auf Jod, allerdings nicht auf Jodsalz, sondern die natürliche Form, *Lugol'sche Lösung* (siehe Kästchen) und Spirulina.

Viele Jahre glaubte man, Jod spiele nur für die Schilddrüse eine Rolle. In den 1950er-Jahren entdeckten polnische Wissenschaftler allerdings Jod in der weiblichen Brustdrüse, seitdem beschäftigen sich Forscher in der ganzen Welt mit dem Thema Jod und Brustgesundheit. Jod ist essenziell auch für die Zellen der Brustdrüsen. Und mehr als jeder andere Mikronährstoff kann Jod vor Brustkrebs schützen. Das erklärt, warum in vielen Ländern Südostasiens, in denen Jod in Form von Seetang und Meeresalgen auf dem täglichen Speiseplan steht, die Brustkrebsrate wesentlich niedlicher ist als in westlichen Ländern.[30]

Eine Zusammenfassung der Studien finden Sie auf der Webseite des Heilpraktikers Peter von Liechtenstein (Quelle [43]).

Anscheinend wird es nicht gern gesehen, dass diese Erkenntnisse den Weg aus dem Elfenbeinturm der Wissenschaft zu den Patienten finden. Eine Therapeutin, die mir für dieses Buch ein Interview über Jod als Heilmittel zugesagt hatte, wollte sich zum Thema Jod und Krebs nicht äußern, mit der Begründung, sie wolle ja noch ein paar Jahre arbeiten. Angst essen Seele auf...

Vegetarier und Veganer leiden übrigens besonders oft an Jodmangel, denn jodiertes Speisesalz taugt nicht zur Jodversorgung, selbst regelmäßiger Fischkonsum als alleinige Jod-Quelle ist nicht ausreichend. Kein Wunder also, dass bei einem Drittel der Bevölkerung die Jodzufuhr unterhalb des geschätzten Bedarfs liegt, wie das Jodmonitoring aus dem Jahr 2020 zeigt.[31] Natürliches Jod aus Algen wird vom Organismus besser aufgenommen und gespeichert als Jodid aus Speisesalz.[32]

Um den Jodbedarf des gesamten Organismus (Schilddrüse, Brust, Eierstöcke etc.) abschätzen zu können, ist der Jod-Sättigungstest nach Brownstein[44] am besten geeignet. Dazu analysiert man den 24-Stunden-Sammelurin nach der Gabe von Jod. Alternativ kann man das Jod im ersten Morgenurin bestimmen. Bei einer Jodkonzentration von 25–50 µg/g Kreatinin liegt ein mäßiger Jodmangel vor und damit ein deutlich erhöhtes Risiko einer Schilddrüsenunterfunktion. Werte unter 25 µg/g Kreatinin weisen auf einen schweren Jodmangel hin. Die *Deutsche Gesellschaft für biologische Krebsabwehr* hat eine Kurzinfo zum Thema Jod und Brustkrebs ins Netz gestellt (Quelle [45]).

Hier wird auch die *Lugol'sche Lösung* angesprochen. *„Sie ist eines der wichtigsten und preiswertesten Medikamente unsere Zeit.“*, schreibt Dr. Douwes auf dem Blog der *Klinik St. Georg.*[33] Die *Lugol'sche Lösung* ist benannt nach dem französischen Arzt Jean Guillaume Lugol (1786-1851), der sie 1835 erfand. Es handelt sich um eine Jod-Kaliumioid-Lösung bzw. eine Lösung von Jod in Wasser.

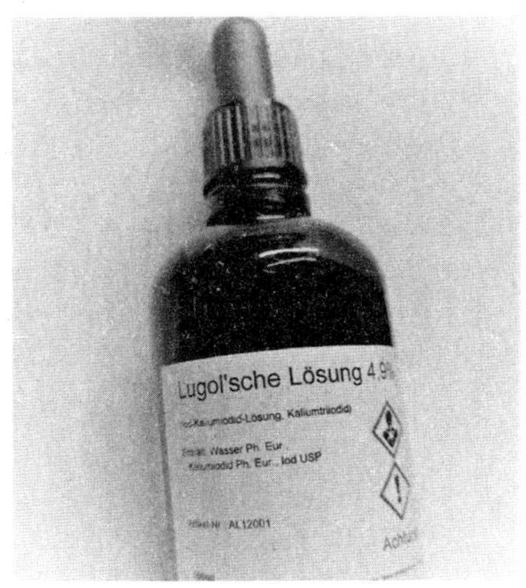

Abb. 54: Lugol'sche Lösung

Dosierung Lugol'sche Lösung

Die offiziellen Empfehlungen zu einer optimalen Jodaufnahme sind – auch in Anbetracht der ständig wachsenden Belastungen durch Toxine, Strahlung etc. – zu niedrig. So empfiehlt die *Deutsche Gesellschaft für Ernährung* (DGE) nur eine tägliche Jodaufnahme von 180 bis 200 Mikrogramm für Erwachsene (bei Schwangeren und Stillenden etwas mehr).[34]

Nach Ansicht von Dr. Jarvis, einem anerkannten Jodspezialisten, sollten je nach Körpergewicht pro Woche 1-2 Tropfen *Lugol'sche Lösung* (ca. 6,5-13 mg Jod pro Woche) eingenommen werden. Menschen, die maximal 70 kg wiegen, benötigen demnach zweimal pro Woche einen Tropfen. Wer mehr wiegt, sollte jeweils zwei Tropfen einnehmen. In Zeiten starker Belastung empfiehlt Dr. Jarvis sogar dreimal pro Woche 1-2 Tropfen; bei Krebs, besonders Brustkrebs, 1-2 Tropfen *Lugol'sche Lösung* täglich.[35]

Dr. Brownstein verordnet Prostata- und Brustkrebspatienten 200-300 mg täglich. Patienten mit Metastasen sollten hoch dosieren und mehrere kleine Mengen über den Tag verteilt einnehmen.[36]

17.6. C60 – das Meistermolekül, das ein langes Leben verspricht

Im Zuge meiner Recherchen sprach ich mit einem Mann über seine Erfahrungen mit der russischen Methode zur Neutralisierung von Störfeldern. Er erzählte mir, dass er mit einer speziellen App seine Tiefschlafphasen „getrackt" habe. Das Ergebnis: Vor der Entstörung hatte er überhaupt keine Tiefschlafphasen, nun sind es 50 Prozent. Und er erzählte mir von seiner Frau, die vor zehn Jahren an Brustkrebs erkrankt war. Durch Entsäuerung und weitere ganzheitliche Methoden überstand sie die Krankheit ohne Skalpell, Strahlen und Chemie. Und dann erzählte er mir von einem Molekül, von dem ich noch nie zuvor gehört hatte: C60. *„Die Ärzte wissen, dass es ein hoch wirksames Antioxidans ist, doch wenn es einer verordnen würde, würde er erschossen."* Sie verstehen, warum ich den Namen dieses Mannes nicht nennen kann. Er erzählte mir von der wundersamen Heilung einer Frau mit Rückenmarks-Krebs, die vollgepumpt mit Morphium dahinsiechte. Eine Woche nach der ersten Einnahme von C60 benötigte sie kein Morphium mehr, einige Wochen später stand sie aus dem Rollstuhl auf und führt heute ein ganz normales Leben. Mein Interesse war geweckt.

Was ist C60? Forscher entdeckten vor einigen Jahren in Ruß und Schungit-Kohle bunte Moleküle aus Kohlenstoffatomen, und zwar so angeordnet, dass sie aussehen wie ein Fußball: 60 Kohlenstoffatome, die in 12 pentagonalen Ringen und 20 hexagonalen Ringen angeordnet sind. Man bezeichnet sie auch als *Fullerene* oder *Buckyballs*, nach Buckminster Fuller, ihrem Entdecker. Es ist ein Stoff, der einen Traum wahr werden lassen könnte, den Traum der Menschheit vom Ende vielleicht nicht aller, aber doch vieler Krankheiten. Für die Pharmaindustrie wäre das wohl eher ein Alptraum. ☺ Das Meistermolekül hat das Potenzial, unheilbare Krankheiten wie Alzheimer und Parkinson, die schwere Nervenkrankheit ALS und Krebs zu lindern bzw. zu verhindern. Aufgrund seiner einzigartigen molekularen Struktur ist es in der Lage, freie Radikale zu zerstören, die sonst Oxidation und Alterung verursachen würden.[37]

Die steile Karriere von C60 beginnt in Frankreich im Jahr 2012 mit einer Studie an Ratten. Um die tödliche Dosis von C60 herauszufinden, unterteilen Wissenschaftler die Tiere in zwei Gruppen: Eine bekommt C60 in liposomaler Form (C60 ist nicht wasser-, aber fettlöslich), die andere bekommt nur Wasser und Futter. Das Ergebnis: Die Lebensdauer der C60-Ratten wurde um 90 Prozent verlängert, das ist fast eine Verdoppelung. Vielleicht hätten die Testratten noch länger gelebt, doch da die Studie abgeschlossen war, wurden sie getötet. Die Tiere der Testgruppe hatten keine Tumore entwickelt, in der Kontrollgruppe hatte es Tumore gegeben. Die C60-Ratten überlebten gar völlig unbeschadet eine Vergiftung mit Trichlormethan, einer Vorstufe des Nervengases Phosgen, das hochgradig krebserregend ist und die Leber stark schädigt. Bei den C60-Ratten wurde keines dieser Symptome festgestellt.[38]

Die erstaunliche Wirkung erklärte Fatih Moussa, der leitende Wissenschaftler der Tierstudie, damit, dass C60 tief in die Zelle eindringt:

„C60 ist ein sehr lipophiles Molekül, und es gelangt zu einigen Stellen im Organismus, zu denen andere natürliche Antioxidantien nicht durchdringen können. Es verschafft sich Zutritt zu zellulären oder subzellulären Strukturen, auf die die anderen Antioxidantien keinen Zugriff haben."[39]

Amerikanische Mediziner behandelten Mäuse mit der Krankheit ALS, einer Nervenkrankheit, die beim Menschen im Schnitt zwei bis fünf Jahre nach der Diagnose zum Tod führt, mit Fullerenen. Ihre Lebenserwartung verlängerte sich um mindestens 15 Prozent.[40]

Die Forschung zeigt, dass das Supermolekül die Telomere davon abhält, sich zu verkürzen, es könnte also zur Langlebigkeit beitragen. Da C60 die Blut-Hirn-Schranke durchdringen kann, bindet es Toxine und Schwermetalle und entfernt sie aus dem Körper, es stärkt das Immunsystem, verhindert Entzündungen, tötet Bakterien und Viren, schützt die Nerven und beugt Arthrose vor. Es gibt sogar Hinweise, dass C60 gegen Krebs helfen könnte. Es soll die geistige Klarheit und die Schlafqualität verbessern, die Stimmung anheben – und könnte aufgrund seiner starken antioxidativen Wirkung vielleicht sogar ein gewisser Schutz vor der immer stärker werdenden Mikrowellenstrahlung sein.[41] Es hat also das Zeug zu einem wahren

Wundermittel, doch ein Arzneimittel wurde noch nicht entwickelt aus dem magischen Kohlenstoff-Molekül, und so gibt es auch keine Verwendungs- oder Einnahmeempfehlungen. Es ist wie bei so vielen anderen Substanzen: Sie können sie als Nahrungsergänzungsmittel kaufen und sich nur an den Erfahrungen der Menschen orientieren, die liposomales C60 einnehmen.[42]

Falls Sie einen Versuch wagen wollen mit den heilenden Fußballmolekülen: Auf dieser Seite finden Sie Informationen (Quelle [46]).

18. Wasser – ein flüssiger Kristall

„Wasser ist des Lebens Mater und Matrix. ... Da die Molekularstruktur des Wassers die Essenz allen Lebens ist, wird die Person, die diese Struktur in zellulären Systemen verfügbar machen kann, die Welt verändern." [1]

Albert Szent-Györgyi, Biochemiker und Nobelpreisträger

Wasser ist das Elixier des Lebens. Wir bestehen – je nach Alter – zu etwa 90 Prozent aus Wasser, weshalb es wichtig ist, dass wir ein energetisch reines Wasser zu uns nehmen. Seit den faszinierenden Eiskristallbildern des Japaners Masaru Emoto wissen wir: Jeder Wassertropfen ist einzigartig, Wasser hat ein Gedächtnis, und es reagiert auf die Umwelt. Das Wasser, das wir trinken, kommt meist nicht mehr aus Quellen oder Brunnen, es wird mit Druck nach oben gepumpt und durch enge Leitungen gepresst. Es ist zwar von primären Giftstoffen befreit – doch bei weitem nicht von allen. Jedes einzelne Wassermolekül hat seine Geschichte, trägt Informationen, Rhythmen, Frequenzen und Schwingungen in sich. Zu den natürlichen Frequenzen kommen seit Jahrzehnten die durch unsere moderne Lebensweise bedingten Frequenzen: Langwellensender, Sendeanlagen zur Wetterbeeinflussung, Radar, Radio- und Fernsehkanäle, Mobilfunksender – ein „Wellen-Salat", der Auswirkungen auf die Qualität des Wassers hat.[2] Und es bilden sich ungünstige Cluster, wodurch das Wasser seine universale heilende Energie verliert.

„Es gibt ‚gebendes' Wasser und Wasser mit ‚nehmenden Eigenschaften.", schreibt der russische Heiler Jewgeni Awerbuch in seinem »Wegweiser zur Selbstheilung, Verjüngung und Regeneration.«[3] Wasser mit gebenden Eigenschaften, das aus Naturheilquellen kommt, enthält viele Mineralien und Spurenelemente – man sollte es nur kurmäßig trinken. Wasser mit nehmenden Eigenschaften ist wesentlich wichtiger für die Gesundheit, weil es den Körper reinigt, Blut und Lymphe verdünnt und dafür sorgt, dass unsere Zellen gesund bleiben. Der amerikanische Arzt Dr. Norman W. Walker (1886-1985) trank ausschließlich destilliertes, also „nehmendes" Wasser, seine Kollegen bezeichneten ihn als Spinner und prophezeiten, dass ihn das mineralstoffarme „Batteriewasser" das Leben kosten würde. Walker wurde bei bester Gesundheit beinahe einhundert Jahre alt. Allerdings ernährte er sich auch sehr gesund mit Rohkost, Obst- und Gemüsesäften.[4]

Unsere Zellen leben in der Lymphe, sie ist Nahrung und transportiert die Abbauprodukte des Zellstoffwechsels ab. Dazu der Medizinnobelpreisträger Alexis Carrel:

> *„Die Zelle ist unsterblich. Es ist bloß die Flüssigkeit, in der sie schwimmt, die degeneriert. Wenn man diese Flüssigkeit in Abständen erneuert und den Zellen die nötige Nahrung gibt, so wird der Puls des Lebens nach allem, was uns bisher bekannt ist, ewig schlagen.“*[4]

Dr. Alexis Carrel erhielt 1912 den Medizinnobelpreis für den Nachweis, dass die Zelle unsterblich ist, wenn das sie umgebende Wasser ständig regeneriert wird. In Experimenten entfernte Carrel Herzen aus Hühnerembryonen, legte sie auf Objektträger und bebrütete die Gewebeteile bei einer bestimmten Temperatur und in einem bestimmten Medium. Im Gegensatz zu einem normal sterblichen Hühnerherzen pulsierte das entnommene Herzgewebe 34 Jahre lang. Daraus entwickelte Carrel die Hypothese, dass Alter und Tod nicht von einem inneren Mechanismus vorgegeben werden, sondern von externen Einflüssen. Ohne Mangelzustände könnten Zellen, sprich das menschliche Leben, endlos verlängert werden.[5]

Hundert Jahre später wissen wir: Wenn wir Wasser mit einer chaotischen Struktur trinken, entstehen Säureabfälle – die Zellen sind nicht mehr in der Lage, Abfallstoffe auszuleiten. Ein saures Milieu ist die Basis für Beschwerden wie Schmerzen und Entzündungen, es ist der Nährboden für Bakterien, Viren, Pilze, Tumore und die Ursache vieler weiterer Erkrankungen.[6]

18.1. Hexagonales Wasser – die Formel des Lebens

Wasser aus reinen Quellen bildet immer schöne Strukturen und ist hexagonal angeordnet. Erstmals haben auch Mainstream-Naturwissenschaftler unter Gerald Pollack von der *US-University of Washington* nachgewiesen: Nach universellen Ordnungsprinzipien strukturiertes Wasser ist wie ein „flüssiger Kristall". Heilendes Wasser, so fand das Team heraus, zeichnet sich also weniger durch bestimmte Mineralien oder andere Inhaltsstoffe aus, wie man lange glaubte, sondern durch seine innere Struktur, die hexagonale Struktur, die jedes energetisch hochschwingende Wasser aufweist.[7]

> „*Die ‚Formel des Lebens' ist für mich die Anordnung von Wasser in der hexagonalen Ausdehnung*", schreibt Ronald Fischer in seinem Buch »Hydroxypathie«.[8] „*Die hexagonale Anordnung ist für den Speicher und Transport von Sauerstoff und Mineralien sowie den Abtransport von Schadstoffen aus dem Körper sehr günstig und hat daher die besondere physiologische Relevanz. Einen zerstörerischen Einfluss auf die hexagonale Formation hat ionisierende Strahlung (Radioaktivität oder starke elektromagnetische Felder, verursacht durch sehr energiereiche Photonen). ... In einem gesunden Organismus sind ... alle Zellen von hexagonalem Wasser umgeben. Diese Struktur ist quasi ein Indikator für den funktionsfähigen Zustand der Zellen, Gewebe und Organe. Gleichzeitig ist diese aber auch ein Bestandteil eines intakten Stoffwechsels. Entartete Zellen wie Krebszellen sind von einer „defekten", unregelmäßigen Wasserstruktur umgeben. Wird die Ordnung nicht wiederhergestellt, kann sich der Krebs weiter ausbreiten.*"[9]

98 Prozent aller Stoffwechselfunktionen im menschlichen Körper hängen von zwei Faktoren ab: von der Menge und der Qualität des Wassers.

> „*Wasser ist die Schnellstraße, die den elektromagnetischen Strom zur Verfügung stellt, der unsere zellulären Reaktionen antreibt. Es ist das Resonanzfeld, durch das unsere Zellen kommunizieren. Wasser ist am Datentransfer aus der DNS beteiligt und überträgt Schwingungsinformationen. ... Der Konsum hexagonalen Wassers erhöht die Menge der verfügbaren elektrischen Energie im Körper, was die gesteigerte Vitalität derer bezeugt, die es trinken.*", schreibt der Tesla-Experte Arthur Tränkle im Buch »Wassermatrix«.[10]

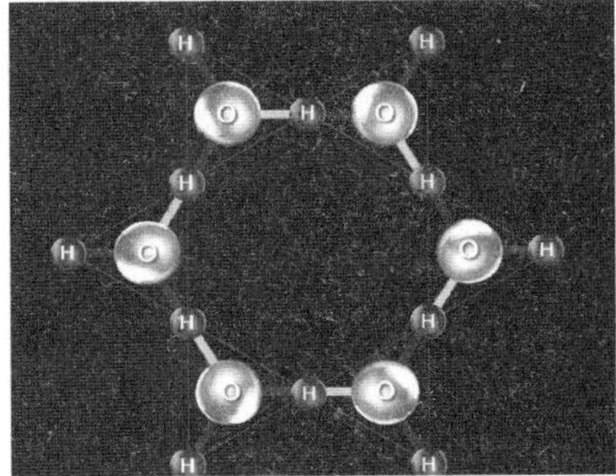

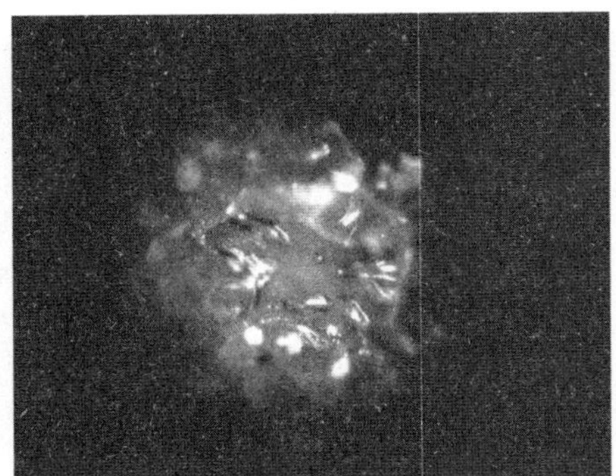

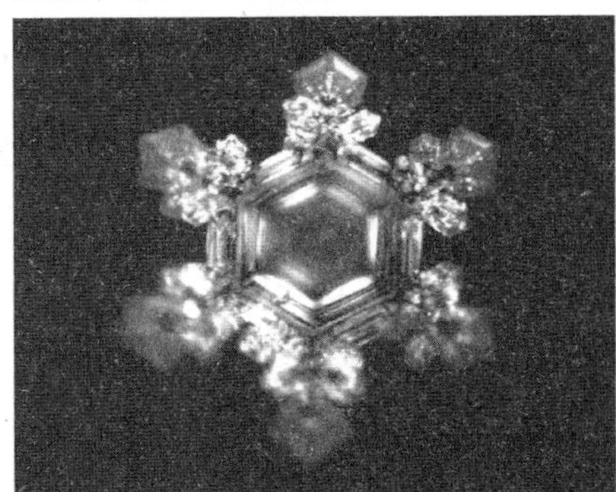

Abb. 55 li. oben: Die hexagonale Struktur des Wassers.

Abb. 56 re. oben: Leitungswasser bildet keine Kristalle mit hexagonalen Strukturen.

Abb. 57 unten: Quellwasser, Wasser aus Tiefbrunnen und sauberen Bächen bildet Schneeflocken ähnliche Kristalle.

Energetisiertes – „hexagonales“ – Wasser kann vielen gesundheitlichen Problemen vorbeugen und die Heilung unterstützen. Es harmonisiert biologische Abläufe – nicht nur im menschlichen Körper, sondern auch bei Tieren und Pflanzen. Hexagonales Wasser bewegt sich in biologischen Organismen mit größerer Leichtigkeit, und zwar vor allem da, wo es besonders wichtig ist: in der Zelle und um sie herum. Der koreanische Wasserforscher Dr. Mu Shik Jhon bezeichnet hexagonales Wasser als wichtigsten Schlüssel zur Gesundheit.

„Studien sagen uns, dass unsere DNS und andere Makromoleküle unmittelbar von strukturiertem, hexagonalem Wasser umgeben sind. Diese hexagonalen, aus sechs Wassermolekülen bestehenden Einheiten scheinen existenziell wichtig für die Gesundheit zu sein. Gesunde Zellen sind immer von hexagonal strukturiertem Wasser umgeben, Krebs- oder Diabetes-Zellen zum Beispiel dagegen von Wasser mit zerstörter Struktur.“[11]

Trinken wir regelmäßig hexagonales, zellverfügbares Wasser, werden wir vitaler, beugen Krankheiten vor, und der Alterungsprozess verlangsamt sich, weil unsere Zellen mit hoch reinem Wasser geflutet werden. Es entsteht elektrische Energie, die die Zellreserven auffüllt, sie hat die Kraft, Abfallprodukte auszuschwemmen. Mit dem Zelltuner nach Tesla können Sie selbst hexagonales Wasser herstellen.

Das Wasser schmeckt angenehm rein und weich wie Quellwasser, und es schmeckt nach mehr – was gut ist, denn je mehr energetisches Wasser wir trinken, desto tiefer können unsere Zellen wieder „durchatmen".

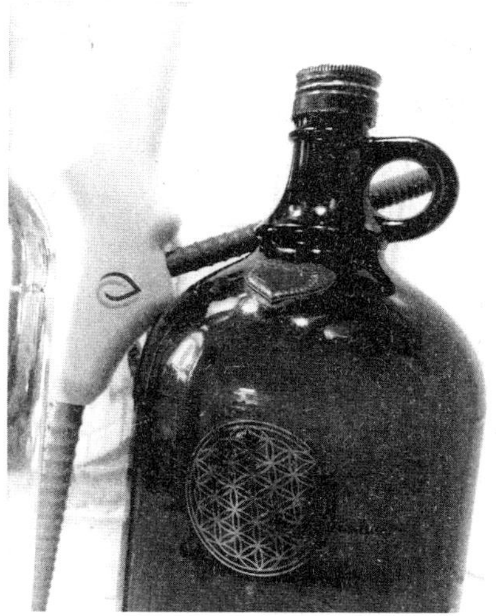

Abb. 58: Aus Leitungswasser wird binnen zehn Minuten Wasser mit einer optimalen hexagonalen Struktur.

18.2. „Leichtes Wasser" bremst das Tumor-Wachstum

Es ist bis heute ein Geheimtipp, obwohl in den 1990er-Jahren in Russland eine Studie über einen Zusammenhang zwischen Deuterium und Langlebigkeit veröffentlicht wurde. Auch wenn die biologischen Eigenschaften von Deuterium-armem und Deuterium-reichem Wasser seit Jahrzehnten in verschiedenen Ländern untersucht werden, steckt die Forschung über die Wechselwirkung zwischen Deuterium-Konzentration und Stoffwechsel noch in den Kinderschuhen. Erwiesen ist, dass Deuterium sich in unserem Körper mit zunehmendem Alter anhäuft und dass es in den Körperzellen Schaden anrichtet. Normales Wasser enthält ca. 0,0035 Prozent Deuterium, Gletscherwasser so gut wie kein Deuterium. Das ist möglicherweise neben anderen Faktoren eine Erklärung dafür, dass Menschen, die ausschließlich Gletscherwasser trinken, oft bei bester Gesundheit über hundert Jahre alt werden und niemals an Krebs erkranken. In Deuterium-freiem Wasser wachsen Tumorzellkulturen wesentlich langsamer als in normalem Wasser. Trinkt man täglich ein bis eineinhalb Liter davon, kann man eine Wachstumsverlangsamung der Tumorzellen von 5 bis 10 Prozent erzielen.[12]

Es gab Studien mit Frauen, die Brustkrebs im fortgeschrittenen Stadium hatten. Eine Gruppe erhielt die onkologische Standardbehandlung, die andere zusätzlich Deuterium-reduziertes Wasser. Während die durchschnittliche Überlebenszeit einer Brustkrebspatientin im Stadium IV bei konventioneller „Therapie" heute bei 12 bis 31 Monaten liegt, verlängert sich die Überlebenszeit für dieselben Patientinnen allein durch das Trinken von Deuterium-armem Wasser auf 52 Monate. Frauen mit Brustkrebs im Anfangsstadium überleben bei konventioneller Behandlung 15 bis 16 Jahre, erhalten sie sechs Monate lang zusätzlich „leichtes Wasser", verlängert sich die Prognose auf 18,1 Jahre. Gibt man ihnen in den ersten fünf Jahren zweimal sechs Monate lang „leichtes Wasser", steigt die durchschnittliche Überlebenszeit auf 24,4 Jahre. Ähnliche Ergebnisse zeigten Studien mit Prostatakrebs-Patienten. In einer Studie mit Lungenkrebs-Patienten verschwanden die Tumore von vier Patienten, bei denen der Krebs schon weit fortgeschritten war, ausschließlich, weil sie Deuterium-armes Wasser tranken. Das sind bemerkenswerte Erkenntnisse, die in der schulmedizinischen Fachliteratur publiziert wurden, doch das mit Forschungsgeldern gesegnete onkologische Establishment kümmert sich keinen Deut darum. Thomas Cowan findet, es wäre an der Zeit, den Mechanismus von Deuterium-reduziertem Wasser zu ergründen, um ihn zu verstehen, denn ganz offensichtlich erhöht „leichtes Wasser“ die Heilungschancen bei Tumorpatienten erheblich.[13]

Sie können Deuterium-freies Wasser kaufen, es ist allerdings wegen der aufwendigen Herstellungsmethode sehr teuer, daher empfiehlt es sich, es selbst herzustellen.

„Leichtes Wasser“ als Zytostatikum

Trinkwasser in einem Keramikgefäß bei einer Temperatur von minus 20° Celsius einfrieren. Wenn etwa die Hälfte des Flascheninhalts gefroren ist, kann man davon ausgehen, dass das Wasser, das flüssig geblieben ist, kein Deuterium mehr enthält. Das „schwere“ Wasser auftauen lassen und weggießen. Der russische Heiler Jewgeni Awerbuch beschreibt die Herstellung des „leichten“ Wassers, das er „Protiewaja-Wasser“ nennt, ähnlich und empfiehlt, das gesundheitsfördernde Deuterium-freie Wasser nur lauwarm zu trinken und es innerhalb von drei Tagen zu verbrauchen.[14]

Deuterium

Das auf der Erde vorkommende Wasser besteht zu rund einem Neuntel aus Wasserstoff (einschließlich Deuterium), es enthält 0,0035 Prozent Deuterium. Schweres Wasser ist ein starkes biologisches Gift, es verlangsamt oder unterbindet viele Stoffwechselvorgänge, deshalb sind die meisten Lebewesen bei hohem Deuterium-Gehalt im Wasser nur noch eingeschränkt lebensfähig. In hoher Dosierung ist es praktisch für alle Lebensformen toxisch. Im Vergleich zu normalem Wasser hat schweres Wasser eine verminderte Lösefähigkeit. In biologischen Systemen erschweren Deuteronen u.a. die Aufrechterhaltung der mitochondrialen Membranen, die ausschlaggebend sind für die Synthese von ATP. Vereinfacht sind das Stoffwechselprozesse, die dem Energiegewinn der Zellen dienen. Da Deuteronen wegen der größeren Masse träger sind, können auch die Proteine ihre Aufgaben nur noch schlecht oder überhaupt nicht mehr erfüllen.[15]

18.3. Speziell aufbereitetes Meerwasser – Heilung aus dem Ozean

„Mare curat malis" – „Das Meer heilt Leiden."

lateinisches Sprichwort

Der französische Forscher René Quinton (1866-1925) war der erste Mensch, der die Heilwirkung von Meerwasser erforschte und überzeugt davon war, dass Meerwasser die Grundlage allen Lebens ist, und machte zu Beginn des 19. Jahrhunderts viele Experimente damit. Er stellte fest, dass die chemische Zusammensetzung des Meerwassers dem Blut der Wirbeltiere stark ähnelt. Er entwickelte ein speziell aufbereitetes Meerwasser, das er „Quinton-Plasma" nannte. Gewonnen wurde es in den Wirbelwolken des Meeresplanktons in der Bucht von Arcachon in Frankreich, und Quinton nannte den Bereich *„die Zone der Sonnenlichtduchflutung*". Dort befindet sich in einer Tiefe von 10 bis 30 Metern das sogenannte „Meeresplasma", Meerwasser in seinem Urzustand. Quinton reinigte es durch kalte Mikrofiltrierung und vermischte es mit natürlichem Quellwasser. Sein isotonisches Plasma hatte denselben osmotischen Druck wie das menschliche Blutplasma – möglicherweise **das** Beispiel für perfekt strukturiertes Wasser mit hohem Nährstoff- und Mineralgehalt.[16] Die ersten Lebewesen der Erde entstanden im Meer und entwickelten dank der elektrischen Leitfähigkeit des Salzwassers später größere, mehrzellige Strukturen.

Um zu beweisen, dass sein aufbereitetes Meerwasser, das reich an Spurenelementen ist, Menschen heilen kann, machte Quinton in seinem Labor Tierversuche. Er entnahm einem kranken Hund fast das gesamte Blut. Kurz bevor das Tier starb, infundierte er ihm das isotonische Plasma, der Hund überlebte und war gar geheilt von zahlreichen Krankheiten, an denen er gelitten hatte. In spektakulären Vorführungen demonstrierten Quinton und Kollegen dem staunenden Publikum mitten in Paris ihre Entdeckung. Viele Augenzeugen berichteten, dass die Hunde nach der drastischen Plasma-Prozedur besser aussahen und jünger wirkten.[17]

Das Quinton-Plasma rettete vielen Menschen das Leben, vor allem Kindern, die Anfang des 20. Jahrhunderts in französischen Städten lebensgefährlich an Cholera erkrankten. Cholerakranke können bis zu 25 Liter

Flüssigkeit pro Tag verlieren, durch diesen massiven Flüssigkeitsverlust entwickelt sich schnell ein Schockzustand, der zum Tod führen kann. Im Ersten Weltkrieg wurde die Rehydrierungslösung beim französischen Militär zur Wiederbelebung schwer verletzter Soldaten eingesetzt. Die französische Regierung richtete im ganzen Land Quinton-Zentren ein, in denen Menschen mit unterschiedlichen Krankheiten behandelt wurden. Doch dann schlug die Stunde von Impfungen und Antibiotika, von den Herstellern massiv beworben. Die Mediziner, die erfolgreich mit Meerwasser therapiert hatten, setzten auf die neuen Mittel, (noch) nicht ahnend, welchen Schaden Nebenwirkungen und zunehmende Resistenzen langfristig anrichten würden.

Dr. Thomas Cowan (»Krebs und die Biologie des Wassers«) nennt Quinton-Plasma *„die wirksamste Mineralstoffergänzung auf unserem Planeten, die nachweislich bei allen Anwendern das Zellmilieu verbessert"*.[18] Es wurde beobachtet, dass nach einer zweiwöchigen Kur mit Quinton-Plasma Frequenztherapien besser wirken, weil die Kommunikation zwischen den einzelnen Zellen verbessert wird.[19] Verschiedene Studien haben gezeigt, dass die Quinton-Therapie wirksam ist bei Krankheiten wie Influenza, Bluthochdruck, Alzheimer, Immunfunktionsstörungen, Diabetes etc. Berichte über eine Wirksamkeit des Quinton-Plasmas bei Krebs gibt es bisher nicht. Nach Cowans Ansicht liegt das daran, dass die moderne Onkologie Krebs als genetischen Defekt betrachtet, was für Cowan einen Irrweg darstellt. Vielversprechend wäre laut Cowan eine Therapie, die versucht, den **Wasserleib** zu heilen.

> *„...der Ort, an dem diese Heilung zu finden ist, ist das Zytoplasma, nicht der Zellkern. Meiner Überzeugung nach haben wir an der falschen Stelle gesucht. Wir haben verzweifelt im Zellkern, in der DNA, in den Onkogenen gesucht, und währenddessen wartet das Zytoplasma nur darauf, dass wir erkennen: Nur weil der Zellkern heller leuchtet, bedeutet das nicht, dass wir dort nach dem Schlüssel suchen sollten."*

Und aus diesem Grund hält er auch isotonisches Plasma aus Meerwasser für einen wichtigen Baustein in der Krebstherapie.

„Ich bin … fest davon überzeugt, dass es (Quinton-Plasma) in keiner Abhandlung über die Rolle von strukturiertem oder Zytoplasma-Wasser in Gesundheit und Krankheit fehlen sollte, denn das ist meiner Meinung nach der Dreh- und Angelpunkt für unser Verständnis von Krebs.“[20]

Übrigens: Die intravenös oder oral verabreichten Elektrolyt-Lösungen, die heute weltweit bei Dehydrierung durch Durchfälle eingesetzt werden, wurden nach dem Vorbild des Quinton-Plasmas entwickelt. Cowan bezeichnet sie als *„in ihrer Qualität nur schwachen Abklatsch der ursprünglich von Quinton entwickelten Lösungen“*. Es ist nämlich nur in Plastikbeuteln abgepacktes Natriumchlorid in sterilem Wasser.[21] In seinem Buch »Gesundheit verboten. Unheilbar war gestern« schreibt Andreas Ludwig Kalcker:

„Es wurde beobachtet, dass die weißen Blutkörperchen in isotonischem Meerwasserserum überleben, was bei der sterilen Kochsalzlösung der Krankenhäuser nicht der Fall ist, da diese aus Wasser und raffiniertem Kochsalz besteht.“ [22]

Kalcker empfiehlt isotonisches Meerwasser in Kombination mit Chlordioxid: Man verdünnt eine Ampulle Meerwasser mit einem Glas Wasser und mischt etwas Chlordioxid unter. Kalcker berichtet über die Anwendungsmöglichkeiten:

- Äußerlicher Gebrauch (topische Anwendung auf der Haut und den Nasenschleimhäuten, Fußbäder)
- Inhalation (bei Asthmatikern und Patienten mit chronischer Bronchitis)
- Augentropfen (bei Bindehautentzündung und Glaukom)
- Ohrentropfen (bei Außenohrentzündung und Allergien im Ohr)
- Gurgeln (bei Mandel- und Rachenentzündung)
- Mundspülungen (Mundpflege, Gingivitis, Zahnkrankheiten)
- Einläufe (rektal)[23]

Der spanische Wissenschaftler Dr. Ángel Gracia hat die gesundheitliche Wirkung von Meerwasser bei Menschen und Tieren erforscht, und kommt zu dem Schluss, dass es eine perfekt ausgewogene Substanz ist.

Eine Firma gewinnt in Frankreich im von Quinton benannten Bereich, der „Zone der Lichtdurchflutung“, „Meeresplasma“ und stellt nach Originalrezept isotonisches Plasma her.[24]

19. Heilsames aus der Apotheke Gottes (eine Auswahl)

19.1. Flor Essence – der „Heilige Trank der Indianer"

Die Geschichte dieser Kräutermischung liest sich wie ein Märchen. Die kanadische Krankenschwester Renée Caisse lernt 1922 im kanadischen Haileyburg eine alte Dame kennen. Diese erzählt ihr, dass sie vor 20 Jahren von ihrer lebensbedrohlichen Krebserkrankung geheilt wurde – dank dem heiligen Trank der Medizinmänner der Ojibwas. Die Ojibwa-Indianer waren davon überzeugt, dass es ein heiliges Getränk sei, das den Körper reinigt und jeden wieder zurückbringt ins Gleichgewicht mit dem ‚Großen Geist'. Renée Caisse lässt sich von der Patientin das Rezept geben und macht mit der Kräuter-Mischung sehr gute Erfahrungen. Zeitweise behandelt Renée Caisse über einhundert Patienten am Tag und erhält Briefe aus der ganzen Welt, adressiert „An die Krebskrankenschwester von Kanada". Von 1933 an behandelt sie in einem leerstehenden Hotel in Ontario gemeinsam mit einem Arzt Krebskranke im Endstadium. Immer wieder versuchen die Behörden, ihre Arbeit zu behindern, auch manche Ärzte versuchen, den beiden Steine in den Weg zu legen. Es gibt aber auch prominente Unterstützer, darunter Dr. Charles Armao Brusch, Leibarzt und Vertrauter John F. Kennedys. Er ist von der Wirkung des Tees überzeugt und überredet die mittlerweile 70-jährige Rene Caisse, mit ihm nach Cambridge (USA) zu kommen, wo sie gemeinsam an seinem medizinischen Institut den Kräutertee weiter erforschen. Die Inhaltsstoffe werden zunächst in Spritzenform verabreicht, erst später wird aus der Rezeptur – um einige Kräuter ergänzt – ein Tee. Die Inhaltsstoffe sind Kräuter und Pflanzenteile aus Klettenwurzel, Sauerampfer, Ulmenrinde, Brunnenkresse, Benediktenkraut, Braunalge, Rotkleeblüten und Rhabarberwurzel. Seit 1995 wird die indianische Kräutermischung von der kanadischen Manufaktur Flora (FMD) nach Originalrezept hergestellt.

Renée Caisse stirbt 1978 im Alter von 90 Jahren an den Folgen einer Hüftoperation. 1984 erkrankt Dr. Brusch an Darmkrebs und behandelt sich mit dem Heiligen Trank der Indianer. In einem Radio-Interview sagt er:

„Dieser Kräutertee ist ein Heilmittel gegen Krebs. Ich habe erlebt, wie der Krebs in dauerhafte Remission getrieben und aufgelöst wurde, an die keine andere Methode heranreicht, die die medizinische Wissenschaft uns bietet. Ich würde es ja selbst nicht glauben, wenn ich es nicht am eigenen Leib erfahren hätte. Ich bin der festen Überzeugung, dass dieser Indianer-Kräutertee die effektivste Behandlungsmethode gegen Krebs darstellt, die uns im Augenblick zur Verfügung steht.“[1]

In ihrem Buch »Ganzheitlich entgiften und entschlacken« schreibt die Gesundheits-Journalistin Bettina Lindner:

„Flor Essence wirkt offensichtlich bis in die Zellebene. Die Kräuter-Essenz identifiziert alle Arten fremder Zellmaterie und hilft dem Abwehrsystem, diese wieder loszuwerden. Die meisten der 8 Kräuter haben eine antibakterielle, antivirale und antimykotische Wirkung. Der Tee verbessert zweifelsohne das Milieu des Körpers. Die Reinigung der extrazellulären Flüssigkeit löst den Heilungsprozess aus.“[2]

Zigtausende Menschen haben in den vergangenen Jahrzehnten gute Erfahrungen mit der Kräuteressenz gemacht. Die wichtigste Wirkung des schamanischen Kräuterelixiers in unserem toxischen Zeitalter: Der Körper wird gründlich entgiftet. Da wir auch im Zeitalter der „stillen Entzündungen“ leben, ist die entzündungshemmende Wirkung ebenfalls von großer Bedeutung. Viele Inhaltsstoffe wirken antioxidativ, der Stoffwechsel wird optimiert, die Zellen besser mit Sauerstoff versorgt und das Immunsystem gestärkt.[3] Patienten, die den Tee begleitend zur Chemo- oder Strahlen-Therapie tranken, berichteten über eine rasche Erholung.[4]

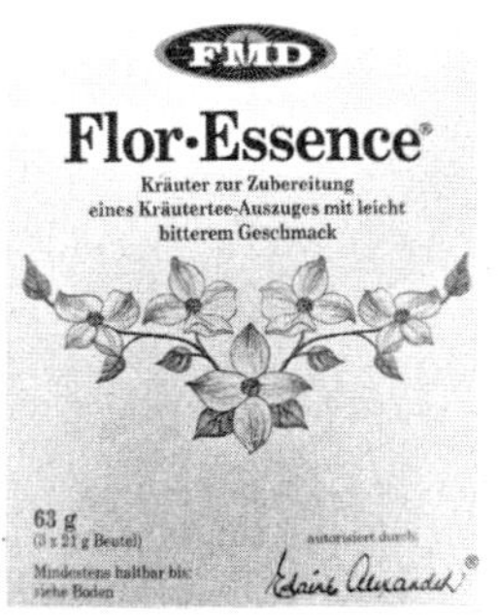

Abb. 59: Flor Essence

19.2. Jiaogulan – das Kraut der Unsterblichkeit

Warum nennt man eine Pflanze „Kraut der Unsterblichkeit"? Weil man ihr eine starke Heilwirkung zuschreibt. In der südchinesischen Provinz Guizhou, in der sehr viel Jiaogulan-Tee getrunken wird, werden überdurchschnittlich viele Menschen über 100 Jahre alt. Die moderne Wissenschaft hat Jiaogulan 1976 entdeckt, nachdem japanische Forscher die Wirkungsweise des Unsterblichkeitskrauts untersucht hatten. Es gibt weltweit kaum eine andere Heilpflanze, der eine solche Fülle an günstigen Einflüssen auf den menschlichen Organismus nachgesagt wird – wobei die genauen Wirkmechanismen erst ansatzweise erforscht sind. Zu den Inhaltsstoffen gehören Flavonoide, Vitamine, Mineralstoffe, Polysaccharide und Gypenoside – unter diesem Begriff werden verschiedene Saponine zusammengefasst, die sich chemisch sehr ähnlich sind. Diese Stoffe sind medizinisch von besonderem Interesse, weil sie antientzündliche, immunstimulierende, antibakterielle, blutfettsenkende und womöglich sogar krebshemmende Eigenschaften haben.[7] Außerdem hilft Jiaogulan bei Asthma, chronischer Bronchitis und Schlaflosigkeit; es regt die Produktion der weißen Blutkörperchen an, wodurch Patienten bei Chemo- und Strahlentherapien Linderung der Nebenwirkungen erfahren.[8] 1991 wurde Jiaogulan in Beijing auf einer Konferenz für *Traditionelle Chinesische Medizin* (TCM) zu den 10 wichtigsten tonisierenden (stärkenden) Kräutern gewählt.[9]

In Asien wird Jiaogulan traditionell zur Krebsprävention eingesetzt. Wenn man Krebs ganzheitlich betrachtet, ist es möglicherweise die immunstimulierende Wirkung, die Jiaogulan für Krebspatienten interessant macht. Die antikanzerogene Wirkung wurde in vielen in vitro- und klinischen Studien untersucht.[10] Die Gypenoside (*GynostemmaPentaphyllum)* hemmen die Bildung von Metastasen und die Invasion von Tumorzellen in andere Gewebe. So wurde beispielsweise 1993 eine klinische Studie mit 59 Patienten mit fortgeschrittenen malignen Tumoren durchgeführt, um die Wirkung von GpM (*Gynostemma Pentaphyllum)* zu beurteilen. Die Ergebnisse zeigten, dass die mit einer GpM-Rezeptur behandelten Patienten Krebsrückfall- und Metastasierungsraten von 11,9 bzw. 8,5 Prozent aufwiesen, verglichen mit Werten von 72,4 und 55,2 Prozent in der Kontrollgruppe.[11] Bei Tests an Mäusen mit Plattenepithelkarzinom der Mundschleimhäute reduzierte GpM die Größe der Tumore.[12]

Man kann die Jiaogulan-Blätter als Tee genießen oder sie in Smoothies oder Brotteig verarbeiten. Wegen der Novel-Food-Verordnung darf Jiaogulan nicht als Lebensmittel verkauft werden. Als Novel Food werden neuartige Lebensmittel bezeichnet, die vor dem 15. Mai 1997 noch nicht in nennenswertem Umfang in der Europäischen Union für den menschlichen Verzehr verwendet oder verzehrt wurden. Die getrockneten Blätter können Sie dennoch bestellen oder Jiaogulan selbst im Garten anpflanzen oder im Topf kultivieren – Sie finden das Unsterblichkeitskraut inzwischen in jedem gut sortierten Biomarkt. ☺

19.3.1. Artemisinin – Sprengstoff für den Tumor

„Die Chemotherapie von bösartigen Tumoren ist in ihrer Wirksamkeit durch das häufige Auftreten von Resistenzen gegen die Medikamente sowie durch erhebliche Nebenwirkungen auf gesunde Gewebe beeinträchtigt. Es besteht daher ein dringender Bedarf an neuen Medikamenten mit verbesserter Wirkung auf den Tumor bei geringerer Toxizität. Naturstoffe aus Pflanzen stellen eine vielversprechende Quelle für neue Tumormedikamente dar.“

Das schreibt der Molekularbiologe Dr. Thomas Efferth vom *Deutschen Krebsforschungszentrum* (DKFZ) in Heidelberg, der mit seiner Arbeitsgruppe die Arzneipflanzen der *Traditionellen Chinesischen Medizin* (TCM) erforscht. Das Team fand eine Reihe hochwirksamer Natursubstanzen, die Tumor-Zelllinien effektiv abtöten – zu ihnen gehört auch Artemisinin.[13]

„Artesunate, eine Substanz aus dem Einjährigen Beifuß, wirkt wie Dynamit in den kranken Zellen“, sagt Thomas Efferth und erklärt die Wirkung folgendermaßen: *„Artesunate enthält komplizierte Sauerstoffbrücken, ‚Endoperoxidbrücken'. Diese sind instabil und brechen auf, wenn die Moleküle an eine Zelle andocken. Die Reaktionen, die sich dann abspielen, sind erwünscht, weil heilsam. Erstens werden extrem aggressive Sauerstoffteilchen frei, die das attackieren, was sie vorfinden: die Krebszellen. Zweitens bleiben beim Restmolekül von Artesunate bindungsbereite Strukturen übrig; sie suchen sich Eiweiße als neue Partner. Dabei entstehen sogenannte Proteinadukte, und die zersetzen den Tumor von innen.“*[14]

Vereinfacht ausgedrückt: Der pflanzliche Wirkstoff greift in das Erbgut und die Zellmembran von Tumorzellen ein und treibt sie in den programmierten Zelltod. Für diese Reaktion braucht der Körper Eisen. Kommt Artemisinin in Kontakt mit Eisen, entsteht die oben beschriebene chemische Reaktion, durch die freie Radikale erzeugt werden, sie greifen die Zellmembrane an und vernichten den Erreger. Tumorzellen enthalten oft mehr Eisen als gesunde Zellen.[15]

Inzwischen gibt es viele Daten aus Labor- und Tierversuchen und Erfahrungen von Tumorpatienten, denen der Einjährige Beifuß geholfen hat. So ergab die Computertomografie einer Brustkrebspatientin einen Rückgang des Tumors nach der Behandlung mit Artemisinin. Ein Patient mit Leberkrebs im fortgeschrittenen Stadium war zweieinhalb Jahre nach der Einnahme von Artemisinin noch am Leben – was bei dieser aggressiven Tumorart an ein Wunder grenzt. Unklar ist immer noch, wie eine optimale Dosierung aussieht und ab wann Nebenwirkungen die heilende Wirkung überlagern. Generell ist Artemisinin gut verträglich, doch wird es mit anderen Mitteln kombiniert, kann es gefährlich werden: Bei Patienten mit Hirntumoren, die gleichzeitig Chemotherapie und chinesische Kräuter bekommen hatten, traten tödliche Wechselwirkungen auf. Merke: Auch bei natürlichen Substanzen hilft viel nicht immer viel, und zu viel kann zu lebensbedrohlichen Komplikationen führen.[16]

Aufgrund der bisherigen Erfahrungen von Therapeuten wirkt Artemisinin vor allem bei Krebsformen des Unterleibs: Eierstöcke, Gebärmutter, Prostata. Infusionen wirken offenbar besser als die orale Einnahme. Der Pharmazeut Hans-Martin Hirt, der sich seit 20 Jahren fast ausschließlich mit *Artemisia annua* beschäftigt, empfiehlt allerdings, sich nicht nur auf einen einzelnen extrahierten Wirkstoff zu fixieren, das Artemisinin. Die Pflanze enthält insgesamt 20 Wirkstoffe, die antitumoral wirken. Hirt geht von einer synergistischen Wirkung aus. Dr. Györgyi Irmey von der *Gesellschaft für Biologische Krebsabwehr* empfiehlt die Einnahme in Form eines Tees oder Pulvers aus biologisch angebauten getrockneten Blättern. Das Kraut kann unwirksame Stängel enthalten. Er rät davon ab, Artemisinin-Kapseln im Internet zu bestellen, weil der Inhalt oft qualitativ nicht einwandfrei, verschimmelt oder belastet ist.

Gut zu wissen: *Artemisia annua* wirkt auch gegen Parasiten und kann daher auch bei Borreliose sinnvoll sein, die mit ihren vielfältigen Symptomen immer noch von vielen Medizinern unterschätzt und einseitig und uneffektiv mit Antibiotika behandelt wird. Dr. Armin Schwarzbach vom *Borreliose Centrum* in Augsburg geht von 1,2 Millionen Neuerkrankungen pro Jahr alleine in Deutschland aus.[17]

19.3.2. Exkurs: *Artemisia annua* – ein Pharma-Krimi

Nicht Waffen waren es, die den Vietnamkrieg entschieden, sondern *Artemisia annua*, der Einjährige Beifuß. Ende der 1960er-Jahre im vietnamesischen Dschungel: Immer mehr amerikanische Soldaten erkranken an Malaria, der gefährlichen Tropenkrankheit, deren Opfer von Fieber-, Schüttelfrost- und Übelkeitsanfällen bis zu totaler Erschöpfung und oft auch zu Tode geschwächt werden. Die Waffen der Chemiker und Ärzte sind stumpf geworden, Malaria-Prophylaxe-Tabletten und Insekten-Sprays wirken kaum mehr, weil Moskitos und Erreger inzwischen resistent sind.[1] Der Chef-Seuchenbekämpfer der US-Truppe in Vietnam beschreibt es so: *„Malaria grassiert, wo Vietcong sind. Wenn wir die Vietcong erwischen wollen, erwischt uns die Malaria.“*[2]

Die Vietcong sind im Vorteil, sie kauen *Artemisia-annua*-Blätter als Malaria-Prophylaxe. Mao Zedong hatte einen Forschungsbefehl gegeben, auch die junge Wissenschaftlerin Youyou Tu wurde in den Süden Chinas geschickt, und sie wurde fündig bei einer Pflanze namens *Artemisia annua*, chinesisch Qinghao. Im über 1.600 Jahre alten Buch eines Alchemisten fand sie ein Rezept: Eine Handvoll Qinghao in 4 dl Wasser einweichen, den Saft herauspressen und trinken, also eine Kalt-Extraktion.[2] Die amerikanischen Soldaten, die nur nutzlose Pillen und Sprays haben, siechen in den Lazaretten dahin, ein Jahr später beginnt Nixon, die amerikanischen Truppen abzuziehen und kapituliert 1975 vor den Kommunisten – ein chinesisches Heilmittel war das Zünglein an der Waage beim Ausgang des Vietnamkrieges. Heute ist *Artemisia annua* ein Politikum.

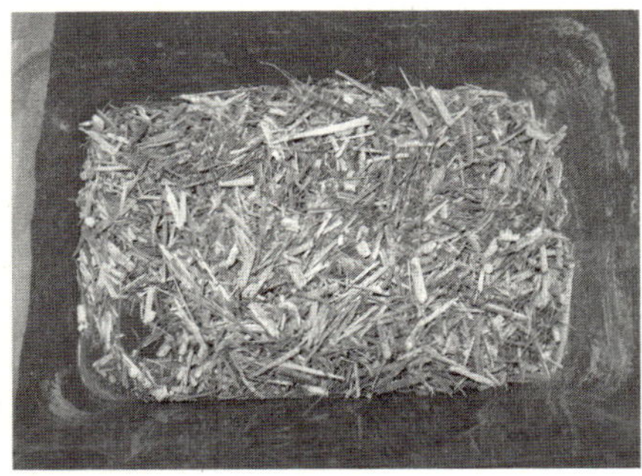

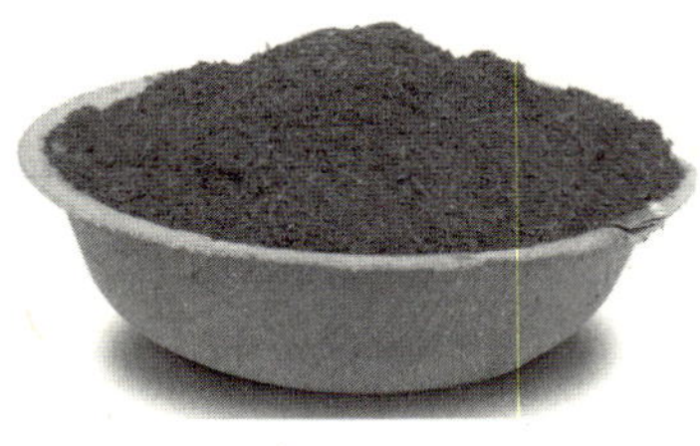

Abb. 60: Artemisia annua kann man überall anbauen, wo es heiß und trocken ist
Abb. 61: Links handelsübliche Ware, rechts *teemana*-Qualität

Der Pharmazeut Hans-Martin Hirt nennt den Beifuß *„ein Geschenk Gottes"*. Er kämpft dafür, dass Menschen in aller Welt zu einem erschwinglichen Preis Zugang bekommen zu dem medizinischen Tausendsassa, der hoch wirksame Stoffe enthält gegen Malaria und Retro-Viren, die Tumore oder HIV auslösen. Artemisinin ist schon seit dem Jahr 2005(!) im Gespräch als Wirkstoff gegen das *Schwere Akute Respiratorische Syndrom* (Sars) und eignet sich aus Sicht von Hans-Martin Hirt oftmals gut zur Bekämpfung und Prophylaxe von Covid-19: Bei sofortiger Anwendung gelangt das Virus nicht zu den Lungenflügeln, die Abwehrkraft wird gestärkt, durch antivirale Stoffe wird das Virus inaktiviert und der Zytokinsturm verhindert. Dennoch hält die WHO nichts davon, *Artemisia annua* in der Bekämpfung und Prophylaxe von Covid-19 einzusetzen. Offizielle Begründung – so Hans-Martin Hirt: Die Konzentration von Artemisinin schwanke, der Einsatz bei einer Krankheit, wie z.B. Malaria, die binnen 24 Stunden zum Tode führen könne, sei damit unsicher und deswegen unverantwortlich. Aber dem Verein *Anamed International* gelang der Zugang zu einer speziellen, nicht genmanipulierten Züchtung mit gleichbleibend hohem Wirkstoffgehalt. Hirt nennt diese Pflanze *Artemisia annua anamed*, kurz A-3. Der Artemisinin-Gehalt in den Blättern von A-3 ist 10 bis 20 Mal höher als bei Wildformen. Aber die WHO zeigte sich unbelehrbar und nahm dafür 2002 das *Artesunate*, einen aus *Artemisia annua* abgeleiteten halb synthetischen Arzneistoff, in die WHO-Liste der unentbehrlichen Arzneimittel auf.

Jahrelang baute nun der Verein *Anamed International* A-3 im Raum Stuttgart an und schickte Ernte und Saatgut in von Malaria betroffene Länder. Für diese vorbildliche Entwicklungshilfe ließ das Land Baden-Württemberg 50.000 Euro springen. Doch als die Nachfrage nach getrockneten A-3-Blättern in Deutschland stieg, war Schluss mit lustig. Wegen des Vertriebs illegaler Arzneimittel zeigte ein Berufskollege den Verein an, Hirt delegierte daher den Vertrieb an die Firma *Teemana*. Erfolglos, weitere Anzeigen folgten. 2019 übergab *Teemana* dem Landratsamt Rems-Murr zwei Packungen A-3-Bätter. Das nun mit der Untersuchung beauftragte *Chemische und Veterinäruntersuchungsamt* in Karlsruhe monierte, aufgrund des Namens – *Teemana* – sei davon auszugehen, dass das Produkt ein Tee sei. Tee sei ein Lebensmittel, und dafür gälten seit Inkrafttreten der Novel-

Food-Verordnung spezielle Vorgaben. *Artemisia annua* wurde vor dem Stichtag 15. Mai 1997 in der EU nicht *„in nennenswertem Umfang für den menschlichen Verzehr verwendet"* und muss eine Sicherheitsprüfung bestehen, sonst darf der Tee nicht verkauft werden. Ein solches Verfahren ist aufwendig und kostet hunderttausende Euro, die *Teemana* nicht in der Portokasse hat. Und so werden derzeit die Blätter als „Rohstoff" deklariert mit dem Hinweis „nicht zum Verzehr geeignet".[3]

Aber die Artemisia-Gegner beim Landkreis führen (in wessen Auftrag wohl?) ihren juristischen Kampf gegen *Teemana* weiter, bezeichnen das Etikett als Täuschung und behaupten nun, da immer mehr Menschen durch den Tee gesund werden, der Tee müsse sogar als Arzneimittel angemeldet werden, was Kosten von bis zu einer Milliarde Euro mit sich bringen würde. Und das für eine Pflanze, die jeder selbst anbauen kann und die seit 2.000 Jahren in Asien als Gewürz Verwendung findet! Für die Verbraucher gilt daher nun: In Zeiten sinnlosen Regulierungswahns ist Kreativität gefragt! Und *Artemisia annua* ist ein weiteres Beispiel dafür, dass es der großen weltweiten Organisation WHO, die das Wort Gesundheit in ihrem Namen trägt, offenbar weniger um Gesundheit als ums Geld geht.

Hans-Martin Hirt, der einige Jahre als Entwicklungshelfer gearbeitet hat und sich wünscht, dass einheimisches Wissen geprüft, geschützt und zum Wohle der Bevölkerung verwendet wird, schreibt in seiner Monographie über die „Nobelpreispflanze" *Artemisia Annua*:

> *„Seit Alma Ata fordert die WHO das Einbeziehen ‚Traditioneller Medizin' in die ‚Community Health'. Freilich führt die Abteilung der traditionellen Medizin bei der WHO (nur eine Halbtagsstelle!) ein Schattendasein."* Und weiter: *„Schon jetzt haben 70 Prozent der Menschen in der Dritten Welt keinen genügenden Zugang zur ‚modernen Medizin'. Schon jetzt ist für Millionen von Kranken die sinnvolle Verwendung ihrer eigenen Heilpflanzen ein unbezahlbarer Luxus, da die Lizenzen in ausländischen Händen liegen.* ***Das Wissen eines Heilers kann als ‚bisher unbekanntes Verfahren' von westlichen Pharmafirmen patentiert werden*** *… Nirgendwo wird beschrieben, warum denn nun auf einmal heute dieser*

Tee nicht mehr eingesetzt werden soll. Ist es, weil ein Tee (zurzeit noch) nicht patentiert werden kann, also praktisch keinen Gewinn abwirft? In der Tat gibt es bei der Umwandlung in ein Medikament einige Probleme: Der Hauptwirkstoff, das Artemisinin, ist nur schwer öl- oder wasserlöslich. Industriell werden die Blätter mit Hexan (Benzin) ausgezogen, das Hexan wird zurückdestilliert oder verpestet die Umwelt, und der gewonnene Extrakt wird chromatographisch gereinigt und dann zu z.B. Tabletten gepresst."[4]

Eine einzige A-3-Pflanze produziert genügend Blätter, um bis zu 10 Patienten zu behandeln. Der Behandlungspreis liegt unter 1 Prozent des bisherigen Preises für importierte Arzneimittel, und Kliniken, die A-3 selbst anbauen, können sich in Kriegs- oder Krisenzeiten selbst mit *Artemisia annua* versorgen. 6 Gramm Tee – die empfohlene Dosierung bei Krebs – kosten zwei Euro täglich, eine einzige Injektion mit der gleichen Menge Wirkstoff kostet 235 Euro. Das erste will die EU verbieten, das zweite ist erlaubt!

Die therapeutische Bandbreite der *Artemisia annua* ist wegen der Vielzahl ihrer Inhaltsstoffe erstaunlich. Sie wirkt gegen Malariaparasiten, Malaria, Schmerzen, Koliken, Durchfall, Erbrechen und Krämpfe (daher geeignet für Morbus-Crohn-Patienten). Sie wirkt zudem immunstimulierend, antithrombotisch (Covid-19-Impfung!) und beruhigend.[5]

Falls Sie mal räuchern wollen ☺: Der Bestell-Link zu Artemisia-blättern oder -tee: www.teemana.com

P.S.: Das Aroma von A-3 ist einzigartig und unwiderstehlich, würzig süß mit leicht bitterer Note. Seit ich Räucherware zuhause habe, liegt immer ein kleines Säckchen auf meinem Schreibtisch.

19.4. Weihrauch in der Tumortherapie

1991 erkrankte Marina Weigel im Alter von 35 Jahren an Krebs. Wie in diesen Fällen üblich, machten die Ärzte ihr Angst. Sie drohten: „*Wenn Sie nicht gleich die Behandlung beginnen, sterben Sie!*" und empfahlen die Methoden der klassischen Onkologie: Chemotherapie, Operation, Zytostatika. Marinas Bruder war davon überzeugt, dass dies nicht der richtige Weg sei und suchte nach Alternativen. Er stieß auf das Harz des Weihrauchbaumes. Als er seiner Schwester den Vorschlag machte, einen Versuch mit Weihrauch zu wagen, reagierte die Familie entsetzt: „*Willst Du sie umbringen?*" Vielleicht wäre Marina bereit gewesen, sich auf das Experiment Weihrauch einzulassen, wenn das Heilmittel damals in der westlichen Medizin ein Begriff gewesen wäre. Doch die ersten Forschungsergebnisse über die Heilwirkung von Weihrauch wurden erst im Jahr ihrer Erkrankung, 1991, von dem Pharmakologen Prof. Hermann Ammon in einem medizinischen Fachmagazin veröffentlicht und von der Fachwelt zunächst nicht ernst genommen. Bei Marina Weigel konnte weder die Amputation der Brust, noch die Chemotherapie die Ausbreitung des Krebses aufhalten, sie starb wenige Monate nach der Diagnose.

Olibanum, das Harz des Weihrauchbaumes, wird seit Jahrtausenden als Heilmittel verwendet. Bis Mitte des 20. Jahrhunderts war Weihrauch Bestandteil des »Deutschen Arzneibuches« und wurde von Ärzten verordnet – unter anderem bei Heiserkeit, Gicht, Rheuma sowie bei Blasen- und Nierenleiden. Im Zuge der rasanten Entwicklung chemisch-synthetischer Wirkstoffe geriet Weihrauch als Heilmittel in Vergessenheit. Seit einigen Jahren erlebt Weihrauch eine Renaissance und das komplexe Wirkstoffgemisch ist Gegenstand vieler wissenschaftlicher Untersuchungen. Inzwischen gibt es unzählige Studien, die sich mit der Wirkung des Weihrauchs befassen. Erwiesen ist, dass verschiedene Weihrauchwirkstoffe Enzyme hemmen, die für Entzündungsprozesse im Körper verantwortlich sind. Berichtet wird u.a. über eine Wirksamkeit bei rheumatoider Arthritis, Kniegelenks-Arthrosen, entzündlichen Darmerkrankungen wie Colitis Ulcerosa oder chronischer Colitis, Morbus Crohn, Asthma bronchiale und Multipler Sklerose. Weihrauch wird auch begleitend in der Tumortherapie eingesetzt. Es ist wissenschaftlich belegt, dass er die Gewebevermehrung verschiedener Tumorzelllinien verhindert (u.a. aggressive Hirntumore, Leberkarzinome). Die wichtigsten Studien finden Sie auf der Webseite von Prof. Hermann Ammon, dem Pionier der Weihrauchforschung, der nach der ersten Publikation seiner Forschungsergebnisse 1991 von vielen Kollegen ausgelacht wurde: www.boswellia.org

Im von Prof. Ammon herausgegebenen Buch über die Anwendung von Weihrauch in der westlichen Medizin[24] fand ich einen interessanten Hinweis: Beim Mammakarzinom zeigten in-vitro-Versuche, dass ein alkoholischer Extrakt aus Blättern von *Boswellia ovalifoliolata* zytotoxisch (*zellzerstörend*) und apoptotisch (*den Zelltod hervorrufend*) wirken. Ein alkoholischer Extrakt aus dem Harz von *Boswellia thurifera* erwies sich im Reagenzglas als zytotoxisch bei menschlichen Brustkarzinomzellen.[25] Dr. Rainer Etzel berichtet in diesem Buch über einen Fall aus seiner Praxis, es ist die erstaunliche Heilung einer jungen Frau mit Hirntumor: Eine 27-jährige Patientin, schwanger im 5. Monat, kommt erstmals in die Praxis. Die *Universitätsklinik Kassel* hat die junge Frau austherapiert nach Hause entlassen. Nach mehreren Operationen, Chemotherapie und Bestrahlung hat sich erneut ein Rezidiv des Hirntumors (Astrozytom) gebildet. Die Patientin hofft, wenigstens bis zur Geburt des Kindes zu überleben. Dr. Etzel verordnet 3 Mal täglich 3 H15 *Ayurmedia*-Kapseln à 400 mg. Drei Monate nach Beginn der Therapie verbessert sich der Zustand der Patientin. Noch 10 Jahre später ist die Patientin völlig beschwerdefrei und Mutter eines gesunden Sohnes. Mehrere Nachuntersuchungen ergaben nur noch eine Zyste, in der sich keine Tumorzellen befinden. Sieben Jahre nach Beginn der Therapie konnten die Weihrauchkapseln abgesetzt werden. Bis heute hat sich kein Rezidiv gebildet.

Auch mein früherer Hausarzt Dr. Benno Wölfel setzt Weihrauch begleitend in der Therapie von aggressiven Hirntumoren ein. Ein Patient mit einem Glioblastom, einem aggressiven Hirntumor, überlebte seine Prognose um 12 Jahre. „*Weihrauch ist kein Wundermittel, aber nachgewiesenermaßen ein wirksames Heilmittel.*“, sagt der Art und Biochemiker Arnold Zilly. Tumorpatienten, die sich für eine biologische Therapie entscheiden, behandelt er immer mit Weihrauch und Dopamin. Dopamin, der Botenstoff, der häufig auch als Glückshormon bezeichnet wird, hemmt die Gefäßneubildung bei Tumoren; bei einigen Tumoren tötet Dopamin die Tumorzellen direkt ab.

Die Myrrhe, das zweite Geschenk der Heiligen Drei Könige an das Jesuskind, hat schon zu biblischen Zeiten medizinisch eine Rolle gespielt, hat sich jedoch in der modernen Onkologie noch nicht behauptet, obwohl ihre krebszellhemmenden Eigenschaften aus Laborversuchen bekannt sind. Amerikanische Mediziner berichteten 2001 in der Fachzeitschrift »Journal of Natural Products«, ein Extrakt aus Myrrhe scheine besonders vielversprechend für die Behandlung von Brust- und Prostatakrebs. Das Myrrhe-Mittel blockierte im Reagenzglas ein Eiweiß, das Krebszellen schneller wachsen lässt, das habe die Krebszellen vernichtet. Die Wissenschaftler hofften damals, innerhalb der nächsten fünf bis zehn Jahre ein Krebs-Medikament aus Myrrhe-Extrakt entwickeln zu können.[26] Bis heute hat meines Wissens kein Pharma-Unternehmen ein Myrrhe-Medikament auf den Markt gebracht. Es ist offenbar wie beim Weihrauch: Es lohnt sich einfach nicht.

Ich persönlich mache seit Jahren gute Erfahrungen mit selbst hergestellten Kapseln, die neben Weihrauch als Hauptbestandteil auch einen kleinen Anteil Myrrhe enthalten. Der Heuschnupfen, unter dem ich seit meiner Kindheit litt, ist verschwunden, Magen-Darmbeschwerden wurden gelindert. Mehr Informationen finden Sie in meinem Buch »Weihrauch – das Elixier der Heilung«.[27]

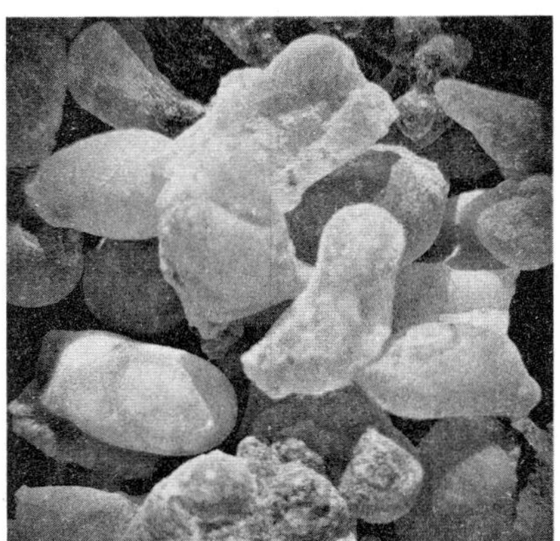

Abb. 62: Weihrauch

19.5. Vorsicht vor „Wundermitteln“

Es wäre sicherlich naiv zu glauben, dass es genügt, Heilkräuter einzunehmen, und der Krebs verschwindet wie von Zauberhand. Das wäre die gleiche Monomanie, die alternative Therapeuten klassischen Onkologen vorwerfen. Ein Kraut allein wird Krebs ebenso wenig heilen können wie eine Operation, Chemo oder Bestrahlung. Der TCM-Meister Martin Georg Kiechle beobachtet mit Unbehagen, dass immer neue Wundermittel im Internet angepriesen werden.

> *„Irgendwo fällt etwas in irgendeinem Land vom Baum, ein findiger Geschäftsmann sammelt es ein und vermarktet es gewinnbringend mit wundersam anmutenden Heilversprechen. Da wird künstlich ein Hype erzeugt. Und es ist ja auch überhaupt kein Problem, einen arbeitslosen Biochemiker zu finden, der ein Buch über irgendeine magische Substanz schreibt und seinen Doktortitel daruntersetzt. Welchen Doktortitel er überhaupt hat, das interessiert doch keinen, Hauptsache, es vermittelt den Anschein von Wissenschaftlichkeit.“*

„Wundermittel“ kommen und gehen. Es gab einen riesigen Hype um den Saft einer Frucht, die in Australien den Namen „rotten cheese fruit“ – übersetzt Gammelkäse-Frucht trägt – die Noni-Früchte riechen nach ranzigem Käse. Der Saft der Noni wird als Allheilmittel vermarktet, er soll auch vor Krebs schützen. In letzter Zeit ist es allerdings eher ruhig geworden um den Wundersaft ... Offenbar nutzt er nicht viel, schadet aber auch nicht.

Heilpflanzen sind Hilfsmittel und entfalten möglicherweise in ihrem Ursprungsland eine andere Wirkung als hier, weil die Lebensumstände der Menschen dort andere sind als hier. Deswegen empfiehlt Martin Kiechle, in sich hineinzuhören und zu -spüren und sich bewusst zu machen, dass alles, was eine Wirkung hat, auch Nebenwirkungen hat, und das gilt nicht nur für synthetische Medikamente, sondern auch für natürliche Substanzen. Die beste Heilpflanze kann, wenn sie falsch oder zu oft verwendet wird, auch gesundheitlichen Schaden anrichten, das ist das Gesetz der Polarität: Stumpf kann es nur geben, wenn es spitz gibt, ohne Wärme keine Kälte, ohne Dunkelheit kein Licht. Ein Mensch kann nur heil werden, wenn er erkennt, was zu seiner Erkrankung geführt hat. Und wenn er erkennt, dass es nicht um den „Kampf" gegen etwas geht. Ein Tumor meint es nicht böse, ganz im Gegenteil, er ist eine Heilungsreaktion und ein Hilferuf. Er signalisiert, dass etwas aus dem Gleichgewicht geraten ist. Symptome wie geschwollene Lymphknoten, Zysten oder Metastasen sind der Versuch des Körpers, das Problem zu lösen. Die Geschenke aus der Apotheke Gottes können als Bausteine eines ganzheitlichen Therapiekonzepts den Genesungsprozess gut unterstützen, doch DAS EINE Wundermittel gegen Krebs gibt es nicht. Das Wunder der Heilung kann nur geschehen, wenn ein Mensch den Krebs nicht als Feind betrachtet, sondern als Freund. Integration statt Kampf, um Regulation auf allen Ebenen zu ermöglichen – Körper, Geist und Seele. Der Ethnomediziner Dr. Ingfried Hobert formuliert es so:

> *„Krebs verwirklicht körperlich, was seelisch im entsprechenden Bewusstseinsbereich notwendig wäre. Die Entartung der Zellen ist ein verzweifelter Überlebenskampf der bis auf den Tod gereizten Zelle, vergleichbar den Verzweiflungstrieben sterbender Bäume."*

Heilung wird möglich, wenn der Erkrankte den Krebs als Initiation versteht:

> *„Mutiges Leben der Möglichkeiten zu Grenzerfahrungen, Lebensimpulsen nachgehen, sich eigenen ausgefallenen Vorstellungen und kühnen Fantasien öffnen, sie mutig und ruhig auch gewagt wachsen und expandieren lassen."*[26]

Zum ganzheitlichen Genesungsprozess gehört daher auch, falsche Programmierungen, Traumata und Konflikte aufzulösen und es so dem Körper zu ermöglichen, in die Selbstheilung zu gehen.

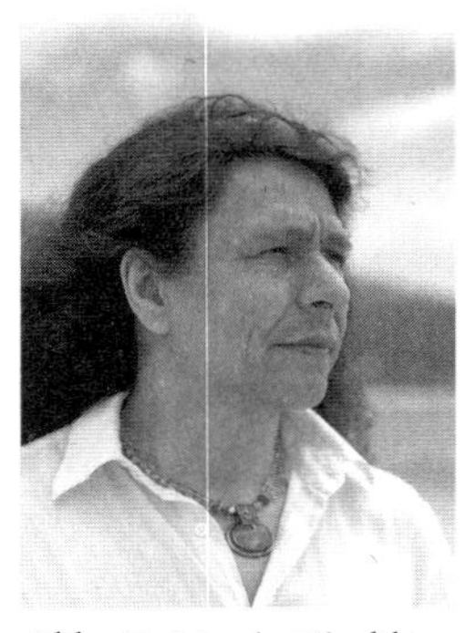

Abb. 63: Martin Kiechle

20. Chemo? Nein danke!

20.1. Demut – der Youtuber Philipp Mickenbecker legte sein Schicksal in Gottes Hand

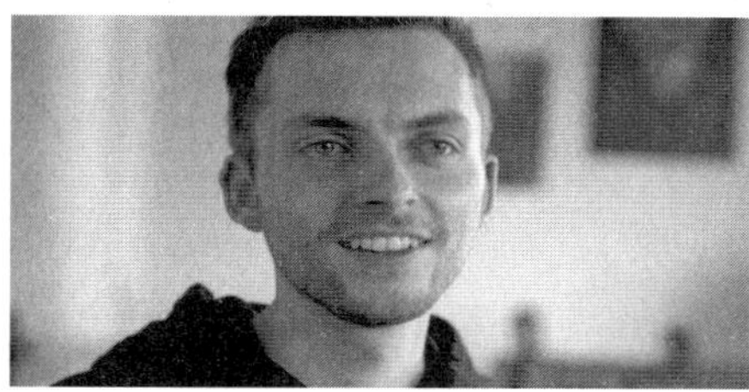

Abb. 64: Philipp Mickenbecker (1997-2021)

Er war wohl der bekannteste Tumorpatient Deutschlands: Philipp Mickenbecker. Zusammen mit seinem Bruder Johannes berichtete er auf seinem YouTube-Kanal „The Real Life Guys“ (1,34 Mio. Abos im Mai 2021) über verrückte Projekte: ein selbst gebautes U-Boot, ein Offroad-Rollstuhl, eine fliegende Badewanne. Mit ihren Videos erreichten die Brüder von der hessischen Bergstraße oft mehrere Millionen Zuschauer. Doch Philipp war sterbenskrank, er hatte Krebs im Endstadium, als er 16 war, war die Diagnose Lymphdrüsenkrebs gestellt worden. Er machte eine Chemo-Therapie und schien geheilt, doch der Krebs kehrt zurück. Diesmal verzichtet Philipp wegen der schrecklichen Nebenwirkungen auf die Chemo – *„Ich lag im Bett und war nicht einmal in der Lage, den Rollladen hochzuziehen“* – und forderte Gott heraus. *„Wenn Du möchtest, dass ich wieder gesund werde, dann lass Feuer vom Himmel regnen.“*, sagte er eines Tages, und siehe, es regnete Feuer. Vor seinem Fenster hatte ein Unbekannter einen Feuerwerkskörper gezündet, Philipp fand nicht heraus, wer es war. Was für Philipp wie eine Challenge begonnen hatte, wurde zum starken Glauben daran, dass es Gott gibt. Im August 2020 erschien sein Buch: »Meine Real Life Story – und die Sache mit Gott«. *„Wenn Du denkst, dass es Gott nicht gibt oder dass es langweilig oder irgendwie crazy ist, an ihn zu glauben, solltest Du dieses Buch besser nicht in die Hand nehmen. Oder vielleicht erst recht.“*[1]

Wie durch ein Wunder wurde Philipp wieder gesund und drehte Videos mit seinem Bruder und seinen Freunden. Dann der nächste Schicksalsschlag: Philipps geliebte Schwester Elli stirbt im Alter von 18 Jahren beim Absturz eines selbst gebauten Ultra-Leichtflugzeuges, eigentlich hätte Philipp zuerst in den Flieger steigen sollen ... Der Schock sitzt tief, der Krebs kehrt zurück, Endstadium. Die Ärzte sagen, Philipp habe höchstens noch zwei Monate zu leben und geben dennoch die Hoffnung auf ein zweites Wunder nicht auf. *„Der Arzt guckt mich jedes Mal an und sagt: ‚Ich hab Dich schon mal zum Sterben nach Hause geschickt, damals bist Du auch wieder fit geworden.‘ Er hat die gleiche Hoffnung wie ich, dass ich nochmal gesund werde.“* Philipp dokumentiert seine Krankheitsgeschichte eloquent und mit strahlendem Lächeln für seine Fans auf YouTube. Was ihm die Energie gibt, weiterzumachen, sind die Rückmeldungen vieler Zuschauer, denen seine unglaubliche Geschichte über die Kraft des Glaubens Mut macht.

Im April dieses Jahres dann schockierende Bilder: Auf Philipps Brust klafft eine offene Wunde. Durch das Loch in der Brust sieht man bereits den Herzbeutel und das umliegende Lungengewebe. Auf dem CT ist deutlich erkennbar, dass der Tumor inzwischen riesig geworden ist. *„Das Hauptproblem, das ich im Moment habe: Ich habe in letzter Zeit ziemlich Atemnot bekommen, weil der Tumor hier unten das Herz verschiebt und das Herz in die Lunge gedrückt wird. Deswegen kann ich nicht gut atmen und nicht gut reden.“*

Und im Mai – nichts für schwache Nerven – *„das wahrscheinlich ekligste Update bisher“*: Unmengen von Maden und Würmern krabbeln in Philipps offener Wunde, vermutlich, nachdem eine Fliege dort Eier gelegt hatte. *„So starke Schmerzen hatte ich noch nie.“*, sagt Philipp, der blass und erschöpft wirkt, immer noch mit einem tapferen Lächeln in die Kamera. Der Arzt habe hunderte von kleinen Maden aus der Wunde gezogen und anschließend ein Mittel aufgetragen, durch das die Tiere aus der Wunde rausgeschwemmt werden. *„Das krasse war, dass ich im Wartezimmer saß und ich hatte obenrum nichts an und einen riesigen Verband drüber und dann sind die ganzen Maden rechts und links aus dem Verband raus, weil das Mittel die da rausgezogen hat.“* Auch nach seinem Arztbesuch muss Philipp zu Hause noch weitere, durch

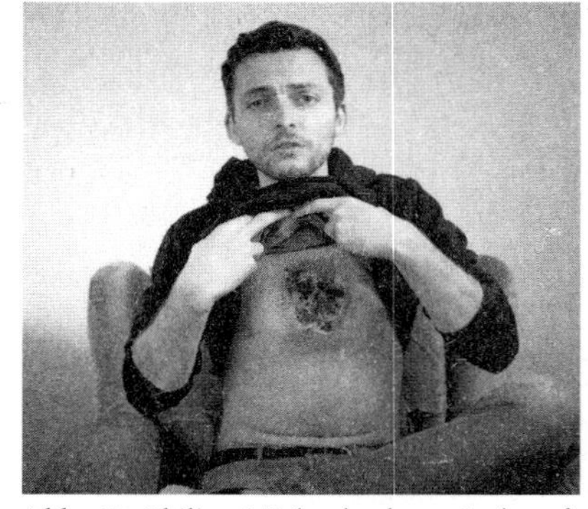

Abb. 65: Philipp Mickenbecker mit der offenen Wunde

das Medikament getötete Maden aus der Wunde entfernen. *„War schon echt ein sehr, sehr interessantes Erlebnis.“*, schüttelt er schmunzelnd den Kopf. Philipp verwest bei lebendigem Leibe und hadert dennoch nicht mit Gott. Er fühlt sich inspiriert vom Buch Hiob: *„Hiobs Körper war ebenfalls von eiternden Geschwüren und Würmern geplagt, doch verlor er seinen Glauben an Gott nicht.“ „Denn er verwundet und er verbindet, er schlägt, doch seine Hände heilen auch.“* Wie Hiob glaubt Philipp an ein Leben nach dem Tod. *„Gott wird am Ende alles gut machen, selbst wenn es nicht hier auf der Erde ist.“*[2]

Philipp starb am 9. Juni, wenige Tage vor seinem 24. Geburtstag. Einen Tag nach seinem Tod veröffentlichten sein Bruder und Freunde auf *Youtube* ein Video, im Gedenken an den mutigen jungen Mann, der sein Schicksal in Gottes Hand legte. Und sie blendeten seine letzte Nachricht an seine Freunde ein. *„Der Pfleger hat gerade gefragt, ob ihr wegen mir da wart und war sehr berührt. Der konnte gar nicht aufhören zu sagen, wie schön das war und wie stark und besonders das von euch war.“* Philipp zelebrierte sein Leben und sein Sterben öffentlich und legte sein Schicksal in Gottes Hand. Er glaubte nicht daran, dass alternative Krebstherapien ihn heilen könnten.

20.2. Mut – Marina Kramer besiegt den Brustkrebs mit einem ganzheitlichen Konzept

Marina Kramer hat sie in der Klinik gesehen: Die Frauen, die glaubten, mit einem einzigen „Wundermittel“ ihren Brustkrebs besiegen zu können, und damit gescheitert sind. Und sie hat Frauen gesehen, die zwar auf die Chemotherapie verzichteten, sich aber die Brust amputieren ließen. Genau an derselben Stelle bildeten sich neue Tumore. Ich habe Marina kennengelernt während der Recherchen zu diesem Buch, im 30. Todesjahr der Schwester meines Partners Mika. Sie war bereit, mir ihre Geschichte zu erzählen, und ich hatte den Impuls, ihr den Namen von Mikas Schwester zu geben, weil so ein Teil von ihr weiterlebt. Und weil „Marina“ ihren wahren Namen nicht nennen kann – sie arbeitet in der Pharmabranche. *„Ich habe keine Angst vor dem Krebs, ich habe nur Angst vor der Chemo.“*, sagt sie.

Am 1. März 2021 wurde bei einer Mammografie ein Mammakarzinom diagnostiziert. Drei Tage später entnahm man Marina im Brustzentrum einer Universitätsklinik bei einer Nadel-Biopsie Gewebe. Neun Tage wartet Marina auf den Anruf der Klinik – inzwischen legt die gerade ausgerufene Pandemie den Krankenhausalltag lahm. Endlich meldet sich die Klinik, die Diagnose ist ein Schock: Es ist nicht nur die Vorstufe eines Tumors, ein Karzinom wurde gefunden. Die empfohlene Therapie: Mastektomie, also Amputation der Brust und ein Zyklus Chemotherapie. Das Gespräch dauert gerade mal drei oder vier Minuten. Marina weiß sofort: Eine Chemotherapie wird sie nicht machen. Sie kennt mehrere Frauen, die diese Tortur hinter sich gebracht haben, alle sind seelisch und gesundheitlich angeschlagen. Knochenschmerzen, dünne Haare, gestörtes Nagelwachstum, Neigung zu Ödemen. Die meisten sind inzwischen gestorben. *„Je jünger man ist, desto mehr Chancen hat man, die Chemo zu überleben, mit zunehmendem Alter wird es immer schwieriger.“*, sagt Marina, sie ist 51 Jahre alt. Sie sagt sämtliche Termine an der Uniklinik ab und wechselt zu einer Klinik, die sich auf biologische Krebsabwehr spezialisiert hat. Dort lässt sie das Karzinom operativ entfernen.

Danach stellt Marina ihr Leben auf den Kopf: Während sie früher Allesesserin war, verzichtet sie nun komplett auf Zucker, Fleisch, Milchprodukte, Kaffee und ernährt sich vegan mit viel Rohkost und grünen Smoothies, alles Bio und in *Demeter*-Qualität. Sie trinkt Schungit-Wasser. Sie isst täglich Knoblauch und Zwiebeln. Sie beginnt ihren Körper mit einem hochwertigen Basenkonzentrat zu entsäuern, vertreibt Parasiten mit der Säure-Basen-Schaukel und der wilden Karde. Um entstandene Toxine auszuleiten, nimmt sie medizinisches Zeolith, außerdem täglich hoch dosiert Vitamin D3 plus K2, Kurkuma, Eisen + *Artemisia annua,* liposomales Glutathion, Q10, Alpha-Liponsäure, den Heilpilz *Cordiceps,* Weihrauch und DMSO, ab und zu Brennesselextrakt, medizinisches CBD-Öl, Spirulina, Acerola-Pulver, Omega 3-Öl, Olivenblattextrakt, , C60, B 17 in Form von zwei bis drei Aprikosenkernen pro Tag, Indol-3-Carbinol, das Senföl wird während des Verdauungsprozesses in eine Substanz umgewandelt, Diindolymethan, kurz DIM, das die Aktivität zweier Proteine hemmt, die an der Krebserkrankung beteiligt sind. DIM kann die Streuung von Krebszellen um 80 Prozent vermindern. Indol-3-Carbinol schützt insbesondere vor Brust- und Prostatakrebs. Marina nimmt nicht sämtliche Substanzen ständig ein, sondern wechselt ab, eine Art Schaukeltherapie.

Marina macht Fußbäder mit Magnesiumchlorid, Meditationen mit heilenden Frequenzen, Trauma-Arbeit, Sport und Spaziergänge im Wald. Die Störfelder im Haus wurden mit der russischen Torsions-Technologie neutralisiert.

Die Operationswunde pflegt Marina mit Aloe Vera und behandelt sie mit Hochfrequenz. Ihr Heilpraktiker macht eine Thermografie: Sie ergibt keine weiteren pathologischen Veränderungen. Anmerkung des Heilpraktikers: Wenn sich bei einem Tumorgeschehen Mikrokalk bildet, sieht man das in der Mammografie. Bildet sich kein Mikrokalk, kann man einen Tumor mit der Mammografie nicht erkennen. Der einzige schulmedizinische Weg, um Krebs sicher zu diagnostizieren, ist die Biopsie, die, wie in Kapitel 4 beschrieben, Metastasen machen kann. Die Mammografie ist zurzeit das einzige System, das verdächtigen Mikrokalk – ein möglicher Hinweis auf sehr frühen Milchgangs-Krebs – entdecken kann. Dennoch kommt es immer wieder zu falsch negativen und falsch positiven Befunden, und es kommt vor, dass schnell wachsende Tumore in andere Körperbereiche gestreut haben, bevor sie bei der Mammografie entdeckt werden. So viel zum Thema freiwilliges Mammografie-Screening für alle Frauen ab 50.

Außerdem geht Marina regelmäßig zur Galvanotherapie, bei der Tumorzellen ohne operativen Eingriff mit Gleichstrom elektrolytisch abgetötet werden. (siehe Kästchen)

Grund der Einweisung:
51-jährige mit der ED eines Mammakarzinoms rechts ED 03/2021 zur BET am 23.04.2021

Tumorklassifikation:
pT3 L0 V0 pNx G2 R1 (nach lateral, ventral und kranial)

Immunhistochemie:
ER: positiv; 8/8
PR: positiv; 7/8
Her-2 neu: negativ; 1+
Ki-67: 20%
Besiedlung durch multiresistente Erreger unbekannt

Diagnose(n): **Datum** 03/2021 **Diagnose** ED Mamma- Ca

Stadium:
Lokalisation:
Metastasierung:
Histologie: **26.04.2019 / Stanzbiopsie rechts / Pathologie Uniklinik Köln:**
Stanzbiopsien der Mamma rechts oben innen mit Anteilen eines papillären Tumors.
Kein Nachweis eines invasiv wachsenden Tumors.

Immunhistochemie:
p63: regelrechte Expression basal; fokal keine Expression

Abb. 66: Befund nach Biopsie am 1.3.21: Proliferation = Vermehrungsrate der Tumorzellen („Ki-67") = 80 Prozent.

Abb. 67: Befund sechs Wochen später nach operativer Entfernung des Tumors und ganzheitlichem Therapiekonzept: Vermehrungsrate nur noch 20 Prozent.

Prätherapeutische Vorstellung bei Rezidiv Mamma-Ca rechts
51 Jahre, perimenopausal, familiärer Risikoscore 1
NST + DCIS G2 Her2neu neg ER 95% PR 60% Ki67 80%
rcT2 rcN0

aktuell
01.03.2021 Mammographie rechts unten innen 42 mm (Kategorie 5), Mikrokalk
03.03.2021 Vakuumbiopsie sonographisch (handheld) rechts unten innen.
Befund: Invasives duktales Karzinom/Invasives Karzinom NST mit In-Situ Anteil G3
Her2neu (1) ER 95% PR 60% Ki67 80% Ki67 80%

Sechs Wochen nach der Diagnose, sechs Wochen, nachdem Marina – unterstützt von ihrer Familie – ihr Leben völlig umgekrempelt hat, die nächste Untersuchung an der Klinik: Erneut wird die Proliferationsrate gemessen, also, wie viele Tumorzellen sich in der Zellteilung befinden. Die Proliferationsrate ist von 80 Prozent auf 20 Prozent gesunken. Spektakulär! Marina ist nach erstaunlich kurzer Zeit auf dem Weg zu vollständiger Genesung. Die Tumorkonferenz der Klinik spricht eine Empfehlung aus: eine Anti-Hormon-Therapie kombiniert mit Bestrahlung. Marina lehnt dankend ab, sie geht weiter den ganzheitlichen biologischen Weg. Ende Oktober gab es eine erneute Kontrolle der Blutwerte: Sämtliche Parameter sind im Normalbereich, ein Grund, die Sektkorken knallen zu lassen! Marina warnt allerdings eindringlich davor, ihr Heilungsprotokoll als Vorlage zu benutzen und eins zu eins zu übernehmen. *„Jeder Mensch ist einzigartig und reagiert unterschiedlich. Die EINE Therapie, die jedem hilft, gibt es nicht. Jeder sollte auf seinen inneren Arzt hören. … Es ist wichtiger denn je, dass die*

Menschen bereit sind, außer dem Verstand noch eine andere Institution in sich zu entdecken.", sagt György Irmey von der *Gesellschaft für Biologische Krebsabwehr* (GfbK) in Heidelberg. Die GfBK informiert und berät seit fast 40 Jahren kostenlos und unabhängig über Möglichkeiten biologischer Therapien bei Krebs. Schließlich hat kaum jemand das Wissen, das Marina sich in den Jahren ihrer Tätigkeit als Pharmareferentin angeeignet hat. Deshalb empfiehlt sie betroffenen Frauen, die nicht den konventionellen Weg gehen möchten, sich unbedingt von erfahrenen, auf biologische Krebsabwehr spezialisierten Therapeuten beraten und begleiten zu lassen.

Mit Gleichstrom Krebs heilen – die Galvano-Therapie

Der Pariser Hautarzt F. J. Darier (1856-1938) berichtete über die Behandlung von Tumorpatienten durch perkutane Nadelelektroden und Strom. Die Therapie wurde verfeinert, neue Geräte entwickelt, und heute könnte man die Galvanotherapie wohl als humane Form der Tumorbehandlung bezeichnen. Bei dieser Therapie, auch *Electro-Cancer-Therapy* (ECT) genannt, werden positiv und negativ geladene Elektroden auf beiden Seiten des Tumors angebracht, dann wird Gleichstrom durch den Tumor geleitet. Gegenüber gesunden Zellen besitzen Tumorzellen eine erhöhte elektrische Leitfähigkeit. Weil der Strom den Weg des geringsten Widerstands geht, wirkt er im kranken Gewebe und schont das gesunde.

Während der Behandlung kommt es innerhalb der Krebszelle zu einer elektrischen Umpolung, wodurch sich der pH-Wert verschiebt. Innerhalb der Krebszelle wird Salzsäure produziert, die die Zellmembranen zerstört, das Tumorgewebe stirbt ab und wird in den Wochen nach der Behandlung vom Körper abgestoßen oder durch bestimmte Fresszellen des Immunsystems abgetragen. Es gibt keine Nebenwirkungen. Je nach Lage und Größe des Tumors variiert die Häufigkeit der Behandlung.

Die ECT eignet sich besonders für die Behandlung von außen zugänglichen Tumoren, die ohnehin kaum auf eine Chemo- oder Strahlentherapie ansprechen: Brust-, Haut- (Basaliom, Spinaliom, Melanom), Leber-, Magen-, Lungen-, Lymph-, Prostata-Tumore und Metastasen. Die ECT lässt sich gut mit herkömmlichen Therapien, Hyperthermie sowie Immun- und biologischen Therapien kombinieren. In China und in Russland, wo die Elektro-Medizin einen hohen Stellenwert hat, wird die ECT in tausenden

Kliniken als konventionelle Tumortherapie eingesetzt. In China wurden seit 1987 über 11.000 Krebspatienten mit Gleichstrom behandelt, auch in Dänemark, Schweden und Italien gehört die Gleichstrombehandlung bei Krebs zum Standard. Die klinischen Erfahrungen belegen die Wirksamkeit der ECT, sogar noch in fortgeschrittenem Stadium. Kurzfristig sprechen zirka 78 Prozent der Patienten auf die Behandlung an, bei 2.400 nachkontrollierten Patienten lag die Fünf-Jahres-Überlebensrate bei 59 Prozent. Von solchen Zahlen können auf die klassische Onkologie fokussierte Mediziner nur träumen![8]
Die Kosten der ECT sind mit wenigen hundert Euro pro Behandlung im Vergleich zu den konventionellen Therapien günstig, doch die ECT ist keine Leistung der gesetzlichen Krankenversicherung. Der mündige Patient muss sie wie so viele sinnvolle Therapien aus eigener Tasche zahlen. Der Bochumer Heilpraktiker Dietmar Köhler behandelte gemeinsam mit Prof. Jiří Petera von der *Karls-Universität Prag* eine 84-jährige Patientin mit Vulva-Carcinom. In dreiwöchigem Abstand wurden bei ihr drei ECT-Sitzungen durchgeführt. Schon nach der ersten Behandlung begann der Tumor zu schrumpfen, nach der dritten war das Gewebe nekrotisiert. Nach der ersten Sitzung war die Patientin bereits schmerzfrei.[9] [10]

Prof. Petera wollte hierzu einen Vortrag beim *Deutschen Krebskongress* halten, wurde aber wieder ausgeladen, vermutlich, weil er über die ECT referieren wollte.

Eine neue Studie hatte das *Deutsche Krebsforschungszentrum* zur Bedingung für eine neue Beurteilung der ECT gemacht. Drei Jahre, nachdem sie sie eingereicht hatten, bekamen Köhler und Kollegen Besuch von zwei Medizinern, die das Ergebnis ihrer Überprüfung unter Verschwiegenheitsverpflichtung präsentierten. Sie bestätigten die Wirksamkeit der ECT und verwiesen darauf, dass das nicht publiziert werden dürfe. Warum nicht? Weil Big Pharma wenig begeistert wäre? Heilpraktiker Köhler vermutet, dass die ECT hierzulande auch deshalb einen schlechten Ruf hat, weil es Behandler gibt, die sich nicht gut damit auskennen und ihre Patienten schädigen. Auch die beste Therapie hat nur Erfolg, wenn der Therapeut sie perfekt beherrscht. Dietmar Köhler: „*Risiken und Chancen haben wir auf der alternativen und auch klinischen Seite. Wir brauchen einen Patienten-Schutz-Verein bezüglich alternativer Medizin!*“

20.3. Aufbruch – ganzheitliche Konzepte in der Tumortherapie

„Neue Wege entstehen, indem man sie geht."

Franz Kafka

Es gibt sie, die Mediziner, die begleitend oder alternativ zur konventionellen Onkologie biologische Krebstherapien anbieten. Da ist zum Beispiel der Arzt und Biochemiker Dr. Arnold Zilly, zu dem Tumorpatienten aus ganz Deutschland kommen. Während der Sprechstunde eilt er immer wieder mit wehendem Kittel vom Behandlungszimmer in sein Labor, zu dem außer ihm kein Mensch Zutritt hat, und kreiert Heilelixiere aus natürlichen Substanzen – individuell abgestimmt auf den jeweiligen Patienten, die er dann per Spritze und Trank verabreicht. Zu den Inhaltsstoffen äußert er sich grundsätzlich nicht, nur ein Geheimnis hat er mir einmal preisgegeben: Rote-Bete-Wurzel-Extrakt. Vertrauen ist für Arnold Zilly die Voraussetzung für Heilung – für mich ist er ein moderner Alchemist.

85 Prozent aller Pharmazeutika, die auf dem Markt sind, sind überflüssig, sagt der Ethnomediziner Dr. Ingfried Hobert. Und jedes Jahr landen 30.000 Tonnen Medikamente im Müll und verseuchen das Grundwasser. So kann es nicht weitergehen mit der Schulmedizin, meint Hobert. Er hat die ganze Welt bereist auf der Suche nach den wertvollsten Heilpflanzen aller Kulturen. Die Pflanzen aus der *„Naturschatzkiste unseres Planeten"*, wie er es nennt, hat er zusammen mit einem Biochemiker mit Hilfe moderner wissenschaftlicher Methoden auf den Prüfstand gestellt und aus den besten Kräutern und Rezepturen wirksame Heilmittel zusammengestellt.[3] In seiner *Praxis für Gesundheit* verbindet er schulmedizinische, Traditionelle Chinesische und Tibetische Medizin, Ayurveda und Ethnomedizin und handelt nach dem Prinzip, dass sich Krankheit in jedem Menschen anders ausdrückt. *„Heilung braucht zunehmend eine individualisierte Medizin und Prävention."*, sagt Hobert. Große Bedeutung haben für ihn auch *silent inflammations*, also stille Entzündungen, *Leaky Gut* oder Fehlbesiedlungen des Darms durch Pilze, Parasiten oder Störungen im Stress-Hormonstoffwechsel. Das Ziel jeder Therapie ist es, die Regulationsfähigkeit des Körpers wiederherzustellen und Rahmenbedingungen für eine Transformation zu schaffen, die Heilung möglich macht.[4]

Am Anfang jeder Behandlung steht eine individuelle Diagnostik, bei der der Ethnomediziner schulmedizinische mit anderen traditionellen Untersuchungsmethoden wie etwa der ayurvedischen Pulsdiagnose kombiniert. Zum ganzheitlichen Konzept gehören die Sanierung des Mikrobioms, Ernährungsumstellung, Entgiftung, Aufbaukuren sowie Entspannungsverfahren. Bei Krankheitsbildern wie Burnout, Rheuma oder Krebs arbeitet Ingfried Hobert mit hochdosierten Infusionen von Mikronährstoffen und wirksamen Substanzen: Curcumin, Weihrauch, Ingwer (6-Shogaol), Resveratrol, Liponsäure, Vitamin C, DMSO, Aminosäuren und Vitamine. Nach ein- bis zweiwöchiger intensiver Behandlung vor Ort kann der Patient die Therapie zu Hause mit individuell auf ihn abgestimmten Rezepturen fortführen.[5]

Ein heilsamer Umgang mit Krebs bedeutet auch zu erkennen, dass Heilung nur auf allen drei Ebenen geschehen kann: Körper, Geist und Seele. Es bedeutet, die Erkrankung als Chance zur Transformation zu sehen, daher halte ich es für keine gute Idee, im Schockzustand Ja zu sagen zu einer Operation, einer Bestrahlung oder einer Chemotherapie. Man sollte versuchen, nicht in Panik zu geraten angesichts einer schockierenden Diagnose, sondern möglichst Ruhe bewahren und sich mindestens eine zweite Meinung einholen, wenn nicht noch mehr – und sich nach Ärzten erkundigen, die auch alternative Therapien anbieten oder mit Heilpraktikern zusammenarbeiten.

Krebs – die Diagnose ist eine Chance, wieder der Stimme seines Herzens zu folgen und selbstbewusst und selbstbestimmt eine neue Vision vom Leben zu entwickeln. Spiritualität verbessert die Prognose, zu diesem Schluss sind die Forscher Helm Stierlin und Grossarth-Maticek in einer wissenschaftlichen Arbeit über Krebsrisiken und Überlebenschancen gekommen. Neben Bewegung, Ernährung, positiver Lebenseinstellung und weiteren Parametern hatten Menschen mit einer *„gefühlten Gottesbeziehung“* eine bessere Überlebenschance.[6]

20.4. Wandel in der Tumortherapie – Lothar Hirneise

„Kein Vormarsch ist so schwer wie der zurück zur Vernunft."

Bertolt Brecht

Die moderne Krebstherapie fährt schweres Geschütz auf im Kampf gegen entartete Zellen und bösartige Tumore. Krebszellen muss man töten, damit der Mensch überlebt, der Erfolg der Tumortherapien allerdings lässt sehr zu wünschen übrig, und der Patient zahlt einen hohen Preis für die aggressiven Behandlungen. In seinem Bestseller »Chemotherapie heilt Krebs, und die Erde ist eine Scheibe. Enzyklopädie der unkonventionellen Krebstherapien«[7] hat Lothar Hirneise polarisiert und sich viele Feinde gemacht, weil er das Dogma der modernen Medizin kritisiert, nämlich dass OP, Bestrahlung und Chemotherapie der richtige Weg sind, um Krebs zu heilen. Lothar Hirneise plädiert für eine Kehrtwende zu alternativen, tatsächlich wirksamen Krebstherapien.

Herr Hirneise, Sie haben die ganze Welt bereist auf der Suche nach den erfolgreichsten Krebstherapien, und Sie haben die Krankengeschichten von Tausenden von Menschen ausgewertet, die Krebs in einem sehr späten Stadium überlebt haben. Warum haben Sie das getan?

Zu dem Thema ‚Krebs' kam ich durch den Tod eines persönlichen Freundes, der an Krebs starb. Ich habe mich damals kundig gemacht, welche Therapien es denn auch außerhalb der konventionellen Therapie gab und hatte das große Glück, in London Lynne McTaggart (die Autorin des Buches »Was Ärzte Ihnen nicht erzählen«) persönlich kennen lernen zu dürfen. Sie stellte mich dann Frank Wiewel, dem Präsidenten von People against Cancer in Amerika vor, und dieser wurde dann sozusagen mein Lehrer in Sachen nicht-universitärer Krebstherapien. Das Thema Krebs faszinierte mich schon damals unglaublich und weil ich sehr schnell herausgefunden hatte, dass in der Onkologie sehr unwissenschaftlich agiert wird, hat das sozusagen den Forscherdrang in mir geweckt. Vielleicht muss ich noch kurz erwähnen, dass ich 1997 meine Firmen verkauft hatte und eigentlich geplant hatte, für ein paar Jahre nichts zu arbeiten. So war es mir möglich, zeitlich und finanziell gesehen in viele Länder zu reisen und dort Ärzte und Patienten zu interviewen, wie diese ihren Krebs besiegten. Mein Schwerpunkt war dabei von vornherein herauszufinden, wie Menschen die zum Sterben nach Hause geschickt wurden, trotz der negativen Prognose wieder gesund wurden.

Was war Ihre wichtigste Erkenntnis nach der Auswertung der gesammelten Daten?

Meine wichtigste Erkenntnis war sicherlich, als ich schon nach wenigen Jahren herausfand, dass sogenannte ‚Final Stage Survivors' immer die gleichen Dinge taten, um zu überleben: Erstens eine Ernährungstherapie, zweitens verschiedene Entgiftungstherapien und drittens geistige/mentale Therapien. Aus dieser Erkenntnis entwickelte ich dann später das heutige 3E-Programm.

Was also muss geschehen, damit ein Tumor-Patient heilen kann?

Ein Heilungsprozess ist natürlich immer ein individueller Prozess. Generell kann man aber sagen, dass niemand gesund wird, ohne energetische Prozesse durchzumachen. Diese beinhalten im Grunde genommen immer Lebensveränderungen beziehungsweise das Herausfinden der Ursache einer Erkrankung. Parallel hierzu ist es jedoch sehr hilfreich, Ernährungs- und Entgiftungstherapien einzugliedern.

Welche Rolle spielt nach diesen Erkenntnissen die Psyche bei der Tumorentstehung?

Krebs entsteht immer durch eine Stresssituation der Zelle. Natürlich können Giftstoffe oder Strahlen unsere Zellen so sehr stressen, dass daraus eine Krebszelle wird. Was jedoch heute als generelle Regel in der Onkologie angesehen wird, nämlich dass Giftstoffe oder Viren zu Mutationen führen, ist eigentlich schon längst wissenschaftlich ad acta zu legen. Wir wissen inzwischen, dass man den Zellkern einer Krebszelle durch einen gesunden Zellkern ersetzen kann, ohne dass die Zelle die Malignität verliert. Auch umgekehrt ist es möglich, in einer gesunden Zelle den Zellkern mit einem malignen Zellkern zu ersetzen, ohne dass diese Zelle maligne wird. Dieser ultimative Beweis, nämlich dass Mutationen nicht die Ursache für Krebs sein können, sondern während eines Krebsgeschehens entstehen, wird wider besseres Wissen leider bis heute an fast allen Universitäten einfach ignoriert. Was wir im 21. Jahrhundert jedoch genau wissen, ist, dass der meiste

Stress, der bei einer Zelle ankommt, über die Psyche aktiviert wird. Und hier spielen zwei Stressarten eine entscheidende Rolle in der Onkologie. Die erste Stressart ist das klassische Trauma, welches eine Zelle schnell und extrem stresst. Die zweite und meiner Erfahrung nach häufigere Stressart ist jedoch ein langanhaltender, meistens über Jahre gehender Stress, der zu einer deutlichen Absenkung des Adrenalinspiegels führt, welches man bei Krebspatienten ja auch messen kann. Dadurch entsteht in Zellen ein sogenannter Gärungsstoffwechsel und später dann die ersten Krebszellen. Mehr hierzu können Sie in meinem kostenfreien e-book nachlesen: www.3e-programm.de/3E-Protokoll-2.pdf

Und welche Rolle spielen Ernährung und Entgiftung?

Bei meinen Befragungen von ‚Final Stage Survivors' haben Ernährung und Entgiftung eine überragende Rolle gespielt. Bei der Entgiftung spielt der Säure-Basen-Haushalt, aber auch der Darm und unsere Zähne eine sehr wichtige Rolle. Bei den Ernährungstherapien hat die konsequente Einhaltung einer Ernährungstherapie eine Rolle gespielt sowie 100 Prozent biologische Nahrungsmittel. Daneben kann ich von zwei Ernährungstherapien sagen, dass diese nachweisbar zu Erfolgen bei Krebspatienten geführt haben: die Öl-Eiweiß-Kost nach Dr. Johanna Budwig und die Gerson-Therapie nach Dr. Max Gerson.

Wenn ein Patient in einem scheinbar aussichtslosen Stadium eine Heilung erlebt, nennt man das in der konventionellen Medizin „Spontanremission", heißt übersetzt: *„Der Patient hat Glück gehabt."* Ich gestatte mir den Zynismus zu sagen, da hat jemand die Tumortherapie, die nachgewiesenermaßen selbst krebsauslösend wirkt, überlebt; es sind bekanntlich hoch toxische Stoffe, mit denen versucht wird, den „bösen" Tumor auszurotten, wobei billigend in Kauf genommen wird, den Menschen erst einmal krank zu machen. Ihre Therapieerfolge belegt die Onkologie mit wissenschaftlichen Studien. Sie sagen, die fischen im Trüben, es gibt keine randomisierten Doppelblind-Studien. Können Sie diese kühne These belegen?

Der Goldstandard aller medizinischen Studien sind ja die sogenannten randomisierten Doppelblindstudien. Was die meisten Patienten und auch sehr viele Ärzte jedoch nicht wissen, ist, dass genau dieser Standard in der

Onkologie nicht angewandt wird. Angeblich, weil es ethisch nicht vertretbar wäre, einem Krebspatienten Placebos zu geben. Warum das bei anderen schweren Erkrankungen jedoch vertretbar ist, bleibt wohl das Geheimnis des Ethikrats. Anscheinend ist es auch nicht vertretbar, universitäre Therapien mit nicht-universitären Therapien zu vergleichen. Ja, es ist laut Ethikrat noch nicht einmal vertretbar, dass man Therapien, welche in anderen Ländern wie Indien oder China sehr erfolgreich sind, mit Therapien in Europa und Amerika vergleicht. Dahinter steckt leider ein von Pharmafirmen kontrolliertes System, immer nur konventionelle Therapien untereinander zu vergleichen. Und so kommt es zu der unglücklichen Situation in der Onkologie, dass es seit mehr als 50 Jahren weder Placebo-kontrollierte noch irgendwelche Doppelblind-Studien mit Chemotherapien gibt. Wohin so etwas führen kann, konnten wir ja alle 2017 erleben, als ein Apotheker aus Bottrop Tausende von Krebsmedikamenten fälschte und dies weder Patienten noch Ärzten aufgefallen war. Man muss sich das einmal vorstellen: Patienten erhalten Medikamente die teilweise mehr als 100.000 € kosten, und niemand bemerkt, ob dem Patienten ein teures Krebsmedikament oder einfach nur Wasser gegeben wird. So etwas ist nur möglich, weil die Datenlage der Krebsmedikamente katastrophal ist und Ärzte keine Ahnung davon haben, was sie da eigentlich ihren Patienten geben. Und der Ausgangspunkt hierfür ist nun mal, dass wir in der Onkologie keine echten Studien haben.

Der Vergleich mit der aktuellen Corona-Situation drängt sich auf: Das einzig probate Mittel, um der „Pandemie" zu begegnen, ist, die Bevölkerung durchzuimpfen, so lautet das Narrativ, das uns Tag für Tag quer durch alle Leitmedien wie ein Mantra vorgesungen wird. Ernstzunehmende wissenschaftliche Studien für die Wirksamkeit der Impfstoffe, die zum „Schutz" der Bevölkerung im Schnellverfahren durchgewinkt wurden, gibt es nicht. Dafür aber ernstzunehmende Hinweise darauf, dass diese Impfung – noch mehr als viele andere – die Gesundheit schädigt. Was glauben Sie? Gibt es noch einen Weg heraus aus der Impf-Diktatur?

Nein, es kann keinen Weg aus der Impfdiktatur herausgeben. Dies würde nämlich erstens voraussetzen, dass die von der Regierung eingesetzten Forscher wissenschaftlich denken, und zweitens Politiker nicht zu bestechen sind. Dass dem jedoch nicht so ist, hat ja nun Corona mehr als deutlich gezeigt. Eine weitere Parallele zur bestehenden Onkologie gibt es zusätzlich. Von dem, was nicht funktioniert (Chemotherapie/Lockdowns/Masken) macht man mehr. Also anstatt zu überdenken, ob man etwas anders macht, wenn es nicht funktioniert, macht man dasselbe erneut beziehungsweise man macht sogar von dem, was nicht funktioniert hat, noch mehr.

Im von Ihnen mitbegründeten ‚3E-Zentrum' für alternative Krebstherapien – 3E steht für Ernährung, Entgiftung, Energiegewinnung – werden die Menschen nach einem Konzept behandelt, das aus den Erkenntnissen Ihrer umfassenden Recherche über alternative Therapien entstanden ist. Was sind die wichtigsten Säulen dieser Therapie?

In unserem 3E Zentrum wenden wir als Basis die strenge Form der Öl-Eiweiß-Kost nach Dr. Johanna Budwig und verschiedene Entgiftungstherapien an. Über die Jahre konnten wir jedoch sehen, dass die Suche nach der Ursache, und Menschen beizubringen, wie sie fast kein Adrenalin mehr verbrauchen, die zwei wichtigsten Krebstherapien überhaupt sind. Aus diesem Grund liegen auch hier inzwischen die Schwerpunkte unserer Arbeit.

Wie hoch ist in Ihrem Zentrum die Heilungsquote z.B. bei Patienten, die die Schulmedizin für „austherapiert" hielt?

Hierzu verweise ich am besten auf unsere Studie:
http://hirneise.de/3e-studie/
Ergänzend möchte ich jedoch sagen, dass Zahlen für die meisten Patienten nicht sehr wichtig sind. Vereinfacht gesprochen gibt es nämlich nur Leben oder Tod, also 100 Prozent oder 0 Prozent.

Wer nicht mit dem Strom schwimmt und dennoch erfolgreich ist, macht sich oft unbeliebt. Sie sind in den Leitmedien hart umkämpft, man beschimpft Sie als „gefährlicher Heiler", „Pharmaindustrie-Verschwörungstheoretiker", auch als „Scientologe" wurden Sie schon bezeichnet. Was glauben Sie, warum reagieren manche so aggressiv auf Ihre Kritik am System und auf Ihren Aufruf zu einer friedlichen Revolution in der Tumortherapie?

Der Arztberuf ist weltweit der angesehenste Beruf. Die Hürde mit dem Numerus Clausus und die lange Zeit des Lernens sind große Hindernisse. Was in der Gesellschaft, aber auch vielen Ärzten leider überhaupt nicht bewusst ist, ist die Tatsache, wie lukrativ es ist, Medizinstudenten und Ärzte zu belügen. Und so kommt es, dass gute Ärzte mit einem humanistischen Herz und einer sehr guten Ausbildung beziehungsweise mit einem sehr großen Wissen, zweifelhafte und nicht effektive Therapien anwenden. Und dass die Überbringer schlechter Nachrichten – in diesem Fall meine Person – schon im alten Rom eine unglückliche Rolle einnahmen, habe ich schon vor vielen Jahren akzeptiert. Natürlich ist es nicht immer einfach, zu wissen, dass man recht hat und hierfür auch noch angefeindet wird. Doch Corona war sicherlich vielen Menschen eine große Hilfe, diese Problematik besser zu verstehen – eine Problematik, der ich jetzt schon seit mehr als zwei Jahrzehnten ausgesetzt bin.

Hat schon mal ein klassischer Onkologe einen Ihrer Vorträge besucht? Gibt es Schulmediziner, die erkennen, dass die Scheuklappen in eine Sackgasse geführt haben und die bereit sind, sie abzusetzen?

Es gibt viel mehr Schulmediziner, die ganzheitlich denken, als manchem bewusst ist. Vor allem Ärzte, die älter sind als 60 Jahre, habe ich sehr oft als weltoffen erlebt. Das liegt sicherlich daran, dass man einem Arzt, der mehr als 35 Jahre in seinem Beruf tätig war, nicht mehr so leicht erzählen kann, was in der Onkologie funktioniert und was nicht. Das sind dann auch die Ärzte, die zu meinen Vorträgen kommen oder mich per Mail anschreiben. Durch die vielen Gespräche mit diesen Ärzten weiß ich jedoch auch, in welchem rigiden System diese heutzutage arbeiten müssen, und kann viel besser verstehen, warum die meisten auch dann noch im System bleiben, wenn sie es aus humanitären Gesichtspunkten eigentlich nicht mehr wollen.

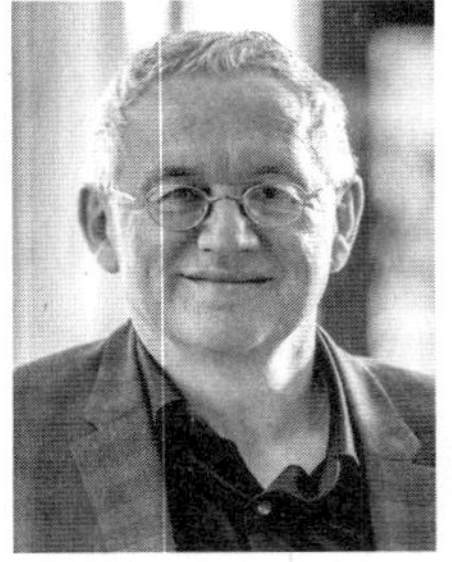

Abb. 68:
Lothar Hirneise

Herzlichen Dank, Herr Hirneise, für das Interview.

Mehr zu Lothar Hirneise:
www.3e-zentrum.de/krebstherapie

21. Das Kartell (Teil 4)

21.1. Big Pharma – Manipulation mit Methode

„Pecunia non olet" – „Geld stinkt nicht."

Das Zauberwort im modernen Gesundheitssystem lautet „Evidenzbasierte Medizin", kurz EbM.

> *„Heute werden medizinische Maßnahmen, also Untersuchungs- und Behandlungsmethoden, vorab in klinischen Studien getestet. Im Idealfall wägen Ärzte und Ärztinnen auf Basis der zurzeit besten verfügbaren wissenschaftlichen Erkenntnisse ab, welche medizinischen Maßnahmen – von der Prävention über die Diagnostik bis hin zur Therapie – für den Einzelnen infrage kommen. ... Die EbM stützt sich dabei auf wissenschaftliche Belege und nicht nur auf Theorien oder Expertenmeinungen."*

So steht es auf der Webseite der *Stiftung Gesundheitswissen*.[1] Klingt vertrauenswürdig und seriös, oder? Doch wie entstehen die vielzitierten klinischen Studien? Sie werden von den Pharmaunternehmen selbst durchgeführt, und die Branche nutzt alle Möglichkeiten, ihre eigenen klinischen Studien zu manipulieren, schreibt Peter C. Gøtzsche, Facharzt für Innere Medizin, der viele Jahre für Pharmaunternehmen klinische Studien durchgeführt und sich um die Zulassung von Medikamenten gekümmert hat. Er nennt die klinischen Studien einen *„gebrochenen Gesellschaftsvertrag mit Patienten"* und zitiert in seinem schon erwähnten Buch »Tödliche Medizin und organisierte Kriminalität« Jonathan Quick, den Direktor der WHO-Abteilung für unentbehrliche Medikamente und Medikamentenpolitik:

> *„Wenn klinische Studien zu kommerziellen Projekten werden, bei denen nicht das öffentliche Interesse und die Wissenschaft Vorrang haben, sondern Eigennutz und Gier, wird der Gesellschaftsvertrag gebrochen, der Menschenversuche um des medizinischen Fortschritts willen erlaubt."*[2]

Der Pharma-Insider zeigt detailliert auf, wie Wissenschaftler Daten fälschen, um ihre Meinung zu verteidigen. Dabei stehen laut Gøtzsche die

Pharmakonzerne der Mafia in nichts nach, *„sie sind sogar schlimmer und haben mehr Menschenleben auf dem Gewissen"*.

> *„Die Manipulationen sind so häufig und so schwerwiegend, dass einer meiner Kollegen meinte, wir sollten veröffentlichte Berichte über Studien der Pharmabranche nur als Werbung für ihre Medikamente betrachten. Worauf ich nur antwortete, die Studien der Pharmaunternehmen genügten nicht einmal den EU-Regeln über Werbung."*[3]

Marketing statt Wissenschaft, und die Ärzte nicht als Partner im Dienst der Wissenschaft, sondern als Lieferanten von Versuchskaninchen. Für jeden Patienten, den sie für eine Arzneimittelstudie gewinnen, bekommen Fachärzte in den USA bis zu 42.000 Dollar, das muss man sich mal auf der Zunge zergehen lassen.[4]

Ein korrupter Pharmakonzern, verschlafene Aufsichtsbehörden und ahnungslose Ärzte, das hat in den USA zum „Verbrechen des Jahrhunderts", der sogenannten Opioidkrise geführt: Unzählige Patienten, die durch das Schmerzmittel *Oxycontin* abhängig wurden, über eine halbe Million Tote, das ist die Bilanz des wohl krassesten Falles von Betrug und Täuschung in der Pharmabranche. Das Unternehmen *Purdue Pharma* vermarktete sein Schmerzmittel *Oxycontin* aus purer Raffgier mit aggressiven Methoden und behauptete, nur 1 Prozent der Patienten würden abhängig, wohl wissend, dass dies eine glatte Lüge ist. Alex Gibney, der über diesen Pharmaskandal einen Dokumentarfilm mit dem Titel »Crime of the century« gedreht hat, sagte in einem Interview:

> *„Sie führten ihre eigenen Studien durch, die zeigten, dass man diese Medikamente missbrauchen kann. Auf der Packung steht ‚nicht zerkleinern' oder – ich kann mich nicht mehr an den genauen Wortlaut erinnern, aber es heißt ‚nicht zerkleinern, nicht schnupfen' usw., und es ist im Grunde eine Gebrauchsanweisung für den Missbrauch dieser Medikamente. Anstatt sie einfach zu schlucken, wie man es eigentlich tun sollte, zerdrückt man sie und schnupft sie, oder man gibt sie in einen Löffel, mischt sie mit Wasser und injiziert sie. Und Leute, die einen sehr starken Rausch suchten, entdeckten dies sehr schnell. Und die Purdue-Führungskräfte wussten alles darüber. Wir haben Mails, die zeigen, dass sie es wussten."*

Die Ärzte haben *Purdue* lange geglaubt und die Behörden nichts unternommen.[11] Studien ergaben, dass 8 bis 12 Prozent der Menschen, die ein Opioid gegen chronische Schmerzen einnehmen, eine Opioid-Konsumstörung entwickeln, fast 30 Prozent der Patienten missbrauchen sie. *„Sie wollen so viel Geld wie möglich verdienen, um ihren Aktionären eine Rendite zu bieten.“* Diesmal ist die Rechnung nicht aufgegangen. *Purdue Pharma, Johnson & Johnson,* Großhändler und Apothekenketten standen vor Gericht, 22 Beschuldigte insgesamt. *Purdue Pharma* ist inzwischen insolvent und hat sich vor einem Jahr mit der US-Regierung auf einen Vergleich geeinigt: Sieben Milliarden Dollar als Entschädigung, die Eigentümerfamilie soll der Vereinbarung gemäß drei Millionen Dollar aus ihrem privaten Vermögen beisteuern, das auf 13 Milliarden Dollar geschätzt wird. *„Das könne nicht mehr als eine Anzahlung sein.“*, sagte Generalstaatsanwalt William Tong, die Kläger fordern höhere Strafen und Entschädigungen. Die Insolvenz interpretiert die Justiz als Manöver, sich aus der Verantwortung zu ziehen und das Familienvermögen zu schonen, eine Art Ablasszahlung.[12]

Insolvenz anmelden, um Entschädigungen zu minimieren, dieser juristische Taschenspielertrick ist offenbar beliebt in der Branche. Der Pharmakonzern *Johnson & Johnson* floriert, auch dank Covid-Impfstoff, und meldete für die ersten Monate des Jahres 2021 8 Milliarden Dollar mehr Umsatz als im Vorjahr und einen rund 30 Prozent höheren Gewinn. Dennoch hat *Johnson & Johnson* Anfang November im Bundesstaat North Carolina Insolvenz angemeldet. Der Grund: Weil *Johnson & Johnson* seit Jahrzehnten krebserregenden Babypuder verkaufte, wohl wissend, dass er manchmal mit Asbest verunreinigt war, wird der Pharmariese seit einem Gerichtsurteil aus dem Jahr 2015 mit einer Klagewelle überzogen. Bei Frauen, die den Puder zur täglichen Hygiene benutzten, war das Risiko für Krebs in den Eierstöcken erhöht, viele erkrankten und starben daran. 38.000 Opfer haben *Johnson & Johnson* verklagt, und in den kommenden Jahren werden es sicher noch mehr werden, denn ein Tumor bildet sich nicht über Nacht. Deshalb zog *Johnson & Johnson* die Notbremse, der Trick nennt sich „Texas Two-Step“. Im südlichen Bundesstaat spaltete sich der Konzern in viele kleine Unternehmen auf, davon wurden die meisten wieder als *Johnson & Johnson* zusammengefasst, aus einigen wenigen entstand eine neue Firma, *LTL Management.* Ihr einziges Betätigungsfeld ist das laufende Gerichtsverfahren, das bringt rote Zahlen, und so wurde in North Carolina Insolvenz angemeldet, in einem der Bundesstaaten also, die den „Texas Two-Step“ anerkennen, nachdem der Mutterkonzern zwei Milliarden Dollar auf das LTL-Konto transferiert hatte. Das ist die Hälfte dessen, was das Unternehmen den Opfern vor diesem juristischen Kunstgriff angeboten hatte – so kann man elegant seinen Kopf aus der Schlinge ziehen, und viele Geschädigte gehen leer aus.[13]

All die Skandale sind der Beweis dafür, dass es Big Pharma weder um Ethik, noch um Heilung, sondern nur um Big Business geht. Medizin ohne Moral.

Vor diesem Hintergrund sollten Sie immer abwägen, ob Sie ein Medikament, das Ihr Arzt Ihnen empfiehlt, wirklich einnehmen möchten. Peter C. Gøtzsche erklärt dazu:

> *„Ärzte haben nur Zugang zu ausgewählten und manipulierten Informationen und halten Medikamente daher für viel wirksamer und sicherer, als sie tatsächlich sind. Sowohl legale als auch illegale Marketingmethoden führen also zu massiver Überbehandlung der Bevölkerung und verursachen zahlreiche Schäden, die vermeidbar wären.“*

Der Beipackzettel ist auch nur bedingt aufschlussreich, was Risiken und Nebenwirkungen angeht. Todesfälle während klinischer Studien werden durch geschickte Formulierungen getarnt, das haben viele Arzneimittelskandale gezeigt.[5] Oft werden Medikamente erst dann vom Markt genommen, wenn sie viele Menschen schwer geschädigt (Contergan) oder getötet haben. Und erst, wenn es schon zu spät ist, stellt sich heraus, dass die mit den Studien beauftragten Wissenschaftler sehr wohl um die potenziell tödliche Wirkung dieser Medikamente wussten. Ein Skandal.

Wie soll man noch einem Pharmakonzern trauen, der zwischen den beiden Weltkriegen durch den Verkauf von Heroin groß wurde und 2009 Regierungen überredete, aberwitzige Vorräte eines Medikaments anzulegen, das bis dahin als Ladenhüter in den Regalen verstaubt war, und das – so Gøtzsche – die Dauer der Grippe um bestenfalls um 21 Stunden reduziert. Sie ahnen es, die Rede ist von der Firma *Roche* und ihrem Grippemittel

Tamiflu, das zu Zeiten der Schweinegrippe eine steile Karriere hinlegte und dem Pharmariesen phänomenale Gewinne bescherte. Der Vergleich mit der aktuellen Situation, in der fragwürdige Impfstoffe den Aktienkursen der Hersteller einen fulminanten Höhenflug bescheren, liegt auf der Hand.

Worauf können wir überhaupt vertrauen? Am ehesten wohl – von wenigen Ausnahmen abgesehen – auf die Erfahrungsheilkunde, eine Heilkunde, für die nicht Menschen als Versuchskaninchen und Tiere als Laborratten missbraucht werden. Kräuterkundige, Schamanen, Heiler haben über Jahrtausende hinweg Erfahrungen gesammelt. Die Schulmedizin schaut darauf aus der Höhe ihres wissenschaftlichen Elfenbeinturms mit Arroganz herab. Dr. Ingfried Hobert, der die jahrtausendealten Heilkünste anderer Kulturen erforscht und nach westlichen Kriterien anwendbar gemacht hat, findet das bedauerlich. Über die Monomanie vieler Kollegen schreibt er in seinem 2011 erschienenen Buch »Körperbewusstsein und Zellintelligenz«:

„Wie kann sich die Schulmedizin nach siebzig Jahren erdreisten und bis heute alles ablehnen, was der Erfahrungsschatz der Menschheit über Jahrtausende zusammengetragen hat?“[6]

21.2. Wissenschaft – Whistleblower decken Missstände auf

1997 erschütterte einer der größten Skandale in der Krebsforschung die deutsche Wissenschaft: Die Freiburger Krebsforscher Friedhelm Herrmann und Marion Brach hatten über Jahre in insgesamt 94 Publikationen manipuliert, sie hatten systematisch Studien gefälscht oder Daten komplett erfunden. Die entscheidenden Hinweise hatte Professor Eberhardt Hildt gegeben, der damals am Universitätsklinikum in Ulm arbeitete. Er sprach seine Vorgesetzten auf die Ungereimtheiten an und wurde massiv unter Druck gesetzt. Ein Jahr später etablierte die *Deutsche Forschungsgemeinschaft* (DFG) das vierköpfige Gremium „Ombudsmann für die Wissenschaft", eine Anlaufstelle, an die sich Forscher wenden können, wenn sie auf Manipulation und Mauscheleien hinweisen wollen, damit sie nicht Kollegen oder Vorgesetzte direkt ansprechen müssen. Whistleblower stehen massiv unter Druck, gelten als Denunzianten und Nestbeschmutzer. 2020 gingen beim Gremium 196 Hinweise auf mögliches wissenschaftliches Fehlverhalten ein.[7]

Warum wird so viel getrickst und gemauschelt? Wer Karriere machen möchte, muss publizieren, „publish or perish" – „publiziere oder verschwinde" lautet die Devise. Vermutlich wollte auch die schwedische Meeresbiologin Oona Lönnstedt ihrer Karriere einen Kick verschaffen, als sie beim renommierten Fachmagazin *Science* eine Studie einreichte. Angeblich hatte sie herausgefunden, dass Fische Plastik lieber mögen als Plankton, das ging 2016 um die Welt. Zwei Kollegen entdeckten Ungereimtheiten und informierten die *Uppsala-Universität*, an der Lönnstedt „forschte". Ein eingeleitetes Untersuchungsverfahren wurde nach kurzer Zeit eingestellt.[8] Whistleblower, die Kollegen entlarven, riskieren ihren eigenen Ruf und ihre Karriere. Martin Spüler, der einem weltbekannten Hirnforscher Daten-Manipulation nachwies, wurde von ihm eingeschüchtert, als er ihn darauf ansprach und von seinem Vorgesetzten massiv unter Druck gesetzt – er werde in der Wissenschaft keinen Fuß mehr fassen, wenn er weitermache. Spüler arbeitete damals als Informatiker an der *Universität Tübingen*, ebenso wie der renommierte Hirnforscher Niels Birbaumer, den er bei Mogeleien ertappt hatte. Birbaumers Schwerpunkt war die Forschung an Gehirn-Computer-Schnittstellen, die es ermöglichen sollen, ohne Nutzung der Gliedmaßen Informationen zwischen dem Gehirn und Maschinen auszutauschen. Sie sollten es etwa Patienten im Endstadium der Amyotrophen Lateralsklerose (ALS) ermöglichen, trotz vollständiger Körperlähmung mit ihrer Umwelt zu kommunizieren. Birbaumer behauptete, er habe mit einem Kollegen in einem Experiment bewiesen, dass dies möglich sei. Eine Untersuchungskommission bestätigte 2019, dass Daten manipuliert worden waren und warf dem Forscher wissenschaftliches Fehlverhalten vor. Das Schummel-Duo bekam eine Rüge, musste einen Teil der Forschungsgelder zurückzahlen und wurde fünf Jahre von der Forschung ausgeschlossen. Strafrechtlich verfolgt wurden die beiden nicht, anscheinend gilt Wissenschaftsbetrug in gewissen Kreisen als Kavaliers-Delikt.[9]

Es gibt viele Beispiele für wissenschaftliches Fehlverhalten. Da wäre zum Beispiel der Biomediziner Jon Sunbo, der „nachwies", dass entzündungshemmende Medikamente vor Mundkrebs schützen. Die angeführte Datenbank hatte nichts mit der Publikation zu tun, die Studienteilnehmer waren frei erfunden. Der südkoreanische Veterinärmediziner Woo Suk Hwang behauptete, er habe menschliche Embryonalzellen geklont und daraus Stammzellen gezüchtet. Die Daten waren gefälscht, die verwendeten Eizellen stammten von Laborangestellten.[10] Die Dunkelziffer dürfte hoch sein, denn viele schweigen aus Angst vor den Konsequenzen. Das *duzMAGAZIN* berichtet über den Fall einer Professorin, die den Hinweis bekommen hatte, dass der Text eines Kollegen offenbar Plagiate ihrer Publikationen enthalte. Sie gab ein Gutachten in Auftrag, das ihren Verdacht bestätigte. Dennoch wendete sich die Professorin weder an den Kollegen noch an den Ombudsmann für die Wissenschaft.[10]

Was ist die Moral von der Geschicht'? Viele „wissenschaftliche" Studien, die in angesehenen Fachzeitschriften publiziert wurden, sind das Papier nicht wert, auf das sie gedruckt sind.

22. Zwei Welten

In unserem Gesundheitssystem existieren zwei Parallelwelten. In der „Ersten Welt" agieren Mediziner leitlinienkonform, von den Krankenkassen finanziert mit der Evidenzbasierten Medizin. In der anderen Welt agieren diejenigen, die die Neugier und den Mut haben, ausgetretene Pfade und sichere Gefilde zu verlassen. Irgendwann kommt für jeden Arzt der Tag, an dem er sich entscheiden muss, in welcher Welt er leben möchte. Die Mauer, die die beiden Welten trennt, hat Risse bekommen, im Grenzgebiet findet inzwischen ein Austausch statt. Immer öfter schicken Ärzte Patienten, die gemäß den schulmedizinischen Leitlinien als austherapiert gelten, nicht zum Sterben nachhause, sondern zu Therapeuten, die in der Parallelwelt jenseits des medizinischen Establishments arbeiten. Oft erLEBEN die vermeintlich Sterbenskranken in dieser Welt das Wunder der Heilung.

22.1. Ein Mediziner therapiert aufgegebene Patienten mit einer vom Mainstream ignorierten Therapie: Wasserstoff

So ist es auch bei Dr. Andreas F. (Name geändert). Er hat eine ungewöhnliche Karriere hinter sich: Vom hoch dotierten Mitarbeiter bei weltweit führenden Pharmakonzernen zum Arzt. Nun ist er ein Wanderer zwischen den Welten, der in seiner Praxis mit einer Heilpraktikerin zusammenarbeitet und Methoden der alternativen und der Schulmedizin kreativ und sehr erfolgreich kombiniert. Unter anderem arbeitet er auch mit einer Therapie, die noch nicht durch Publikationen in renommierten Fachzeitschriften geadelt wurde und dennoch sehr vielversprechend ist: *Browns Gas.* Das ist Wasserstoff, der in Kombination mit Sauerstoff zu einem hoch wirksamen Therapeutikum wird. Wasserstoff und Sauerstoff, das erinnert Sie vermutlich an das Knallgas aus dem Chemieunterricht. Erfinder des Brenngases war der Elektro-Ingenieur Dr. Ilya Velbov alias Yull Brown. Von der eigenen Frau als Kommunist denunziert, überlebte er sechs Jahre Konzentrationslager und emigrierte 1957 in die USA. Unter dem Motto „Feuer aus Wasser" experimentierte er mit Gas, das aus durch Elektrolyse zerlegtem Wasser entsteht. Vor allem wurde es als Gasgemisch für Schweißbrenner und als Treibstoff für Pkws genutzt.[1] Der Kanadier George Wiseman, ein führender Browns-Gas-Forscher, interessierte sich eines Tages auch für dessen gesundheitlichen Nutzen.

„Ab 1996 begannen meine … Kunden mir fantastische Geschichten über die Heilung von Krebs (Melanomen) und anderen Krankheiten zu erzählen. Seither ist es mir gelungen, viele dieser Fälle zu belegen."[2]

Wiseman begann, täglich mehrere Stunden Browns Gas zu inhalieren. Er berichtete über Verjüngungseffekte, Fettab- und Muskelaufbau, verbesserte Sehkraft, besseres Haarwachstum, verbessertes Immunsystem und vieles mehr, und er erforschte, was die medizinische Wirkung von Browns Gas ausmacht. Es ist das sogenannte „elektrisch erweiterte Wasser". Wiseman wies im Gaschromatographen und per Spektralanalyse einen dritten Gasanteil neben Sauerstoff und Wasserstoff nach und nannte ihn den vierten Aggregatzustand des Wassers, der neben den bekannten drei Aggregatzuständen von Wasser existiert – eine „Plasmaform von Wasser". Insbesondere in Gletscherwasser ist ein besonders hoher Anteil enthalten, der die gesundheitsfördernde Wirkung des sogenannten Hunzawassers ausmacht.[3] Und wohl auch die Wirkung eines Heilwassers in Nordenau im Hochsauerland. Jedes Jahr pilgern tausende von Menschen in den Ort, um das Wasser der dortigen Quelle zu trinken. Sie erfahren Linderung von Beschwerden wie Schmerzen, Augenproblemen, Hautkrankheiten, Bluthochdruck, Magenerkrankungen, sogar Krebs. Wissenschaftler gingen dem Nordenau-Phänomen auf den Grund und fanden heraus: In der Quelle wird das Wasser durch die Mineralien und die magnetische Eigenschaft des Bodens offenbar so umstrukturiert, dass sich ungebundene Wasserstoffatome bilden, die hoch antioxidativ wirken. Antioxidantien sind die Jäger der freien Radikalen, die wiederum die Ursache vieler Erkrankungen sind.[4]

Die Wasserstoff-Therapie wirkt wie eine Energiedusche für die Zellen. *„Wasserstoff kann die Blut-Hirn-Schranke passieren, in die Zelle zu unseren Mitochondrien (=Krafterzeugung) gelangen und hat sogar die Fähigkeit, unter bestimmten Bedingungen in den Zellkern zu wandern."*, sagt Dr. Brandon J. Dixon vom *Medical Gas Research Center*.[5] Die heilenden Eigenschaften der Wasserstofftherapie sind inzwischen durch viele Studien belegt.[6] Und viele Menschen erleben die heilende Wirkung von medizinischem Wasserstoff. Markus Kodura ist Diabetiker und litt jahrelang unter Knochenschmerzen. Die Schmerzen sind verschwunden, seit er täglich eine Stunde medizinischen Wasserstoff inhaliert, er fühlt sich auch nicht mehr so schnell erschöpft wie früher. Und er fühlt sich durch diese Therapie bestens geschützt gegen Covid-19, eine Impfung kommt für ihn nicht in Frage. Auch seine Ärztin sieht die Impfung kritisch. Sie hat angekündigt, ihre Zulassung zurückzugeben, falls man sie zwingt, Diabetes-Patienten mit mRNA zu impfen. „*Wenn Diabetiker diesen SARS-CoV-2-Impfstoff erhalten, kommt es zu einem Zytokinsturm.*" Das heißt, im Körper wird eine Art Selbstzerstörungsprogramm in Gang gesetzt: Es kommt zu einer tödlichen Immunreaktion, einem septischen Schock, der zu Organversagen führt. Die Immunologin und Molekularbiologin Prof. Dr. Dolores Cahill vom *University College Dublin* hält mRNA-Impfstoffe generell für eine tickende Zeitbombe:

> „*Die Impfstoff-mRNA geht in die körpereigenen Zellen und produziert dort das Spike-Protein des Coronavirus. Wenn Menschen einige Monate nach der Impfung mit natürlichen Coronaviren in Kontakt kommen, könnte ihr Immunsystem in vielen Fällen mit einem tödlichen Zytokinsturm reagieren. Denn SARS-Viren vermehren sich sehr schnell. Wenn Monate nach der Impfung ein natürliches Coronavirus zirkuliert, aktiviert dieses das Immunsystem, welches die selbst produzierten Spike-Proteine als Gefahr erkennt.*"[7]
>
> Und weiter: „*Auch Erfahrungen mit Kleinkindern, die einen inaktiven RSV-Impfstoff (respiratorisches Synzytial-Virus) erhielten und anschließend mit natürlich vorkommendem RSV in Kontakt kamen, zeigten dieselben Reaktionen. Bei den meisten dieser Kinder kam es zu einer schweren Erkrankung, Zwei von 35 Kindern starben an der Infektion. Die Schlussfolgerung aus diesen Erfahrungen war eindeutig: Die RSV-Lungenerkrankung wurde durch die vorherige Impfung verstärkt.*"[8]

Zurück zu Browns Gas: Die Wirkung von medizinischem Wasserstoff in der Tumortherapie ist ebenfalls wissenschaftlich belegt. Eine Studie mit Mäusen zeigte, dass bei einem Glioblastom, einem aggressiven Hirntumor, die Inhalation von Wasserstoff das Tumorwachstum effektiv unterdrücken konnte.[9] Dennoch findet die Wasserstofftherapie in der Schulmedizin bisher keine Akzeptanz – jedenfalls nicht offiziell. Womit wir wieder bei Dr. Andreas F. wären. Vor zwei Jahren hatte ein Patient ihn nach Browns Gas gefragt, seitdem therapiert er damit erfolgreich vor allem Tumorpatienten. Inzwischen schicken Kollegen aus dem medizinischen Establishment ihm ihre hoffnungslosen Fälle. Beispiele aus der Praxis:

- Eine Patientin erkrankte an einem kleinzelligen Bronchialkarzinom. Im April 2020 gab man ihr noch sechs Wochen Lebenszeit. Die Frau inhalierte zuhause täglich Browns Gas. Der Primärtumor ist komplett verschwunden, drei Metastasen bildeten sich, sie wurden bestrahlt. Die Frau hat ihre Prognose inzwischen um ein Jahr überlebt.

- Eine Ärztin aus New York fliegt regelmäßig nach Deutschland, um ihr Kind, das unter einem Glioblastom leidet, mit Browns Gas behandeln zu lassen.

- Bei einem Patienten wurde im November 2020 ein Gallengang-Karzinom diagnostiziert, er wurde zum Sterben ins Hospiz geschickt. Durch die Wasserstoff-Therapie wurde der Tumor um 60-70 Prozent reduziert, der Mann verbringt gerade seinen Urlaub in Spanien.

- Zu einer der Nebenwirkungen der Chemo-Therapie gehört der Graue Star. Durch Beduschung der Augen mit Browns Gas bessert sich die Linsentrübung deutlich.

- Bei einer Patientin mit Mammakarzinom in einem fortgeschrittenen Stadium bewirkte die Therapie mit Browns Gas eine Besserung, die Frau kann jetzt operiert werden.

- Dane war durch Borreliose im linken Auge beinahe vollständig erblindet. Dank Browns Gas- und Insulin-induzierter Antibiotikatherapie hat sie ihre Sehkraft wiedererlangt.

- Ein Patient war nach einem Unfall vor 25 Jahren auf einem Auge zu 90 Prozent erblindet. Nach vier Therapie-Sitzungen mit Browns Gas sagte er zu Andreas F.: *„Ich kann Ihre Hand auf dem Knie sehen.“* Offenbar hatte ein Ödem all die Jahre auf den Sehnerv gedrückt. Durch die Behandlung bildete es sich zurück, der Sehnerv aktivierte sich wieder.

Auch bei der Lungenerkrankung COPD (*chronic obstructive pulmonary disease* = entzündete und verengte Atemwege, die zu Atemnot führen) ist Browns Gas sehr wirksam, *„aber man muss aufpassen"*, warnt Dr. F., *„sonst werden die Patienten übermütig"*.

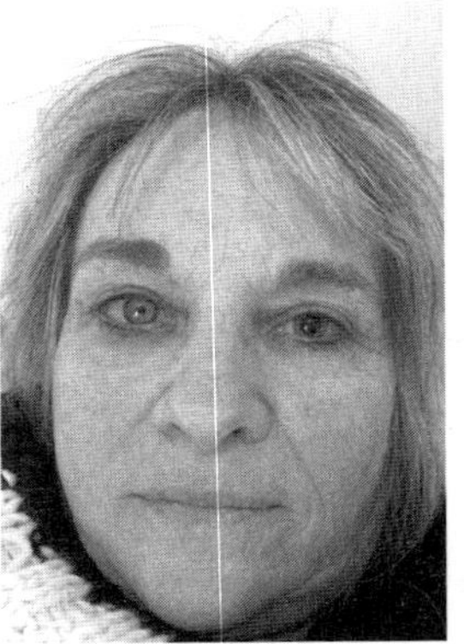

Abb. 69: Dane – beinahe blind durch Borreliose

Laut US-Leitlinien wird Browns Gas übrigens bei Lungentumoren im Endstadium empfohlen, erzählt mir Andreas F. augenzwinkernd. Warum erst im Endstadium? Er zeigt mir ein Foto von einem tätowierten Arm: *„Gracias a Dr. F. por mi segunda vida – danke an Dr. F. für mein zweites Leben."* Die Patienten kommen inzwischen auch aus dem Ausland zu ihm. Manchmal bekommt er auch Anrufe vom BKA. Wer gegen den Strom schwimmt… Dr. F träumt von einer schwimmenden Klinik, irgendwo draußen im Meer – öffentliche Gewässer sind rechtsfreier Raum. Auch über Behandlungen in einem Privat-Jet hat er schon nachgedacht, über den Wolken ist die Freiheit grenzenlos. Browns Gas ist für Dr. F. ein wichtiger Baustein in der Tumortherapie, den er mit anderen Behandlungen kombiniert. Bei Glioblastomen verordnet er zusätzlich Weihrauch, der das Ödem abschwellen lässt. Oft kombiniert er die Wasserstoff- mit der *Electro Cancer Therapy* (ECT), nähere Erläuterungen dazu auf Seite 343.

„Da stelle mer uns e mal janz dumm."

Chemielehrer Justus erklärt am selbst gebauten Modell, wie Wasserstoff entsteht (für all diejenigen, die wie die Autorin in der Schule null Bock auf Chemie hatten☺)

„Das ist jetzt eine Art Laborversuch, aber man kann gut sehen, was wie funktioniert. Als Grundlage haben wir eine Gleichstromquelle, im Grunde wie bei einer Batterie, man nimmt für die Elektrolyse eine Spannung von 5-6 Volt. Mehr ist nicht sinnvoll. Hier haben wir das Messinstrument.

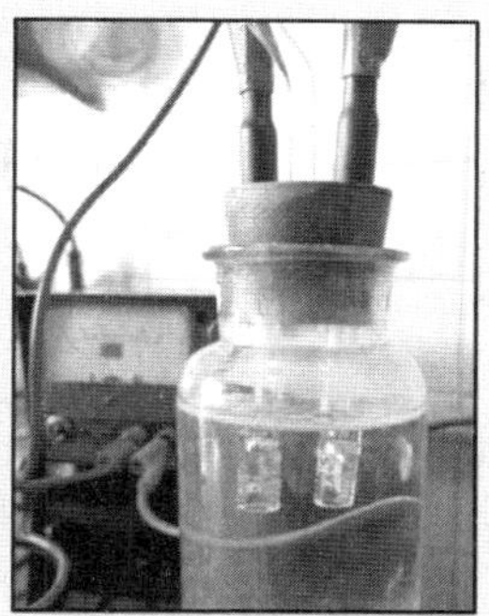

Das Ganze ist ein Kreislauf. Hier haben wir einen Pluspol, das geht in das Ampere-Meter hinein und raus in die Elektrode. Hier passiert dann die eigentliche Elektrolyse.

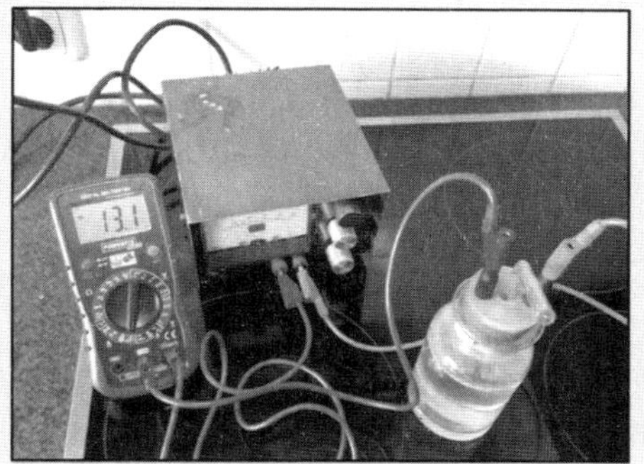

Das sind zwei Platinelektroden. Auf der linken Seite sehen wir schon Bläschenbildung, auf der rechten Seite bilden sich doppelt so viele Bläschen.

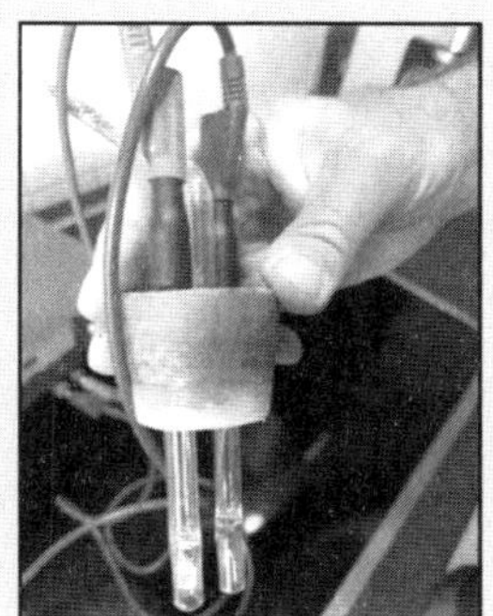

Man könnte reines Leitungswasser nehmen, aber das ginge sehr langsam, deswegen geben wir ein paar Flocken Kalium-Hydroxid dazu – Vorsicht, ätzend! (Man könnte auch Salz nehmen, NaCl, doch dann entsteht Chlor, das ist für therapeutische Zwecke nicht empfehlenswert.) Das Kaliumhydroxid dient nur dazu, die Leitfähigkeit des Wassers zu erhöhen, d.h., hier entsteht ein höherer Stromdurchfluss. Man sieht: An beiden Elektroden bilden sich Gasbläschen, und die Blasenbildung ist unterschiedlich. Auf der rechten Seite bilden sich doppelt so viele Gasbläschen wie auf der linken Seite. Rechts haben wir den Minus-Pol, auf der linken Seite haben wir den Plus-Pol. Jeder weiß, dass H_2O *die Formel für Wasser ist, und das bedeutet, dass Wasser aus zwei Teilen Wasserstoff und einem Teil Sauerstoff besteht. Genau so ist auch hier die Volumenverteilung, es bildet sich doppelt so viel Wasserstoff wie Sauerstoff. Das wird nicht getrennt, hier fließen Wasserstoff und Sauerstoff zusammen zu diesem Knallgas, und dieses Knallgas – Vorsicht, das ist wirklich explosiv – ist Raketentreibstoff. Im Schulversuch kann man diese Mischung in einen Ballon bringen, meine Schüler freuen sich immer drauf. Wenn dieser Ballon mit Knallgas gefüllt ist, ist er leichter als Luft und steigt an die Decke. Mit einem langen Holzstück, das am vorderen Ende brennt, wird der Ballon angezündet, und es gibt eine gewaltige Detonation. Man macht das in einem abgedunkelten Raum und hat dann einen großen Feuerball. Man sieht und hört genau das, was bei jedem Raketenstart passiert.*

Die Stahlwolle im Glasröhrchen hat folgende Funktion: Hier kommt ja die brennbare Gasmischung heraus. Man könnte das jetzt anzünden, dann gibt es hier eine Flamme, und diese Flamme soll nicht zurückschlagen in den Reaktor. Im Reaktor findet die Hydrolyse bzw. Elektrolyse von Wasser statt, also die Zerlegung von Wasser in seine Bestandteile.

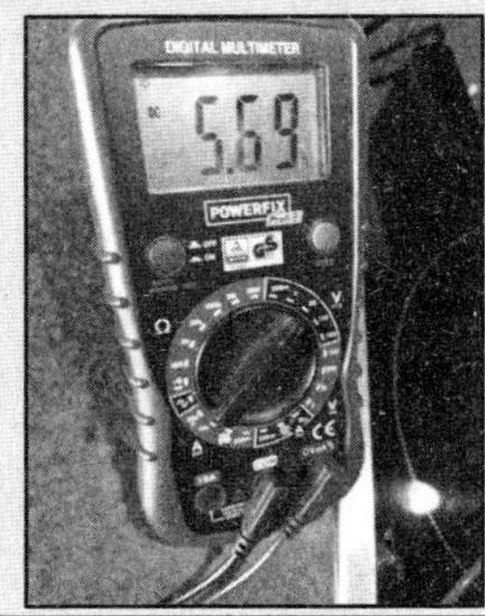

In diesem Mini-Reaktor dauert es ein bis zwei Stunden, bis man die Knallgasprobe machen kann. Dann stülpt man ein Reagenzglas auf das Glasröhrchen, wartet etwa fünf Minuten, bis genügend Gas in das Glas geströmt ist, hält es mit der Öffnung nach unten und entzündet dort ein Feuerzeug. Ist ein leises Ploppen zu hören und hat sich im Glas ein leichter Niederschlag von Kondenswasser gebildet, ist der Nachweis für die Entstehung von Wasserstoff erbracht. Bei der exothermen Reaktion ist Wärme entstanden, Energie wurde frei.“

Tipps für den Umgang mit Browns Gas

Es wird dringend empfohlen, sich therapeutisch begleiten zu lassen, denn die richtige Dosierung ist entscheidend. Bei Krebs muss buchstäblich „*Gas gegeben werden*“, wie Jürgen Jansen, Fachmann auf dem Gebiet medizinischer Wasserstoff es ausdrückt. Browns Gas kann gefährlich sein, wenn man bestimmte Dinge nicht beachtet.

- Meiden Sie, wenn Sie Browns Gas inhalieren, synthetische Materialien (Kleidung, auch Teppiche aus Kunststofffaser), weil sie sich statisch aufladen könnten.
- Halten Sie während der Anwendung ein Fenster geöffnet
- Eine mehrstündige Inhalation wie von Georg Wiseman durchgeführt, ist nicht empfehlenswert. Da sich das Gas im Körper in Wasser verwandelt, kann es bei übertriebener Anwendung zu Nierenproblemen kommen. Dr. F. empfiehlt maximal eine halbe bis eine Stunde täglich. Am besten beginnen Sie mit wenigen Minuten und verlängern allmählich.
- Bei Behandlungen am Abend sind Schlafstörungen möglich.
- Laut George Wiseman ist eine Kombination aus Inhalieren und Trinken von mit Browns Gas aufbereitetem Wasser am effektivsten.
- Hautwunden, -infektionen, -entzündungen sowie Hautkrebs lassen sich gut behandeln mit Wasser, das mit Browns Gas aufbereitetet wurde.
- Sie können ein Bad oder Fußbad mit dem aktivierten Wasser nehmen. In Japan hat ionisiertes Wasser eine lange Tradition, in Spas wird mit Browns Gas versetztes Wasser verwendet.

Bei Fragen können Sie sich an Jürgen Jansen wenden:
Jansen@recure.gmbh

Mit Markus Kodura können Sie sich über seine Erfahrungen austauschen:
markus-kodura@gmx.de

Ausführliche Infos finden Sie im Informationsportal des Vereins H2 Naturmedizin Wasserstoff Browns Gas unter:
www.naturmedizin-wasserstoff-browns-gas.de

Warum kein medizinischer Wasserstoff bei Covid-19?
Etwa die Hälfte aller Covid-19-Intensivpatienten wurden und werden in Deutschland künstlich beatmet. Der Lungenarzt Thomas Voshaar kritisierte mehrfach die frühe künstliche Beatmung als *„größten Fehler im Kampf gegen Corona"*. Durch das Intubieren steige die Sterblichkeit der Betroffenen extrem an. *„50 Prozent der invasiv beatmeten Covid-19-Patienten sterben. Das ist ein klares Zeichen, dass wir in der Medizin einen anderen Weg gehen müssen."*, lautet der Appell Voshaars an seine Kollegen. *„Das ohnehin schon durch die Erkrankung entzündete Lungengewebe kann durch die Druck- und Scherkräfte sowie hohe Sauerstoffkonzentrationen schnell zusätzlich geschädigt werden." … Das ist ein Teufelskreis – bereits nach drei Tagen steigt die Gefahr für Komplikationen exponentiell an."* Hinzu kommt, dass die Intubationspatienten ins künstliche Koma versetzt werden müssen, ein weiteres Risiko für Komplikationen. Schon während der ersten „Welle" hatten Ärzte aus mehreren Ländern über erhöhte Sterblichkeitsraten bei beatmeten Patienten berichtet.[10] Dennoch werden Covid-19-Patienten auf Intensivstationen weiter künstlich beatmet. Wissen sie nicht, was sie tun … oder vielleicht doch?
Zu Beginn der Pandemie, am 13. März 2020, berichtete das *Deutsche Ärzteblatt* über Empfehlungen von Intensivmedizinern zur Therapie von Covid-19-Patienten. Interessant ist ein Kommentar zum Artikel: *„Auch die Beatmung mit HHO (Browns Gas) sollte bei hiesigen Patienten angewendet werden."*[11] Die Firma *recure*, Hersteller von medizinischen Wasserstoff-Generatoren, hat sich an das Gesundheitsministerium gewendet mit dem Vorschlag, die Therapie im *„Kampf gegen Covid-19"* einzusetzen. Auf eine Antwort wartet sie bis heute.

22.2. Dr. Andreas F. – der Wanderer zwischen den Welten

Ich möchte den Arzt, der schulmedizinische und alternative Therapiemethoden kreativ kombiniert, persönlich kennenlernen und fahre mit Marina Kramer, die Sie aus Kapitel 20.2. kennen, in seine Praxis. Bei Marina gab es nach wochenlangem Höhenflug Komplikationen während der Reha: Wundheilungsstörungen an den Operationsnarben, verhärtete Stellen an der Brust und in der Achselhöhle. Der Reha-Gynäkologe legte ihr eine Amputation der Brust und eine weitere Biopsie (!) ans Herz und verordnete ihr hoch dosierte Antibiotika für die Wunde; die nahm sie nicht ein, befeldete weiter mit Hochfrequenz und zog sich schließlich einen langen Faden aus der Brust, der sich längst hätte selbst auflösen müssen.

Sie fuhr in eine Klinik, um die Wunde professionell versorgen zu lassen. Aus meiner Sicht macht sich die Reha-Klinik unterlassener Hilfeleistung schuldig. Nach all diesen Komplikationen, geschwächt vom nährstoffarmen Anstaltsessen, kommt Marina aus der Reha zurück und hofft nun, dass Dr. F. sie auf der letzten Etappe der Heilung unterstützen wird. Als wir in die lichtdurchflutete Praxis kommen, betreten wir eine andere Welt als all die Arztpraxen, in denen der Maskenzwang, die Desinfektionsmittel-geschwängerte Luft und ein Hang zur Hysterie bei der Umsetzung der Hygienemaßnahmen den Patienten den Atem nehmen. Masken trägt bei Dr. F. kein Mitarbeiter und kein Patient, es sei denn, er ist so krank, dass er sich vor jeglicher Ansteckung schützen muss. Dafür tragen Mitarbeiter und Patienten, die aus aller Herren Länder anreisen, ein entspanntes Lächeln im Gesicht. Dr. F. hat schon einigen Todgeweihten das Leben gerettet. Einige, mit denen ich an diesen zwei Tagen spreche, erzählen mir mit leuchtenden Augen, wie dankbar sie sind, oft nach langer Odyssee,

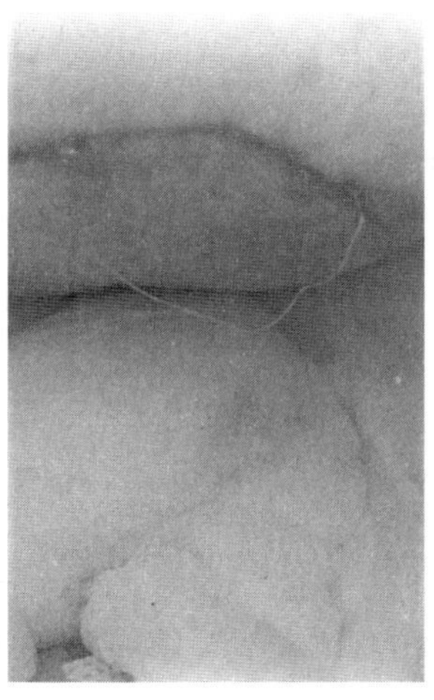

Abb. 74: „Selbst auflösender Faden" Wochen nach der OP in Marinas Brust

endlich einen Arzt gefunden zu haben, für den das Wohl der Patienten oberste Priorität hat.

Dieser Patient hat durch Borrelien Rheuma entwickelt. Die Fingergelenke waren steif, angeschwollen und verdreht. Er bekam vom Hausarzt Antibiotika und Cortison, die Symptome besserten sich nicht, nach zwei Wochen psychiatrischer Therapie und Einnahme von Antidepressiva wurde er zum Hypochonder abgestempelt und fühlte sich nur noch elend. Bei Dr. F. bekommt er nun Inhalationen mit Browns Gas – auf Fotos sieht man, dass die Fingergelenke schon nach einer halben Stunde Inhalation abschwellen. Er erhält eine Kombination aus drei verschiedenen Antibiotika intravenös, außerdem zusätzlich Insulin, um die Zellmembran zu knacken und die hartnäckigen Borrelien zu erwischen, was bei den traditionellen Therapien in der Regel nicht gelingt. Ich habe viel über eine Borreliose-Selbsthilfegruppe berichtet, die Gründerin ließ sich immer wieder wochenlang Doxicyclin-Infusionen geben, geheilt wurde sie dadurch nicht.

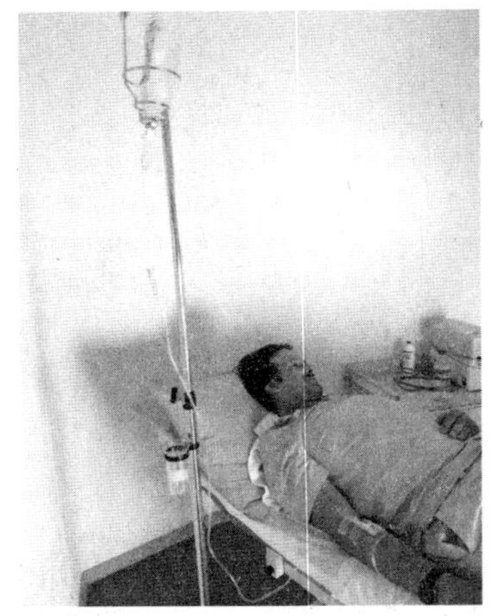

Abb. 75: Rheuma durch Borrelien

Jürgen Nägele strahlt, als ich das Behandlungszimmer betrete, doch man sieht ihm an, dass er in den letzten Monaten viel durchgemacht hat. Am 25. Februar wurde bei ihm Bauchspeicheldrüsenkrebs diagnostiziert, für acht von zehn Patienten ist das ein Todesurteil, erklärt Dr. F. Der Tumor wurde in einer zwölfstündigen OP entfernt, es folgten drei Zyklen Chemotherapie, zwölf waren insgesamt geplant, doch Jürgen Nägele brach ab. *„Ich war kein Mensch mehr.“* Er hatte elf Kilogramm abgenommen, war nur noch ein Schatten seiner selbst, ständige Übelkeit, Haarausfall, Schwäche, Neuropathien, er konnte kein Glas mehr halten oder sich die Schuhe zubinden. Sein Hausarzt schickte ihn zu Dr. F. Dort bekam er Browns Gas und die erste insulinunterstützte Chemotherapie. Chemo? Schock! Warnlämpchen leuchten signalrot vor meinem inneren Auge auf, sie gehen wieder aus, als Dr. F. mir diese sanfte Form der Chemotherapie erklärt.

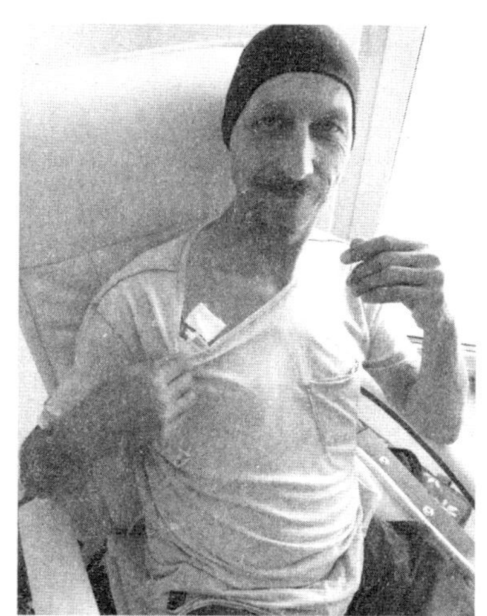

Abb. 76: Jürgen Nägele, Tumorpatient, in der Praxis von Andreas F.

Anders als die Kollegen in der klassischen Onkologie arbeitet Andreas F. mit der **insulin-potenzierten niedrig dosierten Chemotherapie**. Durch zusätzliche Gabe von Insulin wird die Membran der Tumorzelle geknackt. Da Insulin der Türöffner aller Zellen ist, werden mithilfe des Hormons Zytostatika selektiv in die erkrankten Zellen eingeschleust, die gesunden Zellen bleiben weitgehend verschont. Nebenwirkungen: keine. „*Die Patienten gehen am nächsten Tag wieder arbeiten.*" Dosierung: Ein Bruchteil der Menge, die gemäß Leitlinien bei einer klassischen Chemotherapie verabreicht wird. Kosten: 200 bis 400 Euro pro Behandlung. Kosten einer klassischen Chemotherapie: bis zu 10.000 Euro. Materialwert: unter 100 Euro. Die neuen Antikörpertherapien, die angeblich die Tumorbehandlung revolutionieren, sind mit bis zu 100.000 Euro pro Behandlung unverschämt teuer. Mit der Hoffnung von Patienten und Angehörigen lässt sich viel Geld verdienen, und das, obwohl viele Medikamente mit horrenden Preisen das Leben nur um ein paar Wochen oder Monate verlängern – Nebenwirkungen inklusive. „*Bei der klassischen Tumortherapie geht es nur ums Geld.*", sagt Dr. F., der in der „Ersten Welt" in der Pharmabranche jede Menge davon verdient hat. Heute scheint ihm das nicht mehr wichtig zu sein, er betrachtet es als seine Herzensaufgabe, Menschen bei der Heilung zu unterstützen und zu begleiten, und das zu einem fairen Preis.

Wäre ich nicht Jürgen Nägele begegnet, ich weiß nicht, ob ich mir jemals hätte vorstellen können, dass irgendeine Chemotherapie heilen kann. Der berühmte Satz von Paracelsus kommt mir in den Sinn: Die Dosis macht das Gift. Marina, die nach ihrer Brustkrebs-Diagnose Bestrahlung und Chemo vehement verweigerte, wird ebenfalls nachdenklich. Jürgen Nägele, der gerade seine zweite Mini-Chemo bekommt und zusätzlich zuhause täglich Browns Gas inhaliert, lächelt uns an und erzählt, dass er sich zehn Tage nach der ersten Infusion auf das Fahrrad gesetzt hat und fast 100 Kilometer gefahren ist. Und er bestätigt, dass er keinerlei Nebenwirkungen hat. *„Ich kann nicht sagen, wieviel mehr Lebenszeit diese Therapie ihm schenken wird."*, meint Dr. F. Auf jeden Fall wird er sein Leben genießen können und nicht vollgepumpt mit Gift dem Tod entgegensiechen. Es gibt Fälle, in denen man Tumorpatienten mit **95 Zyklen konventioneller Chemotherapie** maltraitierte, erzählt Dr. F. Wer davon profitiert, ist klar, der gequälte Patient ist es sicher nicht.

Dr. F. schlägt eine Patientenakte auf: Kleinzelliges Bronchialkarzinom, inoperabel, die meisten Patienten sterben nach zirka sechs Monaten. Nach schulmedizinischer Odyssee – vier Zyklen Hardcore-Chemo plus Cortison – kam die Patientin zu ihm. Die Therapie: insulinunterstützte Mini-Chemo, tägliche Inhalation mit Browns Gas, Vitamin-C-Hochdosis-Therapie. Die Patientin hat ihre Prognose inzwischen um 13 Monate überlebt, der Tumor ist nicht mehr nachweisbar.

Der Besuch in der Praxis ist wie ein Ausflug in eine andere Welt: Dr. F. nimmt sich für uns ebenso viel Zeit wie für seine Patienten – etwas ganz Besonderes, wenn man den Zeitdruck kennt, unter dem diejenigen, die im System arbeiten, heute stehen. Beiläufig versorgt Dr. F. uns mit spannenden Insider-Informationen. So erwähnt er eine wissenschaftliche Sensation, über die israelische Forscher 2009 berichteten, die jedoch bis heute nur wenig Beachtung findet: Bei *Morbus Crohn* handelt es sich nicht zwingend um eine unheilbare chronische Immunerkrankung, sondern meist um eine Infektion mit dem *Mycobacterium avium paratuberculosis*. Es verursacht die für *Morbus Crohn* typischen Gewebsschäden und Entzündungen. Mediziner in Australien, Großbritannien und den USA verordnen inzwischen eine Kombination aus drei Antibiotika, die vier bis fünf Mal intravenös verabreicht werden. Ein Patient, der zuvor jahrelang erfolglos mit einer klassischen Therapie behandelt worden war, erhielt *Rifabutin* und *Levofloxacin*. Sein Zustand besserte sich innerhalb weniger Wochen erheblich, nach einigen Monaten waren die Mykobakterien verschwunden und der Patient galt als geheilt. Laut Dr. F., der auch in der Forschung tätig ist, können 80 Prozent der Morbus-Crohn-Patienten geheilt werden. Warum werden die Patienten dann immer noch als chronisch Kranke behandelt mit Medikamenten, die jedem Apotheker ein Lächeln ins Gesicht zaubern? Eine Kollegin, deren Sohn an *Morbus Crohn* erkrankt ist, hat mir berichtet, dass drei Infusionen mit dem Medikament *Humira (Adalimumab)* die Kasse 5.000 Euro kosten. *Humira* wird als Medikament bei der *„chronischen Immunerkrankung Morbus Crohn"* beschrieben und ist ein Blockbuster – 2018 galt es als weltweit umsatzstärkstes Medikament.[12] Das Medikament ist nicht ohne, wie ein Blick auf die Warnhinweise zeigt:

> *„Patienten, die mit TNFα- Blockern behandelt werden, sind für schwere Infektionen empfänglicher.* ***Eine beeinträchtigte Lungenfunktion kann das Risiko für die Entwicklung von Infektionen erhöhen.*** *Patienten müssen daher im Hinblick auf Infektionen, einschließlich Tuberkulose, vor, während und nach Behandlung mit Adalimumab engmaschig überwacht werden. Da die Elimination von Adalimumab bis zu fünf Monate dauern kann, sollte die Überwachung über diesen Zeitraum fortgesetzt werden. Bei mit TNFα- Blockern behandelten Kindern, Jugendlichen und jungen Erwachsenen (bis 22 Jahre) wurden* ***maligne Erkrankungen, von denen einige tödlich waren****, berichtet. Annähernd die Hälfte der Fälle waren Lymphome (bösartige Tumore). Die anderen Fälle stellten eine Vielzahl verschiedener maligner Erkrankungen dar und umfassten auch seltene maligne Erkrankungen, die üblicherweise mit Immunsuppression in Verbindung gebracht werden. Bei Kindern und Jugendlichen kann daher unter der Behandlung mit TNFα- Blockern ein Risiko für die Entwicklung maligner Erkrankungen nicht ausgeschlossen werden."*[13]

Wenn das die Patienten wüssten! Das Medikament schwächt die Lungenfunktion und kann Krebs verursachen. Und es gibt zahlreiche weitere Nebenwirkungen, aufgeführt im Beipackzettel, der so groß ist, dass man damit eine Wand tapezieren könnte. Sehr häufig sind (kann mehr als 1 von 10 Personen betreffen) Infektionen der Atemwege einschließlich Erkältung, Infektionen der Nasennebenhöhlen, Lungenentzündung, Häufig (kann bis zu 1 von 10 Personen betreffen) schwere Infektionen (einschließlich Blutvergiftung) und Virusgrippe(!), Darminfektionen, Infektionen der Haut (incl. Gürtelrose), Infektionen des Ohres, des Mundes (auch Zähne), Infektionen der Fortpflanzungsorgane, Harnwegs- und Pilzinfektionen, Hautkrebs, allergische Reaktionen, Dehydration, Depression, Angstgefühl, Schlafstörungen, Empfindungsstörungen, Migräne, Sehstörungen, Augenentzündung, Herzrasen, Blutergüsse, Husten, Asthma, Kurzatmigkeit, Magen-Darm-Blutungen, blaue Flecken, Haarausfall, Blut im Urin, Nierenprobleme, Schmerzen im Brustraum, Ödeme, Fieber, verzögerte Wundheilung… da kann einem schwindlig werden, ach ja, Schwindel gehört auch zu den häufigen Nebenwirkungen.

Nach Schätzungen und Hochrechnungen verursacht Morbus Crohn in Deutschland jedes Jahr Kosten von insgesamt 1,3 Milliarden Euro, wobei diese Kosten angesichts neuer Antikörper gegen entzündungsfördernde Eiweiße (TNF-α) demnächst ansteigen dürften. Crohn-Patienten berichten über monatliche Kosten von mehr als 10.000 Euro.[14] Für die Pharma-Industrie ist die konventionelle Morbus-Crohn-Therapie offenkundig die Lizenz zum Gelddrucken. Auch Tom, der Sohn einer Kollegin, erhält Immunsuppressiva, zusätzlich empfahl eine Ärztin nach der Diagnose dringend Impfungen gegen Covid-19 und die Grippe! *„Uns sind schon viele junge Patienten von der Schippe gesprungen."* Wegen Humira oder wegen der Impfung? Tolles Konzept! Die Ärztin ist auch der Ansicht, dass Milchprodukte und Gluten für Tom kein Problem seien, obwohl er sie nicht verträgt, und obwohl beides nachweislich Entzündungen begünstigt. Tom bekommt eine Chance auf Heilung, er wird Patient bei Dr. F. Nach fünf Infusionen mit speziellen Antibiotika sind Symptome wie Krämpfe und Schwäche so gut wie verschwunden, Dr. F freut sich, die Therapie hat angeschlagen – von wegen chronische Autoimmunerkrankung! Nun muss Toms Darm wieder mit guten Bakterien besiedelt werden, außerdem werden Pilze und Gifte, vor allem Schwermetalle, ausgeleitet. Tom wäre jetzt ein Kandidat für eine Stuhlspende, das ist inzwischen in Form von Kapseln möglich. Die Darmbakterien eines geeigneten Spenders müssen nicht mehr in den Magen-Darm-Trakt transplantiert werden. Dr. F. erwähnt, dass Tom, hätte er die empfohlene und sündhaft teure schulmedizinische Morbus-Crohn-Therapie fortgesetzt, höchstwahrscheinlich im Alter von 30 Jahren Tumorpatient geworden wäre.

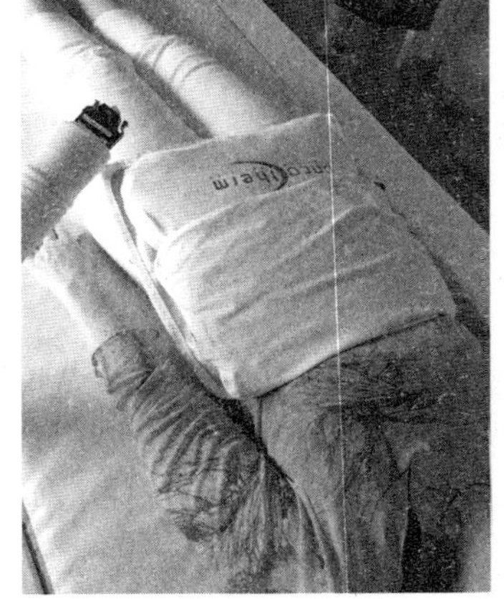

Abb. 77: Lokale Tiefen-Hyperthermie bringt Tumore ins Schwitzen

Womit wir wieder beim Thema „Krebs“ sind. Dr. F. kombiniert je nach Tumorart und -stadium verschiedene schulmedizinische Therapien. Die **insulin-unterstützte Mini-Chemo** mit **Browns Gas** und **lokaler Tiefen-Hyperthermie**. Während früher der gesamte Körper erwärmt wurde, wird hier nur der Bereich rund um den Tumor gezielt mit einer speziellen Auflage erwärmt, was für den Patienten wesentlich schonender und wesentlich effektiver in der Tumorbekämpfung ist.

*„Bei der **insulininduzierten Chemotherapie** brauche ich nur ein Fünftel der üblicherweise verwendeten Dosis. In unserer Praxis kostete diese minimaldosierte Chemotherapie zwischen 200 und 400 Euro. In den Guidelines, vor allem in den USA, steht: ‚Geben Sie Metformin (Medikament bei Typ-2-Diabetes) dazu, um den Zucker zu senken während der Chemo.‘ Wenn ich den Zucker senke, machen die Kanäle in der Membran auf. Ich nehme dem Gewebe, das eine hohe Teilungsrate hat, den Energieträger weg. Dann versucht die Zelle, indem sie die Zellkanäle öffnet, die Osmose zu vereinfachen. In den alten Schriften der Klöster wird das Heilfasten beschrieben. Das ist genau das Gleiche: Die **Keto-Azidose*-Diät**. Dafür brauchen Sie ein paar Wochen. Wenn ich Ihnen jetzt Insulin gebe und in dieser Zeit, 45 bis 60 Minuten, den Zucker auf 25 runterfahre, kurz vor der Krampfschwelle, dann gehen die Zellen weit auf. Das sehen Sie daran, dass Sie überall Schweißperlen haben. In dieser Zeit schiebe ich die niedrig dosierte Chemo rein und leite sie mit der Hitze an den richtigen Ort. Nach 45 Minuten gebe ich Glukose und mache wieder zu. Das war’s. Kein Haarverlust, keine Neuropathie (Schädigung der Nerven), kein Erbrechen, etwas Müdigkeit. Am nächsten Tag sind die Patienten wieder fit und können arbeiten gehen. Das Rein-Raus des Zuckers ist vergleichbar mit einem Halb-Marathon.“*

***Keto-Azidose:** Die häufigste Ursache für eine Keto-Azidose ist ein entgleister Diabetes. Die Keto-Azidose ist ein gefährlicher Stoffwechselzustand, verursacht durch einen langanhaltenden Insulinmangel. Die Zellen können keine Glukose aus dem Blut aufnehmen. Adrenalin, Noradrenalin und andere Insulin-Antagonisten werden freigesetzt. Dies führt zu erhöhter Freisetzung von Fett aus dem Fettgewebe und zu ungebremster Bildung von Ketonkörpern.

Während man der ganzen Menschheit weismachen möchte, dass Viren gefährliche Killer sind, arbeitet Dr. F. mit modifizierten Viren, die gezielt Krebszellen vernichten können, den **onkolytischen Viren**, z.B. Masernviren. Es war ein Zufallsbefund, der eine neue Ära in der Krebstherapie einläutete. Bei Krebspatienten, die zufällig eine Virusinfektion bekommen, verschwinden die Tumore zum Teil völlig, das ist schon lange bekannt. Nun machen sich Wissenschaftler dieses Phänomen zunutze. Die Viren werden so modifiziert, dass sie gezielt Krebszellen befallen. Das Virus dringt in die Tumorzelle ein, infiziert sie, vermehrt sich massenhaft und treibt die Zelle in den Selbstmord. Im Gegensatz zu gesunden Zellen können Krebszellen Viren nur schwer abwehren. Die infizierte Tumorzelle löst sich auf und onkolysiert. Die Therapie ist sicher und relativ gut verträglich. Vor allem bei Patienten in frühen Stadien wirken die onkolytischen Viren gut. Es laufen mehrere Studien, drei Arzneimittel auf Basis onkologischer Viren sind inzwischen zugelassen.[14]

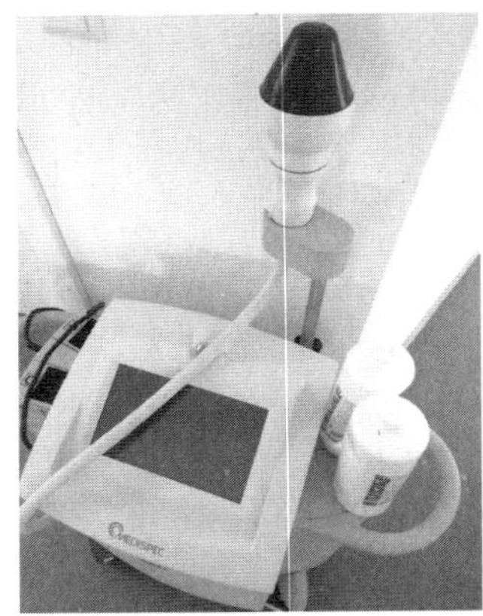

Abb. 78: High Tech – Therapie mit Impulswellen

Die eine Therapie, die Krebs wie von Zauberhand heilt, gibt es nicht, deswegen ruht das Behandlungskonzept von Dr. F., zu dem vor allem Tumorpatienten kommen, auf mehreren Säulen.

Auch dieses Gerät kommt bei der Therapie von Tumorpatienten zum Einsatz.

*„Das schießt 300 hochfrequente **Impulswellen** da rein. Es kommt zu einer Reaktion im Gewebe, eine Art Entzündungsreiz, die Mikrogefäße werden neu gebildet. Während die Mini-Chemo reinläuft, beschießen wir den Tumor und destabilisieren die Zellwand. Es gibt die gleiche Maschine viel größer, so groß wie ein Billardtisch, EKG-gesteuert. Es wirkt durch eine hoch energetische Welle. Man kann damit auch Fersensporn therapieren. Es tut sehr weh, aber durch diese starke Energiewelle zerbröckelt er. Im oberen Teil ist Wasser drin, dadurch wird die Energie abgebremst und kommt mit*

voller Stärke auf die Haut. Man merkt sogar am Klang, ob es Weichteile sind oder Knochen. Bei Knochen ist es ein heller Klang, Weichteile eher dumpf. In Deutschland steht sie in der Universität Göttingen, sie hat eine halbe Million Euro gekostet, wurde aber nie ausgepackt. Da gab es einen Chefwechsel, der eine hatte eine bestellt, der andere hat nicht daran geglaubt. So wie sie hier bei uns steht, kostet sie 30.000 €. Eine solche Maschine steht auch in der Uniklinik Freiburg, dort kommen Sie nur dran, wenn Sie präfinal sind. Sie steht in der Tumorbiologie, und die Tumorbiologie und die Onkologie, die können nicht miteinander. Sie weisen sich ihre Patienten nicht zu, obwohl dieses Gerät brillant funktioniert. Eine Therapie mit dieser Maschine rechnen wir mit 200 € ab, an der Uniklinik können Sie für einen Chemotherapie-Zyklus 1.700 € abrechnen. Dann sitzen Sie mit 15 bis 20 Menschen in einem Raum. Wir verwenden es auch bei Post-Covid-Patienten, die kurz vor der Dialyse stehen, und beschießen damit die Niere. Es kommt zu einer leichten Entzündungsreaktion im Nierengewebe, es bilden sich neue kleine Gefäße, der Kreatininwert fällt, die glomeruläre Filtrationsrate (GFR) steigt." (Die GFR ist der wichtigste Parameter zur Einschätzung der Nierenfunktion. Die Funktion der Nieren wird daran gemessen, wie gut sie das Blut reinigen.)

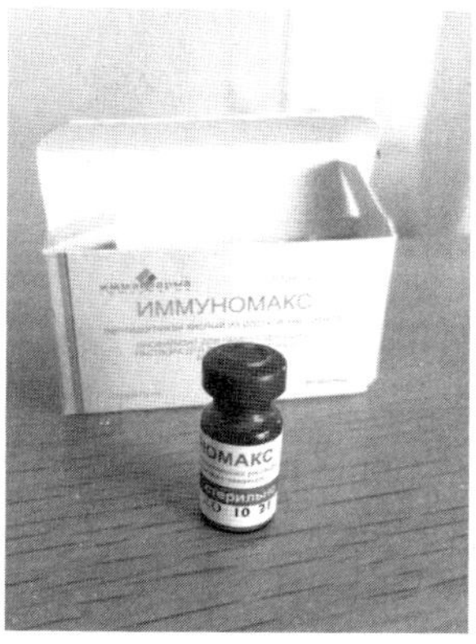

Abb. 79: Immunovax – ein traditionelles Immun-Stimulanz aus Russland

Marina und ich sind begeistert angesichts der schier unendlichen Möglichkeiten, Krebs und andere Krankheiten effektiv zu therapieren, und wir sind traurig darüber, dass diejenigen die beste Chance auf Heilung bekamen, die Zugang zu den entsprechenden Informationen und Therapeuten haben. Möge dieses Buch dazu beitragen, dass es immer mehr Menschen werden. Zu guter Letzt zeigt uns Dr. F. eine kleine blaue Packung mit russischer Aufschrift:

„Es wird hergestellt aus den grünen Keimen der Kartoffel, ursprünglich zur Behandlung von Cervix-Karzinomen, die durch HPV (Humane Papil-

lomviren) induziert worden sind. Mittlerweile weiß man, das gilt auch für das Prostata-Karzinom, es funktioniert aber auch bei anderen Tumoren. Bisher kosten drei Ampullen 15 bis 20 Euro. Die Rechte daran hat sich jetzt eine nordamerikanische Firma gesichert, die sind jetzt in der Phase I, mit dem Ziel, wenn sie fertig sind mit der Zulassung, diese drei Ampullen für 12.000 Dollar zu verkaufen.“

Dr. F. ist das Gegenteil von all jenen Fachärzten, die nicht bereit sind, über den Tellerrand zu blicken. Er arbeitet auch mit einem Heilpraktiker zusammen, der eine Methode einsetzt, mit der man Metastasen sicher erkennen und therapieren kann, die *Electric Cancer Therapy* (ECT). Einige Tage nach unserer ersten Begegnung mit Dr. F. fuhr Marina erneut in die 400 km entfernte Praxis zu einem Termin beim ECT-Therapeuten. In der Achselhöhle entdeckte er eine Metastase, bei dieser Verhärtung handelt es sich nicht wie ursprünglich angenommen um einen Operationsfaden, der sich nicht aufgelöst hat. Marina wird sofort mit ECT und Browns Gas behandelt, und dann injiziert ihr Dr. F. das russische Medikament, von dem er sich einige Originalpackungen gesichert hat, bevor es für normal sterbliche Patienten unerschwinglich sein wird. Am Abend ruft Marina mich an. *„Es fühlt sich an, als ob Ameisen durch meinem Körper krabbeln würden, das Immunsystem arbeitet auf Hochtouren.“* Trotz der Metastase – vermutlich eine Folge der Biopsie – ist Marina zuversichtlich und in Hochstimmung. Sie hat keine Angst, denn sie weiß, dass sie auf dem richtigen Weg und endlich in guten Händen ist.

Kontakt:
andreasf@amadeus-verlag.com

22.3. Verräter! Wer nicht kooperiert, wird abserviert

„Wer warnen will, den straft man mit Verachtung. Die Dummheit wurde zur Epidemie. So groß wie heute war die Zeit noch nie. Ein Volk versinkt in geistiger Umnachtung."

Erich Kästner, »Große Zeiten«, 1931

In Zeiten der Pandemie offenbart sich, wie rigide das von Lothar Hirneise angesprochene System tatsächlich ist. Ärzten, die sich nicht politisch instrumentalisieren und zum Erfüllungsgehilfen einer fehlgeleiteten Corona-Politik machen lassen, Ärzten, die dem Verhaltenskodex öffentlich widersprechen, droht Zensur und wirtschaftlicher Ruin. Der österreichische Arzt und Psychotherapeut Dr. Peer Eifler war einer der ersten, die sich trauten, die Panikmache öffentlich zu kritisieren, und er stellte (nicht nur) seinen Patienten Atteste zur Befreiung von der Maskenpflicht aus. Der Mut kostete ihn seine Existenz als Arzt in Österreich, und offenbar möchte man an ihm ein Exempel statuieren: Mehrere Disziplinar- und Strafrechtsverfahren wurden gegen ihn eröffnet, bei einer Hausdurchsuchung wurden sämtliche Daten, auch die von Patienten, beschlagnahmt. Die Bankkonten wurden gesperrt, der Mietvertrag für Praxis und Wohnhaus gekündigt und ein Räumungsbescheid zugestellt, zudem ein Berufsverbot verhängt. Welches „Verbrechens" hat sich dieser Arzt schuldig gemacht? Indem er Menschen von der Maskenpflicht befreite, hat er dem allgemein gültig en Narrativ widersprochen.

Dr. Eifler ist mit seiner Familie nach Tansania ausgewandert, in das Land, dessen Präsident den Mut hatte, sich der weltweiten Corona-Politik zu widersetzen und der mit positiv getesteten Papayas die PCR-Tests in Frage gestellt und die WHO unglaubwürdig gemacht hatte.[15] Magufuli und sein Privatsekretär starben im

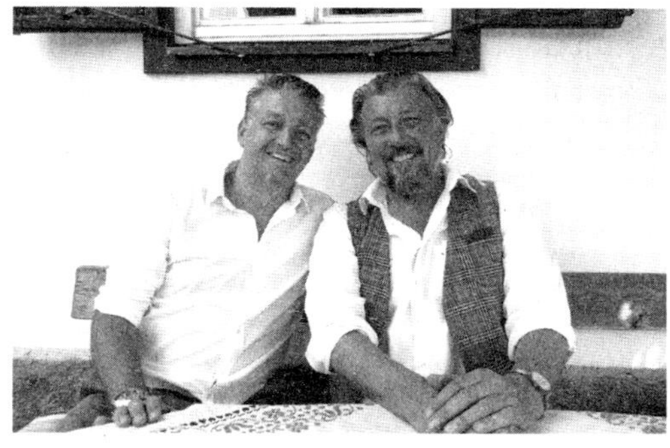

Abb. 80: Zwei ganz gefährliche Zeitgenossen: Jan van Helsing und Dr. Peer Eifler

März 2021 unter mysteriösen Umständen, die neue Präsidentin Suluhu Hassan kündigte einen Kurswechsel in der Corona-Politik an ... dennoch haben sich in Tansania bislang nur knapp 0,2 Prozent der Bevölkerung die Spritze geben lassen. In Tansania lebt zurzeit auch ein anderer prominenter Corona-Kritiker, der Sinsheimer HNO-Arzt Dr. Bodo Schiffmann. Nach Morddrohungen war es dem vielfach verunglimpften „Querdenker" zu gefährlich geworden in seiner Heimat – er komme gerne zurück, sobald Deutschland wieder ein Rechtsstaat geworden sei, so Schiffmann.[16]

Am 15.4.2021 postete der Arzt ein Video, das zeigt, dass die Menschen völlig normal leben in Tansania, dem Land, in dem angeblich das Killervirus in mannigfachen Mutationen wütet.[17] Am 21.5. schreibt *t-online* unter der Überschrift *„Bodo Schiffmann holt jetzt Querdenker zum Tansania-Urlaub"* voller Häme: *„Schwindelarzt Bodo Schiffmann baut sich eine neue Existenz mit Safarireisen für ‚Querdenker' auf. Nur: Maske und Test sind Bedingung für Urlaub bei ihm in Tansania. Manche Anhänger träumen trotzdem von einer Kolonie.*"[18] Nachdem er für die Opfer der Flutkatastrophe in Rhein-Land-Pfalz und Nord-Rhein-Westfalen online Spenden gesammelt hatte (am 26.7. waren 700.000 Euro auf dem Paypal-Konto), gingen bei der Staatsanwaltschaft Heidelberg mehrere Anzeigen ein wegen des Verdachts auf Veruntreuung. Bis dato gibt es für die Staatsanwaltschaft keine Hinweise auf einen Straftatbestand. Nach Angaben von Bodo Schiffmann hat *Paypal* das Spendenkonto vorerst gesperrt (Stand 4. August 2021).

Ein „Querkopf", der sich kritisch über den Maßnahmen-Terror äußerte, ist auch Dr. Friedrich Pürner, ehemaliger Leiter des Gesundheitsamtes im bayrischen Aichach. Pürner gab immer wieder Interviews, u.a. im österreichischen Privatfernsehen, und er solidarisierte sich mit der Aktion #allesdichtmachen. Unter den Hashtags #allesdichtmachen, #niewiederaufmachen und #lockdownfürimmer hatten 50 deutschsprachige Schauspieler – darunter Jan Josef Liefers, Heike Makatsch und Ulrich Tukur, und zwei Regisseure – Ende April 2021 mit satirischen Video-Clips die Corona-Politik der Regierungen und die flankierende Medienberichterstattung kommentiert. Eine Welle der Empörung schlug über den Andersdenkenden zusammen, Erklärungen und Rechtfertigungen wurden von übereifrigen Vertretern der Leitmedien auf journalistisch äußerst fragwürdige Weise im Keim erstickt, zeitweise war die Seite gar nicht mehr erreichbar. Dr. Pürner, der Anfang November 2020 seinen Schreibtisch im Aichacher Gesundheitsamt räumen musste, kommentiert weiter auf seinem Twitter-Account fleißig das aktuelle Corona-Geschehen – eingedampft auf 240 Zeichen.[19] In seinem vor kurzem erschienenen Buch »Diagnose Pan(ik)demie. Das kranke Gesundheitssystem« klagt der Amtsarzt das Versagen von Politik und *„rampenlichtsüchtigen Experten"* an, seziert mit scharfer Zunge die Abläufe in einer öffentlichen Gesundheitsbehörde und legt den Finger in die Wunde eines kranken Systems.[20]

Dr. Gunter Frank ist seit 20 Jahren Arzt für Allgemeinmedizin in Heidelberg und hat sich in mehreren Büchern für eine bessere Medizin und mehr Selbstbestimmung der Patienten eingesetzt. Auch als kritischer Chronist des Corona-Wahnsinns ist er bekannt und geriet in die Mühlen der Zensur: Sein „Staatsvirus"-Video, ein Bericht mit Zahlen, Daten und Fakten zur aktuellen Lage, wurde von *YouTube* und anderen Plattformen gelöscht, bevor es überhaupt für die Öffentlichkeit freigeschaltet worden war! Deshalb hat Frank die Fakten schwarz auf weiß zugänglich gemacht in seinem Buch »Der Staats-Virus – ein Arzt erklärt, wie die Vernunft im Lockdown starb«.[21]

„Die Lage ist ernst. Die Widerstandskraft unserer Gesellschaft schwindet, Angst und Irrationalität breiten sich weiter pandemisch aus und begraben jede Vernunft unter sich. Von der Politik instrumentalisiert, ist Corona von einem biologischen zu einem systemischen Problem geworden: dem Staatsvirus. Höchste Zeit für eine schonungslose Analyse und die Entwicklung einer wirkungsvollen Therapie."

Dr. Frank hat auch viele Beiträge auf dem Internetblog *Die Achse des Guten* (www.achgut.com) veröffentlicht.

Der Immunologe und Toxikologe Prof. Stefan Hockertz, ein mutiger Kritiker der Corona-Inszenierung, hat am 17. August 2021 auf der Flucht vor staatlicher Willkür Deutschland verlassen. Wegen des Verdachts auf Steuerhinterziehung hatte er am 17. Juni 2021 morgens um 7 Uhr Besuch bekommen, ein Überfallkommando, zwölf Mann hoch, acht zivil, vier in

Uniform und bewaffnet – offenkundig sowohl Steuerfahnder, als auch Leute vom Verfassungsschutz. Geschäfts- und Wohnräume wurden stundenlang untersucht, auf seinen elektronischen Geräten wurden Staats-Trojaner gefunden. Seine Konten wurden gesperrt, ein Pfändungsbeschluss in Höhe von 820.000 Euro erlassen. Nach diesem Überfall stand Hockertz unter Schock und war nicht mehr arbeitsfähig. Nun versucht er, sich im Ausland irgendwie über Wasser zu halten.[22]

Ich habe von Arztpraxen gehört, die aufgrund von Masken-Attesten von Einsatzkommandos regelrecht gestürmt und geschlossen wurden. Wer nicht kooperiert, wird abserviert, so läuft das zurzeit offenbar weltweit. Die Zeitschrift *Nexus* veröffentlichte in der April-Mai-Ausgabe 21 das Statement eines australischen Arztes, dem Berufsverbot erteilt wurde. Um ihn zu schützen, wurde der Text unter dem Pseudonym Dr. Albert Louis veröffentlicht, hier einige Auszüge:

„Es ist ein sehr bizarrer Zustand, wenn ich mich als Arzt seit über 30 Jahren plötzlich völlig isoliert von Menschen, die ich kenne, und von der Menschheit, wiederfinde. In dieser Situation scheint es keine Möglichkeit zu geben, beim Heilen oder Pflegen oder Behandeln zu helfen, denn ich bin wie ein aus der Kirche exkommunizierter Priester ausgestoßen worden. Ich wurde gestrichen. Dies geschah, weil ich nicht konform mit der Religion der Medizin war. Ich sagte Dinge, die gegen den wahrgenommenen modus vivendi waren. Ich wurde sofort suspendiert und ganz und gar ausgeschlossen, als wäre ich eine gefährliche, böse Person. …“

Dr. Louis hatte auf *Facebook* Kritik am System gepostet. In diesem Text wiederholt er seine Kritik am kranken Gesundheitssystem:

„Das Einzige, worum sich die Praxisinhaber kümmern, ist ein Durchsatz an Patienten, um einen unanständigen Gewinn zu erzielen. So werden die Ärzte faktisch Teil eines Viehmarktes, der so viele Patienten wie möglich aufnimmt, um sie mit einem vorgegebenen Pfad von Untersuchungen, Medikamenten und Überweisungen zu behandeln und dann schnell wieder entlassen zu werden. Darüber hinaus müssen die Ärzte auch gute Noten in den sozialen Medien haben, um sicherzustellen, dass die Patienten wieder-

kommen. Diesem medizinischen Viehmarkt fehlt die frühere Bereitschaft der Ärzte, Patienten mit Hingabe zu behandeln oder sich um sie zu kümmern. Es scheint, dass das ganze System so computerisiert und automatisiert ist, dass es zur ‚Fast-Food'-Modernisierung der Medizin geworden ist. Anscheinend gibt es so etwas wie ärztliches Handeln im absoluten Sinne nicht mehr. Die Fürsorge ist weg. Heutzutage kommt ein Patient an, und innerhalb von fünf Minuten ist er rein und wieder raus, und alles, was der Patient bekommt, ist ein Medikament – oft ein Antidepressivum!"

Und weiter: „*Die Menschen essen sich zu Tode durch die giftigen Lebensmittel, die sie in den Läden bekommen. … In dieser COVID-19-Epidemie-Situation werden die einfachen Nahrungsergänzungsmittel, die COVID-19 vorbeugen könnten wie Vitamin C, Vitamin D, Zink, Magnesium und Wasserstoffperoxid-Sprays, vom medizinischen Establishment als nutzlos angesehen und verboten. Das geschieht auch bei den sozialen Medien, die sich auf ‚Faktenchecker' verlassen, die nicht in Ernährungsfragen ausgebildet sind. … Die meisten Ärzte und vor allem die Medien, oder sollten wir sagen die ‚Propaganda-Industrie', wissen nichts über die sozialen Determinanten der Gesundheit – Bildung, geringer psychischer Stress, gute Hygiene, ausgezeichnete Ernährung. Sie glauben einfach, dass der Impfstoff ein magisches Heilmittel ist, was es allen erlaubt, andere Lösungen zu ignorieren. Das wird wahrscheinlich so lange weitergehen, wie die Medien relevante Informationen unterdrücken und Mediziner sich nicht über Ernährung informieren. Das ist absolute Dummheit und Heuchelei.*"[23]

Wohl eher Heuchelei als Dummheit. Wenn Mikrochips einem Menschen per Handschlag implantiert werden können, dann funktioniert das wohl auch mit dem PCR-Test oder mit der Impfung. Schon wieder so eine Verschwörungsverschwurbelung? Ich glaube nicht. Unter dem Titel „Gechipte Welt" brachte der österreichische Sender ORF2 einen Beitrag über Einsatz und Risiken von RFID (Radiofrequenz- Identifikation). Ein Experte sagte dazu:

„*Von den technischen Möglichkeiten her ist eine 24/7 Überwachung – ob das jetzt Kinder oder Erwachsene sind, ist eigentlich egal – auch schon jetzt möglich … Das Nette daran ist, eigentlich tun es ja immer mehr Menschen freiwillig. … Sie (die Überwachung) kann aber auch dazu führen, dass wir in eine gesellschaftliche, soziale Katharsis verfallen. Das heißt: Wir bekommen sowieso immer nur das, was andere denken, was wir gerne hätten. Individuelle Entwicklung ist dann eigentlich gar nicht mehr möglich. Und so wie ich Ihnen die Chips (durch Handschlag) in die Hand gegeben habe, … den Rest seines Lebens verfolgt zu werden.“*[24]

Das Interview stammt aus dem Jahr 2014 und geistert in Zeiten der Pandemie durch die sozialen Netzwerke. Es hat viele schockiert, und es hat die „Fakten-Checker“ auf den Plan gerufen, die behaupten, was hier beschrieben wurde, sei Zukunftsmusik und technisch noch gar nicht machbar. Niemand hat die Absicht, eine Mauer zu bauen. Niemand hat die Absicht, eine Zwangsimpfung durchzusetzen. Niemand hat die Absicht, die Menschen zu seelenlosen Zombies zu machen.

„Die Dunkelheit wird alles versuchen, um Dich vom Nachhauseweg zu Gott abzubringen. Alles! Wenn sie es denn geschafft und Dich vom wahren Glauben getrennt hat und Deine Seele genommen hat, dann wird es Dir fortan besser gehen. Alles wird leichter gehen für Dich, weil Satan hat nun keinen Grund mehr, Dich zu bekämpfen. Du gehörst ja dann ihm.“

Geistheiler Sananda, »Durch die Dunkelheit zurück ins Licht«

23. Der Mensch als Ersatzteillager – Organspende als „Akt der Nächstenliebe“

23.1. Mumia, Mörder, Menschenfett – Medizin aus Leichen

Der Kopf springt über die Klinge. Eine Blutfontäne schießt aus dem Halsstumpf. Menschen fangen es in Bechern auf und trinken es gierig. Das Szenario lässt uns das Blut in den Adern gerinnen, vor gerade mal 200 Jahren war es Alltag. Wie gierige Ghule (fleischessende Dämonen) stürzten sich die Menschen früher auf den erkaltenden Leichnam eines Gehenkten und nahmen sich, was irgendwie verwertbar war: Zähne, Daumen, Fingerknochen oder gleich die ganze Hand, Schamhaare, Kleidung, den Galgenstrick. Mit Medizin aus Leichen verdienten sich Scharfrichter ein erkleckliches Zubrot. Fast alles wurde verwertet: Knochen, Hirn, Haut, Menschenfett. Das sogenannte Armsünderfett wird in fast allen Arzneibüchern vom En-

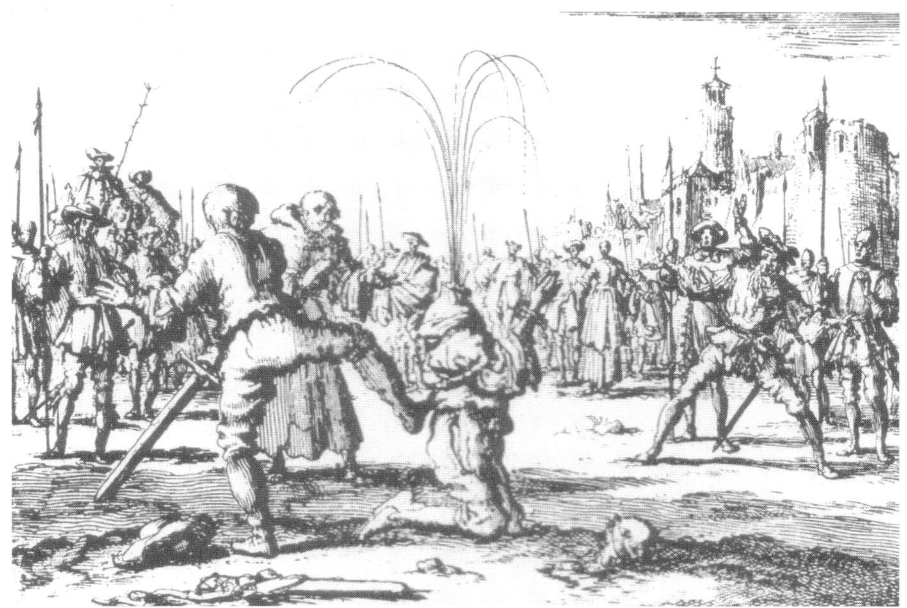

Abb. 81: Blut! Gierig fängt es der Mob in Bechern auf

de des 16. bis zum Ende des 18. Jahrhunderts erwähnt. Es war buchstäblich Gold wert und galt als das beste aller Fette. Stücke der Menschenhaut wurden bei schweren Geburten oder als Wundpflaster eingesetzt. Schädelmoos, abgeschabt vom modernden Hirn Hingerichteter, half angeblich bei Fieber und Schmerzen. Und frei nach dem Motto *„Fleisch ist ein Stück Lebenskraft"* wurde auch Menschenfleisch verzehrt. Aus Ägypten wurde *mumia* importiert, Teile ägyptischer Mumien. Das Erdöl, das zum Einbalsamieren verwandt wurde, galt als besonders heilwirksam, wenn es mit Leichen in Berührung gekommen war – die Nachfrage war zeitweise so groß, dass Tote im Schnellverfahren mumifiziert wurden, um den begehrten Stoff zu gewinnen.

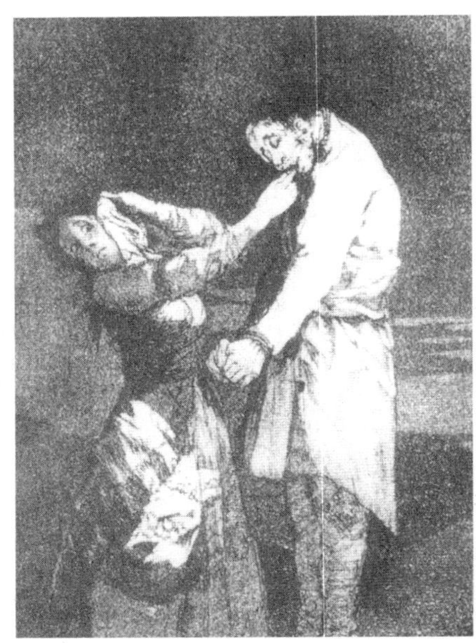

Abb. 82: Magie der Leichenteile. Eine Frau reißt einem Gehenkten einen Zahn aus

Als „Burking" ging die Methode des Tötens durch Ersticken in die Geschichte der Rechtsmedizin ein. Ihr „Erfinder" war ein gewisser William Burke aus Edinburgh. Er tötete mit seiner Geliebten und einem Komplizen in den 1820er-Jahren mehrere Menschen, um ihre Leichen an die Anatomie zu verkaufen. Normalerweise lagen die Körper von Hingerichteten auf den Seziertischen, doch im 18. Jahrhundert gab es zusehends Nachschubprobleme, denn Exekutionen wurden immer seltener. Pathologen zahlten viel Geld für frisches Material. An der Universität von Edinburgh waren sie froh, die Ware so wohlfeil zu bekommen...

Für's Haut abziehen, Entbeinen, Knochen auskochen und zermahlen, Fettauslassen und Organe rausschneiden waren die Spezialisten zuständig: die Henker und ihre Gattinnen. Wenige Stunden nach dem Erhängen war eine Leiche praktisch vollständig zerlegt und die vermeintlich magischen Bestandteile hatten ihren Weg in die Apotheken und Hausapotheken genommen. Durch amtliche Erlasse versuchte man, die Leichenfledderei zu unterbinden. Doch der (Aber-)Glaube an die wundersame Heilkraft der Medizin aus Hingerichteten hielt sich hartnäckig: Noch im Jahre 1912(!) wurde in der Apotheke eines großen Krankenhauses in Dresden ein Pulver gegen Epilepsie eingesetzt, hergestellt aus gerösteten Elstern, die in zwölf bestimmten Nächten erschossen worden sein mussten.[1]

Die Leiche ist ein kostbarer Rohstoff, damals wie heute. Das Geschäft mit aus Toten gewonnenen Produkten floriert. Die Wissenschaftsjournalistin und Autorin Martina Keller schreibt in ihrem Buch »Ausgeschlachtet – die Leiche als menschlicher Rohstoff«[2], der Erlös aller Körperteile, die sich aus einer Leiche gewinnen lassen, summiere sich auf bis zu 250.000 Dollar. Der tote Körper als Ersatzteillager: Ein Verstorbener versorgt bis zu 60 Patienten mit Gewebeersatz, schätzt man. Verpflanzt werden u.a. Sehnen, Bänder, Knochen, Knorpelgewebe, Muskelhüllen, Gehörknöchelchen, Augenhornhäute, Augäpfel, Herzklappen, Herzbeutelgewebe, Arterien, Venen, Leberzellen. Und Leichenhaut wird bei Bauchoperationen oder in der kosmetischen Chirurgie eingesetzt. In China, wo Organraub an der Tagesordnung ist, bringt eine Lunge zwischen 150.000 und 170.000 Dollar, ein Herz 130.000-160.000, eine Leber oder Niere zwischen 60.000 und 180.000, Hornhaut 30.000 Dollar (Stand 2006).[3] Heute werden (in der Regel) nicht wie in der frühen Neuzeit Leichen von Hingerichteten und Armen medizinisch verwertet, doch auch heute werden kräftige, gesunde, junge Männer mit frischen Inhaltsstoffen bevorzugt. Bei Herzklappen ziehen Transplantations-Mediziner südafrikanisches Material in Europa gespendeten Transplantaten vor. Martina Keller zitiert einen deutschen Herzchirurgen: *„Südafrika hat einen großen, jungen und gesunden Spenderpool, verglichen mit der betagten europäischen Gesellschaft.“* Was wohl auch damit zu tun hat, dass in Südafrika junge, schwarze Männer oft Opfer eines Verbrechens werden.[4]

Kommerziell einträglich sind aber auch betagte Spender. Aus ihren Knochen kann man ein Füllmaterial herstellen, das in verschiedenen Zubereitungsformen angeboten wird. So manche Geschäfte bewegen sich wie zu Scharfrichters Zeiten in der Grauzone der Legalität. So wurden beispielsweise in Lettland Leichen entbeint und das Material tiefgefroren nach Deutschland exportiert. Auf der Suche nach einem neuen, lukrativen Betätigungsfeld stieß ein ehemaliger Zahnarzt und Kieferchirurg aus New York, der seine Zulassung wegen Drogenbesitzes verloren hatte, auf den Handel mit Leichen. Als Spezialist für Zahnimplantate hatte er gute Kontakte zu Abnehmern. Er beschäftigte mehrere Entbeiner und arbeitete mit Bestattern in New York und Pennsylvania zusammen. Insgesamt schlachteten seine Helfer über eintausend Leichen aus. Der Arzt verkaufte aus den nicht immer taufrischen Geweben Verstorbener etwa 25.000 Transplantate, bis einer seiner Kunden Verdacht schöpfte, und dem Leichenfledderer 2006 das Handwerk gelegt wurde.[5]

Vor dem inneren Auge taucht das Horror-Szenario von Klinikärzten auf, die mit dem Skalpell am Totenbett sitzen und mit einem computergestützten System versuchen, lückenlos zu erfassen, was alles vom Verstorbenen verwertbar ist. Die Nachfrage steigt, die Bereitschaft zu spenden, ist nach dem Skandal um manipulierte Patientendaten für die Vergabe von Spenderorganen gesunken. Ausgelöst durch einen Göttinger Arzt wurde das Transplantationsgesetz im Jahre 2012 nach Bekanntwerden der Betrugsfälle verschärft, auch die Kontrollen sind heute umfangreicher. Krimineller Handel mit Leichen war es übrigens, der dazu führte, dass 1832 in Großbritannien das Anatomiegesetz verabschiedet wurde. In England und Schottland gab es damals Nachschubprobleme, die wenigen Exekutionen, die in den 1820er- und 1930er-Jahren noch stattfanden, deckten den Bedarf an frischen Leichen schon lange nicht mehr. Während in den deutschen Staaten die Mediziner ihr Material aus Strafanstalten und Armenhäusern rekrutierten, mussten sich ihre Kollegen in Schottland und England selbst etwas einfallen lassen. Studenten gingen deshalb nachts auf Grabraub, und anerkannte Chirurgen arbeiteten eng mit Grabräuber-Banden zusammen. Die sogenannten Auferstehungsmänner plünderten die Friedhöfe und verdienten sich eine goldene Nase mit den Leichen. Die Körper waren für die Anatomie, die Haare verkauften sie den Perückenmachern und die Zähne den Dentisten. Be-

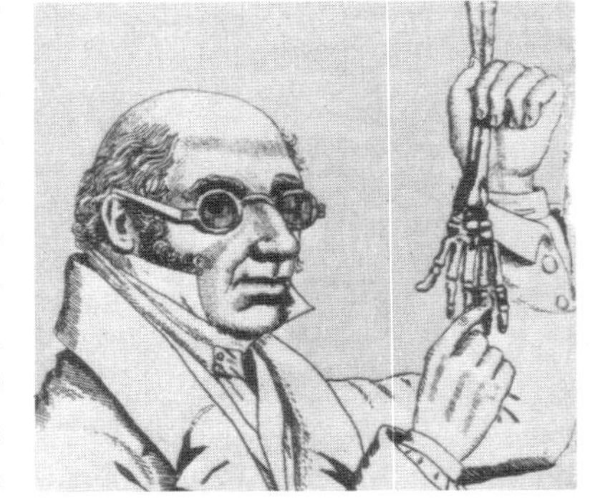
Abb. 83: Robert Knox

tuchte Bürger versuchten sich vor den Leichendieben zu schützen, indem sie ihr Haupt in eisernen Särgen zur letzten Ruhe betteten. Die Anatomen gierten nach frischer Ware, so wohlfeil wie möglich. So auch ein Dr. Robert Knox, angesehener Anatom am Edinburgh Medical College.

Er bekam, was er wollte, von diesem Trio in Abb. 84. Ihre Ware war verdächtig frisch, denn die drei wühlten nicht in Gräbern, sie töteten Bettler, Prostituierte und Vagabunden, um sie an Dr. Knox zu verkaufen. 14 Morde innerhalb weniger Monate. An Halloween 1828, der Nacht der bösen Geister, ermordeten sie das 15. Opfer: die Bettlerin Mary Docherty Glück. Und weil eine Besucherin des mörderischen Trios am nächsten Tag in einen Haufen Stroh griff und einen kalten Arm zu fassen bekam, hatte die schaurige Mordserie ein Ende. Burkes Komplize William Hare kam als Kronzeuge mit dem Leben davon, Helen MacDougal kam Mangels Beweisen frei. Der Anatomiemörder William Burke wurde am 28. Januar 1829 erhängt, mit 25.000 Schaulustigen war die Hinrichtung gut besucht. Gegen Dr. Knox, auf dessen Seziertisch 15 Mordopfer im Dienst der Wissenschaft zerlegt worden waren, wurde nicht ermittelt.

Sein Assistent, der das Material beschafft und keine Fragen gestellt hatte, wurde Professor und Leibarzt von Queen Victoria, die ihm einen Adelstitel verlieh. Nachdem 1831 in London Leichenlieferanten drei Anatomiemorde gestanden hatten, wurde ein Jahr später im Parlament das Anatomie-Gesetz verabschiedet. Leichenraub wurde unter Strafe gestellt. Die Anatomie bekam ihr Material fortan ganz legal aus Hospitälern und Armenhäusern und blieb bis ins 20. Jahrhundert das Schreckgespenst der Armen.[6]

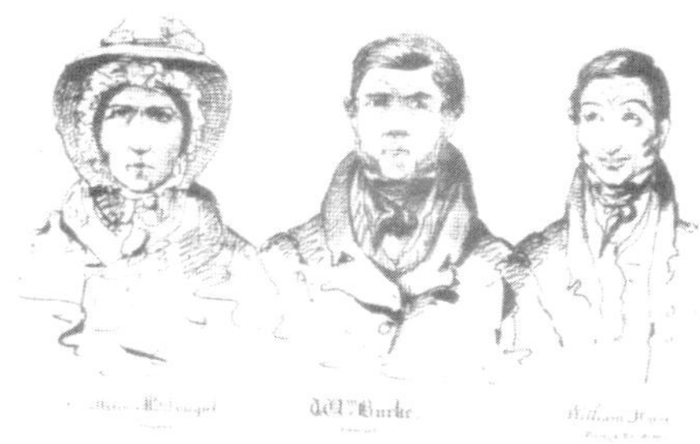

Abb. 84: Der Anatomiemörder William Burke

23.2. Ausgeschlachtet – Todgeweihte als Ersatzteillager

Heute wird es uns als Akt der Nächstenliebe ans Herz gelegt, posthum unsere Organe zur Verfügung zu stellen. Tatsächlich wird der eigene Körper erbarmungslos als Ersatzteillager ausgeschlachtet. Im Jahr 1993 hielt ein junger Arzt bei einem Symposium im Straßburger Europa-Parlament eine Rede:

> *„Als Assistent an einer Universitätsklinik war ich mehrmals quasi dazu verdonnert, bei der Organentnahme mitzumachen. Wenn man das einmal mitgemacht hat, dann stellt man die gesamte Transplantationschirurgie in Frage, weil das, was ich da miterlebt habe, an Leichenfledderei grenzte. Bei einigen Patienten war es so: Es lag die Zustimmung vor, eine Niere zu entnehmen. Dann kam aber plötzlich der Internist und sagte: 'Ich brauche für meine Forschung noch schnell ein Stück Bauchspeicheldrüse.' Der Orthopäde kam an und sagte: 'Ich brauche noch ein Stück aus dem Knie und ein Stück aus dem Unterschenkel'. Der Augenarzt kam an und sagte: 'Ich brauche die beiden Hornhäute.' Ich kam mir vor wie auf einem menschlichen Autofriedhof.“*[14]

Auch wenn kein Mob mehr darauf wartet, das Blut eines Hingerichteten zu erhaschen, mutet das Szenario schaurig an. Die Prozedur beginnt, sobald der Spender hirntot ist. Was heißt das? Das Gehirn ist abgestorben und damit seine Gesamtfunktion endgültig ausgefallen, während die Herz- und die Kreislauffunktionen im übrigen Körper durch intensivmedizinische Methoden aufrechterhalten werden. Die große Frage ist doch, ob dieser Mensch, der künstlich in einem Zustand zwischen Leben und Tod gehalten wird, noch etwas empfindet. Als die Köpfe zur Zeit der französischen Revolution massenhaft rollten, machte man sich Gedanken darüber. Die Hinrichtung der Marat-Attentäterin Charlotte Corday am 17. Juli 1793 war die Initialzündung für eine Debatte darüber, ob ein abgetrennter Kopf noch denken und empfinden kann, und wenn ja, wie lange. In vielen Quellen wird die Hinrichtung der Attentäterin folgendermaßen beschrieben: In ihrem roten Sterbekleid betritt Charlotte Corday das Blutgerüst, grüßt freundlich das Volk, legt den Kopf selbst auf die Guillotine, der

Henker gibt das Zeichen, das Beil fällt. Und dann ist der Henkersknecht so unverschämt, den abgetrennten Kopf vor den Augen der Menge zu ohrfeigen. Der Kopf errötet. Nicht nur die Wange, nein, der gesamte Kopf! Aus Scham, so die allgemeine Interpretation. Das Volk ist verwirrt und berührt. Der deutsche Anatom Samuel Thomas von Soemmerring nimmt 1795 in einer Schrift zum Tod durch die Guillotine öffentlich Stellung. Er kommt zu dem Schluss, das Gehirn habe nach der Enthauptung noch Gefühl und Bewusstsein; der Hingerichtete spüre seine Existenz. Deswegen sei die Anwendung der Guillotine besonders brutal.

> *„Im Kopf, der vom Körper durch die Hinrichtung getrennt wird, bleiben Empfindung, Persönlichkeit, das Ich, einige Zeit noch am Leben, und er empfindet den Nachschmerz, von dem der Hals betroffen ist. ... All die auffallenden Erscheinungen, die durch eine große Zahl von glaubwürdigen Beobachtern belegt werden, beweisen, dass der Kopf seine Lebenskraft noch lange behält... Andere haben mir versichert, gesehen zu haben, wie der Kopf mit den Zähnen knirschte, als er schon vom Körper getrennt war.“*

Tatsächlich gibt es viele Beobachtungen, die diese Theorie erhärten könnten: die roten Wangen der Charlotte Corday; Marie Antoinette, die mit den Lidern geblinzelt haben soll, als der Henkersknecht ihren Kopf hochhob; Maria Stuart, deren Lippen sich nach der Enthauptung noch eine Viertelstunde bewegt haben sollen; der Kopf eines Raubmörders, der im März 1824 in Koblenz hingerichtet wurde: Als man ihm das Wort „Mörder“ ins Ohr rief, öffneten sich seine Augen, und als die Lider sich wieder schlossen, liefen Tränen über die Wangen.[7]

Heute bekommen Organspender Schmerzmittel und eine Vollnarkose. Ich kann mich gut daran erinnern, wie schockiert mein Stiefvater war, als er in den 1990er-Jahren Zeuge der Vorbereitungen zu einer Organentnahme wurde. Er arbeitete damals als Dolmetscher. Ein junger Mann war nach einem Unfall hirntot. Als die Klinikärzte mit der Frau des Verunglückten über die Möglichkeit der Organspende sprachen, übersetzte mein Stiefvater. Die Ehefrau stimmte einer Explantation zu. Der junge Mann wurde auf dem Operationstisch fixiert und anästhesiert wie jeder Patient, der nach der OP wieder aufwachen wird. Meinen Stiefvater und auch mich trieb damals die Frage um, was ein Hirntoter noch wahrnimmt, wenn man ihn vom Kinn bis zum Schambein aufschneidet, die Körperhälften auseinanderspreizt, mit eiskalter Perfusionslösung füllt und dann mit dem „Abernten" der Organe beginnt. „*To harvest*", sagt man im englischen Sprachraum. Sehr treffend, finde ich.

23.3. Mit dem Herzen wird der Sitz der Seele verpflanzt

„Und nun lehrt uns die Naturwissenschaft, dass ein menschliches Herz nur auf den ersten Blick den Eindruck erweckt, ein Organ ohne Intelligenz und Weisheit zu sein, bis wir es genauer betrachten."

Gary E.R. Schwartz und Linda G.S. Russek in »Heilung aus dem Herzen«

Was spielt sich im „Sitz der Seele" während einer Herztransplantation ab? Forschungen zeigen, dass das Bewusstsein nicht nur eine Leistung des Gehirns, sondern auch des Herzens ist. Unser Herz ist nicht nur eine außerordentlich leistungsfähige „Pumpe", sondern auch ein sensibles Organ, das auf unser seelisches Erleben reagiert. Das Herz besteht nur zu 35 Prozent aus Muskel- und zu 65 Prozent aus Nervenzellen. Das hat Dr. Andrew Armour, ein Neurologe aus Kanada, herausgefunden und 1991 den Begriff „Herzgehirn" eingeführt. Dieses Herzgehirn besitzt, wie auch das eigentliche Gehirn, ein komplexes Netzwerk von Neuronen, Neurotransmittern, Proteinen und Helferzellen. Das Herzgehirn kann unabhängig vom Kopfgehirn agieren und verfügt über ausgeprägte sensorische Fähigkeiten.

Das Herz transportiert also nicht nur Blut und Nährstoffe, sondern auch messbare Energie und Informationen in jeden Bereich des Körpers.[8] Dessen sind sich offenbar viele Menschen intuitiv bewusst. Nach einer Umfrage an der *Medizinischen Universitätsklinik Hannover* würde sich jeder dritte Transplantationspatient unwohl fühlen, das Organ eines Selbstmörders oder Kriminellen eingepflanzt zu bekommen. Die Ergebnisse zeigen, wie sehr die Organtransplantationen auch als eine Operation an der Persönlichkeit empfunden werden. Studien, die sich mit dem Leben der Patienten nach der Operation beschäftigen, ergaben: Viele Empfänger eines Herzens haben das Gefühl, nicht mehr sie selbst zu sein. Gelegentlich entwickeln sie sogar die Fantasie eines geteilten Körpers. In seinem Essay »Der Eindringling« schreibt der herztransplantierte Straßburger Philosoph Jean-Luc Nancy:

„...es dauert nicht lange, bis sich der Andere als Fremder kundtut, der durch seine andere Immunität Gekennzeichnete. Es kommt zur Abstoßung. Der Andere wird von meinem Immunsystem als etwas Fremdes, als

Eindringling empfunden ... Ich bin die Krankheit und die Medizin, ich bin die kanzeröse Zelle und das verpflanzte Herz, ich bin die Immunsystem schwächende Kraft. Ich bin die Enden der eisernen Fäden, die meinen Brustkorb zusammenhalten und die Einspritzöffnung, die für den Rest meines Lebens unterhalb meines Schlüsselbeins angebracht ist, so wie ich früher bereits die Schrauben in meiner Hüfte und die Platte in meinem After war."[9]

Der Amerikanerin Claire Sylvia wurde 1988 im Alter von 48 Jahren das Herz und die Lunge eines verunglückten Motorradfahrers eingesetzt. Zu diesem Zeitpunkt wusste sie nicht, woher die Organe kamen. Bei einer Pressekonferenz wurde sie gefragt: „*Wonach sehnen Sie sich mehr als alles andere, jetzt, wo Sie diese Operation überstanden haben?*" „*Im Moment möchte ich nichts lieber als ein kühles Bier.*", antwortete Claire spontan und hielt erstaunt inne. Zuvor hatte sie nie Bier getrunken. War ihr Organspender Biertrinker gewesen? Im Laufe der kommenden Wochen stellte sie weitere Persönlichkeitsveränderungen fest: Heißhunger auf Fastfood und ein anderer, männlicher Gang. Sie recherchierte, nahm Kontakt auf zu den Eltern des Spenders – in den USA ist das möglich – und traf sie. In den Gesprächen stellte sich heraus, dass mit dem Herzen des 18-jährigen Tim auch einige seiner Persönlichkeitsanteile auf Claire übertragen worden waren.[10]

Wird mit dem Herzen also nicht nur ein Organ, sondern auch die feinstoffliche Lebensenergie des Spenders eingepflanzt? Vieles spricht dafür. Der amerikanische Kardiologe und Experte für Psychoneuroimmunologie Dr. Paul Pearsall (1942-2007) hat eine sensationelle Entdeckung gemacht: Das Herz fühlt und denkt. Dies hat er mit unzähligen Beispielen aus der Praxis dokumentiert.[11] In seinem Buch »Heilung aus dem Herzen« beschreibt er, wie bei einer Tagung eine Psychiaterin ans Mikrofon geht und mit tränenerstickter Stimme von einer Patientin erzählt, deren Erfahrungen Pearsalls Theorie vom denkenden Herzen bestätigten.

„*Ich habe eine Patientin, ein achtjähriges Mädchen, der das Herz eines zehn Jahre alten, ermordeten Mädchens implantiert wurde. Die Mutter brachte die Kleine zu mir, als sie nachts im Schlaf zu schreien begann, weil sie von dem Mann träumte, der ihre Organspenderin umgebracht hatte.*

Die Mutter war überzeugt, dass ihre Tochter den Mörder kannte. Nach mehreren Sitzungen gelangte ich ebenfalls zu der Ansicht, dass an der Sache etwas dran sein müsse. Ihre Mutter und ich beschlossen, die Polizei einzuschalten, und anhand der Beschreibung des kleinen Mädchens konnte der Mörder gefasst werden. Die Beweise, die meine Patientin lieferte, waren so hieb- und stichfest, dass der Mann problemlos überführt und verurteilt wurde. Tatzeit, Tatwaffe, Tatort, die Kleidung, die er trug, was sein Opfer zu ihm gesagt hatte ... alle Angaben der kleinen Herztransplantatempfängerin erwiesen sich als hundertprozentig zutreffend.“[12]

Pearsall selbst berichtet über verblüffende Fälle. Der Rapper, der plötzlich ein Faible für Klassik entwickelt und erfährt, dass der Spender mit einem Geigenkasten im Arm starb. Der Viehzüchter, der das Herz eines 16-jährigen Vegetariers erhält und plötzlich kein Fleisch mehr essen kann. Die 35-Jährige, in deren Brust das Herz einer 24-jährigen Prostituierten schlägt: „*Ich denke, dass mir mit dem Herzen auch ihr Sexualtrieb übertragen wurde, und mein Mann ist ebenfalls der Meinung.*“[13] Alles nur Einbildung? Zellbiologen haben herausgefunden, dass unser Denken und Fühlen, also auch unsere Seele, bis in jede einzelne unserer Zellen hineinwirkt. Mit einem fremden Organ erhält man nicht nur ein Stück fremdes Fleisch, sondern auch ein Stück fremde Seele, fremde Gedanken, Fähigkeiten sowie Erinnerungen. Je unterschiedlicher Spender und Empfänger sind, desto größer sind die Schwierigkeiten, die der Empfänger mit dem „Geschenk“ hat. Denn nun schlagen buchstäblich zwei Herzen in seiner Brust – das physische des Fremden und das eigene, das ätherisch im Sinne von gespeicherten Empfindungen noch zu spüren ist. Eine karmische Verstrickung, die Folgen hat. Viele Patienten leiden nach dem Eingriff an Halluzinationen oder an der Angst, das eigene Selbst verloren zu haben. Sie müssen Trauerarbeit leisten über den Tod des Menschen, dem sie ihr Leben verdanken. Und sie müssen Trauerarbeit leisten darüber, dass sie mit ihrem eigenen Herzen ein Stück ihrer Persönlichkeit verloren haben.

„*Organspende rettet Leben!*“ Ja, doch welchen Preis zahlt der Spender dafür? Und welchen der Empfänger?

23.4. Ein Ende ohne Würde – die CO_2-neutrale Bestattung

In Lauge auflösen und ab in die Kanalisation. Die Bestattungs- oder besser gesagt Entsorgungsmethode erinnert an Mafiosi oder Diktatoren, die ihre Mordopfer in Lauge auflösen, um sämtliche Spuren zu verwischen. Seit Mitte der 1990er-Jahre werden Tierkadaver und – an US-Forschungsinstituten – manchmal auch Leichenteile in einem Bad mit chemischen Substanzen aufgelöst. Inzwischen ist diese schaurige Entsorgungsmethode in der Bestattungsbranche angekommen. Der Gesetzesvorschlag, der die Hydrolyse von normal Sterblichen erlauben soll, bekam im Bundesstaat New York den Namen „Hannibal Lecter's Bill" – in Anspielung an den Serienmörder aus »Das Schweigen der Lämmer«.

Die Hersteller der Hydrolyse-Tanks vermarkten die sogenannte Wasserbestattung – welch irreführender Euphemismus! – unter dem Label „ökologisch wertvoll": Grüner als die traditionelle Feuerbestattung, weil es keinen CO_2-Ausstoß gibt – damit kann man ja mittlerweile alles rechtfertigen – und günstiger sei die Methode auch, denn angeblich werden 85 Prozent Energie eingespart. Das freut all diejenigen, die grüner Gesinnung sind.[15] Und so funktoniert's: Die Leiche wird in eine Art Sarg aus Seide gehüllt und in einen Druckbehälter aus Edelstahl gegeben, der mit Kalilauge gefüllt ist. Die wird auf zirka 150 Grad erhitzt und zersetzt den Körper innerhalb von ungefähr drei Stunden. Übrig bleiben eine bräunliche Brühe und aufgeweichte Knochenreste, die zu Pulver zermahlen den Angehörigen als „Asche" übergeben werden.

Laut Studien der chemischen Industrie (wir wissen, was von solchen Studien zu halten ist) ist die Flüssigkeit steril, enthält weder Gewebe noch DNA und wird in einigen Fällen schon als Dünger verwendet! Wie glaubwürdig ist die Aussage, dass keine DNA zurückbleibt? Eine spannende Frage in Zeiten von Impfstoffen, die die menschliche DNA verändern! Wie sicher können wir sein, dass die Leichenlauge keinerlei Rückstände von mRNA-Impfstoffen oder Chemotherapeutika enthält? Und wie ethisch ist es, die Brühe aus Rohrreiniger und sterblichen Überresten in die Kanalisation und auf die Felder zu kippen? Als das Gesetz in Wisconsin ohne Debatte verabschiedet wurde, gingen katholische Bischöfe auf die Barrikaden. Kim Vercauteren, Exekutivdirektor der *Katholischen Konferenz von Wisconsin*, schrieb an den Gesundheitsausschuss des Senats:

> „*Das Herz, der Verstand, das Fleisch und die Knochen eines Menschen sind alles Elemente einer einzigartigen Schöpfung, bis hin zur DNA, die auch nach dem Tod geehrt werden muss. Unsere Sorge ist, dass bei der alkalischen Hydrolyse Überreste in ein Abwassersystem gespült werden, als ob der von Gott geschaffene Körper nie existiert hätte.*“

Auch Geistliche aus anderen US-Bundesstaaten haben sich gegen die Entsorgung von Verstorbenen in einer chemischen Lauge ausgesprochen[16], dennoch ist die sogenannte Wasserverbrennung inzwischen in etlichen Staaten der USA und Kanadas, in Australien und in Großbritannien zugelassen. In vielen weiteren Ländern wird derzeit die Zulassung des Verfahrens geprüft – wahrscheinlich ist es eine Frage der Zeit, wann Leichen auch hierzulande in Lauge aufgelöst werden.[17]

Ausblick

Liebe Leserinnen und Leser,

es geht dem Ende zu. Nein nein, nicht mit Ihrem Leben, sondern mit diesem Buch. Ihr Leben wollen wir ja so lange wie möglich erhalten. Doch wir mussten an irgendeiner Stelle entscheiden, dass wir Schluss machen, denn Material und spannende Interviewpartner haben wir jede Menge, und jeden Tag aufs Neue kommt ein Medizinskandal ans Licht. Tatsache ist, dass die meisten Menschen derart in ihren Alltag mit Familie, Arbeit und Freizeitgestaltung eingebunden sind, dass sie nicht dazu kommen, ein Buch aus dem Ernährungsbereich zu lesen oder sich übers Internet schlau zu machen, was es neben der klassischen Schulmedizin an Heilverfahren gibt. Und sogar die Schulmedizin selbst hat zum Beispiel bei Krebs weit mehr zu bieten als Chemotherapie oder Bestrahlung. Das haben uns mehrere Ärzte in diesem Buch bewiesen. Aber wie soll man sie finden? Die meisten Menschen beschäftigen sich erst mit dem Thema „Gesundheit", wenn es sie selbst betrifft, und oft ist es dann derart akut, dass sie gleich ins Krankenhaus kommen und dann *für* sie entschieden wird. Viele Menschen sind, was die Gesundheitsthematik angeht, unmündig. Sie sind unerfahren und schlicht und ergreifend auch naiv, was wir vor allem jetzt in der Corona-Zeit erleben: Der Staat sagt, was zu tun ist, und die braven Bürger machen es – auch wenn es reichlich Widersprüche, Impfdurchbrüche und viele, viele Lügen gibt. Nun denn, das ist wohl eben nicht der Teil der Gesellschaft, der dieses Buch liest, das wissen wir...

Wir stellen jedenfalls fest: Heilung wird verzweifelt gesucht! Bei den Recherchen zu diesem Buch sind uns viele Menschen begegnet, die auf der Suche nach der Wurzel allen Übels viel Zeit und viel Geld investiert haben und nicht mit Gesundheit belohnt wurden, im Gegenteil: Wenn die Schulmedizin keine Ursachen für scheinbar unerklärliche Symptome findet, dann ist die Ursache halt „psychisch", nach dem Motto, der Patient ist selbst schuld an seinem desolaten Zustand. Ist er nicht! Viele chronisch Kranke sind Opfer eines Geschäftsmodells, bei dem die Ärzte sich immer weiter vom Patientenbett entfernt haben, bei dem Ärzte ihre Patienten lieber zum Scannen *„in die Röhre schieben"*, als mit allen Sinnen bei ihnen zu sein, sie zu berühren, ganzheitlich wahrzunehmen, ganzheitlich nach Ursachen zu forschen und ganzheitlich zu behandeln. Wo sind sie geblieben, die Ärzte, die mit Empathie, Kreativität und Erfahrung für ihre Patienten da sind und ihnen allein durch Anwesenheit ein Lächeln in die Herzen zaubern, so wie viele Ärzte, die wir noch aus unserer Kindheit kennen, als das Leben noch nicht so hektisch und die Pharmaindustrie noch nicht so mächtig war. Sie sind der unstillbaren Gier zum Opfer gefallen.

Zeit ist Geld. Im modernen Medizinbetrieb geht es darum, Patienten in einem Schwebezustand zwischen krank und gesund (= chronisch krank) zu halten, weswegen unser „modernes" Gesundheitssystem ein System ist, das viele krank macht. Die medizinischen Errungenschaften der vergangenen Jahre sollen hier nicht in Abrede gestellt werden, doch die chronisch Kranken sind die Verlierer in diesem System – es werden immer mehr, und sie werden oft nicht ernst genommen. Wie krank ist das? Und wie krank ist es, wenn Ärzte ihren hippokratischen Eid verraten, indem sie sich zu Bütteln von Pandemietreibern machen und bereitwillig für ein erkleckliches Honorar Kindern, Schwangeren, Stillenden, Schwerkranken, alten und schwachen Menschen Substanzen in den Körper jagen, von deren fatalen Wirkungen und Nebenwirkungen sie keinen blassen Schimmer haben?

Die gute Nachricht ist: Die Recherchen zu diesem Buch haben uns – oft wie von Zauberhand – zu Ärzten und Therapeuten geführt, denen es nicht nur ums Geldverdienen, sondern in erster Linie um das Wohl ihrer Patienten geht, und die nicht – entschuldigen Sie den Ausdruck – wie viele „Fachidioten" einen Tunnelblick bekommen und das große Ganze aus dem Blick verloren haben. Wir sind Heilkundigen im ursprünglichen Sinne des Wortes begegnet, Therapeuten, die Zusammenhänge erkennen, auf die die meisten Schulmediziner nicht im Traum kommen würden, weil sie in ihrer unendlichen Arroganz und Ignoranz die Erfahrungsheilkunde komplett ausblenden – mit dem immer gleichen Argument: „wissenschaftlich nicht belegt". Sie haben keine Ahnung von den Wechselwirkungen zwischen geopathogenen Störfeldern und Krebs, Zahnstörfeldern und Krebs, Parasiten als Auslöser von Krebs, um nur drei Beispiele aus diesem Buch zu nennen. Viele ganzheitliche Heilmethoden sind seit Jahrhunderten oder sogar Jahrtausenden erprobt und dennoch nicht anerkannt im medizinischen Establishment. Unendlich viele vielversprechende Therapieansätze wurden und werden blockiert, weil sich mit wahrer Heilung nicht so viel Geld verdienen lässt wie mit einem Heer von Kranken, die auf teure Therapien und Medikamente angewiesen sind. Also müssen diese ohnehin geschwächten Menschen sich auf den Weg machen und in der alternativen Szene nach dem oder den richtigen Therapeuten suchen. Und sie müssen sich davor hüten, dort an Scharlatane und Abzocker zu geraten, denn diese tummeln sich in beiden Welten der Medizin, der Ersten und der Zweiten Welt.

Im Anhang, der in den letzten Wochen vor Fertigstellung des Buches doch noch etwas angewachsen ist, weil wir meinten, dies oder das müsste auch noch unbedingt mit ins Buch, finden Sie Kontaktadressen zu Ärzten und Therapeuten, die als Hilfestellung dienen mögen.

Unabhängig davon möchten wir hier ganz kurz darlegen, wie wir Autoren vorgehen würden, wären wir selbst mit einer schweren Krankheit wie z.B. Krebs konfrontiert. Ganz wichtig ist zu verstehen, dass es immer zwei Komponenten sind, die bei einem Krankheitsgeschehen mitspielen: die körperliche und die geistige (physische und psychische) Ebene. Bei fast allen Krankheiten liegen schwierige Lebensumstände, evtl. sogar ein Schockerlebnis zugrunde, die das Immunsystem schwächen sowie die generelle Lebenskraft. Nach einem finanziellen Verlust, einer Scheidung, einem Todesfall in der Familie, Jobverlust oder Ähnlichem, fühlt man sich alles andere als gut. Wenn dann noch ein Grippevirus daherkommt oder man auf einer Wasserader oder einem Krebswirbel liegt, dann hat der Körper dem oft wenig entgegenzusetzen. Deshalb arbeiten ja Ärzte wie der erwähnte Dr. Gansauge bei Krebspatienten nicht nur auf der physischen Ebene und bestrahlen und operieren, sondern sie beziehen die psychologische Onkologie mit ein und helfen dem Patienten herauszufinden, wo im Leben etwas aus dem Lot geraten ist und wie man wieder zurück in die Spur kommen kann, um zu einer wirklichen Heilung zu finden – um wieder „heil“ zu werden. Neben der „normalen“ Schulmedizin gibt es eben auch Ärzte, die auch mit Naturheilkunde arbeiten sowie Heilpraktiker und freie Therapeuten, die aufzeigen, dass das Spektrum an Heilmitteln weitaus größer ist, als manche sich das vorstellen können. Hier sei die Homöopathie genannt, die immer nach der Ursache sucht, doch das sind Therapien, die nicht sofort wirken – hier wird langfristig und vor allem nachhaltig behandelt. Es wird in Ländern außerhalb der EU sehr gut mit Cannabis therapiert – von der Neurodermitis bis hin zu Krebs –, in China arbeitet man bei Krebs mit Heilpilzen, und vor allem Heilfasten hat bei fast allen Krankheiten eine extrem schnelle Heilwirkung. Hier gilt es, dass Sie sich selbst weiter kundig machen.

Auf jeden Fall würden wir Autoren im täglichen Leben folgende Prinzipien befolgen, was wir selbst auch seit Jahren tun und praktizieren:

1. Auf eine gesunde, ausgewogene Ernährung achten, und beim Essen und Trinken das Maß halten; Schweinefleisch meiden, basisches Essen bevorzugen und Nahrungsergänzungsmittel zuführen (zuvor Mineralien- und Vitaminhaushalt messen lassen!)
2. Regelmäßig Sport treiben (Joggen, Radfahren, Fitness-Center...) Wenn man beim Joggen keine Kopfhörer in den Ohren hat und alleine läuft, kann man diese Zeit auch für die Gedankenhygiene nutzen und vor allem Stress und Ärger abbauen!
3. Den Schlafplatz bzw. das ganze Haus geomantisch ausmessen lassen (bitte keine Abschirmgeräte kaufen, sondern das Bett umstellen!)
4. Die Zähne durchchecken lassen – schlecht gesetzte Implantate, Eiterherde oder Amalgam verursachen fast immer Probleme im Körper
5. Elektrosmog meiden – keine elektrischen Geräte im Schlafzimmer, kein Bett aus Metall und keine Spiegel im Schlafzimmer
6. Den Körper einmal prophylaktisch komplett durchchecken lassen (Albert Ruch, Jürgen Lueger o.ä.) – durch die Elektroakupunktur können Störungen entdeckt werden, die Jahrzehnte zurückliegen, und ausgeleitet werden.
7. ... und viel Wasser trinken!

Diese Liste könnte noch beliebig erweitert werden, aber dies waren nun die für uns wichtigsten Punkte, die jeder sofort umsetzen kann, die wenig Geld kosten und die Lebensqualität massiv verbessern werden.

Wir hoffen aus ganzem Herzen, dass dieses Buch Ihnen den Weg weist zu nachhaltiger Heilung – und zu Ihrem inneren Heiler, weil selbst die besten Therapeuten Sie nur begleiten können auf Ihrer Reise aus der Dunkelheit ins Licht.

Heilung auf allen Ebenen wünschen Ihnen *Vera* und *Jan*

Anhang 1
Alles Tesla! Meine Erfahrungen mit der Hochfrequenz-Therapie

Das erste Mal

6. Februar 2021, 16 Uhr. Es ist soweit, die Spannung steigt: Ich bin bereit für das erste Mal, die erste Sitzung, bei der ich mich mit hochfrequenter Schwingung selbst therapieren werde. Nachdem ich die Reflexzonen und das motorische Zentrum bearbeitet habe, beginne ich mit der rechten Kieferseite. Die Stelle erwärmt sich, ein leichtes Pulsieren, das Gleiche im vorderen Kieferbereich. Immer wieder fließen leise Schmerzwellen durch den Kiefer und ebben wieder ab. Vor meinem inneren Auge erscheinen emsige Zellmännchen, die mit ihren Hochfrequenzbesen fleißig fegen, bis tief hinein in die feinsten Kapillaren, die kein noch so ausgeklügeltes chirurgisches Instrument und kein Antibiotikum jemals erreicht. Als ich beginne, die linke Kieferseite zu bearbeiten, ändert sich etwas: Die Stelle wird sehr heiß, nach einer Weile pulsieren Stoßwellen durch den Kiefer. Es fühlt sich an, als wäre ein Extra-Trupp im Einsatz, der mit einem besonders starken Gerät ans Zellreinigungswerk geht. Vor zwei Wochen wurde im Unterkiefer ein Zahn gezogen, die Wunde ist noch relativ frisch, das dürfte die Erklärung sein für die starke Reaktion. Ich absolviere die Sitzung auf der Couch. Mein Kater Frieder, der zu Beginn zu meinen Füßen lag, schaut mich aus großen Pupillen an und macht es sich wohlig schnurrend in meinem Schoß gemütlich. Offenbar zieht ihn die hochfrequente Schwingung magisch an. Frieder hat einen feinen Instinkt, was Heilung angeht. Bei Heilmeditationen oder Yoga-Asanas klinkt er sich regelmäßig ein und arbeitet mit.

Das heftige Pulsieren im linken Unterkiefer lässt langsam nach. Ich schicke positive Gedanken in meine Kieferhöhle und behandle nun das letzte Symptom für heute: eine Narbe, die seit Jahren ein Störfeld mit unangenehmen Auswirkungen ist. Es wird so heiß an der Stelle, dass ich die Antenne mehrmals leicht anheben muss, weil ich die Hitze sonst nicht ertragen würde. Die Zellmännchen arbeiten offenbar auf Hochtouren mit ihren Frequenzbesen.

Ich habe mir extra hexagonales Wasser bereitgestellt und trinke immer wieder davon, denn die Behandlung löst bei mir ein starkes Durstgefühl aus. Später erfahre ich im Gespräch mit der Beraterin, dass dringend empfohlen wird, vor, während und nach der Behandlung viel energetisiertes Wasser zu trinken. Na, meine Intuition funktioniert doch gut! Nachdem ich die Ausleitung über die Lymphe absolviert habe, beende ich die erste Therapiesitzung mit Zeolith, um die Entgiftung zu unterstützen. Ich fühle mich wohlig entspannt, mein Gesicht überzieht ein rosiger Schimmer, es wirkt gut durchblutet. Mal schauen, wie mein Körper in den nächsten Stunden reagieren wird.

Heilkrise, heulendes Elend, erster Lichtblick

Ooooh, der nächste Morgen! Stechende Schmerzen, die vom rechten Unterkiefer bis ins Auge ausstrahlen. Ein paar Sekunden lang – Pause – dann wieder ein paar Sekunden lang. Was sich anfühlt wie eine Trigeminus-Neuralgie, ist offenbar eine Erstverschlimmerung wie in der Homöopathie. Nach anfänglicher Irritation bin ich hoch erfreut über diese Reaktion, denn sie zeigt, dass etwas passiert in meinem Körper. Ich betrachte das Bild, das Arthur Tränkle mir geschickt hat: Die Nerven unserer Zähne haben eine energetische Verbindung nicht nur zu unseren Organen, sondern auch direkt zum Gehirn.

Höchste Zeit, dass die Zellmännchen mit ihren Frequenzbesen wieder ans Werk gehen! Derselbe Ablauf, ähnliche Empfindungen, insgesamt fühle ich mich heute allerdings schlapp, die Narbe sendet Störwellen ins umliegende Gewebe und verursacht weiter Krämpfe. Das ist frustrierend; ich werde geflutet von negativen Emotionen. Es fühlt sich an, als kämen mit den eingelagerten Toxinen auch verkrustete, toxische Emotionen ans Tageslicht. Am dritten Tag geht es mir wieder besser. Beim Essen beobachte ich, dass ein Zahn, der in den letzten Wochen extrem empfindlich auf minimalen Druck reagiert hatte, sich beruhigt hat. Mit dieser Beobachtung kehrt wieder Frieden in die Seele ein, und ich bin gespannt auf die weitere Entwicklung. Am vierten Tag beschließe ich, der immer noch störenden Narbe abends im Bett eine Extra-Behandlung zu gönnen. Deutlich spüre ich, dass das Gewebe endlich besser durchblutet wird, es ist, als würde die Faust, die in den Faszien geballt war, sich lösen. Von diesem Erfolg beflügelt brumme ich den emsige Zellmännchen Überstunden auf, gönne der Narbe am kommenden Morgen noch eine Zusatzbehandlung, bevor ich am Nachmittag den normalen Behandlungs-Ablauf absolviere.

Wirkungen und Nebenwirkungen

Wenn man mit der Antenne des Zellaktivators eine Leuchtstoffröhre berührt, leuchtet sie – freie Energie! Die hochfrequente Schwingung hat auch Auswirkungen auf andere elektronische Geräte in unserem Haushalt. Ich befelde mich und höre dazu eine entspannende CD. Jedes Mal, wenn ich die Position der Antenne verändere, stolpert die CD oder setzt sogar einen Moment aus. Ein anderes Mal wiegt mein Partner in der Küche verschiedene Zutaten auf einer digitalen Waage, während ich meine Therapiesitzung absolviere. Wenig später steht er mit einem Fragezeichen auf der Stirn im Türrahmen: *„Im Radio sind fast alle Sender gestört, die Waage streikt, die Zweitwaage ebenfalls, es kann doch nicht sein, dass die gleichzeitig kaputtgehen, das gibt's doch nicht!"* Und mit einem Blick auf die Antenne in meiner Hand: *„Könnte es vielleicht daran liegen?"* Ich schalte den Zellaktivator aus, die Waagen funktionieren wieder einwandfrei, die Radiosender auch.

Nach einigen Therapietagen spüre ich, dass die frische Zahnwunde im Kiefer nicht mehr pulsiert, zweieinhalb Wochen nach der Extraktion ist die Wunde komplett verheilt und die Schleimhaut hat eine gesunde Farbe. Früher hat das bei mir länger gedauert. Bei meinem Narbenstörfeld läuft es allerdings (noch) nicht so gut. Die Narbe stört immens, verursacht nach einigen Therapietagen noch stärkere Krämpfe und Missempfindungen, das ist ziemlich schwer auszuhalten und stellt meine Geduld auf die Probe. Zumindest habe ich den Eindruck, dass sich etwas verändert, wenn auch zunächst nicht zum Guten, sondern zum Schlechten.

Für die Schulmedizin gibt es keine durch Narben ausgelösten Beschwerden; alternative Therapeuten wissen hingegen, dass das Narbengewebe oft so tief geschädigt ist, dass der Körper die Stelle zwar reparieren, aber nicht heilen konnte. Bei der Narbenbildung verkleben die durchschnittenen Gewebsschichten miteinander. Die Folge: verminderte Blutversorgung, schlechterer Lymphfluss, Energiestau. Die Auswirkungen auf den Körper können massiv sein: Atemstörungen, Magen- oder Blasenbeschwerden, Reizdarm, Krämpfe ... Gerne werden solche Beschwerden, für die sich anscheinend keine Ursache finden lässt, als „psychosomatisch" abgetan, weil nicht berücksichtigt wird, dass Narben viele unangenehme Symptome verursachen können. Auch emotionale Verletzungen und Traumata wirken wie Narben und werden im Zellgedächtnis unseres Körpers gespeichert. Nicht nur unsere Seele, auch unsere Zellen können einen

Schock erleiden, und wenn das Ereignis länger zurückliegt, braucht es sicherlich Geduld, um das betroffene Areal aus der Schockstarre zu befreien. Ich werde die Hoffnung nicht aufgeben und weiter versuchen, meine verletzten Zellen wieder in Resonanz zu bringen – mit hochfrequenter Schwingung.

Katzen würden Tesla kaufen – Frieder und die Frequenzen

Der Placebo-Effekt, also die Tatsache, dass ein Scheinmedikament trotzdem wirkt, wird gerne ins Feld geführt, um zu beweisen, dass homöopathische Globuli nur wirken, weil derjenige, der sie einnimmt, sich das einbildet. Placebo – lateinisch *„ich werde gefallen"* – ist für mich nichts Negatives, denn ohne den Glauben an ein Medikament oder eine Therapie kann keine Heilung geschehen. Selbst bei einer Operation spielt der Placebo-Effekt eine große Rolle. Vertraue ich dem Arzt, wird das Ergebnis besser ausfallen, als wenn ich voller Angst und Bedenken den Eingriff über mich ergehen lasse. Auch bei Tieren gibt es einen Placebo-Effekt. Verabreicht ein Mensch seinem Haustier ein Medikament in der Erwartung, dass es wirken wird, überträgt sich seine Haltung auf das Tier. So könnte man ganz pragmatisch erklären, warum mein Kater Frieder ein Faible für die Hochfrequenz-Therapie hat. Schon als ich mich das erste Mal damit behandelte, sprang er auf die Couch, legte sich auf meinen Bauch und assistierte tiefenentspannt bei der Behandlung. Mehrfach konnte ich die abschließende Ausleitung über die Meridiane nicht durchführen, weil ich die Wellness-Behandlung meines Katers nicht unterbrechen wollte und musste sie später nachholen. Was tut man nicht alles für die Katz! Nach einigen Minuten wurde der Milchtritt so intensiv, dass ich manchmal leichte Kratzer auf den Oberschenkeln davontrug. Frieder ist zwar ein sehr zugewandter Kater, der sich gerne streicheln lässt, doch Freunden, die zu Besuch kommen, springt er normalerweise nicht auf den Schoß. Wenn der Zelltuner ins Spiel kommt, sieht die Sache anders aus. Als meine Freundin Uta zur Probebehandlung kam, sprang Frieder sofort zu ihr auf die Couch und begleitete die Therapie mit sonorem

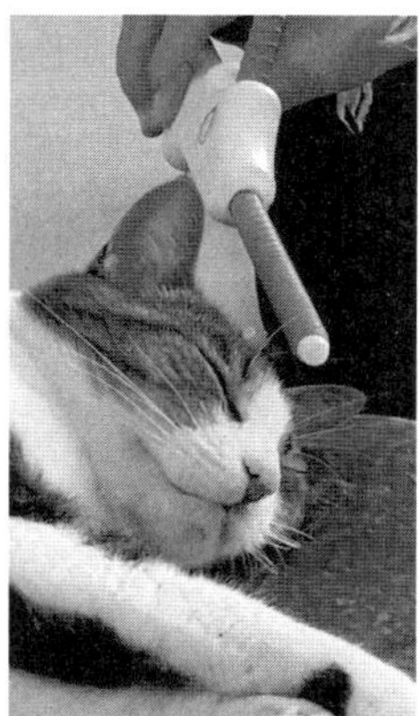

Abb. 85: Frieder im Reich der Frequenzen

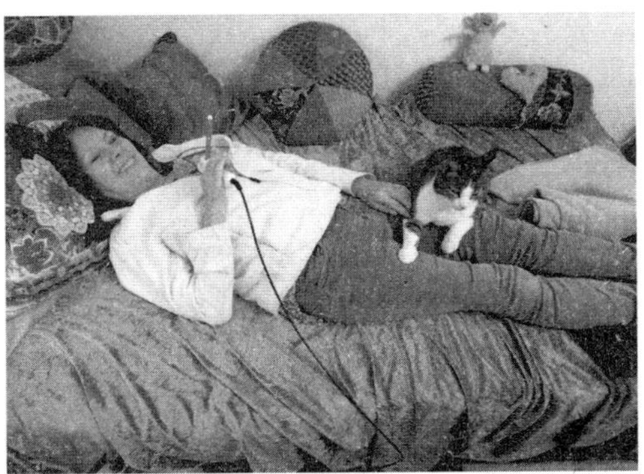

Abb. 86: Hochfrequenz mit magischer Anziehungskraft

Schnurren. Meine Neugier war geweckt, ich wollte wissen, wie Frieder reagiert, wenn ich ihn selbst befelde. Ich hielt die Antenne ein paar Minuten direkt über seinen Kopf. Er genoss das sichtlich, verdrehte verzückt die Augen und gab gurrende Laute des Wohlbefindens von sich.

Bei einigen Tiertherapeuten ist die „Antenne" schon im Einsatz – die Fotos im Handbuch »Einführung in die Hochfrequenzenergie« sprechen für sich. Sie zeigen Katzen, Hunde, Pferde, Vögel, ja sogar eine Eule, die bei der Therapie buchstäblich in Trance fallen. Ein Bild zeigt eine Katze, die aus einem Glas mit Wasser trinkt, das gerade mit dem *WasserVitalisierer* energetisiert wird. Das ist sicher kein Placeboeffekt, sondern gesunder Instinkt. Frieder gehört nicht zu den Katzen, die viel Wasser trinken, doch seit dem Einbau einer Grander-Anlage trinkt er etwas mehr. Nun gebe ich ihm das hexagonale Wasser in den Trinknapf und beobachte voller Freude, wie Frieder das Wasser mit Genuss trinkt – offenbar schmeckt es ihm wesentlich besser als normales Leitungswasser.

Experiment: Dr. Tesla goes DMSO

Die Experimentierfreude wächst mit jedem Tag. Im Buch von Hartmut P.A. Fischer über den therapeutisch vielfältigen Naturstoff DMSO bin ich auf eine interessante Rezeptur zur Behandlung von Narben gestoßen: Eine Mischung aus DMSO und dem Lokalanästhetikum Procain. Die einprozentige Procain-Lösung ist frei verkäuflich und mit rund 8 Euro pro 100 ml ein wahrhaft kostengünstiges Therapeutikum – und ein wunderbar wirksames dazu. Procain wirkt gefäßerweiternd, antirheumatisch, schmerzhemmend, antioxidativ sowie entzündungshemmend. Es aktiviert das sympathische System und wirkt ausgleichend auf das vegetative Nervensystem. Bei Rückenschmerzen behandelt mein Arzt mich damit manchmal neuraltherapeutisch, indem er kleine Quaddeln mit Procain direkt unter die

Haut setzt, was wesentlich effektiver als eine Schmerztablette ist und keinerlei Nebenwirkungen hat. Nur in ganz seltenen Fällen kommt es zu allergischen Reaktionen, deshalb empfiehlt es sich, zunächst eine kleine Testquaddel zu setzen und ca. 20 Minuten zu warten. DMSO habe ich auf der Haut getestet, am Anfang brennt es etwas, das ist normal, doch es gibt keine allergischen Reaktionen. Mit dem Anästhetikum gemischt wirkt DMSO wie ein Taxi, welches das Procain in tiefere Haut- und Gewebeschichten transportiert.

Ich stelle die von Hartmut Fischer empfohlene Narbentinktur her: mische 2 ml einprozentige Procain-Lösung mit 2 ml DMSO und massiere damit das Narbengewebe ein. Nachdem die Flüssigkeit in die Haut eingezogen ist, befelde ich die Stelle zusätzlich eine Viertelstunde mit dem Zelltuner. Die Wirkung ist erstaunlich: Wärme durchflutet das Gewebe, Entspannung stellt sich ein, auf allen Ebenen. Jahrelang hat das verhärtete Narbengewebe mich massiv gestört, die Beschwerden wurden immer schlimmer und Physiotherapie brachte nur kurzfristig Linderung. Ohnmächtig fühlte ich mich dem Schmerz ausgeliefert. Warum diese Narbe so empfindlich ist, darüber lässt sich nur spekulieren. Im DMSO-Handbuch schreibt Hartmut Fischer, dass die Puderpartikel aus Operationshandschuhen in die Wunde gelangen und zu langfristigen Narbenstörungen führen können. Nun kann ich mein (preiswertes) Heilmittel selbst herstellen und anwenden: die DMSO-Procain-Mischung in Kombination mit dem Zelltuner. Langsam öffnet sich die geballte Faust in meinen Faszien. Jetzt möchte ich es genauer wissen und überzeuge meinen naturheilkundlich orientierten Arzt davon, einen Versuch mit einer DMSO-Procain-Neuraltherapie gegen die Verspannungen im Nackenbereich zu wagen. Er lässt sich auf das Experiment ein, zieht beide Substanzen zu gleichen Teilen in einer Spritze auf und setzt Quaddeln am Nackenansatz und im Bereich der verspannten Halswirbelsäule. Die Wirkung ist absolut überzeugend: Nach wenigen Minuten hat das DMSO das Procain in die Tiefe der Faszien geschleppt; das Resultat sind wohlige Wärme, die den gesamten therapierten Bereich durchflutet sowie eine spürbare Entspannung der Muskulatur. Der Effekt hält über mehrere Stunden an und birgt Suchtpotenzial wegen der nebenwirkungsfreien Schmerzlinderung.

Brandblasen und eine geballte Faust

Das *Gesetz der Resonanz* ist erstaunlich. Von dem Zeitpunkt an, an dem ich begann, mit dem Tesla-Zelltuner zu experimentieren, bekam ich prompt jede Menge Studienobjekte. Das erste war ein Bekannter, von Beruf Chemiker, dessen linke Hand vor Jahren bei einer Verpuffung schwer verletzt wurde. Finger mussten teilweise amputiert werden, an der „Einschlagstelle" wurde Haut transplantiert. Nach fünf Operationen waren Nerven und Faszien so malträtiert, dass sich ein *Morbus Sudeck* entwickelte. Die Krankheit wurde benannt nach dem Hamburger Chirurgen Paul Sudeck, der das Krankheitsbild 1900 beschrieb und erforschte. Es war aber schon früher bei Soldaten mit Schusswunden beschrieben worden. Damit werden Entzündungen, Schwellungen und Schmerzen umschrieben, die nach Traumen, Operationen oder Entzündungen auftreten. Paul Sudeck beschrieb drei Phasen: die akute, in der sich Knochen und Muskeln zurückbilden; in der zweiten Phase kommt es zu starkem Knochenabbau und „kalter Zyanose" der Haut (Blaufärbung durch Durchblutungsstörungen); und in der dritten Phase kommt es zur Atrophie (Auszehrung) der Knochen, der Muskulatur und der Haut. Wichtig ist, dass betroffene Patienten sofort eine entsprechende Therapie bekommen.[1]

Die Handchirurgie allerdings erkannte den Morbus Sudeck bei Justus nicht, was ein Skandal ist, denn bei zwei bis fünf Prozent aller an einer Extremität Verletzten bildet er sich, Hände und Füße sind davon besonders häufig betroffen. Die Diagnose der Klinik lautete Karpaltunnelsyndrom (durch Druck wird ein Nerv im Handgelenk gereizt oder geschädigt), und die hochempfindliche, stark geschwollene Hand wurde noch einmal operiert. Ein fataler Fehler, der das Leben meines Bekannten bis heute stark beeinträchtigt. Morphium und mehrere Sympathikus-Blockaden beim Schmerztherapeuten – ein Anästhetikum wird gespritzt, das den betroffenen Arm über mehrere Stunden lähmt – brachten nur wenig Linderung. 2013 ergab eine Studie, dass die Sympathikus-Blockade nur unzureichend wirkt. Auch Akupunktur, Physio- und Neuraltherapie brachten nur wenig Erleichterung. 13 Jahre nach dem Unfall ist „Herr Sudeck" ständiger, schmerzhafter Begleiter meines Bekannten. „*Es fühlt sich an, als wäre meine linke Hand ständig zur Faust geballt und in eine Schraubzwinge eingeklemmt.*", sagt er. Die Symptome werden schlimmer, die Nerven laufen offenbar Amok. Inzwischen wacht Justus nachts von den Schmerzen auf, kann nicht wieder einschlafen und ist am nächsten Morgen wie gerädert. *„Dieser Herr Sudeck wäre doch vielleicht ein Fall für Herrn Tesla?“*, sagte ich mir und lud Justus zu einer Probebehandlung mit dem Zelltuner ein – er nahm das Angebot gerne an.

Normalerweise erwärmt sich die Antenne schon relativ kurze Zeit nach dem Auflegen, bei entzündeten oder geschädigten Bereichen wird sie richtig heiß. Bei Justus verdoppelten wir die Behandlungszeit sogar auf eine halbe Stunde, doch er merkte nichts, rein gar nichts beim ersten Mal. Kein Kribbeln, keinerlei Wärmeentwicklung, tot, alles tot, und die schlecht durchblutete Hand eiskalt wie immer. Drei Tage später erschien Justus zum zweiten Termin, nach einigen Minuten sagte er: *„Ich spüre etwas, es wird warm“*. Und beim dritten Termin – wieder eine halbe Stunde – kam noch mehr Gefühl in das erstarrte Gewebe, es kam Leben in die Hand, sie fühlte sich an, *„als läge sie in einem warmen Wasserbad“*. Wenn man bedenkt, dass vorher keine einzige Therapie angeschlagen hatte, ist das ein bemerkenswerter Erfolg. Wenige Tage später der nächste Fall: Der Mann einer Freundin verbrüht sich die Hand mit kochend heißem Wasser. Ich kreierte eine eigene Mischung: verdünntes DMSO mit ein paar Tropfen 100 Prozent naturreinem ätherischem Lavendelöl und etwas Aloe Vera. Das brachte ich vorbei. Etwas Mut gehörte schon dazu, denn die Verbrennungen sahen böse aus. Das Brandopfer folgte meinem Rat, sterile Mullkompressen wurden mit der Flüssigkeit getränkt und auf die Wunde gelegt, darüber kam ein Verband. Warum DMSO? Weil es nachweislich bei Wunden, auch Verbrennungen, wirkt, weil es gegen Bakterien wirkt, und das Risiko einer Sepsis ist groß bei einer so schweren Brandverletzung. Warum Lavendelöl? René Gattefossé (1881-1950), der Vater der heutigen Aromatherapie, zog sich nach einer Explosion im Labor massive Wunden zu. Er trug pures Lavendelöl auf, die Wunden heilten erstaunlich schnell. Sein Schüler Jean Valnet (1920-1995) setzte im Indochinakrieg ätherische Öle mit großem Erfolg nach chirurgischen Eingriffen ein.[2]

Zum täglichen Verbandswechsel kam Johann zu mir, danach ließ er die Wunde eine halbe Stunde „lufttrocknen“ und befeldete sie vorsichtig, jeweils ein bis zwei Minuten mit dem Tesla-Gerät, damit wieder Leben in die traumatisierten Zellen kam. Nach vier Tagen der erste Kontrolltermin bei einem Hautarzt: Dieser diagnostiziert eine schwere Verbrennung, Grad 2b, die Heilung verlief ohne Komplikationen.

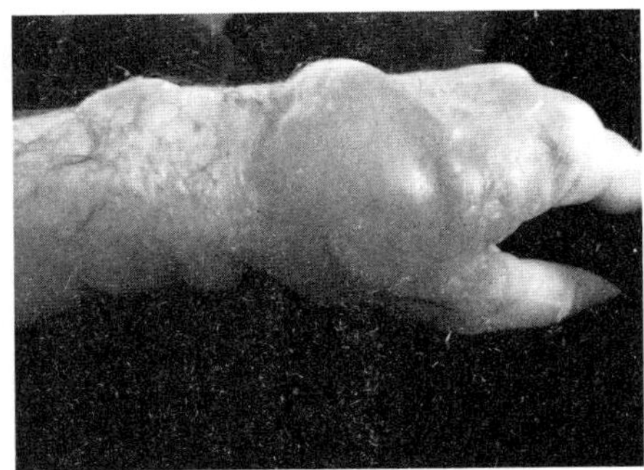

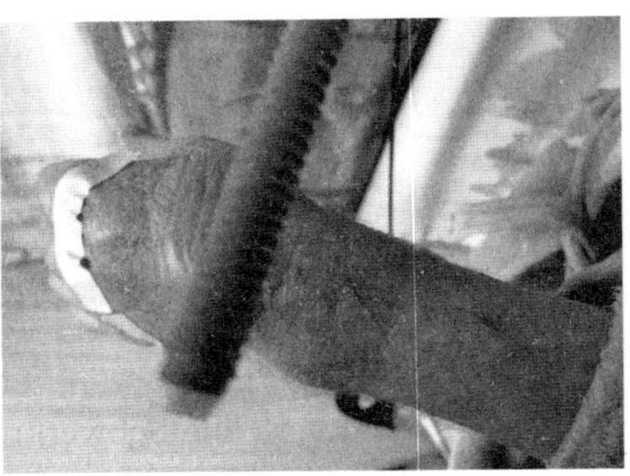

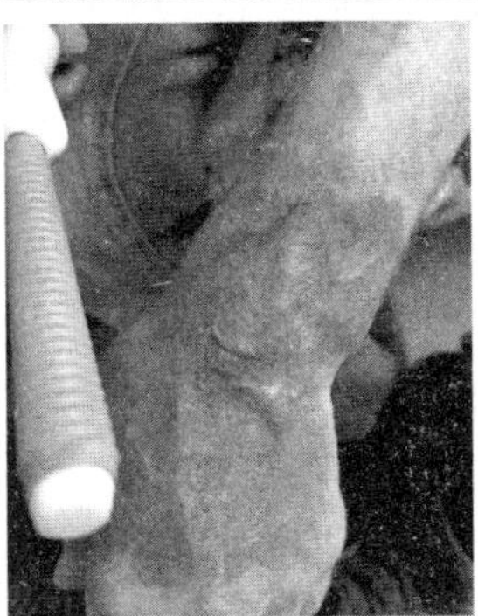

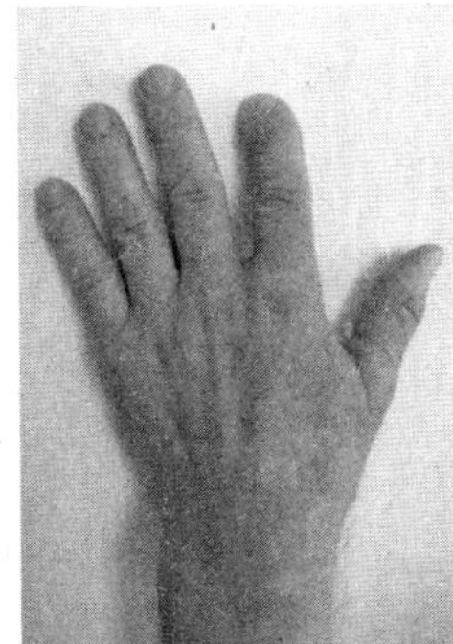

Abb. 87: Die riesige Brandblase …
Abb. 88: Die Hand sieht nach einigen Tagen schon wesentlich besser aus
Abb. 89: Weitere zwei Tage später
Abb. 90: Nach vier Wochen ist auf der Handoberseite fast nichts mehr zu sehen

Weiter wurde einmal täglich befeldet, bevor ein neuer Verband angelegt wurde, jetzt mit einer speziellen silberhaltigen Brandsalbe, aufgepeppt mit dem bewährten DMSO und Lavendelöl. Das hat Johann seinem Arzt lieber nicht erzählt, manche Dinge behält man als Patient besser für sich.

Beide Beispiele zeigen, dass es sich immer lohnt, bei schweren Verletzungen einen Versuch mit der Hochfrequenz-Therapie zu machen. Wer weiß, vielleicht hätte Herr Sudeck nicht so erbarmungslos zugeschlagen, wenn man ihm mit Herrn Tesla zu Leibe gerückt wäre, in dem Moment, in dem die ersten Symptome auftraten. Wenn das die Patienten wüssten …

Dr. Tesla meets Dr. Schüßler

Im Buch mit dem gleichnamigen Titel beschreibt der Schüßler-Therapeut, Apotheker und Heilpraktiker Wolfram Kunz, wie es zu sogenannten Glaszähnen kommt.[2] Das erinnert mich an den Zahnarzt, der bei einer meiner langwierigen Zahnextraktionen sagte: „*Frau Wagner, Sie haben Zähne wie*

Glas." Warum, dafür hatte er keine Erklärung. Die fand ich im Buch von Wolfram Kunz. Zähne bestehen zu 95 Prozent aus Hydroxylapatit (Calcium und Phosphat) und aus organischen Substanzen sowie Wasser. Bei einem guten Mineralstoffspiegel sehen die Zähne weiß gefüllt aus, bei chronischem Mangel sind sie durchsichtig wie Glas. Wolfram Kunz fordert seine Leser dazu auf, sich die Zähne im Spiegel anzusehen. An den unteren Schneidezähnen erkennt man die Calcium-Versorgung meist am besten, denn Knochen und Zähne sind durchzogen von einem Netz von Calciumkanälchen, und durch die Schwerkraft lagert sich das Calcium unten an. Die Fotos im Buch zeigen Zähne, die unten noch mit Calcium gefüllt sind, oben jedoch leer und sind und transparent schimmern.

„*Halb entleerte Zähne gleichen bautechnisch dem Körperzustand einer Ruine.*" Es besteht Einsturzgefahr! Bedingt durch den Mangelzustand liegen oft auch die Zahnhälse frei, der Mensch geht buchstäblich auf dem Zahnfleisch. Für mich liefert dieser Text die Erklärung, nach der ich viele Jahre verzweifelt gesucht habe: Warum sind meine Zähne so schlecht trotz gesunder Ernährung und Lebensweise? Sind es die Folgen jahrelanger Vergiftung durch Amalgam- und Wurzelfüllungen? Nein, das hat die stummen Herde im Kiefer verursacht. Endlich ist auch das Rätsel der Glaszähne gelöst. Weil ich an der Stoffwechselerkrankung HPU leide, was leider kein

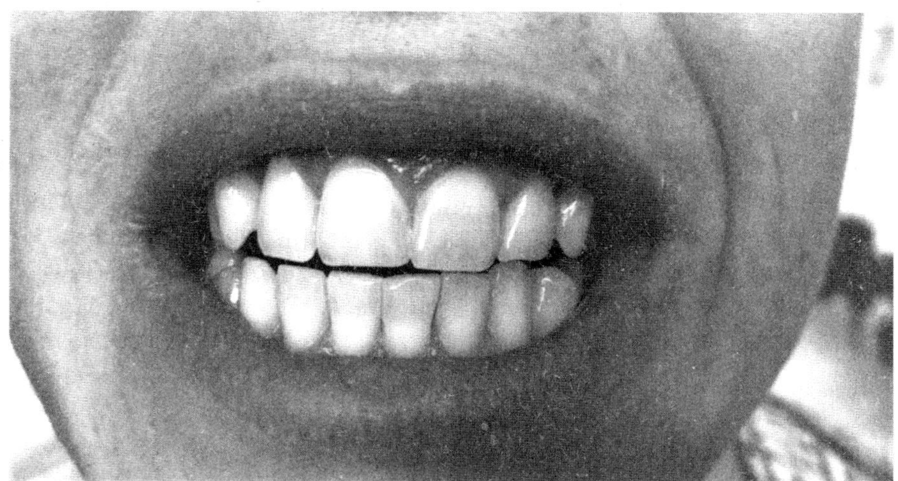

Abb. 91: Glaszähne, bedingt durch Mineralstoffmangel

Arzt, sondern eine Heilpraktikerin erst vor kurzem diagnostiziert hat, litt ich fast mein ganzes Leben unter chronischem Mineralstoffmangel, was nicht nur meine Gesundheit, sondern auch meine Zahnsubstanz ruiniert hat. Fehlt Calcium über einen langen Zeitraum, wirkt sich der desolate körperliche Zustand auch auf die Seele aus – ein Teufelskreis, denn auch andauernder Stress leert den Calciumspeicher.[3]

Nach Dr. Schüßlers Biochemie zeigt die Entmineralisierung einen Bedarf an Nr. 2 an, Calcium phosphoricum. Kunz berichtet, dass durch die Therapie mit Nr. 2 Nackenverspannungen und nächtliches Zähneknirschen sowie Waden- und Regelkrämpfe gelindert werden. Nach einer 100-Tage-Kur berichteten ihm Patienten, dass Herzstolpern und Herzrhythmusstörungen, Kribbeln und Taubheitsgefühle verschwunden seien. Beschwingt durch diese Erkenntnis trinke ich nun jedes Mal, wenn ich meinen Kiefer mit dem Zelltuner behandle, Wasser mit einigen Tropfen Nr. 2, Calcium phosphoricum, und Nr. 7, Magnesium phosphoricum. Und siehe da, nachdem ich vor einigen Wochen das Gefühl hatte, dass sich nicht mehr allzu viel tut, geht es nun wieder etwas voran. Drei Monate nach Beginn meines Tesla-Selbstversuchs kehrt etwas Ruhe in meinen Kiefer ein, mehr allerdings nicht. Ich kann sie noch spüren, die stummen Herde, als leichtes schmerzhaftes Pulsieren. Vier Monate nach Beginn der Behandlung kapituliere ich und höre auf, meinen Kiefer zu befelden.

Mein persönliches Fazit: Der Zelltuner wirkt energetisierend und zugleich harmonisierend, er eignet sich zur Behandlung von (Zahn-)Wunden, Narben und faszialen Traumata. Auch wenn Erfolge mit der Hochfrequenztherapie bei Zahnstörfeldern dokumentiert sind, habe ich persönlich diese Wirkung nicht wahrgenommen. Die Suche geht weiter… In diesem Moment ahne ich noch nicht, dass ich kurz vor des Rätsels Lösung stehe.

Anhang 2
Alles *tervica*? Meine Erfahrungen mit der russischen Methode zur Neutralisierung von Störfeldern

Die Tage vor der Installation des Systems, das ich vier Wochen kostenlos testen darf, stehe ich unter Strom, und das nicht, weil ich mich regelmäßig mit Hochfrequenzen behandle, sondern weil mein Partner die Neutralisierung der Störfelder für überflüssig hält. Er ist der Meinung, all die Bergkristalle und Amethyste, die wir in der Wohnung verteilt haben und das tägliche Räuchern von Weihrauch seien ausreichend. Doch ich spüre, dass das nicht genügt. Meine Schlafqualität lässt zu wünschen übrig, irgendwie fühle ich mich nicht allzu wohl in meinem Bett. Unser Test mit der Rute hat gezeigt, dass quer durch die Mitte eine Störzone verläuft – was genau es ist, weiß ich nicht, es fühlt sich an wie eine Wasserader.

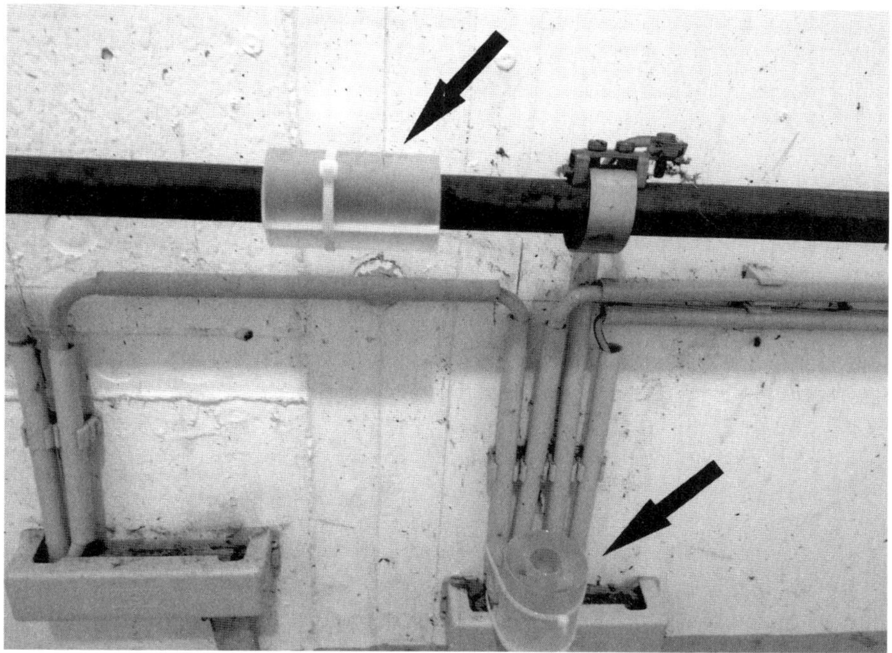

Abb. 92: Das Gerät sieht unscheinbar aus und wurde in diesem Fall an der Hauptwasserleitung sowie an den Stromleitungen befestigt. Es kann auch an Computern oder anderen elektrischen Geräten angebracht werden, allerdings in einer kleineren Form.

Im Raum, in dem Strom- und Wasseranschlüsse des Hauses sind, machen wir einen ersten Test. Ich berühre das Wasserrohr mit der rechten Hand. Mika versucht, gegen meinen Widerstand den linken Arm herunterzudrücken. Viel drücken muss er nicht, der Arm sackt kraftlos herunter. Das ist der kinesiologische Muskeltest. Nun bringt Mika an einem Wasserrohr das erste Teil an. Es sieht ein bisschen aus, als hätten wir den Boden eines Joghurtbechers herausgeschnitten, ihn längs durchtrennt und am Rohr befestigt.

Nachdem nun der „Plastikbecher" befestigt ist, wieder der Test: Diesmal ist der Arm stark, sehr stark. Bilder sagen mehr als tausend Worte, die Diskussionen in den Tagen davor hätten wir uns sparen können. Mika lächelt mich an. *„O.k., jetzt sehe ich, dass es funktioniert, auch wenn ich es mir vorher überhaupt nicht vorstellen konnte.“*

Bei der Erdung der Stromleitung und beim Stromzähler das gleiche Spiel: Davor schwacher Arm, danach starker Arm. In der Wohnung geht's weiter. Laptops, Smartphones, Bildschirme, das Bett(!) sowie mein Bürostuhl werden mit Aufklebern versehen, die genau nach einem bestimmten (Ordnungs-)Prinzip angebracht werden müssen.

Jedes Mal der Muskeltest, jedes Mal ist der Arm vorher schwach und danach stark. Das Gleiche auch bei der Platzierung des sogenannten Menhirs, zweier ineinander liegender Plastikscheiben, die auf den Millimeter genau ausgerichtet werden müssen, auch da hilft der kinesiologische Muskeltest. Nachdem alles seinen Platz hat, atme ich erleichtert auf, es fühlt sich leichter und lichter an, auch die Stimmung hellt sich auf.

Nach all der Aufregung und Anspannung bin ich gespannt auf die Nacht. Ich musste nämlich a) dem Vermieter erklären, dass ich elektrosensibel bin (er ist Arzt und glaubt nicht an so etwas) und b) ihm das System demonstrieren, es ihn mit Fotos dokumentieren lassen und eine Erklärung verfassen, dass ich die Haftung übernehme, falls dass die „Plastikbecher" im Raum ein Feuer entfachen. ☺ Am Abend liege ich völlig erschöpft im Bett. Das vom Vermieter befürchtete Feuer ist nicht im Keller ausgebrochen, sondern in meinem gereizten Magen, ich brauche einige Zeit, um einzuschlafen. Dann aber – oh Wunder! – schlafe ich durch bis zum nächsten Morgen, was ungewöhnlich ist. Ich wache ausgeruht auf mit warmen

Füßen, sonst sind sie morgens oft kalt. Es fühlt sich gut an im Bett, und anstatt wie üblich sofort aufzuspringen, kuschele ich mich noch ein paar Minuten in die Kissen und genieße das wohlige Gefühl.

Drei Tage nach der Installation fällt mir auf: Wenn ich lange am Schreibtisch gesessen habe, bin ich nicht mehr so erschöpft wie vorher (Entstörung des Bürostuhls, des Laptops und des Wlan-Routers direkt neben mir). Wenn etwas nicht so läuft, wie ich mir das vorstelle, bin ich schneller in der Lage, es loszulassen, ohne darüber zu grübeln. Es hat sich eine gewisse Leichtigkeit des Seins eingestellt. Skeptiker werden sagen: „*Wer's glaubt, wird selig, das ist der Placebo-Effekt!*“ Für mich zählt einzig und allein, dass seit der Installation in unserer Wohnung und in unserer Beziehung mehr Harmonie vorhanden ist. Und ich kann mir sehr wohl vorstellen, dass die permanente Anspannung, die permanente Adrenalinausschüttung, die uns in einen ständigen Kampf-Flucht-Modus versetzt, verschwunden sind, nachdem pathogene Störfelder, Reizzonen und Strahlensalat neutralisiert wurden. Nein, ich kann es mir nicht nur vorstellen, ich spüre es deutlich.

Ich habe mir sagen lassen, dass durch das russische Entstörungssystem schon Ehen gerettet wurden. Wegen ständiger Streitereien trennte sich ein Paar. Dann kamen die beiden sich wieder näher und wagten einen zweiten Versuch, sie kehrten zurück in ihr ehemaliges Haus. Schon während der Renovierungsarbeiten stritten sie sich wieder wie die Kesselflicker, die nächste Trennung stand im Raum. Eine Bekannte empfahl die russische Methode der Hausentstörung, und nach vier Wochen Testzeit sagten die beiden: „*Wir verstehen zwar nicht, wie es funktioniert, aber es funktioniert.*“ Und so werden sie wohl glücklich und zufrieden in ihrem Haus leben, bis dass der Tod sie scheidet…

„Ein Bericht über meinen Schwiegervater in Leeds.
Grundsituation: Alter 86, erste Bypass-OP mit 40, mit 82 Lungenkrebs, Entfernung eines Teils der Lunge, mit 84 musste ein künstlicher Ausgang gelegt werden. Unmittelbar danach wurde ein neuer Tumor im anderen Lungenflügel festgestellt.

Wohnsituation geologisch: Das gesamte Wohngebiet liegt auf einem Kohlenflöz. … In der ganzen Straße gibt es kein Haus, in dem nicht mindestens eine Person an Krebs gestorben ist. Im Januar 2015 habe ich das erste Mal tervica-Generatoren installiert. Da musste Jack noch alle drei Monate zur Krebsuntersuchung. Im Juli hatte sich seine restliche Lunge soweit verbessert, dass er nur noch halbjährlich zur Untersuchung muss. Der Tumor hat sein Wachstum eingestellt. Dem Arzt kam die Verbesserung seltsam vor, aber er hat wörtlich zu Jack gesagt: ‚Ich will nicht wissen, was Du gemacht hast, aber mach weiter so.' Bis jetzt ist das Befinden dem Alter entsprechend, der Tumor verhält sich weiterhin ruhig."

Auch die an Brustkrebs erkrankte Marina Kramer hat sehr schnell den positiven Effekt der Hausentstörung wahrgenommen. Dennoch hatte sie nach wie vor den Eindruck, dass im Schlafzimmer noch nicht alles in Ordnung ist und ließ das System von einem Rutengänger testen. Die gute Nachricht: Elektromagnetische Strahlung wird neutralisiert. Die weniger gute Nachricht: An Marina Kramers Schlafplatz ermittelte der Rutengänger eine Erdverwerfung. Und nun raten Sie mal, wo? Exakt in Höhe ihrer Brust. Marina verrückte das Bett, nun kann sie ruhig schlafen. Womit wir wieder beim Anfang des Buches wären.

...und noch ein Besuch beim Zahnarzt

Die Hochfrequenz-Therapie und eine effektive Entgiftung haben mich stabilisiert, ich fühle mich gestärkt und voller Energie. Dass mein Kiefer noch nicht ganz in Ordnung ist, spüre ich deutlich, als sich beim Endspurt des Buchprojektes merkwürdige Dinge ereignen. Ein gerade mal drei Jahre alter fachgerecht angebrachter Küchen-Hängeschrank fällt zu Boden – den Pressspan hat's zerbröselt – und hinterlässt eine klebrige Schicht aus Glassplittern, Honig und Öl. Eine Woche später, während ich am Manuskript arbeite, sehe ich plötzlich nur noch Hieroglyphen, es sieht aus, als wären alle Texte verloren, ich bin wie gelähmt vor Panik. Jan behält die Nerven, und gemeinsam finden wir heraus, dass nur Windows abgestürzt ist. Uff, das war heftig. Im rechten Unterkiefer wogen wieder leise Schmerzwellen.

Der Zufall will es, dass ein guter Freund sich just zu diesem Zeitpunkt in Behandlung begibt bei dem Zahnarzt, bei dem André Kabat seinen Kiefer sanieren ließ. Da ich inzwischen im Freundeskreis einen Ruf als Expertin habe, schickt Rudolf mir Befund und Behandlungsvorschlag mit der Bitte um eine Einschätzung. Beim Thema Zahnersatz springt mir ein Satz ins Gesicht: *„Herd-, Störfeldtherapie lässt sich im Grunde genommen nicht mit Implantaten vereinbaren."* Das ist, was ich seit langem weiß: Auch wenn mehrere Zahnärzte Implantate (und mein Geld) liebend gerne in meinem Kiefer versenkt hätten, hätte ich mit Sicherheit keine Freude daran gehabt. Eigentlich wollte ich nie wieder einen Fuß in eine Praxis setzen, in der Störfelder mit dem Skalpell saniert werden, doch die Recherche zu diesem Buch hat mich gelehrt, dass man niemals „nie" sagen sollte. Also nehme ich Kontakt auf und bin wenige Tage später im Gespräch mit dem Arzt und Zahnarzt Dr. med. Wilhelm Schüler.

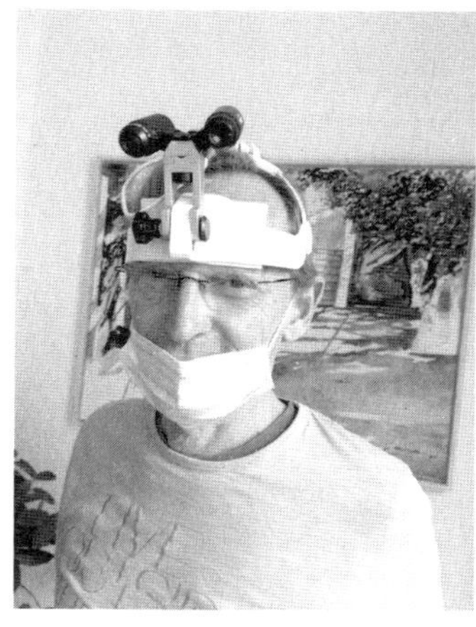

Abb. 93: Dr. Wilhelm Schüler, spezialisiert auf Herd-Sanierung

Mein Freund, vor zwei Tagen operiert, nimmt mit dicker Backe und leichtem Bluterguss am Gespräch teil. Obwohl er eigentlich ins Bett gehört, wirkt er recht fit und strahlt: *„Ich bin hier in guten Händen."* Ich spreche Dr. Schüler zunächst auf das Thema an, das mir unter den Nägeln brennt: Implantate. Sie erinnern sich: Eine Klinik wollte mir nach einer umfangreichen Kiefersanierung incl. Ausfräsen der Herde elf(!) Implantate in meine Matscheknochen schrauben.

„Mit Implantaten stehe ich auf Kriegsfuß.", erklärt Dr. Schüler. Er setzt gar keine mehr, weder Titan, noch Keramik, nicht mal bei Patienten, die eine röntgenologisch bestimmte, gute Knochenqualität (und keine Störfelder) haben. Weil er vor vielen Jahrzehnten, als er noch mit Zahnimplantaten arbeitete, machte er beunruhigende Beobachtungen:

- Unklare Todesfälle bei einem Drittel der Patienten, ein bis zwei Jahre nach dem Eingriff;
- bei einem Drittel der Patienten deutliche gesundheitliche Reaktionen: chronische Erkrankungen, erhöhte Elektrosensibilität, Herd-Erkrankungen, Durchblutungsstörungen;
- nur ein Drittel schien die Implantate vom allgemeingesundheitlichen Aspekt gesehen zu vertragen.

„Vor ein paar Tagen habe ich dieses Keramik-Implantat herausoperiert.", berichtet er und zeigt es mir. *„Aber Keramik gilt doch als gut verträglich"*, werfe ich ein. Dr. Schüler zeigt mir die Röntgenaufnahme eines Kiefers. Die Patientin, eine Kollegin übrigens, hatte ihn wegen unerklärlicher Gewichtszunahme konsultiert.

> *„An dem unteren Ende des Implantats, da, wo es an die Kieferhöhle anstößt, war ein bisschen poröser Knochen, das war wahrscheinlich von dem toten Zahn. Und über diesem Implantat hier oben hatte sich in der Kieferhöhle eine Zyste gebildet, man kann sie auf dem Röntgenbild erkennen. Störfelder wie die Altlasten der im Knochenmark abgelagerten Fäulnisgifte, die der tote Zahn an dieser Kieferstelle vor der Implantat-Setzung hinterlassen hatte, sieht man nicht.*
> *Diese hatten jedoch in diesem Fall zu der Zystenbildung und den zu vermutenden hormonellen Störungen geführt. Bei der OP zeigte sich, dass, obwohl das Keramik-Implantat perfekt im Knochen eingeheilt war, ein Störfeld in der Kieferknochenspongiosa (im Innenraum des Knochens*

schwammartig aufgebautes System) unter dem Implantat und seitlich davon im Bereich des Gaumenknochens bestand, darin konnten die Toxine des ehemaligen und längst entfernten toten Zahnes nachgewiesen werden. Ich bin froh, dass es mir gelungen ist, die kirschgroße Zyste komplett durch den engen Kanal über dem kleinen Eckzahn – es war der Fünfer oben – herauszuziehen, ohne, dass sie zerreißt."

Ich erzähle von meiner Begegnung mit dem „Schrauber", der mir vier Implantate in einen beherdeten Kiefer setzen wollte und auf der *Digitalen Volumentomografie* (DVT) keine Störfelder erkannt hatte. Beim Wort DVT zuckt Dr. Schüler zusammen.

„Die DVT ist eine Röntgenaufnahme und stellt eine nicht unerhebliche Strahlenbelastung für den Patienten dar. Nachdem eine DVT bei mir für die Herd-, Störfelddiagnostik angefertigt wurde, fühlte ich mich tagelang wie zerschossen. Für die Störfeldoperation wurde dann doch nur die OPG-Röntgenaufnahme verwendet. Ich hatte nicht den Eindruck, dass die DVT überhaupt für die Diagnostik der Herd-, Störfeldbelastungen angeschaut wurde, sondern dass sie ausschließlich aus rechtlichen (forensischen) Gründen angefertigt wurde. Man kann Störfelder ohnehin nicht mit bildgebenden Diagnosemethoden wie der DVT sichtbar machen. Das wahre Ausmaß eines Störfeldes erkennt man nur mit vegetativen Reflextestverfahren, weil nur diese den Stress, den das Störfeld in das Regulations- und Nervensystem sendet, nachweisen können; bzw. es offenbart sich erst während der operativen Eröffnung und Säuberung des Kieferknochens u.a. an dem Gestank, der durch die Ozonwasserspülung aus den Ecken des Knochens ausgetrieben wird, in welche die Fäulnisgifte aus Paradontose-Taschen, toten Zähnen etc. in die Spongiosaräume des Kieferknochenmarkes abgewandert sind. Fäulnisgifte und Stress kann man nicht sehen, man kann sie nur indirekt an Folgewirkungen, die sie im Körper auslösen, in erster Linie mit vegetativen Testverfahren und eingeschränkt auch durch manche immunologische Blutwerte nachweisen. Wobei letztere hohe falsch negative Fehlerraten aufweisen. Die vegetativen Tests sollte der Operateur beherrschen und langjährige Erfahrungen mit diesen Verfahren besitzen, damit er seine präoperativen Testungen mit den intraoperativen Befunden wie etwa der Intensität der im Knochenmark gefundenen Stinkstoffe in Deckung zu bringen lernt. Diese langjährige Schulung mit vegetativen

Testverfahren und auch die Tatsache, dass sich der Operateur selbst gründlich seine Kieferbereiche von Störfeldern und Toxin-Depots operativ befreien ließ, führt dazu, dass er die hohe Sensibilität entwickeln kann, die es ihm ermöglicht, die Störfelder treffsicher zu finden."

In den Hochglanz-Prospekten der ganzheitlichen Zahnmediziner werden DVTs als die ultimative Diagnostik-Methode präsentiert. Röntgenaufnahmen liefern jedoch – so die Erfahrung von Dr. Schüler – nur vage Anhaltspunkte. Er ermittelt Störfelder buchstäblich mit allen Sinnen; wie fein seine Wahrnehmung ist, erlebe ich während des Gesprächs – mein frisch operierter Freund Rudolf ist ebenso verblüfft wie ich. Ich tippe mit dem linken Zeigefinger auf das Display meines Handys, um die Kamera zu aktivieren. „*Das hat gerade ausgestrahlt auf die rechte Seite Ihres Unterkiefers.*", bemerkt Dr. Schüler. Das ist tatsächlich meine größte Problemzone, doch das wusste Dr. Schüler nicht. Er hat noch keine Röntgenaufnahme gesehen und kennt auch meine Geschichte nicht. Er untersucht meine Mundhöhle. Wie ein Spürhund auf der Suche nach Drogen schnüffelt er an meinem Zahnersatz – „*Sie machen Spülungen*" – tastet mit einem Finger den Kiefer ab, drückt, klopft, darauf reagieren zwei Zähne empfindlich. Was ihm überhaupt nicht gefällt, ist, dass ich jede Menge Metall im Mund habe. Ich wusste, dass das nicht gut ist, hatte es aber ausgeblendet, weil ich ja erst mal die Störfelder loswerden wollte. Und wenn das Metall wie ein Störfeld wirkt? Welchen Zahnersatz empfiehlt mir Dr. Schüler? Er zeigt mir ein metallfreies Teilgebiss und sagt: „*Damit kaue ich Karotten.*" „*Sie???*" Er öffnet den Mund etwas weiter, und ich sehe vereinzelt ein paar Zähne im Kiefer stehen. „*Es war gerade zur Wartung im Labor.*" – er setzt das Teil probeweise ein und nuschelt – „*es sitzt noch nicht richtig, da muss ich nochmal nacharbeiten*". Dr. Schüler hat vor Jahren selbst seinen Kiefer chirurgisch sanieren lassen, und ich bin erstaunt, wie entspannt er mit dieser Situation umgeht, da kann ich noch etwas lernen. Diesem Arzt und Zahnarzt ist die Gesundheit wirklich wichtiger, als kraftvoll in einen Apfel beißen zu können. Dabei hat er alles andere als entspannte Zeiten erlebt.

Weil von Schulmedizinern Herd- und Störfelderkrankungen nur als akut entzündliches Geschehen gesehen werden und weil insbesondere die Störfelder auf den Aufnahmen in den meisten Fällen nicht zu sehen sind, existieren sie für sie nicht. So mancher konventionell arbeitende Berufskollege machte Dr. Schüler in den vergangenen 35 Jahren seiner Tätigkeit das Leben schwer und reichte Beschwerde bei der Ärztekammer ein – seine Praxis wurde durchsucht und auf der Toilette wurden Proben auf verdächtige Substanzen genommen. Nachdem ein Gutachter Dr. Schüler Feinfühligkeit attestiert hatte, machte ein Richter daraus *„eine feindselig ablehnende Haltung gegenüber schulmedizinischen Methoden"* und verwarf aus diesem Grund das für Dr. Schüler positive Gerichtsgutachten. Dr. Schüler ist nicht gut zu sprechen auf die Herren in den dunklen Roben. Er zog mehrfach bis vor das Bundesverfassungsgericht, um das Recht der Patienten auf die Herd- und Störfeldtherapie durchzusetzen und biss auf Granit.

Unfassbar, wenn man bedenkt, wie vielen kranken Menschen Dr. Schüler im Laufe seiner 35-jährigen Tätigkeit schon geholfen hat. *„Dr. Schüler hat mir das Leben gerettet."*, sagt Fabian K. aus dem Ruhrgebiet. *„Ich stand kurz vor der Sepsis."* Sein Vater brachte den 37-Jährigen vor zwei Jahren als Notfall in die Praxis, er war nicht mehr in der Lage, selbst Auto zu fahren. Als Schüler hatte er einen Sportunfall, zwei traumatisierte Frontzähne versuchte man durch eine Wurzelspitzenresektion zu erhalten, letzten Endes mussten sie gezogen werden. Vor fünf Jahren wurden zwei Titan-Implantate gesetzt, danach ging es bergab mit Fabians Gesundheit: chronische Entzündungsprozesse im Körper, immer wieder musste er Antibiotika schlucken. Fabian fühlte sich abgeschlagen, müde, war nicht mehr leistungsfähig. Es kam zu einer sogenannten Periimplantitis. Das Zahnbett rund um die Implantate entzündete sich, Eiter bildete sich, die Implantate wurden locker, Fabians Körper wollte die Eindringlinge loswerden. Fabian hatte sie von Anfang an als Fremdkörper empfunden und wahrgenommen, dass sein Mundgeruch sich verändert hatte. Sein Zahnarzt hatte die Bedenken allerdings nicht ernst genommen. *„Als Dr. Schüler die beiden Implantate herausoperiert hatte, sah es aus wie auf dem Schrottplatz."*, erinnert sich Fabian, *„zwei rostige Schrauben."* Die Implantate waren innerhalb von fünf Jahren(!) im Kiefer oxidiert! *„Die halten ein Leben lang!"*, hatte sein Zahnarzt versprochen, als er die Teile „Made in Germany" eingeschraubt hatte.

Dr. Schüler musste fremdes Knochenmaterial aus dem stark entzündeten Gewebe entfernen. Es hatte in den Körper gestreut, und die chronischen Entzündungen waren eine typische Fremdkörper-Reaktion. Während der Operation wurde der Wundbereich intensiv mit Ozonwasser gespült, um die im Kieferknochenmark eingelagerten Toxine zu entfernen. Dr. Schüler schickte eine Gewebeprobe zur pathologischen Untersuchung ins Labor, es handelte sich um eitrig im Oberkiefer eingeheiltes Fremdmaterial. Ein Jahr hat es gedauert, bis Fabian nach der Störfeld-Sanierung wiederhergestellt war, nun fühlt er sich fit und freut sich über ein aktives Leben. „*Es gibt keinen, der so arbeitet wie Dr. Schüler. Er tut alles dafür, dass es seinen Patienten gut geht.*“, sagt Fabian. Dr. Schüler legt nach schweren Eingriffen Wert auf die Nachsorge: Die Patienten inhalieren regelmäßig Wasserstoffperoxid, bekommen Ozon-Blutwäschen, Infusionen mit Nährstoffen und individuell abgestimmte Medikamente, darunter auch Weihrauch.

Dr. Schüler saniert Kiefer, an seiner Seite zwei Assistentinnen, die ebenso feinfühlig sind wie er – ein perfekt eingespieltes Entstörungs-Team. „*Sie können nicht mehr in einer anderen Praxis arbeiten.*“ Wenn das allerdings so weiter geht mit der Corona-Impfung, sieht der Zahnarzt die naturheilkundlich begründeten Therapieverfahren grundsätzlich gefährdet. Während der Behandlung einer frisch gegen Corona geimpften Patientin schien seine langjährige Assistentin „*völlig aus dem Konzept*“ *zu geraten.* So etwas hat Dr. Schüler bei ihr noch nie erlebt. Er selbst verspürte während der Behandlung Druck im Brustkorb im Bereich der Bronchien und Stress, genauer gesagt innere Unruhe. Diese innere Unruhe kennt Dr. Schüler von den Quecksilberbelastungen der Patienten aus der Zeit, in der er noch Amalgamsanierungen durchführte.

Ach ja, von Hochfrequenz für Zahnstörfelder hält Dr. Schüler nichts: „*Herd-, Störfeldpatienten vertragen keine Reizstromtherapien und oft auch keine Frequenztherapien, weil sie dadurch aus der Grenzkompensation in die Dekompensation geraten.*“

Auch wenn ich nicht beurteilen kann, ob diese skeptische Einschätzung berechtigt ist, dreht sich das Gedankenkarussell wieder: welches ist die beste Lösung für mich? Es fühlt sich jedenfalls gut an, nach jahrelanger Zahnarzt-Odyssee zu wissen, welchem Therapeuten ich vertrauen könnte, sollte ich mich tatsächlich doch noch für das Skalpell entscheiden, wobei allein der Gedanke mich schon wieder sehr nervös werden lässt, so richtig stimmig scheint es nicht. In diesem Moment schickt mir eine Freundin diese Meldung:

Letzte Meldung

Es klingt wie Sciencefiction, wird aber in einigen Jahren möglich sein: Die eigenen Zähne nachwachsen zu lassen. Einer Berliner Forschungsgruppe ist es gelungen, aus Stammzellen Zähne zu züchten. *„Der nachwachsende Zahn wird Realität"*, sagte Stammzellforscher Prof. Jürgen Hescheler im Interview mit dem online-Magazin „Zahnärztliche Mitteilungen".[1] Wird die Behandlung zur Routine, betragen die Kosten pro Zahn zwischen 100 und 500 Euro. Wohlfeil im Vergleich zu den horrenden Kosten von Implantaten, das wird wohl so manchem Spezialisten gar nicht gefallen. Dr. Jennifer Rosowski, die am Institut für medizinische Biotechnologie der TU Berlin über nachgewachsene Zähne forscht, über die Vorteile gegenüber konventionellem Zahnersatz:

> *„Ein natürlicher Zahn ist mit einem sogenannten Zahnhalteapparat in den Kieferknochen eingebettet. Dieser besteht unter anderem aus druckfestem Bindegewebe, der wie ein Stoßdämpfer wirkt und somit Kieferknochen und Zahn schützt. Des Weiteren ist er durchblutet und mit vielen Nervenbahnen durchzogen. Damit ist er mit einem Immunsystem ausgestattet und – über den Schmerzreiz – auch mit einem Frühwarnsystem für zu starke Belastung oder Infektionen. Der nachgewachsene Zahn hat genau diese Eigenschaften, er ist ein vollständiges Zahnorgan. Ein herkömmliches Implantat wird hingegen mit einer Titanschraube in den Kieferknochen hineingebohrt und kann dem Träger aktiv kein Feedback vermitteln. Tatsächlich gibt es für die Einschraubung auch Kontraindikationen."*[2]

Studien belegen seit geraumer Zeit, dass Implantate die Gesundheit gefährden können: Sie können u.a. das Risiko einer Anfälligkeit für Herz-, Leber- und Nierenerkrankungen erhöhen und Autoimmunerkrankungen verursachen oder verschlimmern, genau das also, was der feinfühlige Dr. Schüler schon vor langer Zeit bei seinen Patienten beobachtet hat. Ich erinnere mich an einen meiner Zahnärzte, einen der wenigen, die keinen Schaden angerichtet haben: Prof. Dr. Christian Foitzik aus Darmstadt war involviert in die Implantat-Forschung, und er hatte schweißtreibende Bekanntschaft mit meinen Bröselzähnen gemacht. Er sagte immer, Implantate seien keine gute Idee für mich, das habe ich nie vergessen.

Trotz der bekannten Risiken setzen Zahnärzte Implantate bis heute ohne Verträglichkeitsprüfungen ein, d.h., sie prüfen nicht, ob der Patient die Materialien verträgt oder nicht; auch der „Schrauber" wimmelte meine Bedenken ab und wollte Titan in meinem reichlich mit Metall ausgestatteten Kiefer versenken, eine Horrorvision, deswegen bin ich ihm vom Stuhl gesprungen und frage mich immer wieder, wie es dem Mädchen geht, dem er ein Implantat mehrfach *„wieder reingeschraubt"* hat. Das ist Körperverletzung! Patienten, die nicht Bescheid wissen, werden zu Opfern, in finanzieller und in körperlicher Hinsicht. Implantate werden ihnen in beherdete oder entzündete Kieferpartien gesetzt. Ich war immer verunsichert, wenn Menschen mir erzählten, bei ihnen sei ein Implantat „hochgegangen". Die Erklärung ist, dass der Körper diesen Fremdkörper abgestoßen hat, eine intelligente, möglicherweise sogar lebensrettende Reaktion. Bei Metallimplantaten (Titan!) tritt oraler Galvanismus auf, wie bei der Kombination von Amalgam und anderen Materialien entsteht der schädliche Batterieeffekt. Unser Körper ist auf elektrische Signale angewiesen, ein fremdes elektrisches Signal ist eine ständige Irritation und kann viele wichtige Prozesse stören, also krank machen.[3]

Für mich steht fest: Das Metall muss raus aus meinem Mund und zu 100 Prozent metallfreier Zahnersatz rein. Und während ich noch grübele, ob ich mir beim feinfühligen Dr. Schüler doch noch den Kiefer aufschneiden und ausfräsen lassen soll, kommt Marina zu Besuch, meine Schwester im Herzen und im Geiste, zwischen uns besteht, obwohl wir uns noch nicht lange kennen, eine tiefe Seelenverbindung. Sie weiß, wie schwierig es manchmal ist, die richtige Entscheidung zu treffen. Wir gehen meine Zahngeschichte nochmals in Ruhe durch und kommen zu dem Schluss, dass das Metall in meinem Mund inzwischen das Hauptstörfeld sein könnte, denn seit der Entgiftung geht es mir wesentlich besser. Wir machen den kinesiologischen Test: Wenn ich einen Metalllöffel an einen Zahn halte, wird mein Arm schwach, bei einem Plastik- oder Bambuslöffel bleibt er stark. Vielleicht hat Dr. Schüler ja diesen Antenneneffekt wahrgenommen, als ich mit dem Zeigefinger mein Handy berührte. Dass das Metall in meinem Körper als eine Art Antenne für Mikrowellen und andere elektromagnetische Felder wirkt, ist ein äußerst beunruhigender Gedanke in Zeiten, in denen 5G unerbittlich hochgefahren wird. Nun möchte ich es ganz genau wissen und bitte den Heilpraktiker André Kabat, eine Infrarotaufnahme von meinem Kiefer zu machen. Und siehe da: Keine Erwärmung, kein Hinweis auf akut entzündliche Prozesse in meinem Kiefer.

Eine bestechende Diagnosetechnik – und wesentlich aussagekräftiger als die „ultimative Diagnostik-Methode“ Digitale Volumentomografie (DVT), die die Patienten mit Strahlung belastet und den Geldbeutel strapaziert. Endlich habe ich einen Plan: Neuer, biologisch kompatibler Zahnersatz. Was ich dabei nicht bedacht habe, ist die Tatsache, dass die Infrarotaufnahme zwar akute Prozesse zeigt, aber offenbar nicht alle stummen Herde. Aus diesem Grund kombiniert Dr. Schüler bei der Herddiagnose auch verschiedene Methoden, vor allem seine geschulte Wahrnehmung. Sie ahnen es: Noch gibt es kein Happy End. Aber vielleicht darf ich in einigen Jahren erleben, dass eigene Zähne nachwachsen, das wäre endlich ein Grund zum Feiern. Der Kommentar von Dr. Schüler zum Thema nachwachsender Zähne: *„Aber wer will denn das? Dann fangen die Probleme ja wieder von vorne an.“* ☺

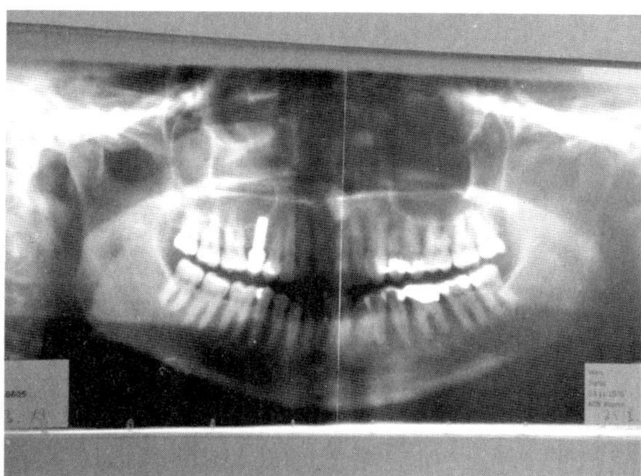

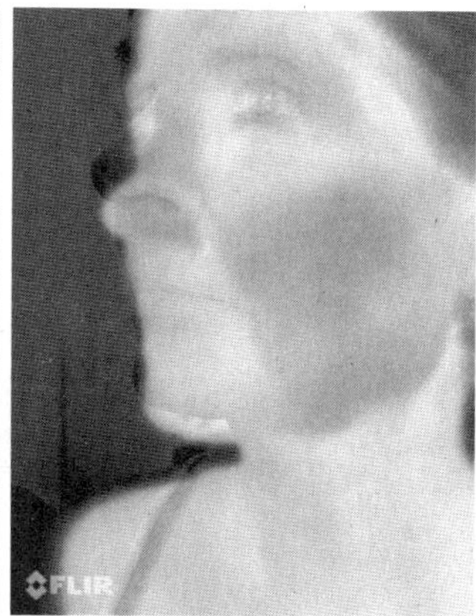

Abb. 94: Zyste über Keramik-Implantat
Abb. 95: Infrarotbild Vera Wagner. Auf der Infrarotaufnahme sind keine Wärmeerhebungen sichtbar!

Anhang 3
„Alle sind willkommen!“ – Interview mit einem Hausarzt in der Nähe von Frankfurt

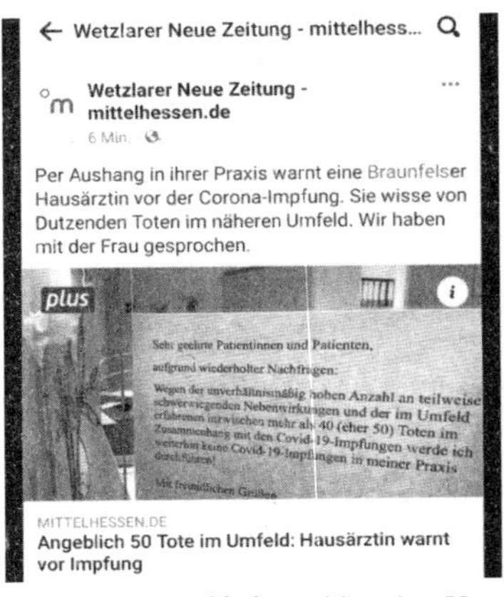

Abb. 96: *„Angeblich 50 Tote im Umfeld: Hausärztin warnt vor Impfung“*

Spaltung und Impf-Apartheid werden unerbittlich vorangetrieben. Am 11.11.2021 schlug die *Kassenärztliche Vereinigung Baden-Württemberg* (KV) ihren Mitgliedern vor, Sprechstunden für Geimpfte von 8 bis 18 Uhr einzurichten, für Ungeimpfte von 7 bis 7.10 Uhr, also 10 Minuten täglich für ein Drittel der Bevölkerung – blanker Hohn! Fünf Tage später schrieb die KV: *„Dieses Schreiben hat insbesondere fast ausschließlich im außerärztlichen Bereich zu Irritationen und harschen Reaktionen, bis hin zur mehrfachen Androhung und zum Aufruf körperlicher Gewalt gegen uns geführt…“* Die KV ruderte zurück: Es sei nicht zulässig, die Behandlung vom 3G/2G-Status abhängig zu machen.[1] Dennoch wird es für immer mehr Ungeimpfte schwierig, medizinisch behandelt zu werden oder Pflege zu bekommen. Aber es gibt auch immer mehr Ärzte, die ein Zeichen setzen: Eine Hausärztin aus dem mittelhessischen Braunfels warnt per Aushang in ihrer Praxis vor der Corona-Impfung[2], was die „Wetzlarer Zeitung“ *„Verbreitung von Fake-News“* nennt.

Der Hausarzt Dr. Georg Schacht (Name geändert) schreibt auf seiner Webseite:

> *„Alle sind willkommen! Wir machen nicht mit bei der Spaltung der Gesellschaft und also keine Unterschiede zwischen Geimpften und Ungeimpften. Sie brauchen bei uns keine Impfungen (egal welche), müssen keine Behandlungen akzeptieren, die Sie nicht wünschen und an nichts glauben, was Sie nicht wollen… Es ist uns völlig egal, woher Sie kommen, denn Sie sind hier willkommen. Alle.“*

Dr. Schacht, das ist ein mutiger Schritt, diese Information auf der Webseite Ihrer Praxis zu platzieren, und wahrscheinlich gibt es nicht nur Menschen, die Ihnen zustimmen.

Ja, das ist leider richtig. Ich habe auch schon Probleme gehabt, weil meine Website an die Landesärztekammer Hessen gemeldet wurde. Da gab es offensichtlich eine Dame, die mir selbst völlig unbekannt ist und die sich daran stört, dass ich die Impfungen für Menschen mittleren und jüngeren Lebensalters nicht uneingeschränkt empfehle. Bisher ist daraus nichts weiter geworden, aber ich warte noch auf die Reaktion der Rechtsabteilung der Landesärztekammer...

Ist diese anonyme Anzeige der Grund dafür, dass Sie uns dieses Interview nur geben, wenn Ihr wahrer Name nicht genannt wird?

Der Druck auf Ärzte, die eine von der offiziellen Meinung abweichende Meinung äußern, ist leider mittlerweile sehr groß geworden. Wenn ich weiter für meine Patienten da sein möchte, ist es nicht gut, wenn ich aus irgendwelchen Gründen nicht mehr weiterarbeiten darf. Abgesehen davon lebe ich auch von der Praxis ...

Dass ein Arzt, der gegen den Strom schwimmt, anonym denunziert wird, zeigt einmal mehr, dass unser demokratischer Rechtsstaat inzwischen schwere Schlagseite hat...

Das sehe ich auch so, ich bin da leider diesbezüglich völlig desillusioniert worden. Offensichtlich ist die Bereitschaft, Mitbürger mit irgendwie abweichenden Eigenschaften oder Meinungen zu diskreditieren, sehr groß. Es handelt sich wohl um eine Art Stockholm-Syndrom, bei dem man dann, wenn man Opfer einer Situation wird, sich mit dieser Situation und den dafür Verantwortlichen innerlich verbündet, um auch zu den Siegern zu gehören; das ist allgemein menschlich, aber sehr bedauerlich. Anders kann ich mir allerdings diese Wesensänderung nicht erklären.

Ungeimpft im medizinischen Bereich zu arbeiten, scheint inzwischen kaum mehr möglich zu sein. Sie haben einen Kollegen, der sich nicht

impfen lässt und in einer Praxisgemeinschaft arbeitet, hat er seinen Job noch?

Nein er hatte einen zeitlich befristeten Arbeitsvertrag, der dann mit der Begründung, er passe nicht mehr in das Team, nicht verlängert wurde. Angesichts des Arbeitskräftemangels hätte er sicher davon ausgehen können, dass der Vertrag verlängert würde, zumal er bei den Patienten offensichtlich sehr beliebt war.

Wir steuern in Sieben-Meilen-Stiefeln auf einen Impfzwang zu, damit wäre die Helsinki-Deklaration außer Kraft gesetzt – die „Erklärung ethischer Grundsätze für medizinische Forschung am Menschen, einschließlich der Forschung an identifizierbaren menschlichen Materialien und Daten", wonach die Teilnahme an einem medizinischen Experiment nur auf freiwilliger Basis stattfinden kann.

Eigentlich haben wir den Impfzwang bereits, denn spätestens mit den hessischen 3G-plus Regelungen kann man sich als ungeimpfter Mensch lediglich ganz selten mal für viel Geld für ein Ereignis freikaufen. Außerdem muss man sich impfen lassen, wenn man studiert etc. Ich bin persönlich gegen jeden Zwang in der Medizin. Ein derartiger Verrat am ärztlichen Ethos ist mir völlig unverständlich, insbesondere angesichts unserer Geschichte.

Im Herbst 2021 verbreiteten viele Klinikärzte das Narrativ von der „Pandemie der Ungeimpften". Angeblich blockieren die Ungeimpften die Klinikbetten, will heißen: Die Ungeimpften haben die Geimpften auf dem Gewissen. Eine Krankenschwester hat gegenüber der Angehörigen eines Patienten geäußert, dass die Ärzte für solche Aussagen Geld bekämen. Können Sie sich vorstellen, dass das so ist?

Ich glaube nicht, dass die Kollegen Geld für diese Aussagen bekommen, aber natürlich würden sie bei abweichenden Meinungen Ärger mit der ärztlichen Leitung oder der Geschäftsführung bekommen und ihre Stellen gefährden. Insofern handelt es sich praktisch um eine andersartige Form der Erpressung.

Von einer Bekannten, die in der Pflege arbeitet, habe ich gehört, dass die Seniorenheime Boni bekommen für die Corona-Impfungen, allein das könnte ja – ich spitze das jetzt bewusst zu – ein Anreiz sein, zu „boostern", bis kein Arzt mehr, sondern nur noch der Bestatter kommen muss.

Ich glaube nicht, dass die Altenheime in irgendeiner Form finanzielle Vorteile vom Boostern haben. Angesichts der wirklich hohen Sterbezahlen in den Altenheimen, welche ich erlebt habe, haben diese Heime natürlich ein verständliches Interesse daran, ihre Bewohner nicht unnötig zu gefährden. So wie es falsch ist, davon auszugehen, dass die Impfung immer Vorteile bringt, egal welche Patientengruppe und welches Risiko vorliegt, so ist es ebenfalls falsch, davon auszugehen, dass die Impfung immer nur schadet. Nichtsdestotrotz wäre es wünschenswert, für die wirklich vulnerablen Patientengruppen einen besser geeigneten Impfstoff zu haben mit einer sehr viel niedrigeren Sterblichkeit und endlich aufzuhören, zu verlangen, Patientengruppen zu impfen, die das nicht brauchen.

Sie bekennen Farbe, schreiben in Ihrem Blog kritisch über die Impfung und ihre Nebenwirkungen. Worin besteht aus Ihrer Sicht das größte Problem?

In dem völlig unbegründeten und übertriebenen Vertrauen der Mehrheitsbevölkerung in unsere Massenmedien. Alles, was dort erzählt wird, wird bedingungslos geglaubt, und abweichende Meinungen können dann natürlich nur „falsch" „verschwörerisch" oder „rechtsradikal" sein. Wenn die Leute alternativen Aussagen gegenüber offener wären, oder wenn man irgendwann mal klar sagen würde, dass es so eine Sache wie eine Wahrheit in der Medizin nicht gibt, wäre schon viel geholfen

Welche Impfschäden haben Sie bei Ihren Patienten beobachtet?

Diverse, meistens nur leichte, aber leider Schlaganfälle. Eine Nervenkrankheit mit vermutlich bleibenden Schäden und auch einen mutmaßlichen Todesfall.

Der immense Druck, der auf die Menschen ausgeübt wird, hat fatale Folgen. Was können Sie sagen über den seelischen Zustand von Patienten in Ihrer Praxis, die die Impfung verweigern?

Die Leute sind total verzweifelt und wissen oft nicht mehr, was sie tun sollen. Manche versuchen, illegale Lösungen zu finden. Ich kann ihnen da leider nicht helfen, da ich mich strafbar machen und meinen Beruf verlieren würde. Ich kann meinen Patienten nur zuhören, ihnen mitgeben, dass sie nicht verrückt sind, sondern sehr vernünftig. Ich kann ihnen raten, auf bessere Impfstoffe zu hoffen, oder auf eine Einsicht bei der Mehrheit der Bevölkerung. Oder in letzter Konsequenz tatsächlich impfen, auch wenn mir das bei jüngeren Leuten sehr schwer fällt. Aber wenn ich es nicht mache, macht es jemand anderes, und ich mache es dann wenigstens empathisch.

Vielen Dank für das Interview, Herr Dr. Schacht.

Anhang 4 – Kritik am Impfen – politisch und medizinisch unkorrekt!

von Dr. Johann Georg Schnitzer

Grippe und Erkältung sind Krankheiten, an denen Viren beteiligt sind. Sie suchen manche Menschen häufig, andere nur selten oder nie heim, wenn es sie – die Viren – denn überhaupt gibt, was immer noch umstritten ist... Die Einen erkranken schwer, leiden wochenlang und erholen sich nur langsam. Andere bringen die akute Erkrankung in einer einzigen Nacht mit Fieber und kräftigem Schwitzen hinter sich. Die Symptome von Grippe-Wellen sind so verschieden, wie die Wandlungsfähigkeit der Grippe(-Viren) groß ist. Mal ist es eine „Bauchgrippe" mit elendem Schwächegefühl und Durchfällen, ein anderes Mal tut der ganze Körper weh „bis in die Haarspitzen". Grippe und Erkältungen können sich als Schnupfen, Halsschmerzen, geschwollene Rachenmandeln oder als Husten zeigen und wachsen sich manchmal bis zur Lungenentzündung aus.

Grippe-Impfungen und Medikamente sind problematisch wegen der raschen Veränderung der Viren(?) und wegen teils bedenklicher „Nebenwirkungen". Es macht wenig Sinn, ein „Grippevirus" mit dem Impfstoff vom letzten Jahr bekämpfen zu wollen. Selbst aktuelle Impfstoffe brauchen Entwicklungszeit. Bis sie da sind, hat sich das „Virus" schon wieder verändert. Außerdem besteht begründeter Verdacht, dass Grippe-Impfungen schädlich und verschlimmernd wirken können. Auch Behandlungen mit fiebersenkenden und entzündungshemmenden Mitteln, Antibiotika oder Antihistaminika nutzen wenig und können Nebenwirkungen und unerwartete Folgeschäden mit sich bringen. Was also tun, um sich zu schützen, und was, wenn die Erkrankung bereits in vollem Gange ist? Wie können Folgeschäden vermieden werden? Alle diese Fragen werden im Folgenden nun besprochen.

Infektion, Ansteckung? Gibt es überhaupt Viren?

Wer sich „Grippeviren" eingefangen hat, braucht deshalb keineswegs an Grippe zu erkranken. Wenn sein Abwehrsystem fit ist, werden die Eindringlinge vernichtet, bevor sie sich vermehren können. Erst dann, wenn das Abwehrsystem zu schwach ist und der Organismus außerdem den geeigneten Nährboden für die Vermehrung der „Viren“ anbietet, können sich diese massenhaft vermehren und zur Erkrankung führen.

Sind es vielleicht Gen-Sequenzen aus verzehrtem Geflügel oder Schweinefleisch, welche in die Zellen des Menschen eindringen und diese verändern und zu ihrer eigenen Vermehrung nutzen? Oder sind es etwa nur artspezifische Hyaluronsäuren aus verzehrten Tieren (Hyaluronsäuren: Bausubstanz des Bindegewebes), welche die Abwehrreaktionen des Immunsystems provozieren? Für Letzteres spricht die Tatsache, dass es während eines Grippeverlaufs, der nicht von retoxischen iatrogenen (arztseitigen) Eingriffen gestört wird, im Bindegewebe zu einer reichlichen Bildung von Hyaluronidase kommt, welche das schwefelreichere, weiche, „schwammige“ Gewebe verflüssigt und zur Ausscheidung über fast alle Körperöffnungen bringt. Danach – wenn die Grippe vorüber ist – hat das Bindegewebe dann eine festere und straffere Beschaffenheit.

Dass Hyaluronsäuren von Tieren tatsächlich in das menschliche Bindegewebe eingebaut werden, erhellt auch aus der Beobachtung, dass es bei Menschen (besonders bei Sportlern, die ihre Gewebe stärker beanspruchen), welche Schweinefleisch verzehren, erheblich leichter zu Bänder- und Sehnenrissen kommt. Denn das Bindegewebe des Schweins ist dem menschlichen sehr ähnlich, nur weicher (schwefelreicher). Aber auch der „Normalbürger“ erleidet wegen eines zu schlabberigen Bindegewebes zum Beispiel leichter einen Leistenbruch. Der Einbau ist – abhängig von der Körperregion des Schweins, das verzehrt wird – so spezifisch, dass man bei Menschen, die gerne Schweinekopf verzehren, den Einbau eher in der Kopf-, Hals- und Nackenregion beobachten kann, während Liebhaber von Schweinebauchspeck vom Verzehrten eher etwas in ihrer Bauchregion einbauen. In Wirklichkeit aber ist es gar nicht so wichtig, was es ist, das die übertragbare Erkrankung auslöst. *„Le germe n'est rien, le terrain est tout!“* (*„Der Keim ist nichts, der Nährboden ist alles.“*), ist eine bis heute gültige, in ihrer Bedeutung noch immer nicht voll erkannte Feststellung des französischen Forschers, Arztes und Physiologen Claude Bernard (1813-1878). Das heißt: **Eine Infektion kann nur in einem Körper angehen, der den geeigneten Nährboden dafür bietet** (wozu auch eine unzureichende Funktionsfähigkeit des Systems der Großen Abwehr und des Immunsystems insgesamt gehört). Das gilt ganz besonders für banale Infektionen, wie sie Grippe und Erkältungen in der Regel darstellen.

Grippeepidemie im Winter 1917-1918, Millionen Tote – nur in Dänemark nicht!

Besonders eindrucksvoll zeigte sich die Bedeutung des Terrains (Nährbodens) für die Widerstandskraft bei der großen Grippe-Epidemie 1917-1918. Durch die Blockade der Briten wurden sowohl in Deutschland als auch in Dänemark die Lebensmittel knapp. Die beiden Länder versuchten unterschiedliche Strategien, um die Ernährung der Bevölkerung zu sichern. In Dänemark riet der Arzt Dr. Mikkel Hindhede, die bisher als Schweinefutter verwendeten Getreide und Kartoffeln für die menschliche Ernährung zu verwenden. Der Schweinebestand wurde auf ein Fünftel reduziert. Daraufhin sank die Sterblichkeit der Bevölkerung um 17 Prozent(!). Die dänische Bevölkerung bestand damals aus etwa 3 Millionen Menschen. In diesem Jahr einer weltweiten Grippeepidemie, die zu erhöhter Sterblichkeit führte und insgesamt 30 Millionen Menschen das Leben kostete, starben in Dänemark 6.300 Menschen *weniger* als im Jahr 1913, in welchem bis dahin die Sterblichkeit in Dänemark am geringsten gewesen war.

Aus dieser massiven positiven Erfahrung wurden typischerweise weder von der „Wissenschaft" noch von der „Gesundheitspolitik" irgendwelche Konsequenzen gezogen – bis heute nicht. Stattdessen wurde von der Arzneimittelindustrie die „Grippeimpfung" entwickelt, ein für die Bevölkerung eher hoffnungsloses Unterfangen angesichts der Wandlungsfähigkeit der Viren, das außerdem mit teils bedenklichen „Nebenwirkungen" behaftet ist.

In Deutschland setzte man während der Blockade 1917-1918 auf Schweinefleisch und ersetzte die als Schweinefutter verwendeten, für die menschliche Ernährung fehlenden Kartoffeln durch Rüben. Deren Zuckergehalt führt beim Kochen durch die Maillard-Reaktion mit essentiellen Eiweißbausteinen wie zum Beispiel Lysin zur Minderung des Ernährungswertes, sodass durch Mangel an wichtigen Eiweißbausteinen eine Schwächung des Organismus eintreten kann, was bei Kartoffeln, die keinen Zucker enthalten, nicht der Fall ist. Auf diesen Zusammenhang weist Frédéric Stahl in seinem Buch *„Die Erde hat Eiweiß für alle"* hin. Heute weiß man auch, dass das Grippevirus im Schwein (und in Geflügel) übersommert und das Schwein als „viraler Schmelztiegel" fungiert, weil es auf den Zellen seines Atmungstraktes Rezeptoren sowohl für Vogelgrippe-Viren als auch für

Viren besitzt, die beim Menschen Influenza (Grippe) verursachen. Bei einer gleichzeitigen Infektion mit beiden Viren-Typen ist es nur eine Frage der Zeit, bis sie ihr genetisches Material austauschen und zu „Killer-Viren" mutieren. Die deutsche Bevölkerung verzehrte somit den „Nährboden Schwein" zusammen mit dem besonders gefährlichen Grippevirus. Gleichzeitig waren die Abwehrkräfte durch Mangelernährung und zusätzlich durch die Impfmaßnahmen geschwächt. Millionen erkrankten, und etwa 300.000 Deutsche (darunter vor allem Geimpfte!) starben an dieser Grippe-Epidemie, die weltweit etwa 30 Millionen Todesfälle verursachte.

Es kann wieder passieren!

Im November 1999 warnten die Experten vor einer neuen, aggressiven Grippe. Durch den heutigen Luftverkehr befürchtete man eine rasche weltweite Ausbreitung. Grippeviren, die bisher nur Geflügel befielen, hatten sich durch Mutation so verändert, dass sie auch Menschen infizierten. Jeder dritte Infizierte starb daran. Im Oktober 2005 entwickelte sich eine neue Vogelgrippe-Epidemie, deren von Südost-Asien ausgehende Ausbreitung – wie behauptet wird durch Zugvögel – auch durch das Töten von Millionen von Hühnern, Enten und anderem Geflügel und durch „Ausgangssperre" für alles Federvieh nicht aufzuhalten war. Nach nur 3 Wochen stellte man erste Fälle auch in der Türkei fest, wobei es sich um das angeblich auch für den Menschen gefährliche Virus H5N1 handelte. Die Gesundheitsbehörden waren alarmiert und empfahlen umfangreiche Schutzmaßnahmen. Allerdings ist schwer zu durchschauen, wie groß die reale Gefahr war, und wie viel davon einer PR-Kampagne zur Verkaufsförderung von Medikamenten und von – für Medizin und Pharma besonders lukrative – Impfaktionen zuzurechnen war. Es ist jedenfalls unwahrscheinlich, dass mit dem angeblich so gefährlichen Virus infizierte Zugvögel noch tausende Kilometer fliegen können, um das Virus weltweit zu verbreiten.

Schweine brauchen nicht zu fliegen, um das „Schweinegrippenvirus" zu verbreiten, denn ein Teil der Menschheit verzehrt sie und nimmt damit gleich den richtigen Nährboden zu dessen massenhafter Vermehrung in sich auf. Es wird interessant sein zu beobachten, ob im Falle einer „Schweinegrippenpandemie" jener Teil der Menschheit und jene Menschen, die aus religiös-hygienischen Gründen kein Schwein verzehren, deutlich weniger an der „Schweinegrippe" erkranken.

Das „Terrain“ (der Nährboden) ist auch bei anderen Infektionen ein wesentlicher Faktor!

Diese Erkenntnis gilt darüber hinaus auch für viele andere Infektionen. So trank der Forscher, Arzt und Hygieniker Max von Pettenkofer (1818-1901) in einem heroischen Selbstversuch eine Bouillon lebender **Cholera**-Bakterien aus, ohne an Cholera zu erkranken (Nachahmung nicht zu empfehlen, das Experiment kann auch tödlich enden!). Ärzte und Schwestern, die **Lepra**-Kranke pflegen, erkranken fast nie selbst an Lepra. Indessen heilen Lepra-Geschwüre zügig ab, teilweise innerhalb von nur 10 Wochen, wenn die Ernährung der Patienten geändert wird, wie ich selbst in einer von 1985 bis 1987 in Sri Lanka durchgeführten Lepra-Studie nachweisen konnte. (Die Studie finden Sie auf meiner Website www.dr-schnitzer.de)

Diese Erkenntnisse wurden von den Lepra-Hilfsorganisationen – trotz entsprechender Vorschläge von meiner Seite – nicht aufgegriffen; eine dieser Organisationen lehnte sogar in aggressiver Weise ab. Stattdessen werden nach wie vor Lepra-Pillen an die bedauernswerten Patienten verteilt, eine pro Tag und Patient (Jahresumsatz zum Beispiel in Äthiopien damit zirka 1,5 Millionen EUR) – auch wenn teils schon seit 10 Jahren keine Lepra-Bazillen mehr im Körper nachgewiesen werden können. Dabei entwickeln sich auch bei den bazillenfreien Lepra-Patienten immer neue Geschwüre, und die Verstümmelungen gehen weiter. Eine einfache Ernährungsänderung könnte dies stoppen, wie die Studie gezeigt hat. (mehr dazu unter[(132)])

Kinderlähmung (Poliomyelitis)

Der amerikanische Arzt Dr. Benjamin Sandler vermutete aufgrund bestimmter Beobachtungen, dass der durch Zuckergenuss nach einem ersten Blutzuckeranstieg verursachte starke Abfall des Blutzuckerspiegels die Bereitschaft zum Angehen der Polio-Infektion erzeugt. Schon 1944 hatte er den Gesundheitsbehörden vorgeschlagen, öffentlich eine zuckerfreie Schutzdiät während der Epidemie zu empfehlen. Es geschah jedoch nichts Derartiges. 1948 bot sich während einer großen Kinderlähmungsepidemie in den USA eine Gelegenheit zur Erprobung. Er lebte damals in Asheville, North-Carolina. Dieses Mal sprach er mit den Redakteuren von Zeitungen, die anschließend seine Ernährungsvorschläge für eine zuckerfreie Schutzdiät veröffentlichten. **Der Konsum von Eiscreme und süßen „Softdrinks“**

ging scharf zurück. Die Schutzwirkung in der Bevölkerung trat binnen 24 Stunden ein. Es kam zu einem für eine solche Epidemie ganz untypischen starken Rückgang von Neuerkrankungen, was zuvor nie beobachtet worden war (zirka 3.000 Fälle weniger als bei typischem Verlauf zu erwarten, bei einer Bevölkerung von 55.000). Dr. Sandlers Empfehlungen wurden trotz dieses überzeugenden Nachweises ihrer hohen Wirksamkeit von den Gesundheitsbehörden nicht übernommen. Stattdessen wurde weltweit die „Schluckimpfung“ propagiert – ein typischer „gesundheitspolitischer“ Vorgang, der die Bevölkerung weiterhin uninformiert ließ, dadurch die drohenden Umsatzeinbußen auf der Zuckerseite vermied und außerdem den Herstellern des Impfserums weltweit große Umsätze bescherte.

Vogelgrippe

Ganz ähnlich lief es 2005 mit der Vogelgrippe: Man hatte gegen diese zwar noch keinen Impfstoff parat, empfahl aber indessen schon mal die Impfung mit Grippe-Impfstoff, *„solange der Vorrat reicht“*. Parallel zu der Vogel-Grippe-PR-(Angstmache?)-Kampagne über die Medien lief die Produktion des anti-viralen Mittels *Tamiflu* auf Hochtouren. Die Hersteller versprachen sich ein Riesengeschäft – mit guten Aussichten, deckten sich doch ganze Länder für viele Millionen mit einem Vorrat dieses Mittels ein. Dabei unterließ man es, da weniger förderlich für die Absatzerwartungen, auf natürliche, nichtmedikamentöse Schutzmaßnahmen und auf Gegenanzeigen und mögliche Nebenwirkungen dieses Medikaments hinzuweisen. Bei dem Präparat *Tamiflu® 75 mg Hartkapseln* erfahren Sie Folgendes über dessen Nebenwirkungen:

> „***Gegenanzeigen:*** *Vorsicht bei chronischen Atembeschwerden und Asthma. Vorsicht bei Herz-Kreislauf-Erkrankungen. Vorsicht bei Kindern unter zwölf Jahren. Vorsicht bei Nierenfunktionsstörung. Vorsicht bei Patienten mit Abwehrschwäche. Vorsicht bei Patienten mit schlechtem Allgemeinzustand.*
> ***Schwangerschaft und Stillzeit:*** *Während der Schwangerschaft und der Stillzeit sollte das Medikament möglichst nicht angewendet werden, es sei denn, Ihr Arzt hält dies für unbedingt erforderlich.*
> ***Nebenwirkungen:*** *Aufgelistet sind die wichtigsten, bekannten Nebenwirkungen. Sie können auftreten, müssen aber nicht, da jeder Mensch unterschiedlich auf Medikamente anspricht. Manchmal reagieren Menschen al-*

lergisch auf Medikamente. Sollten Sie Anzeichen einer allergischen Reaktion verspüren, informieren Sie sofort Ihren Arzt oder Apotheker. Aufgelistet sind: Übelkeit, Erbrechen (gelegentlich); Bauchschmerzen (gelegentlich).“[133]

Eigenartig: Sind das nicht genau die Symptome einer „Bauchgrippe“, vor welcher das Medikament angeblich schützen soll?

Den vorläufig „größten Vogel“ aber schießt die Schweinegrippe-PR-Impf- und Angstmache-Kampagne 2009 ab – ein Multi-Milliarden-Geschäft. Über alle PR-, Medizin-, Pharma- und Politik-Kanäle war es so dick aufgetragen, dass selbst der Dümmste begreifen müsste, dass hier die Menschen zum Impfen (wie die Schafe zum Scheren ihrer Wolle) zusammengetrieben werden sollten, weil das Impfen für das herrschende Krankheitsunwesen ebenso lukrativ ist, wie es die danach zahlreich zu erwartenden Nebenwirkungen und Spätfolgen sind. Der Umfang der für die Schweinegrippe-PR aufgewendeten Sendezeiten in Rundfunk und Fernsehen, der PR-Artikel in Druckmedien und der Kampagnen über das Internet übersteigt bei Weitem den bei den letzten amerikanischen Präsidentschaftswahlen getriebenen Aufwand. Einen solchen treibt nur, wer sich sehr viele Einnahmen und Macht davon verspricht. Und siehe da:

„***Korruption führender Virologen aufgedeckt.*** *Poznan – Ein Holländer befindet sich im Fadenkreuz von Ermittlern um einen immer wahrscheinlicher erscheinenden Korruptions- und Betrugsskandal von nie dagewesenem Ausmaß. Der Mann heißt A. O. und ist Professor für Virologie am Klinikum der Erasmus-Universität in Rotterdam. Er führt eine Gruppe von namhaften Virologen an, welche zuletzt Sars, Vogel-, Robben- und Schweinegrippe in Europa salonfähig gemacht haben. Die niederländische Regierung hatte wegen zahlreicher Ungereimtheiten in Zusammenhang mit den neuen Grippen einen Untersuchungsausschuss bestellt, der jetzt u.a. herausgefunden hatte, dass sich auf A. O.'s Konten ‚größere' Geldeingänge befinden, welche ausgerechnet durch Hersteller von Impfmitteln gegen die Influenza A/H1N1 und A/H5N1 an ihn persönlich überwiesen worden waren. Schweine- und Vogelgrippe könnten also, wie schon bereits laut gemunkelt wird, reine Erfindungen eines kriminellen Netzwerkes von Pharma-Produzenten und skrupellosen Wissenschaftlern sein, denn die A. O.-Truppe sitzt auch in den wichtigsten Gremien der WHO...*“[134]

Dass trotzdem viele Menschen immer noch nicht erkennen, welche Interessen dahinterstecken, weil sie sich nicht einmal die Frage „*Cui bono?*“ („*Wem nützt es?*“) stellen, liegt möglicherweise an einer sich jetzt immer schneller ausbreitenden Zivilisationskrankheit: der Hirninsuffizienz, mit deren Endstadium Demenz (Schwachsinn, Alzheimer'sche Gehirndegeneration)...

Wie man sich am besten schützt

Es gibt ein paar einfache Maßnahmen, mit welchen man sich vor Grippe und Erkältungen schützen kann – auch vor schweren Pandemien, wie das Beispiel Dänemark gezeigt hat. Sie bewirken die Stärkung der Abwehrfähigkeit und sorgen dafür, dass eingedrungene „Viren“ keinen für ihre Vermehrung geeigneten Nährboden vorfinden. Das Wichtigste ist eine natürliche Ernährung, die auf der einen Seite alles enthält, was der Organismus zur Gesunderhaltung braucht, und auf der anderen Seite denaturierte und „artfremde“ Nahrung vermeidet, welche die Abwehr schwächen und einen geeigneten Nährboden für die Vermehrung von Keimen im Organismus erzeugen könnte. Hinzu kommen geeignete „Trainingsmaßnahmen“ für das Abwehr- und Temperaturregulierungssystem und die Vermeidung von „Hitzestau“ im Organismus.

Natürliche, naturbelassene, artgerechte Ernährung

Wichtigste Maßnahme des Selbstschutzes vor Grippe und Erkältungen (und vor vielen anderen Krankheiten) ist eine natürliche, dem genetischen Stoffwechselprogramm des Menschen entsprechende Ernährung. Diese sichert ein intaktes Abwehrsystem gegen Infektionen und lässt im Organismus keinen Nährboden entstehen, auf welchem sich eingedrungene Viren und Bakterien vermehren können. **Der Mensch ist, wie durch die von Dr. Richard Lehne begründete vergleichende Gebissanatomie nachgewiesen werden konnte, ein Frugivore** (Fruchtesser im Sinne von Samen, Wurzelknollen, zarten Blattschösslingen und Früchten). Eine entsprechend aus Getreiden, Hülsenfrüchten, Wurzelgemüsen (als Salate, nicht gekocht!), Blattsalaten, Nüssen und Obst zusammengesetzte Nahrung sichert nachhaltig seine Leistungsfähigkeit, Gesundheit und Reproduktionsfähigkeit (die Fähigkeit, gesunde, wohlgestaltete Kinder zu bekommen). Eine wichtige Voraussetzung ist dabei, dass diese „Lebens“-mittel überwiegend in naturbelassenem, lebendigem Zustand verzehrt werden. Hitzebehandlungen, Extraktion, Pasteurisierung, Sterilisation, Ultrahocherhitzung, Rösten, Grillen, Kochen und Oxidation (zum Beispiel durch Lagern von Vollkornmehlen und -schroten statt frischer Verwendung) zerstören die gesunderhaltenden Werte dieser Lebensmittel. Eine praktische Anleitung zu einer solchen gesunden Kost findet sich in meinem Buch »Schnitzer-Intensivkost, Schnitzer-Normalkost«.

Im Wesentlichen sind folgende Nahrungsmittel und Zubereitungen zu meiden:

- **Isolierte Kohlenhydrate:** Stärken, Auszugsmehle, Industriezucker und alle damit hergestellten und zubereiteten Nahrungsmittel, Gerichte und Getränke;
- **sonstige Teilnahrungsmittel** wie raffinierte und extrahierte Teilprodukte aus ursprünglichen Lebensmitteln;
- **tierische Nahrungsprodukte** (diese entsprechen nicht der genetischen Programmierung des Menschen und können deshalb vielfältige nachteilige Wirkungen haben): Fleisch, Wurstwaren, Geflügel, Fisch, Meeresfrüchte wie zum Beispiel Muscheln usw., Eier, Milch und Milchprodukte, zum Beispiel Käse oder Quark;
- **Oxidation** – zum Beispiel durch Lagerung von Vollkornmehl und -schrot statt frischer Weiterverarbeitung direkt nach dem Mahlen;
- **Hitzedenaturierung** durch Kochen, Dünsten, Grillen, Sterilisieren, Pasteurisieren, Ultrahoch-Erhitzen, Mikrowellen. Ausnahmen, die der Gesundheit nicht schaden: Das Dämpfen von Kartoffeln und das Backen von Vollkornbrot und -gebäck;
- **genveränderte Nahrungsmittel**; die verändernden Eingriffe sind in der Regel aus anderen als gesundheitlichen Gründen erfolgt; deren gesundheitliche Auswirkungen, vor allem auch die langfristigen über mehr als eine Generation hinweg, sind überhaupt nicht untersucht worden.

Wer jetzt sagt *„da kann man ja überhaupt nichts mehr essen“*, hat sich damit gleichzeitig selbst Ernährungsgewohnheiten bescheinigt, die ihm eine erhebliche Anfälligkeit für Infektionen aller Art bescheren und darüber hinaus ein erhebliches Risiko, an einer der chronischen Zivilisationskrankheiten zu erkranken. Dass eine gesunde Ernährung sehr wohl vielfältig, wohlschmeckend und appetitanregend sein kann, zeigt mein zuvor erwähntes Buch »Schnitzer-Intensivkost, Schnitzer-Normalkost«.

Weitere nützliche Tips für eine gute Resistenz sind:

1. Training der Temperaturregelung (nach der morgendlichen Dusche kurz kalt nachduschen);
2. Vermeidung von Hitzestau im Körper (Wer sich zu dick bekleidet in zu warmen Räumen aufhält oder sich beim Schlafen zu dick zudeckt, hat die besten Chancen, sich zu „erkälten“.);
3. „Erkältungsfalle“ Klima-Anlage (Besonders gefährlich ist es, wenn man im überhitzten Auto die Klima-Anlage auf möglichst kalt stellt, ebenso in Gebäuden.);
4. Nach körperlicher Anstrengung und Schwitzen: *sofort* duschen und umziehen!
5. „Durchzug“ vermeiden („Durchzug“ entsteht, wenn in einem Raum auf verschiedenen Seiten Fenster oder Türen geöffnet sind und Wind von draußen die Luft in einer Richtung durch den Raum bläst. Eigenartigerweise hat derselbe Wind im Freien diese nachteilige Wirkung weit weniger.);
6. ausreichend schlafen (Wer weniger als 7 Stunden pro Nacht schläft, beeinträchtigt die Abwehrkraft seines Immunsystems.);
7. reichliche Zufuhr von Trinkwasser.

Welche Maßnahmen unterlassen werden sollten

Zur Vermeidung möglicherweise schwerwiegender Folgeschäden sollte man einige Maßnahmen unterlassen, die üblicherweise angewendet und empfohlen werden, weil man sich zu wenig oder gar nicht mit den Folgerisiken und möglichen Dauerschäden befasst hat. Um sicherzugehen, sollte man sich, wenn man alleine nicht zurecht kommt, an einen konsequent biomedizinisch arbeitenden Arzt oder Therapeuten wenden und dabei auch diesen Aspekt durchsprechen.

- **Allopathische (übliche) Kopfschmerzmittel**
  Diese enthalten teils auch entzündungshemmende Substanzen und unterdrücken oder behindern so die körpereigene Abwehr. Dadurch könnte es zu einer beträchtlichen Verlängerung des Krankheitsverlaufs und möglicherweise außerdem zu Spätschäden kommen. Es gibt homöopathische Kombinationsmittel gegen Kopfschmerzen, welche zu einer biologischen Ausleitung der den Schmerz verursachenden Substanzen führen und daher nicht mit diesen Risiken behaftet sind.

- **Allopathische fiebersenkende und entzündungshemmende Mittel**
  Diese bedeuten einen gefährlichen Eingriff in die auf vollen Touren laufende Abwehr des Organismus. Die Folgen können ein längerer, schleppender Krankheitsverlauf, eine lange Rekonvaleszenz (Erholungszeit), eine grundlegende Schädigung des Abwehrsystems (Abwehrschwäche, Immunschwäche) und schwere, teils unheilbare chronische Erkrankungen sein, z.B. Diabetes Typ I, Leukämie, Krebs, möglicherweise auch das Angehen einer HIV-Infektion (= AIDS, = Auto Immune Deficiency Syndrom). Es ist nicht auszuschließen, sondern vielmehr wahrscheinlich, dass das Angehen einer HIV-Infektion über solche Vorschädigung der körpereigenen Abwehr durch Medikamente, aber auch durch Drogen oder Alkohol und eine denaturierte Ernährung begünstigt oder überhaupt erst möglich gemacht wird, also zuerst die Abwehrschwäche auf diese Weise erzeugt wird, und danach das Virus sich ansiedeln kann (entsprechend vergleichbarer Erfahrungen von Claude Bernard und Benjamin Sandler). Da die Abwehr schlagartig lahmgelegt wird, können jetzt Viren in das Innere der Zellen eindringen und sich zu ihrer Vermehrung mit dem Genmaterial der Zellen verbinden. Passiert dies zum Beispiel mit den insulinproduzierenden B-Zellen der Bauchspeicheldrüse, und heftet sich das Virus an die „Kopiervorlage“ für das Insulinmolekül an, so kann es dazu kommen, dass von da an jedem produzierten Insulinmolekül noch ein Virus anhängt. Das Abwehrsystem er-kennt, dass die B-Zellen etwas Schädliches produzieren, greift diese an und vernichtet sie. So wird die Fähigkeit zur Produktion von Insulin immer geringer; ein Diabetes Typ I entsteht.

Das wird dann von der Wissenschaft als „Autoimmunkrankheit" oder „Auto-Aggressions-Krankheit" bezeichnet, jedoch ohne dass nachgeforscht wird, wie es dazu kommen konnte. Multiple Sklerose und Diabetes Typ I werden zu den Autoimmunkrankheiten gerechnet, ohne dass danach gefragt wird, wie diese entstehen. Beide können durch eine natürliche, lebendige Nahrung und entsprechende zusätzliche biomedizinische Maßnahmen gestoppt, bei frühzeitigem Eingreifen sogar geheilt werden.

- **Nasensprays, Antihistaminika**
  Diese sollen ein Abschwellen der angeschwollenen Nasenschleimhäute bewirken. Es hat sich indessen gezeigt, dass solche Nasensprays auch dazu führen können, dass die Nasenschleimhäute auf Dauer angeschwollen bleiben, auch nach Abklingen der Erkältung. Außerdem: Die Nase dient dem Abfluss von Lymph-Überdruck aus der Gehirnregion. Mir wurden zwei Fälle berichtet, bei welchen es nach Anwendung von abschwellendem Nasenspray zu kurzfristiger Bewusstlosigkeit kam; der eine war gerade beim Reiten und fiel deshalb vom Pferd! Es gibt indessen auch homöopathische Nasensprays, bei welchen diese Gefahr nicht besteht und die auf biologische Weise zur besseren Durchgängigkeit einer verstopften Nase und rascherer Abheilung beitragen.

- **Antibiotika**
  Diese helfen kaum, da es sich meist um Viruserkrankungen handelt, die von Antibiotika nicht beeinflusst werden. Andere Krankheitskeime können gegen Antibiotika resistent werden, sodass diese nicht mehr wirken, sollten sie wirklich einmal gebraucht werden.

- **Grippeimpfung**
  Impfungen sind insgesamt eine gefährliche Sache und häufig die Ursache für spätere chronische Erkrankungen. (Mehr Information dazu findet man bei www.impfkritik.de) Die Erfolge von Grippeimpfungen sind fragwürdig, da sich die Grippeviren schneller ändern, als Impfstoffe gegen sie entwickelt werden können. Es gibt begründete Auffassungen, dass es die Impfaktionen sind, die eine Grippewelle erst richtig schlimm werden lassen.

Beispiele nachteiliger Folgen allopathischer Grippetherapien

Beobachtete, nachfolgend geschilderte Einzelfälle mögen ein Hinweis sein, dass die Impfung gleichzeitig nicht ohne Risiko ist (Besonders gefährlich ist sie, wenn in eine bereits erfolgte Infektion hineingeimpft wird.).

- **Völlige Taubheit eines jungen Mädchens nach Grippeimpfung**
  Hier erfolgte die Impfung möglicherweise in eine schon beginnende Grippe hinein, was besonders gefährlich und schädlich ist. Das Mädchen, 19 Jahre alt, verlor sein Gehör völlig und ist seither taub.

- **Tod eines Wissenschaftlers nach Grippeimpfung**
  Mit ihm war ich persönlich befreundet und arbeitete wissenschaftlich mit ihm zusammen. Er war auf dem Gebiet der Immunbiologie eine Koryphäe und hatte seine eigene Arbeitsgruppe an einem renommierten deutschen Forschungsinstitut. Eines Tages erzählte er mir: das Einzige, wovor er sich auf sein höheres Alter hin fürchte, sei das Nachlassen der Immunkräfte gegenüber banalen Infektionen. Deshalb lasse er sich jetzt gegen Grippe impfen. Kurz darauf erhielt ich von seiner Witwe die Todesanzeige.

- **Tödliche Leukämie einer jungen Frau nach Grippetherapie**
  Diese hatte eine Grippe, welche mit den üblichen fiebersenkenden Mitteln und Sulfonamiden behandelt wurde. Bald danach erkrankte sie an einer sich rasant entwickelnden Leukämie, an welcher sie innerhalb eines Jahres starb, ihren Ehemann und eine 12-jährige Tochter allein zurücklassend.

- **Formaldehyd im Impfstoff – und was sonst noch?**
  „Lieber Herr Dr. Schnitzer, ich habe mich nicht ‚gerettet' und mich mit 66 Jahren das erste Mal gegen Grippe impfen lassen. Nach 5-6 Stunden bekam ich Schweißausbrüche, zittrige Knie, starkes Herzklopfen und ein scheußliches Schwächegefühl. Ich fuhr mit letzten Kräften zum Hausarzt, der mir am Vormittag die Impfung gegeben hatte, und der fragte in aller Seelenruhe: ‚Sind Sie vielleicht allergisch auf Formaldehyd?' Wie, was??? Formaldehyd? Ich glaubte, nicht recht zu hören. Aber das war noch nicht alles. Er überlegte weiter: ‚...oder vielleicht auf Hühnereiweiß? Ich bin Lacto-Vegetarierin, und nun das !!! Es war

schon fast witzig. Stellen Sie sich vor, ich war Krankenschwester und wusste nicht, worauf das Serum gezüchtet wird. Bin nur ICH so bescheuert, oder gibt es davon noch mehrere? Sicher, sonst ginge es der Pharmaindustrie nicht so gut. Liebe Grüße von Luitgard P. – mittlerweile wieder gut drauf."

Formaldehyd ist giftig. In der Anatomie wird es zum Konservieren von Leichen benutzt, an denen die Medizinstudenten durch Sezieren die Anatomie des Menschen erlernen. Formaldehyd entsteht auch im Körper durch den Süßstoff Aspartam, der beispielsweise in Kaugummis und in sogenannten „Light"-Getränken anstelle von Zucker verwendet wird. Formaldehyd kann zum Beispiel die Augennerven schädigen und zur Erblindung führen.

Inzwischen hat es sich – vor allem im Internet – herumgesprochen, dass in den Schweinegrippe-Impfstoffen noch ganz andere gefährliche Gifte wie zum Beispiel Quecksilber enthalten sind, angeblich, um *„die Immunantwort zu verstärken"*. Man recherchiere Näheres hierzu im Internet.

- **Ausbruch von Diabetes Typ I bei einem 43-jährigen Mann nach allopathischer Behandlung einer Grippeerkrankung**

  Der in London lebende Mann war im Januar 1986 an einer heftigen Grippe erkrankt. Der Arzt verschrieb ein Inhalationsmittel, das wenig half. Ein weiterer konsultierter Arzt verschrieb Antibiotika zur Einnahme. Bald fühlte sich der Patient schwach und unwohl, und begab sich in eines der Londoner Hospitäler. Dort stellte man fest, dass ein sofort insulinpflichtiger Diabetes Typ I entstanden war und erklärte ihm, damit müsse er sich für den Rest seines Lebens abfinden. Er brauchte täglich 30 Einheiten Insulin; der Bedarf änderte sich die nächsten 100 Tage nicht. Dann traf ich mit ihm zusammen und gab ihm bestimmte Diätempfehlungen.

  Daraufhin ging der Insulinbedarf ständig zurück; 70 Tage nach Änderung der Ernährung war der Diabetes ausgeheilt und blieb dies auch, wie ich von ihm etwa 10 Jahre später erfuhr. Diese von mir 1978 entdeckte Heilungsmöglichkeit für Diabetes wurde bis heute, obwohl in einem Buch veröffentlicht (76.000 Exemplare Gesamtauflage von 1980 bis 2008) und auf der Medizinischen Woche Baden-

Baden bereits am 1. November 1981 mit mehreren geheilten Patienten einer zahlreichen ärztlichen Zuhörerschaft vorgestellt, weder von frei praktizierenden Ärzten noch von Krankenhäusern und Hospitälern übernommen. Die einzige Ausnahme war Dr. Helmut Weiss, der diese Therapie an 119 Diabetikern mit großem Erfolg anwandte. Eine Tabelle mit seinen Ergebnissen befindet sich in meinem Buch »Diabetes heilen«.

- **Ausbruch eines Diabetes Typ I bei einem Säugling (eineiiger Zwilling) nach Fieberzäpfchen**
  Dieser Fall ist besonders aufschlussreich, weil gerne behauptet wird, Diabetes Typ I sei genetisch bedingt. Wenn dieses stimmen würde, hätte entweder keiner oder hätten beide eineiigen Zwillinge Diabetes bekommen müssen. Es war aber nur einer. Als mir der Fall vom behandelnden Arzt (Dr. Helmut Weiss) berichtet wurde, empfahl ich eine Nachforschung, ob in der Vorgeschichte irgend eine Entzündung oder fieberhafte Erkrankung mit entzündungshemmenden oder fiebersenkenden Mitteln behandelt worden war. Tatsächlich stellte sich heraus, dass der jetzt an Diabetes erkrankte Zwilling zuvor etwas Fieber gezeigt und mit „Treupel-Zäpfchen" behandelt worden war, der andere Zwilling nicht. (Anmerkung: Eine Vorgeschichte dieser Art, zum Beispiel in einem anderen Fall die entzündungshemmende Behandlung einer Parulis – einer geschwollenen Backe von einem wurzeltoten Zahn –, lässt sich in fast jedem Fall eines Diabetes Typ I = „Jugenddiabetes" finden.) Eine eingehende Beschreibung der Zusammenhänge und der Therapie findet sich ebenfalls in meinem Buch »Diabetes heilen«.
  Die „moderne Medizin" ist an solchen Erkenntnissen über Ursachen, Auslöser und Heilungsmöglichkeiten von Diabetes offensichtlich nicht interessiert. Im Gegenteil: Diabetes ist eine der am schnellsten zunehmenden Zivilisationskrankheiten und hat sich zu einer rasch wachsenden Einnahmequelle für Medizin, Pharmaindustrie, Zulieferanten und Spekulanten entwickelt.

- **Eine mögliche Ursache von Krebserkrankungen?**
  Es fällt auf, dass Hollywoods Schauspieler besonders häufig an Krebs versterben. Es ist nur eine Vermutung, aber teure Aufnahme-

termine werden wahrscheinlich nicht verschoben, damit ein an Grippe erkrankter Schauspieler seine Grippe in Ruhe auskurieren kann. Es ist viel wahrscheinlicher, dass aus allen Rohren der „modernen Medizin" auf die Grippe gefeuert wird, damit der Schauspieler trotz Erkrankung den Aufnahmetermin wahrnehmen kann. Die gesundheitliche Rechnung präsentiert ihm sein Körper dann später.

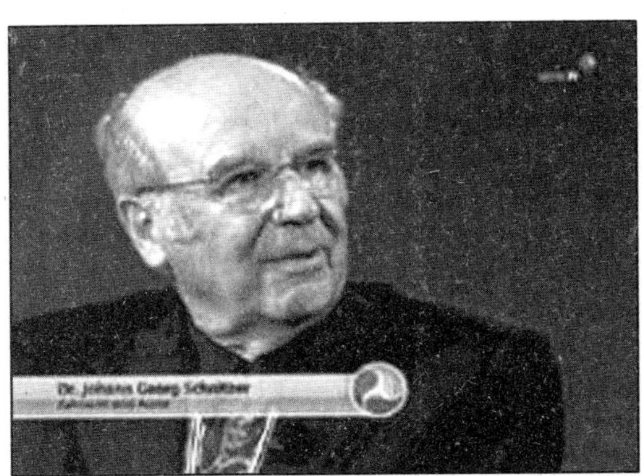

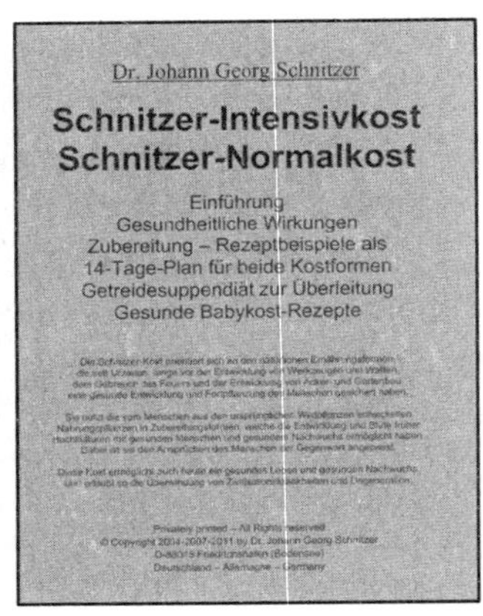

Abb. 96: Dr. Schnitzer 2007 im Interview bei secret.TV. Rechts sein Buch »Schnitzer-Intensivkost – Schnitzer-Normalkost«

Der Zahnarzt **Dr. Johann Georg Schnitzer** (1930) erforschte, um Gebissverfall zu verhüten, die Grundlagen natürlicher Gesundheit. Da frisch gemahlene Getreide die wichtigste Basis gesunder Ernährung sind, konstruierte er ab 1964 die ersten Haushaltsgetreidemühlen mit Mahlsteinen – die Schnitzermühlen. 1977 fand er eine Therapie zur Heilung von Diabetes, und 1985-86 wies er beispielsweise in einer Lepra-Studie in Sri Lanka die Heilwirkung „zivilisierter Urnahrung" nach. Er schrieb mehr als 20 Bücher und erhielt etliche Patente für technische Innovationen.
Sein erklärtes Ziel: Eine Synthese von Zivilisation und Gesundheit im Gleichgewicht mit einer intakten Natur.

Website: www.dr-schnitzer.de
Kontakt: Dr.Schnitzer@t-online.de

Anhang 5 – Ein neuseeländischer Milliardär packt aus

In den sozialen Medien kursiert Ende November 2021 eine Audio-Datei, in der ein Anonymus über den Plan berichtet, der tatsächlich hinter der „Pandemie" steckt. Er sagt, er sei in Neuseeland zufällig einem offenbar einflussreichen, gut informierten Menschen begegnet – ein Milliardär. Kurz vor Redaktionsschluss war es uns nicht mehr möglich, die Informationen auf ihren Wahrheitsgehalt zu überprüfen, doch nach allem, was bisher geschehen ist, wirken sie sehr plausibel. Wir geben die Aussage hier verkürzt wieder – lesen Sie selbst und bilden Sie sich Ihre Meinung.

> *„Es geht definitiv um eine neue Regierung, die eingesetzt wird. Details werden noch bekanntgegeben. Diese neue globale Regierung ist bereits seit Jahren im Amt und arbeitet unter Geheimhaltung, wartet an der Seitenlinie und bewegt die Schachfiguren. Die neue Regierung benötigt einige der besten Köpfe auf dem Planeten, fast alle von ihnen kamen aus freien Stücken an Bord und mit dem Glauben an die Sache einer Neuen Weltregierung. In ihren Augen sind sie eine brutale Kraft, die die Menschen um jeden Preis retten will. Mir wurde gesagt, dass diejenigen, die sich weigerten, behandelt wurden, aber in den meisten Fällen brachten sie die Person in breitere Gruppen, und durch die Diskussion wurden sie überzeugt und wurden der Sache verpflichtet… Dieser Plan ist in vollem Gange und ist die komplexeste Kette von Ereignissen, die je in Bewegung gesetzt wurde. Der Plan besteht im Wesentlichen darin, jeden Bürger eines Landes gewaltsam gegen seine Regierung aufzubringen. Die Art und Weise, wie sie es tun, ist genial und böse zugleich. Um diesen Plan zu verwirklichen, fragte mich meine zufällige Begegnung: ‚Wie würdest Du das machen? Wie würdest Du jeden Bürger eines Landes gegen seine eigene Regierung aufbringen?' Ich habe wirklich keine Ahnung. Also legte man mir die Grundlagen dar.*
>
> *Es muss eine globale, künstlich erzeugte Krankheit geben. Es muss Massenangst, Panik und Paranoia geben. Anführer, Wissenschaftler und Medien müssen sich auf einen Konsens für eine Behandlung einigen, die ihnen im Wesentlichen ausgehändigt wird, ohne dass sie es merken. Führungskräfte, Wissenschaftler und Medien geben ihnen in gewisser Weise ihr Wort, dass diese Behandlung sicher und wirksam ist. Ich finde diesen Teil interessant.*

Unsere Führer, Wissenschaftler und Medien sind nicht in diesen Plan verwickelt oder Teil dieses Plans in irgendeiner Weise! Keiner von ihnen, nicht einmal Fauci. Sie sind bloß Futter für die Eliten, dienen einem Zweck und werden dann entsorgt und an die Wütenden verfüttert. Die wenigen Ausreißer, die die Behandlung in Frage stellen, werden auf verschiedenste Art und Weise diskreditiert und zensiert. Sanktionierte Behandlungen sind Biologika – Gift, das zwei bis drei Jahre braucht, um vollständig zu wirken. mRNA war die fortschrittlichste Technologie, auf die sie gewartet haben. Öffentliche Nachrichten sorgen dafür, dass die Menschen um die Behandlung betteln und sogar Schlange stehen. Man kann sagen, dass der Plan zu diesem Zeitpunkt gut angelaufen und bisher sehr erfolgreich ist. Die mRNA-Aufnahme war enorm, und heute glauben alle, dass die Behandlung der einzige Weg zurück in die Normalität ist. Mir wurde gesagt, dass es ihre kühnsten Erwartungen übertroffen hat. Was kommt als Nächstes? Hier wird der endgültige Plan ausgeführt: Der Spieß wird umgedreht, wenn es um den Impfstoff geht. Mir wurde gesagt, dass der Impfstoff mit der Zeit die Infektionsrate und die Zahl der Todesfälle erhöhen wird, und dass Milliarden sterben werden und die Menschen wütend sein werden und ihre Regierungen niederbrennen. Ihre Führer, Wissenschaftler und Medien werden angezündet, gejagt und in den Straßen gehenkt. Beide Seiten werden ihre Regierungen bis auf den Grund niederbrennen. Die Pro-Impf-Seite, die völlig verraten wurde und im Sterben liegt, wird wüten, die Nicht-Impf-Seite wird darüber wüten, was ihre Regierung zugelassen hat…

Sobald die Massen frei von der Regierung und allen sind, die sie verraten haben, haben sie genug gelitten. Das ist der Zeitpunkt, an dem die neue globale Regierung als der große Retter auftauchen wird…

…Sie sprachen viel darüber, ignorierten aber die direkten Fragen. Sie sagten, dass sie mich mögen und in ihrer Nähe haben wollen, wenn sich der Staub gelegt hat und dass ich sehr nützlich für sie war. Ich weiß nicht, ein Teil von mir denkt, dass sie mich nur verarschen wollen. Ich fühle mich jedoch besser da, wo ich jetzt bin.“

Anhang 6 – Checkliste für mündige Patienten

BORRELIOSE

Artemisia annua.[1] Wilde Karde, Entgiftung mit der Säure-Basen-Schaukel (Katja Jones)

CHRONIQUE FATIGUE (chronisches Erschöpfungssystem)

Herdbelastungen/Kiefer checken. Belastung mit Schwermetallen, Toxinen, Parasiten, elektromagnetischen und geopathogenen Störfeldern checken. (Katja Jones); Schlafplatz überprüfen lassen von Rutengänger.

COVID-19

Vitamin C und **D** hochdosiert.

Ivermectin, seit über 30 Jahren zur Behandlung parasitärer Erkrankungen zugelassen und fast ohne Nebenwirkungen.[2]

MMS, **Hydroxychloroquin**, rektale **Ozon-Insufflation**, **Lakritzwurzel** (hemmt die Replikation mehrerer Viren in vitro, einschließlich Herpesviren, HIV und dem SARS-Coronavirus.)[3]

Eine spezifische Kombination von Pflanzenstoffen – darunter Extrakte des **Grünen Tees**, der **Kurkuma**wurzel und von **Kreuzblütler**-Gemüse sowie **Resveratrol** und **Quercetin** – ist in der Lage, die Anheftung, Vermehrung und Ausbreitung des SARS-CoV-2-Virus zu hemmen.[4]

Epstein-Barr-Virus (EBV)

95 % aller Menschen tragen das Virus in sich, das reaktiviert werden kann, wenn das Immunsystem geschwächt ist. Störfelder im Mund, Fehlernährung, Toxine, Schwermetalle, Amalgam, Schimmelpilze, Medikamente, v.a. Antibiotika, traumatische Ereignisse können ein sensibles Immunsystem schachmatt setzen und die Viren wachküssen. EBV ist ein potenzieller Krebsauslöser, begünstigt Rheuma und MS. Keine Antibiotika! Bei der Therapie haben sich Artemisia annua und wilde Karde bewährt (s. Borreliose). (Katja Jones)

HEPATITIS

Vorsicht, Big Business for Big Pharma! Schulmedizin: Teure Pillen mit heftigen Nebenwirkungen. Tipp: Regelmäßige rektale Ozon-Insufflation über mehrere Wochen. (Dr. Wilhelm Schüler, Dietmar Köhler)

HERZPROBLEME

Strophanthin. Im Akutfall 5 Tropfen homöopathische Tinktur oder Globuli unter die Zunge, eine Weile im Mund behalten; regelmäßig 3 x 5 Tropfen täglich. Auf keinen Fall mehr, die Dosis macht das Gift!

KREBS

Vorsicht, Big Business for Big Pharma! Zytostatika können Krebs machen. Biopsien können Krebs machen. Nach der ersten Diagnose immer mindestens eine oder zwei weitere Meinung(en) einholen. Es gibt immer wieder falsche Diagnosen, die gesunde Menschen in eine Schockstarre versetzen und Todesangst auslösen. Angst kann töten! Zahnstörfelder abklären. Herdsanierung. (Wilhelm Schüler; ZAHNheiler, Praxis für ganzheitliche Dental-Medizin) Toxin-, Parasiten-, elektromagnetische und geopathogene Störfelder checken lassen. (Katja Jones)

Electro Cancer Therapy oder PET. Damit kann ein maligner Tumor anstatt durch eines der üblichen Verfahren mit Gleichstrom entfernt werden. Zur diagnostischen Überwachung: PET-CT. (Heilpraktiker Dietmar Köhler)[5]

Hoch-Frequenz-Therapie zur Erhöhung der Zellspannung; evtl. niedrig dosierte insulininduzierte „Mini-Chemo“ ohne Nebenwirkungen (Andreas F.); Inhalation von Browns Gas (Andreas F.); Große Ozon-Blutwäsche (Dr. Wilhelm Schüler, Dietmar Köhler); Vitamin-C-Hochdosis-Therapie (Dr. Wilhelm Schüler); Curcumin; Vitamin D; Artemisia annua; Weihrauch.

Anti-Krebs-Diät (naturbelassen, gluten-, milchfrei, Bio, gute Fette, auf entzündungsfördernde Nahrungsmittel verzichten. Vorsicht, Fettfalle! Angeblich gesunde Öle wie Traubenkernöl, Distelöl, Sonnenblumenöl, Sojaöl, Maiskeimöl, Weizenkeimöl, Erdnussöl liefern jede Menge entzündungsförderndes Omega-6. Fettsäuren EPA und DHA überprüfen lassen in einem Labor, nicht über das Blutplasma (klassischer Bluttest), sondern über die Zellmembranen, ggfs. hochwertiges Omega-3-Öl einnehmen Vorsicht: Die meisten Omega-3-Produkte sind minderwertig, weil oxidiert. Ein optimales Fettsäuren-Profil beugt übrigens auch chronischen Entzündungen vor. (Heilpraktikerin Uschi von Koch)
Wichtig: Nachsorge! Regelmäßige Kontrolle der Blutwerte. (Dr. Schuppert, Ärzteteam für ganzheitliche Gesundheit.[6]

MIGRÄNE, CHRONISCHE RÜCKENSCHMERZEN

Vorsicht, Big Business for Big Pharma! Wenn die Statik nicht stimmt, kann es zu diesen Beschwerden kommen. Eine chronisch blockierte Halswirbelsäule beispielsweise löst nitrosativen Stress aus, d.h., im Organismus wird zu viel Stickstoffmonoxid produziert. Das macht müde, schlapp und krank, weil die Mitochondrien nicht mehr richtig arbeiten.
Empfehlung: Optimale Nährstoffversorgung, moderates Rückentraining, manuelle Therapie. Statik überprüfen und korrigieren lassen von einem wirklich guten Therapeuten. (Jakob Herzig, Kontakt auf Anfrage)

MORBUS CROHN

Vorsicht, Big Business for Big Pharma! Die schulmedizinischen Medikamente haben z.T. heftige Nebenwirkungen bis hin zu Krebs. In etwa 80 % der Fälle ist ein Bazillus verantwortlich, der vor allem in der Milch zu finden ist: Mycobacterium paratuberculosis. Der Bazillus löst bei Rindern, Schafen und Ziegen eine chronische Darmentzündung aus.
Spezielle Antibiotika-Therapie. (Andreas F.). Zur Stärkung regelmäßige Inhalation mit Browns Gas (Andreas F.); Weihrauch zur Entzündungshemmung.

MULTIPLE SKLEROSE

Vorsicht, Big Business for Big Pharma! Die schulmedizinischen Medikamente haben z.T. heftige Nebenwirkungen bis hin zu Krebs. Bei MRT-Kontrolluntersuchungen Gadolinium als Kontrastmittel verweigern (toxisch!).
Zahnstörfelder/Herdbelastung, Toxin-, Parasiten-, Schwermetallbelastung klären; EBV/Borreliose? (Katja Jones); Gestörte Darmflora? (Katja Jones); Sanfte Alternative zur schulmedizinischen Behandlung: Bienentherapie (Dr. Andreas F.); Weihrauch zur Entzündungshemmung.

Haftungsausschluss: Wir haben diese Empfehlungen nach bestem Wissen und Gewissen zusammengestellt, sie ersetzen nicht den Arztbesuch. Wir empfehlen ausschließlich Therapeuten, die wir kennen und von deren Behandlungserfolgen wir uns persönlich überzeugen konnten.

Anhang 7
Ansprechpartner

Katja Jones
Heilpraktikerin, Schwerpunkte: Entgiftung, Störfelder, Trauma-Arbeit
info@gesundezelle.de

Jewgeni Awerbuch
www.naturheilpraxis-awerbuch.de

Buchtipp: »Wegweiser zur SELBSTHEILUNG, Verjüngung & Regeneration«, Epubli November 2020

ZAHNheiler
Praxis für ganzheitliche Dental-Medizin
www.zahnheiler.net

Uschi von Koch
Heilpraktikerin (Stille Entzündungen, Fettsäure-Profil)
uschi.von.koch@gmx.de

Dietmar Köhler
Heilpraktiker (Electro Cancer Therapy, Ozon)
www.therapiezentrum-koehler.de

Lothar Hirneise
3E-Zentrum für ganzheitliche Krebstherapie
www.3ezentrum.de/krebstherapie, lothar@hirneise.de

Buchtipp: »Chemotherapie heilt Krebs und die Erde ist eine Scheibe: Enzyklopädie der unkonventionellen Krebstherapien«, Dezember 2010

Dr. György Irmey
Gesellschaft für Biologische Krebsabwehr
www.biokrebs.de

Dr. med. Beat Schaub
Eisentherapie, www.eisenzentrum.org

Albert Ruch
www.ruch-energetics.com

André Kabat
Heilpraktiker, Dorn-Breuß-Therapeut, Farbpunktur nach Peter Mandel
inhaltsstoffe@web.de

Jörg Rinne
Heilpraktiker, Schwerpunkt chronische Erkrankungen und biologische Krebsabwehr, Blutdiagnostik, www.praxis-rinne.de

Buchtipp: »Tumore fallen nicht vom Himmel: Entstehung und Prävention von Krebs«, Synergia 2009

Dr. med. Wilhelm Schüler
www.dr-schueler.com

Dr. Arnold Zilly
Biologische Krebsabwehr und Mitochondrien-Therapie
Rohrbacher Str. 53, 69115 Heidelberg, Tel.: 06221-22634

Buchtipp: »Moderne Medizin und Wunderheilung«, Novum pro. 2019

Jürgen Lueger
Therapeut und Bioenergetiker, www.j-lueger.com

Dr. Frank Gansauge
www.labor-gansauge.de, www.gps-chirurgie.de

Gesellschaft für ganzheitliche Zahnmedizin
www.gzm.org

Dr. Andreas F.
andreasf@amadeus-verlag.com

Jakob Herzig
jakob.herzig@amadeus-verlag.com

Verein Artemis (Rutengänger Salzburg)
www.artemis-verein.at, artemis-verein@gmx.at

Dank und Bitte

Wir danken aus tiefstem Herzen den wundervollen Menschen, die für uns die Schatzkiste ihres Wissens und ihrer Erfahrung geöffnet haben. Mögen die Impulse und Informationen Ihnen den Mut geben, Ihrer Intuition zu vertrauen und Krankheit nicht als Schicksal, sondern als Initiation zu betrachten. Möge dieses Buch Ihr Begleiter sein auf dem Weg zu Heilung auf allen Ebenen – Körper, Geist und Seele. Und bitte vergessen Sie nicht zu atmen in einer Zeit, in der die Welt den Atem anhält, denn Atem ist Leben, und das Leben dürfen wir uns von niemandem verbieten lassen. Um es mit den Worten von Thea Dorn auszudrücken: *„Erleben wir nicht gerade, wie das scheinbar Vernünftige ins Absurde umschlägt, wenn ganze Gesellschaften sich und ihren Mitgliedern aus Angst vor dem Tod das Leben verbieten?“*[1]

LEBEN Sie mutig wie der ehemalige Richter und Mafiajäger Paolo Borsellino, der 1992 ermordet wurde:

„Wer Angst hat, stirbt jeden Tag. Wer keine Angst hat, stirbt nur ein Mal.“

Vera und *Jan*

Über Vera Wagner

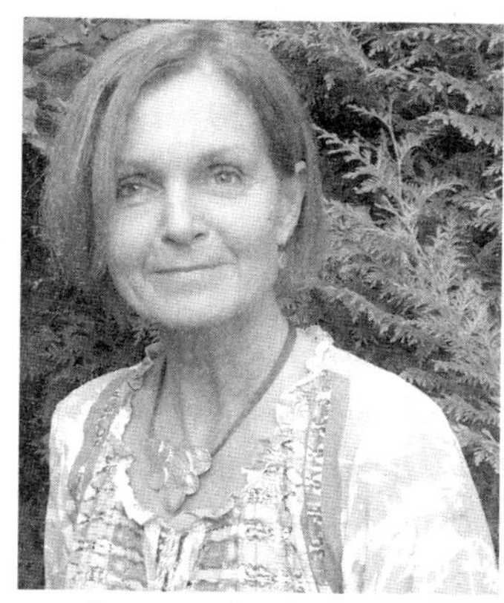

Vera Christiane Wagner (M.A.) ist Autorin und holistische Gesundheitsberaterin. Schon in ihren Büchern »Vielmals auf den Kopf gehacket – Galgen und Scharfrichter in Hessen« (Verlag Friedrich Naumann, 2008) und ihrem gemeinsamen Buch mit dem Psychotherapeuten und Mythenforscher Wolfgang Bauer »Der Henker in uns – auf den Spuren des Grauens« (AT-Verlag, 2011) interessierte sie nicht nur der psychologische, sondern auch der medizinische Aspekt dieser dunklen Zeit: Menschen, die tagsüber einen großen Bogen um den Scharfrichter machten, klopften nachts an seine Tür und baten ihn um Medizin aus den Leichen Hingerichteter. In »Weihrauch das Elixier der Heilung« (Synergia, 2018) schrieb sie über das älteste Heilmittel der Welt. In ihrem ersten Buchprojekt mit Jan van Helsing, »Iss richtig oder stirb« (Amadeus Verlag, 2020), beleuchtete Vera Wagner die Zusammenhänge zwischen Gesundheit und Ernährung und die Tricks und Manipulationen einer mächtigen Nahrungsmittelindustrie, die denen von Big Pharma in nichts nachstehen.

Gesundheit wurde Vera Wagner nicht in die Wiege gelegt, sondern ist ein Projekt, an dem sie hart arbeiten musste und muss. Selten sind ihr Ärzte begegnet, die den Namen „Heiler" verdient hätten, häufig Mediziner oder Heilpraktiker mit Halbwissen – und mehrfach Pfuscher, denen Profit wichtiger war als das Wohl ihrer Patientin. Den Schaden hatte sie, körperlich, seelisch, finanziell. Der Wunsch nach Heilung trieb Vera Wagner an, dies zu ergründen: Was läuft falsch im ökonomisierten Gesundheits(un)wesen, und wie kann Heilung gelingen? Am besten, so ihre Erkenntnis, indem Sie nicht blind jenen vertrauen, deren Geschäft Ihre Krankheit ist, sondern indem Sie selbst zum Heiler werden – begleitet von kompetenten und kreativen Therapeuten, die über den Tellerrand der auf High Tech und Big Pharma fokussierten „modernen" Medizin hinausschauen und ihre Patienten individuell und ganzheitlich behandeln. Dieses Wissen möchte die Autorin in diesem Buch mit ihren Lesern teilen.

www.weihrauchplus.de

info@weihrauchplus.de

Über Jan van Helsing

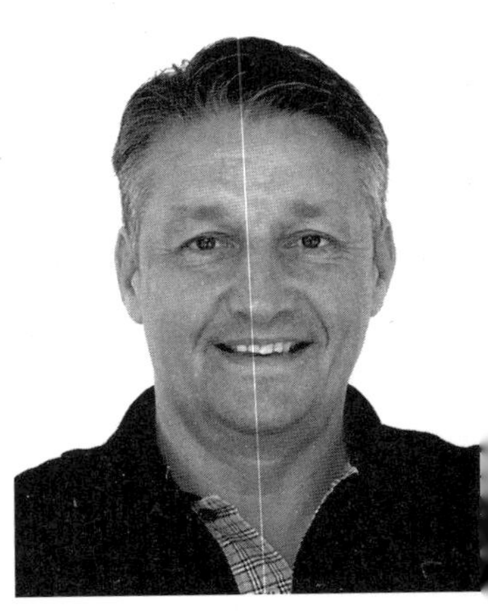

Jan Udo Holey alias Jan van Helsing (geb. 1967) ist Autor mehrerer Sachbücher und Inhaber des Amadeus Verlags. Seit 1985 bereist er kreuz und quer unseren Planeten und machte vor allem bei Expeditionen in den USA, Ägypten, Südamerika, Asien und Afrika Entdeckungen, die unsere „aufgeklärte" Sicht der Welt sehr in Frage stellen. Auf seinen Reisen begegnete er aber auch interessanten Personen aus Geheimdienstkreisen, aus Tempelritter- und Freimaurerlogen sowie Menschen, die magischen Verbindungen angehörten, wobei diese Begegnungen und der erfolgte Wissensaustausch schließlich dazu führten, dass er 1993 sein erstes Buch über Geheimgesellschaften schrieb. Dieses entwickelte sich innerhalb zweier Jahre – mit weit über 100.000 verkauften Exemplaren und Übersetzungen in acht Sprachen – zum Bestseller. 1995 folgte Band 2 der „Geheimgesellschaften", dessen Inhalt aber diverse Interessenkreise in der Schweiz wie auch in Deutschland dazu bewog, die größte Buchbeschlagnahme in der BRD seit 1945 durchzuführen, um die Bevölkerung vor seinen brisanten Recherchen zu „schützen".
Noch erfolgreicher ist jedoch sein Werk „Hände weg von diesem Buch!", welches im Mai 2004 erschien und offenbar wieder einmal den Nerv der Zeit getroffen hatte, denn es wurde bereits über 200.000 Mal verkauft.

In seinen (bisher insgesamt neunzehn) Büchern hatte er nicht nur viele Jahre im Voraus die politische wie auch wirtschaftliche Entwicklung vorhergesagt, sondern auch schlüssig erklärt, wie die Welt über den (gezielt herbeigeführten) globalen Terrorismus und die dadurch gerechtfertigte Überwachung der Bürger in eine „Neue Weltordnung" geführt werden soll.

Seit 2017 betreibt er die Nachrichtenplattform: *www.dieunbestechlichen.com*

Besuchen Sie Jan van Helsing auch im Internet unter:

www.amadeus-verlag.com

Quellenverzeichnis

Abschnitt Jan van Helsing

(1) http://drrykegeerdhamer.com/de
(2) www.drrykegeerdhamer.com, www.germanische-heilkunde.at, www.neue-medizin.de
(1) Dr. Rau von Nagell, Helmut; „Eisentherapie bei Krebs und Infektionskrankheiten“ www.n-tv.de/wissen/Tumorzellen-mit-Eisen-toeten-article65445.html
(2) www.eav.de

Einleitende Worte Vera Wagner

(1) Maio, Giovanni; „Geschäftsmodell Gesundheit, Wie der Markt die Heilkunst abschafft“, Suhrkamp, erste Auflage 2014
(2) wie (1)
(3) Al Naqib, Inas Miriam, „Besser als Chemotherapie, Bestrahlung oder Medikamente sind natürliche Heilmittel“, BoD 2019
(4) Zilly, Arnold; „Moderne Medizin und Wunderheilung“; Novum pro, August 2019
(5) bis (7) www.krebspatientenadvokatfoundation.com/brief-einer-medizinisch-technischen-angestellten-mit-der-bitte-um-veroeffetnlchung-und-verbreitung/
(8) www.aerzteblatt.de/archiv/153480/Wahrheit-am-Patientenbett-Nicht-ob-sondern-wie
(9) www.schallers-gesundheitsbriefe.de/archiv-der-gesundheitsbriefe/archiv-19/pharmaindustrie-das-geschaeft-mit-derkrankheit/
(10) www.youtube.com/watch?v=ZV4TCkIL9Kg
(11) https://de.statista.com/themen/1180/globalepharmaindustrie/
(12) www.aerzteblatt.de/nachrichten/60168/GlaxoSmithKline-in-China-wegen-Korruption-verurteilt
(13) https://tkp.at/2021/04/28/neuer-eu-vertrag-zum-kauf-18-milliarden-impfstoff-dosen-von-pfizer/
(14) www.zdf.de/serien/doktor-ballouz
(15) www.zdf.de/serien/fritzie-der-himmel-muss-warten
(16) „Deutsches Ärzteblatt“ 2002; Ausgabe 99, (Heft 10), S. 449-453

1. Kapitel: Endstation Sehnsucht

(1) www.deutschlandfunk.de/wilder-ekel-geiles-grauen.700.de.html?dram:article_id=206149
(2) www.aerzteblatt.de/archiv/171336/Medizin-und-Kulturgeschichte-Erinnerungsort-Krebsbaracke
(3) bis (5) https://repository.publisso.de/resource/frl:6425176/data „Erinnerungsort Krebsbaracke“; Herausgegeben vom Vorstand der Deutschen Gesellschaft für Hämatologie und Medizinische Onkologie e.V.; Mathias Freund, Diana Lüftner und Martin Wilhelm, Berlin 2014
(6) www.aerzteblatt.de/archiv/171336/Medizin-und-Kulturgeschichte-Erinnerungsort-Krebsbaracke
(7) „Erinnerungsort Krebsbaracke“

2. Kapitel: Erdstrahlen als Krankheits- und Krebserreger

(1) Zytostatika_im_Gesundheitsdienst_Download.pdf?__blob=publicationFile

(2) Seeger, P.G.; „Leitfaden für Krebsleidende und die es nicht werden wollen“, Synergia Verlag, Roßdorf, Copyright 2017
(3) Issels, Dr. med. Josef; „Mehr Heilungen von Krebs“, Synergia Verlag, Neuauflage 2017
(4) wie (3)
(5) Pohl, Gustav Freiherr von; „Erdstrahlen als Krankheits- und Krebserreger“, frech-verlag Stuttgart, Copyright 4. Auflage 1985
(6) bis (11) wie (5)
(12) Moser, Otto; „Schlafplatz und Gesundheit“, Verlag Duschl, Winzer, 2003
(13) bis (17) wie (12)
(18) www.presseportal.de/pm/32102/4828689

2. Kapitel: Big Pharma is screening you

(1) www.spiegel.de/panorama/leute/angst-vor-krebs-angelina-jolie-hat-sich-brueste-amputieren-lassen-a-899630.html
(2) Cowan, Thomas; „Krebs und die neue Biologie des Wassers – Ein bahnbrechender Blick auf die Rolle des Wassers in lebenden Organismen“, Kopp Verlag, September 2020
(3) wie (2)
(4) www.zentrum-der-gesundheit.de/krankheiten/krebserkrankungen/brustkrebs-uebersicht/mammographie
(5) Cowan, Thomas; „Krebs und die neue Biologie des Wassers“
(6) und (7) www.sueddeutsche.de/gesundheit/frueherkennung-von-krebs-aerzte-verstehen-krebsstatistiken-nicht-1.1311262-2

4. Kapitel: Biopsien machen Metastasen

(1) Rinne, Jörg; „Tumore fallen nicht vom Himmel“, Synergia Verlag, 4. Auflage 2013
(2) www.windstosser-museum.info/museum/manuskript/allgem_u_historisch/05_7.html
(3) www.spiegel.de/politik/hackethal-ich-lasse-keinen-arzt-ran-a-64713d7b-0002-0001-0000-000040605672?context=issue
(4) www.google.com/search?client=firefox-b d&q=Auf+Messers+Schneide+und+Hackethal
(5) https://healthcare-in-europe.com/de/news/implantierbarer-krebs-koeder-statt-biopsie.html
(6) Last, Walter; „Die verborgenen Risiken von Krebstherapien“, Nexus 31 Oktober-November 2010
(7) Seeger, P.G.; „Leitfaden für Krebsleidende und die es nicht werden wollen“, Copyright 2017, Synergia Verlag
(8) www.spiegel.de/wissenschaft/medizin/leitlinien-streit-verzerrte-daten-beeinflussen-empfehlungen-a-926041.html
(9) wie (8)
(10) www.spiegel.de/gesundheit/diagnose/tk-innovationsreport-2013-selten-innovationen-bei-neuen-arzneimitteln-a-902975.html

5. Kapitel: Toxische Diagnosemethode

(1) www.welt.de/gesundheit/article151982872/Beim-MRT-lagert-sich-Metall-im-Gehirn-ab.html

(2) https://pubmed.ncbi.nlm.nih.gov/31805251/
(3) www.gadolinium-vergiftung.de
(4) www.apotheke-adhoc.de/nachrichten/detail/internationales/chuck-norris-verklagt-pharmaindustrie-zehn-millionen-us-dollar/
(5) https://connectiv.events/lebensgefahr-durch-das-giftige-mrt-kontrastmittel-gadolinium/
(6) www.dgnr.org/de-DE/176/interview-radbruch
(7) https://ig-gadoliniumvergiftung.de/gadoliniumvergiftung-meiner-10-jaehrigen-tochter-durch-das-makrozyklische-kontrastmittel-dotarem/
(8) www.welt.de/gesundheit/article151982872/Beim-MRT-lagert-sich-Metall-im-Gehirn-ab.html
(9) https://headtopics.com/de/kontrastmittel-skandal-ermittlungen-gegen-radiologie-kette-14966806

6. Kapitel: Die Wahrheit über die Kupferspirale

(1) Kunz, Wolfgang; „Dr. Tesla meets Dr. Schüssler. Einführung in die Hochfrequenz-Biochemie", 1. Auflage 2020 Wassermatrix AG
(2) www.allergosan.com/de/blog/verhutungsmittel-und-scheidenflora/
(3) https://thefemedic.com/contraception/we-need-to-talk-about-iuds-and-copper-toxicity/
(4) https://liebe.gofeminin.de/forum/krank-durch-kupferspirale-fd301866
(5) https://curingshot.de/mineralstoffe-teil-vi-kupfer-und-zink/
(6) Kunz, Wolfgang; „Dr. Tesla meets Dr. Schüssler"

7. Kapitel: Teure Pillen

(1) www.welt-sichten.org/artikel/20914?page=all
(2) www.handelsblatt.com/technik/medizin/arzneimittelpreise-krankenkassen-und-pharmaunternehmen-streiten-um-kosten-von-krebstherapien/24874996.html
(3) bis (5) www.ndr.de/fernsehen/sendungen/45_min/Markt-der-Hoffnung-Krebsmedikamente,sendung1151350.html
(6) www.youtube.com/watch?v=CJIfNroKfZU
(7) Neustadt, John; Pieczenik, Steve; „Medication-Induced Mitochondrial Damage and Disease", https://pubmed.ncbi.nlm.nih.gov/18626887/
(8) www.deutschlandfunkkultur.de/vom-kampf-gegen-hepatitis-c-was-darf-ein-leben-kosten.976.de.html?dram:article_id=394065
(9) www.apotheken-umschau.de/medikamente/beipackzettel/sovaldi-400-mg-filmtabletten-10253386.html
(10) www.leberhilfe.org/lebererkrankungen/hepatitis-c-hcv/
(11) www.deutschlandfunkkultur.de/vom-kampf-gegen-hepatitis-c-w as-darf-ein-leben-kosten.976.de.html?dram:article_id=394065
(12) www.meine-gesundheit.de/service/news/hepatitis-c-preis-fuer-sovaldi-gesenkt
(13) www.deutsche-apotheker-zeitung.de/news/artikel/2020/07/28/kosten-fuer-hepatitis-c-behandlungen-sinken
(14) www.deutsche-apotheker-zeitung.de/news/artikel/2017/01/27/neue-nahrung-fuer-befuerchtungen-schwerer-risiken/chapter:2
(15) https://docplayer.org/58693942-Meilensteine-des-medizinischen-ozons.html
(16) www.youtube.com/watch?v=KX0onue5AUw&list=PLM_zYk-WcGZIsz7_C-0V7VYKNonkKnct0&index=3

(17) https://books.google.de/books?hl=de&lr=&id=uongh6vwLAwC&oi=fnd&pg=PA9&dq=Studien+zu+medizinischem+Ozon&ots=eOlnfpND_c&sig=bCvhx3mwyJO84aRol-LiwkMx0ClY#v=onepage&q=Studien%20zu%20medizinischem%20Ozon&f=false
(18) www.therapiezentrum-mannheim.de/therapieverfahren/ozontherapie-ozonbegasung-mannheim.php
(19) https://docplayer.org/58693942-Meilensteine-des-medizinischen-ozons.html
(20) van Weteren, Bruc; „Die große Ozon-Wasserstoffperoxid-Edition", Januar 2020
(21) wie (20)
(22) Viebahn-Hänsler, Renate,León Fernández, Olga Sonia; „Ozon-Sauerstoff-Therapie – Ein praktisches Handbuch", ODREI publisher, Dr. J. Hänsler GmbH 2018
(23) „Ozon-Sauerstoff-Therapie – Informationen für den Patienten", Ärztliche Gesellschaft für Ozonanwendung in Prävention und Therapie e.V.
(24) van Weteren, Bruc; „Die große Ozon-Wasserstoffperoxid-Edition"
(25) http://docplayer.org/42924372-25-0-die-molekulartherapie-nach-william-frederick-koch-zusammenfassung.html
(26) https://en.wikipedia.org/wiki/William_Frederick_Koch
(27) und (28) https://porcelaintwinz.com/the-history-of-ozone-therapies/
(29) www.lungeninformationsdienst.de/therapie/alternative-methoden/sauerstoff-mehrschritt-therapie/index.html
(30) https://porcelaintwinz.com/the-history-of-ozone-therapies/
(31) van Weteren, Bruc; „Die große Ozon-Wassestoffperoxid-Edition"
(32) www.heilpraktikerverband.de/aktuelles/aktuelle-meldungen/355-rechtsfrage-des-monats-korrekte-rechnungsstellung-2.html
(33) Warburg, Otto; „Krebs ist Sauerstoffmangel!"

8. Kapitel: Tödliche Pillen

(1) Gøtzsche, Peter C; „Tödliche Medizin und organisierte Kriminalität – wie die Pharmaindustrie das Gesundheitswesen korrumpiert", Riva Verlag, 2. Auflage 2020
(2) bis (5) wie (1)
(6) www.yamedo.de/blog/verunreinigungen-astrazeneca-impfstoff/
(7) https://corona-transition.org/pionier-der-mrna-technologie-geimpfte-konnten-zu-superspreadern-werden
(8) www.facebook.com/DrWolfgangWodarg

9. Kapitel: Gefährliche Impfung

(1) https://rp-online.de/panorama/coronavirus/bratwurst-als-belohnung-sorgt-fuer-ansturm-auf-impfstelle_aid-61878095)
(2) www.marktspiegel.de/nuernberg/c-lokales/aktion-des-schaustellerverbandes-am-31-juli_a72593
(3) www.nuernberg.de/presse/mitteilungen/presse_73577.html
(4) und (5) https://vimeo.com/571104005, „622 Astra Zeneca, Pfizer & Moderna - Wie sicher sind sie wirklich?", Dr. Dietrich Klinghardt
(5) wie (4)
(6) www.swr.de/swraktuell/baden-wuerttemberg/ulm/stoffe-in-astrazeneca-impfstoff-gefunden-100.html

(7) https://tkp.at/2021/06/05/weiter-stark-steigende-zahlen-von-nebenwirkungen-und-todesfaellen-durch-impfungen-in-eu-und-usa/
(8) wie (7)
(9) https://m.bild.de/bild-plus/politik/inland/politik-inland/professor-klagt-an-schulschliessungen-wegen-corona-waren-falsch-76645218.bildMobile.html
(10) https://tkp.at/2021/06/09/impfung-von-kindern-nuetzt-ihnen-nicht-dennoch-laeuft-studie-fuer-5-bis-11-jaehrige/
(11) www.extremnews.com/nachrichten/gesundheit/c228182b603af07
(12) wie (11)
(13) https://de.m.wikipedia.org/wiki/Thiomersal
(14) www.pei.de/SharedDocs/Downloads/wiss-publikationen-volltext/bundesgesundheits blatt/2004/2004-thiomersal-impfungen.pdf?__blob=publicationFile&v=2
(15) https://pubmed.ncbi.nlm.nih.gov/20391108/
(16) wie (14)
(17) https://tkp.at/2021/06/07/schaedigung-der-zellen-durch-geplante-verteilung-der-mrna-impfstoffe-im-koerper/
(18) wie (17)
(19) www.legitim.ch/post/horror-studie-aus-japan-mrna-injektion-verbreitet-lipid-nanopartikel-im-ganzen-k%C3%B6rper
(20) https://vimeo.com/571104005, wie (4)
(21) https://tkp.at/2021/06/07/schaedigung-der-zellen-durch-geplante-verteilung-der-mrna-impfstoffe-im-koerper/
(22) Rudolf Steiner, Geistige Impfung; „Wie unser Geist die Bakterien aushungert und die Toten aufbaut“, Rudolf Steiner Ausgaben, 6. Auflage 2021, www.rudolfsteinerausgaben.com
(23) Coles, T.J. Nanonemesis; „Der unsichtbare Feind“, Nexus Magazin 96 August-September 2021
(24) Morris, Michael; „Lockdown, Band 2, Corona war nur der Anfang – Jetzt folgt die große Zerstörung“, Amadeus-Verlag, März 2021
(25) https://dieunbestechlichen.com/2021/06/steckt-die-corona-kritiker-absichtlich-an/
(26) https://soiconsortium.org/2006/12/06/hitachis-tiny-mu-chip/
(27) www.ardmediathek.de/video/swr-aktuell-baden-wuerttemberg/swr-baden-wuerttemberg/Y3JpZDovL3N3ci5kZS9hZXgvbzE0NzUzMTQ/
(28) https://dieunbestechlichen.com/2021/06/topaktuell-ein-brief-von-aldous-huxley-an-george-orwell/
(29) www.kla.tv/18516
(30) https://vimeo.com/571104005
(31) www.youtube.com/watch?v=yMFPo1yNiz4
(32) www.praxis-drschroeder.de/vorlaeufiger-impfstopp/
(33) www.berlin.de/special/gesundheit-und-beauty/nachrichten/985089-211-4adec70d.html?fbclid=IwAR0r1DYbQ15ZC-pbXtNFsrowDhBXORSg1vgRiouOjtp74hVhwWevTq2_IF8
(34) https://mms-seminar.com/kiefernadeltee-moegliches-gegenmittel-fuer-spike-protein-uebertragung/
(32) wie (31)

(33) https://andreaskalcker.com/de/Coronavirus/Forschung/Chlordioxid-in-der-covid19-Hypothese-zum-m%C3%B6glichen-Mechanismus-der-molekularen-Wirkung-in-sarscov2.html
(34) www.scinexx.de/news/technik/tiere-durch-nanopartikel-ferngesteuert/?fbclid=IwA R1pG37q KSMwbXLNqqA1uwvrAbf8m1HWAEtsNrjJP8XL83Y_C4gMMtgnea4
(35) Bhakdi, Sucharit, Reiss, Karina; „Corona unmasked – Neue Daten, Zahlen, Hintergründe", Goldegg Verlag Berlin, Mai 202137.
(36) Sitzung Corona-Ausschuss: Rechtssystem und mRNA-Technologie https://2020news.de/corona-ausschuss-das-kostet-tagtaeglich-weltweit-menschenleben-teil-2/
(37) www.nomonoma.de/mrna-impfstoffe-risiken-und-nebenwirkungen/
(38) https://corona-transition.org/die-roche-connection-wie-prof-christian-drosten-mit-steuergeldern-forscht-und
(39) https://vimeo.com/571104005
(40) bis (42) https://mms-seminar.com/kiefernadeltee-moegliches-gegenmittel-fuer-spike-protein-uebertragung/
(41) Mikovits, Dr. Judy, Heckenlively, Kent; „Die Pest der Korruption: Wie die Wissenschaft unser Vertrauen zurückgewinnen kann", Unimedica im Narayana Verlag, 2020
(42) Corona-Resümee; Die Wurzel Nr. 3/21
(45) https://report24.news/40-prozent-ursaechlich-an-vakzinen-verstorben-uni-heidelberg-obduziert-tote-nach-covid-impfung/
(46) https://tkp.at/2021/08/18/die-gesamtsterblichkeit-scheint-sich-2021-zu-erhoehen-effekt-der-impfkampagne/
(47) www.abendzeitung-muenchen.de/politik/tansanias-praesident-john-magufuli-ist-gestorben-art-714102
(48) www.stimme.de/deutschland-welt/politik/dw/tansanias-praesident-john-magufuli-ist-gestorben;art295,4462617
(49) www.youtube.com/watch?v=CJIfNroKfZU
(50) https://sanibonani.de/pm-ambrose-dlamini/
(51) www.spiegel.de/politik/ausland/elfenbeinkueste-ministerpraesident-hamed-bakayoko-in-freiburger-klinik-gestorben-a-28d88188-0408-48d3-b10a-7950c4bdb1d6
(52) www.blickpunkt-lateinamerika.de/artikel/haiti-ohne-impfstoff/
(53) www.repubblica.it/cronaca/2021/07/27/news/morto_suicida_giuseppe_de_donno_ avvio_la_cura_anti-covid_da_plasma_iperimmune-312021769/
(54) https://tkp.at/2021/10/15/erhoehte-krebsgefahr-durch-covid-impfungen/)
(55) www.infowars.com/posts/florida-urologist-finds-signs-of-infertility-prostate-cancer-in-men-jabbed-with-covid-vaccines/
(56) https://tkp.at/2021/10/15/erhoehte-krebsgefahr-durch-covid-impfungen/
(57) https://telegra.ph/Lesen-Schlimmer-als-die-Krankheit-Wissenschaftliches-Papier-des-MIT-zeigt-erschreckende-Risiken-der-Covid-Impfstoffe-06-06
(58) „Das Impfbuch für alle", Bundeszentrale für gesundheitliche Aufklärung, www.dasimpfbuch.de, S. 39
(59) https://soundcloud.com/radiomuenchen/man-weis-nicht-in-welche-zellen-das-mrna-gelangt
(60) wie (58), S. 35

(61) https://vimeo.com/571104005, „622 Astra Zeneca, Pfizer & Moderna - Wie sicher sind sie wirklich?“, Dr. Dietrich Klinghardt
(62) Corona unmasked. Neue Daten, Zahlen, Hintergründe. Bhakdi, Sucharit, Reiss, Karina. Godegg Verlag, Mai 2021
(63) wie (58), S. 77
(64) https://corona-transition.org/wir-hacken-im-grunde-die-software-des-lebens-sagt-moderna-s-leiter-der
(65) https://doi.org/10.1016/S2666-5247(21)00069-0
(66) https://cfc.charite.de/fileadmin/user_upload/microsites/kompetenzzentren/cfc/Landing_Page/Therapieempfehlungen_PVF_4_21.pdf
(67) www.schildverlag.de/2021/08/21/soso-verschwoerungstheorie-bank-in-den-niederlanden-sperrt-konten-von-impfskeptikern
(68) Deklaration_von_Helsinki_2013_20190905.pdf www.bundesaerztekammer.de/fileadmin/user_upload/downloads/pdf-Ordner/International/Deklaration_von_Helsinki_2013_20190905.pdf
(69) www.greenpeace.de/themen/landwirtschaft/patente/streit-um-patente-auf-brustkrebs-gene
(70) www.supremecourt.gov/opinions/12pdf/12-398_1b7d.pdf
(71) www.youtube.com/watch?v=s8l-jiC_oFw, („We'll catch you, cause we can.“)
(72) https://wolf147.wordpress.com/2021/10/12/pathologie-konferenz-die-meisten-geimpften-ahnen-nicht-wie-krank-sie-jetzt-sind/
(73) https://tkp.at/wp-content/uploads/2021/11/Uebersterblichkeit-KW-36-bis-40-in-2021-003.pdf
(74) www.wissenschaftstehtauf.ch/KatiSchepis.pdf
(75) https://video.aletheia-scimed.ch/video/115/kati-schepis---aletheia-medienkonferenz-12.11.2021---deutsch
(76) www.medinside.ch/de/post/wer-kann-die-pandemie-beenden
(77) https://de.rt.com/international/127230-pfizer-biontech-und-moderna-verdienen/
(78) https://de.rt.com/nordamerika/125386-merck-berechnet-40-fache-kosten/
(79) www.wz.de/panorama/erstes-corona-medikament-in-tablettenform-zugelassen_aid-64172063

10. Kapitel: Das Kartell (Teil 2 und 3)

(1) www.mmnews.de/vermischtes/10045-krebs-heilung-aus-ganzheitlicher-sicht
(2) https://ullrich-mtc.de/einstieg-in-rife-frequenztherapie/
(3) www.amazon.de/Cancer-Cure-That-Worked-Suppression/dp/0982513860
(4) www.youtube.com/watch?v=rUpkmDRO9f8 https://beckprotokoll.de/blutelektrifizierung.html
(5) https://neowake.de/diamond-shield-healing-frequency/
(6) https://neowake.de

10.2. Das Kartell (Teil 3)

(1) Franke, Niels. Multiple Sklerose. Verlag R.S. Schulz. Starnberg-Percha. Januar 1992
(2) wie (1)
(3) wie (1)

(4) Bickerich, Wolfram; „Die Angst vor dem Morgen", 4.4.1993, DER SPIEGEL 14/1993
(5) www.tagesspiegel.de/gesellschaft/panorama/multiple-sklerose-retter-oder-scharlatan/165384.html
(6) Franke, Niels; „Hoffnung für Millionen", Multiple Sklerose
(7) www.merkur.de/leben/gesundheit/impfung-ms-multiple-sklerose-biontech-tierversuch-studie-menschen-folgt-zr-90165056.html

11. Kapitel: Terroristen im Körper

(1) www.zentrum-der-gesundheit.de/krankheiten/weitere-erkrankungen/mund-zahnerkrankungen/zahnwurzelbehandlung-ia
(2) Issels, Dr. Josef; „Mehr Heilungen von Krebs", Copyright der Erstauflage 1982, 2017, Synergia Verlag, Roßdorf
(3) Nischwitz, Dominik; „Der Mund als Großbaustelle im Körper", www.dnaesthetics.de/wp-content/uploads/2016/04/Dna_Heft-BiologischeZHK_DE_Web.pdf
(4) https://taz.de/Die-Zeitbombe-im-Mund/!1529627/
(5) www.zvab.com/buch-suchen/titel/atlas-der-giftherde/autor/daunderer/
(6) wie (2)
(7) wie (2)
(8) Issels, Dr. Josef; „Mein Kampf gegen den Krebs", C. Bertelsmann 1981
(9) www.naturheilmagazin.de/zahnmedizin/wurzelbehandelte-zaehne/
(10) www.dr-lechner.de/assets/Artikel/Krebs-und-Zahnstoerfelder-erschienen-AZN-4-08.pdf
(11) wie (8)
(12) www.aerztezeitung.de/Medizin/Krebsrisiko-da-lohnt-ein-Blick-auf-die-Zaehne-353779.html
(13) www.implantate-hamburg-zahn.de/entzuendungsherde/
(14) www.imdberlin.de/fileadmin/user_upload/Diag_Info/210_Titanunvertraeglichkeit.pdf
(15) https://naturheilpraxis-karin-sander.de/zahnstoerfelder-nico/
(16) https://ganzemedizin.at/tag/sarkoidose
(17) https://rp-online.de/leben/gesundheit/medizin/zaehne/zaehne-diese-krankheiten-verursachen-sie_aid-9269213
(18) https://docplayer.org/33359917-Stoerfelder-erkennen-und-aufloesen.html
(19) www.schildverlag.de/2021/01/30/an-jedem-zahn-haengt-ein-ganzer-mensch/
(20) Tränkle, Arthur; „WASSERMATRIX Einführung in die Hochfrequenzenergie", 2. Auflage 2019. Wassermatrix AG
(21) Eckart, Wolfgang Prof. Dr. med.; „Illustrierte Geschichte der Medizin – Von der französischen Revolution bis zur Gegenwart", Springer-Verlag GmbH, 2011
(22) wie (21)
(23) wie (21)
(24) www.kvpm.de/was-wir-tun/eingaben-an-ausschuesse/2020/wir-fordern-ein-gesetzliches-verbot-von-elektroschocks-ekt-als-folter
(25) wie (20)
(26) www.auto-motor-und-sport.de/tech-zukunft/startups/spacex-falcon-rakete-wie-geht-es-dem-tesla-roadster

(27) www.vice.com/de/article/8q835p/zwei-russen-wollen-nikola-teslas-traum-verwirklichen
(28) https://store.maxdome.de/galileo/s2016/e266-thema-u-a-hidden-place-teslatuerme-moskau-16227872.html
(29) www.basicthinking.de/blog/2018/01/19/menschen-der-mobilitaet-nikola-tesla/
(30) wie (29)
(31) www1.wdr.de/stichtag/stichtag7180.html
(32) Harf, Rainer; „Nikola Tesla – das betrogene Genie" www.geo.de/magazine/geo-kompakt/6553-rtkl-erfinder-nikola-tesla-das-betrogene-genie
(33) www.basicthinking.de/blog/2018/01/19/menschen-der-mobilitaet-nikola-tesla/
(34) http://videonetz.org/video/115174/vera-wagner-gifte-schwermetalle-vitamin-d3-mangel-worauf-zahnarzte-normalerweise-nicht-achten/?utm_source=ReviveOldPost &utm_ medium=social&utm_campaign=ReviveOldPost

12. Kapitel: Wenn die Zelle sauer wird

(1) www.tagesspiegel.de/wissen/mythos-uebersaeuerung-echt-aetzend/11154278.html
(2) https://pubmed.ncbi.nlm.nih.gov/17035614/
(3) Weitere Quellen (eine Auswahl)
Minich DM, Bland JS; „Acid-alkaline balance: role in chronic disease and detoxification" Altern Ther Health Med. 2007 Jul-Aug;13(4):62-5; (**Säure-Basen-Balance: Rolle bei chronischen Erkrankungen und Entgiftung)**
(4) bis (6) Ferger, Dietmar; „Jungbrunnenwasser – Vom Normalen zum Gesunden mit ionisiertem Wasser", 6. Aktualisierte Auflage, BoD Norderstedt
(7) www.deutsche-apotheker-zeitung.de/news/artikel/2015/02/09/oeko-test-verreisst-basische-nem
(8) www.spiegel.de/gesundheit/ernaehrung/kann-der-koerper-uebersaeuern-mythos-oder-medizin-a-1095119.html
(9) https://academic.oup.com/ajcn/article/88/2/465/4754448?login=true
(10) www.muench-naturheilkunde.de/naturheilpraxis-blog/wasser-basisch-aktiv-und-ionisiert/
(11) Ferger, Dietmar; „Jungbrunnenwasser – Vom Normalen zum Gesunden mit ionisiertem Wasser", 6. Aktualisierte Auflage, BoD Norderstedt
(12) Timomathiks; „Intelligentes Wasser – Die revolutionäre Wasservitalisierungs-Technik des Schweizers Urs Surbeck", https://1301.nccdn.net/4_4/000/000/4d2/1cb/Raum-und-Zeit-sonderdruck-urs-wasser.pdf
(13) Fischer, Ronald; „Hydroxypathie – Auf dem Weg zum bioverfügbaren Menschen", Regenesa Verlag, Alsbach 2016

13. Kapitel: Unbestechliche Diagnosemethode

(1) www.aerzteblatt.de/nachrichten/74283/Gehirntumor-Gericht-erkennt-Handystrahlung-als-Ursache-an
(2) www.openpetition.de/petition/blog/gegen-5g-fuer-ein-vertraegliches-mobilfunk-umfeld-zum-schutz-von-gesundheit-und-umwelt-in-moessingen
(3) www.swr.de/odysso/missstand-bei-bluttests/
(4) www.lifeline.de/diagnose/haaranalyse-id32687.html

(5) www.ibes-gegen-elektrosmog.de/wp-content/uploads/2019/02/Scientist_5G-Appeal_de.pdf

14. Kapitel: Vergiftet

(1) Pizzorno, Joseph. Toxine. Die Unsichtbare Gefahr. Wie Gifte aus Umwelt, Nahrung und Kosmetik unsere Gesundheit gefährden – und was wir dagegen tun können. Riva, München. 1. Auflage 2018
(2) Ebenda
(3) Ebenda
(4) Ebenda
(5) Pizzorno, Joseph. Toxine: die Hauptursache der Diabetes-Epidemie? Nexus 91, Oktober – November 2020
(6) Karstädt, Uwe. Entgiften statt vergiften. Planverlag London, aktualisierte Auflage 2019
(7) https://www.youtube.com/watch?v=f1oLptak5ow
(8) https://corona-transition.org/dr-med-dietrich-klinghardt-5g-und-3g-schadigen-das-immunsystem
(9) Ebenda
(10) https://aonm.org/wp-content/uploads/2017/11/Dr.-Klinghardt-EMF-and-the-Potentiation-of-Pathogens-and-Heavy-Metals.pdf
(11) https://youtu.be/JyyAUx6fkOU
(12) https://fingersblog.com/2021/04/11/was-laut-einer-heilerin-energetisch-nach-der-corona-impfung-passiert/
(13) https://connectiv.events/daniel-prinz-enthuellt-impfungen-sollen-spiritualitaet-ausschalten-und-uns-kontrollieren/
Link zum geleakten Video: https://youtu.be/-gfTqfVeLHw
(14) www.zentrum-der-gesundheit.de/bibliothek/umwelt/strahlung/elektrosmog-ia
(15) wie (14)
(16) wie (14)
(17) https://whistleblower-net.de/pdf/vortrag_carlo.pdf
(18) https://klaus-buchner.eu/die-internationale-kommission-zum-schutz-vor-nichtionisierender-strahlung-interessenkonflikte-corporate-capture-und-der-vorstoss-zum-ausbau-des-5g-netzes/
(19) www.diagnose-funk.org/publikationen/artikel/detail?newsid=939
(20) wie (19)
(20) https://geobiomed.de/gedankenreise-ueber-realitaet-und-sinn-des-lebens
(21) Gratschöv, N. Prof. Dr. Studie über Torsionsfelder. Staatliches Institut für Elektronik und Mathematik. Moskau.
(22) www.schippert.info/assets/Elektrosmogentstoerung.pdf
(23) www.merkur.de/leben/genuss/stars-schwoeren-dieses-neue-trendgetraenk-zr-7212075.html
(24) www.aerzteblatt.de/nachrichten/70463/Wie-die-US-Zuckerindustrie-den-Fetten-die-Schuld-gab
(25) www.tagesspiegel.de/themen/gesundheit/atemlose-helden/750692.html
(26) www.deutschlandfunk.de/keine-warnungen-kaum-informationen.697.de.html?dram:article_id=71701

(27) www.symptome.ch/threads/kaum-bekanntes-entgiftungsverfahren-niacin-bewegung-sauna.115188/
(28) Sears, Margaret E. et alii. Arsenic, Cadmium, Lead an Mercury in Sweat: A Systematic Review. Journal of Environmental and Public Health. Volume 2012 https://pubmed.ncbi.nlm.nih.gov/22505948/
(29) Hubbard, L. Ron. Clear Body Clear Mind. Bridge Publications, 1990
(30) wie (29)
(31) wie (29)
(32) Last, Walter; „Mehr Energie durch Sauerstoff", NEXUS 48 August-September 2013
(33) www.youtube.com/watch?v=YjU_RlIOBNs

15. Kapitel: Fiese Untermieter

(1) www.entgiftung-darmreinigung.com/parasiten-lautlose-killer?gclid=EAIaIQobChMI2_3DmPqP8AIVguR3Ch3XGgseEAMYASAAEgJnevD_BwE
(2) www.t-online.de/gesundheit/id_71874240/bandwurm-lebt-im-gehirn-eines-mannes.html
(3) https://ganzheitlich-aerztlich.de/wp-content/uploads/2019/03/Artikel-Borreliose.pdf
Ausgabe 215/2018 der Zeitschrift Raum&Zeit.
(4) www.swr.de/odysso/verrueckt-durch-neuroparasiten/-/id=1046894/did=19151728/nid=1046894/3itw8n/index.html
(5) Niehaus, Monika, Pfuhl, Andreas; „Die Psycho-Trojaner – Wie Parasiten uns steuern", Hirzel, Stuttgart, 3. Auflage Oktober 2018
(6) www.sueddeutsche.de/leben/tumor-ausloeser-krebs-durch-wuermer-und-viren-1.927626
(7) https://de.wikipedia.org/wiki/Tamara_Lebedewa
(8) medumio Parasitenkongress April 2021
(9) www.selbstheilung-online.com/korperentgiftung/so-entgiften-sie-ihren-koerper-richtig/
(10) medumio Parasitenkongress April 2021
(11) https://alternativgesund.de/lexikon/dr.-hulda-clark
(12) Storl, Wolf-Dieter. Borreliose natürlich heilen. AT-Verlag, 2015
(13) www.zentrum-der-gesundheit.de/ernaehrung/lebensmittel/nuesse-kerne/papayakerne-ia
(14) Kunz, Wolfgang. Dr. Tesla meets Dr. Schüssler. Einführung in die Hochfrequenz-Biochemie. 1. Auflage 2020 Wassermatrix AG
(15) www.welt.de/wissenschaft/umwelt/article138892860/Bienensauna-soll-Bienen-von-Varroa-Milbe-befreien.html
(16) Awerbuch, Jewgeni. Wegweiser zur Selbstheilung, Verjüngung & Regeneration. November 2020
(17) wie (16)
(18) www.verbraucherzentrale.de/wissen/lebensmittel/nahrungsergaenzungsmittel/ magnesium-was-ist-zu-beachten-8003
(19) www.zentrum-der-gesundheit.de/ernaehrung/mineralstoffe-spurenelemente/magesium-ueberblick/magnesium
(20) www.klinik-st-georg.de/magnesium/
(21) wie (20)
(22) Sircus, Dr. Mark; „Transdermale Magnesiumtherapie – Gesund und vital mit Magnesiumöl", Kopp-Verlag, 2015
(23) www.volkskrankheit-parasiten.org/parasiten/krebs/

(24) www.youtube.com/watch?v=Ff6NlWYtTSE
(25) www.dkfz.de/de/aktuelles/was-ist-krebs.html)
(26) www.blutzapper.info/Blutelektrifizierung.pdf
(27) www.volkskrankheit-parasiten.org/parasiten/krebs/
(28) www.youtube.com/watch?v=Ff6NlWYtTSE
(29) https://soeren-schumann.com/ausscheidungen-von-parasiten-co-durch-die-ganzheitliche-parasitenkur-nach-soeren-schumann/
(30) file:///C:/Users/MeinPC/AppData/Local/Temp/ Leberreinigung_nach_Clark1.pdf https://docplayer.org/134086909-Leberreinigung-nach-dr-hulda-clark-anleitung.html www.praxis-dr-kneissl.de/pdf/leberreinigung.pdf

16. Kapitel: Wenn das mehr Ärzte wüssten

(1) https://docplayer.org/56496-Tote-aerzte-luegen-nicht.html
(2) Karstädt, Uwe; „37 ° Das Geheimnis der idealen Körpertemperatur für optimale Gesundheit“, Kopp Verlag, 1. Auflage 2017
(3) wie (2)
(4) www.medmedia.at/spectrum-onkologie/tumorimmunologie/
(5) Zilly, Arnold; „Moderne Medizin und Wunderheilung“
(6) www.heckel-hyperthermia.com/index.php/de/wbhde06
(7) Karstädt, Uwe; „Die Säure des Lebens“, TAS-Verlag, London
(8) www.br.de/wissen/linus-carl-pauling-nobelpreis-nobelpreistraeger-100.html
(9) www.zentrum-der-gesundheit.de/ernaehrung/vitamine/vitamin-c-uebersicht/vitamin-c
(10) wie (9)
(11) www.dr-rath-foundation.org/2020/05/fbi-raids-medical-clinic-offering-vitamin-c-treatment-for-coronavirus/?lang=de
(12) www.tk.de/techniker/gesundheit-und-medizin/behandlungen-und-medizin/kopfschmerzen-und-migraene/kopfschmerzen-so-haeufig-ist-die-volkskrankheit-2016918?tkcm=ab
(13) www.medmedia.at/aerzte-krone/tausend-jahre-bekannt-und-unheilbar/
(14) https://de.wikipedia.org/wiki/Migr%C3%A4ne#Nichtopioid-Analgetika
(15) www.migraeneliga.de/schrittmacher-gegen-migraene-wie-geht-es-weiter/
(16) https://de.statista.com/statistik/daten/studie/785136/umfrage/implantationen-kuenstlicher-hueftgelenke-in-deutschen-krankenhaeusern/
(17) Lautemann, Friedrich; „G-Strophanthin – Ein vernachlässigtes Naturheilmittel zur Herzbehandlung und Infarktverhütung“, MAGAZIN 2000plus, Nr. 213
(18) www.news.de/gesundheit/855413804/strophanthin-skandal-der-joker-gegen-herzinfarkt/1/
(19) Fürstenwert, Hauke; „Strophanthin – Die wahre Geschichte“, BoD. November 2018
(20) Nieper, Dr. Hans; „Revolution in Medizin und Gesundheit“, MIT-Verlag, Januar 1985
(21) „G-Strophanthin – Ein vernachlässigtes Naturheilmittel zur Herzbehandlung und Infarktverhütung“, https://strophantus.de/strophanthinaerzte-weltweit/

17. Kapitel: Was Ihr Arzt Ihnen niemals verordnen würde

(1) Hartmut P.A. Fischer, Dr. rer. Nat. Das DMSO-Handbuch. Verborgenes Heilwissen aus der Natur“. Daniel Peter Verlag, Schnaittach, 4. Auflage 2015

(2) und (3) wie (1)
(4) www.dr-peterklose.de/wp-content/uploads/2012/08/DMSO-Dr.Morton.Walker.pdf
(5) Laye, Evelyne; „DMSO – Die erstaunliche Heilkraft aus der Natur“, Jadebaum-Verlag Tübingen, 1. Auflage 2017
(6) www.medizin-transparent.at/mms-das-gefaehrliche-wundermittel/
(7) Humble, Jim; „MMS der Durchbruch“, MobiWell, 13. Auflage 2018
(8) www.epochtimes.de/gesundheit/coronavirus-covid-19-hilft-mms-gegen-coronavirus-correctiv-warnt-davor-und-sagt-nein-a3169918.html
(9) www.aquacentrum.de/app/uploads/sites/7/2017/09/Die-Wahrheit-u%CC%88ber-CDS-Chlordioxid-als-Heilmittel-Rainer-Taufertsho%CC%88fer-2016.pdf
(10) https://dieunbestechlichen.com/2020/05/internetprovider-11-kuendigt-kurzfristig-anschluss-von-kritischem-medizin-journalisten-interview-mit-rainer-taufertshoefer/
(11) Halen, Vanessa; „Vorsicht Arzt“, BoD Norderstedt, 2012
(12) https://herrensteinrunde.eu/downloads/Petroleum.pdf
(13) wie (12)
(14) wie (12)
(15) https://docplayer.org/28836830-Petroleum-was-viele-ueber-gereinigtes-petroleum-nicht-wissen-petroleum.html
(16) www.geschichtslehrer.in/contentLD/HI/Ze13rRockefeller.pdf
(17) Last, Walter; „Petroleum und Terpentin als Heilmittel“, NEXUS40 April – Mai 2012
(18) wie (17)
(19) www.richardmauz.com/2018/09/28/terpentin-kur/
(20) wie (17)
(21) wie (17)
(22) Farrow, Lynne; „Die Jodkrise: Wie das neue Wissen über ein uraltes Heilmittel Ihr Leben retten kann“, MobiWell August 2015
(23) www.naturheilpraxisreinhardt.info/single-post/2016/12/06/jodmangel-kann-t%C3%B6dlich-sein
(24) wie (22)
(25) https://academic.oup.com/jcem/article/100/11/4037/2836081
(26) wie (25)
(27) www.welt.de/gesundheit/article125379115/Schilddruesen-werden-in-Deutschland-zu-oft-operiert.html
(28) Kauffmann, Kyra; Kauffmann, Sascha; Hoffmann, Anno; „Jod, Das Standardwerk zum vergessenen Heilmittel“, Systemed, März 2019
(29) www.dr-musselmann.de/index.php?D=13&go=42&file=Newsblog&view=1&category=&id=143&PHPSESSID=5a95b023f79d5c83bc3df06cd674666c
(30) www.netzwerk-frauengesundheit.com/jod-wichtig-fuer-die-schilddruese-und-die-brustgesundheit/
(31) www.bmel.de/DE/themen/ernaehrung/gesunde-ernaehrung/degs-jod-studie.html
(32) www.biokrebs.de/therapien/patienten-fragen/74-brustkrebs/1901-jod-und-brustkrebs
(33) www.klinik-st-georg.de/lugolsche-loesung/
(34) www.dge.de/wissenschaft/referenzwerte/jod/?L=0
(35) Jarvis, Dr. D.C.; „Folk Medicine: A Vermont Doctor’s Guide to Good Health“, 1958, New York: Holt

(36) Brownstein, Dr. David M.D.; „Jodine - Why You Need It, Why You Can't Live Without It", 5th Edition, ISBN 978-0-9660882-3-6.
(37) www.wissenschaft.de/umwelt-natur/heilende-fussbaelle-riesenmolekuele-aus-kohlenstoff-sollen-alzheimer-und-die-folgen-von-schlaganfaellen-bekaempfen/
(38) https://blue-healing.weebly.com/was-bewirkt-c-60.html
(39) www.youtube.com/watch?v=BfinoNbS4Co
(40) www.wissenschaft.de/umwelt-natur/heilende-fussbaelle-riesenmolekuele-aus-kohlenstoff-sollen-alzheimer-und-die-folgen-von-schlaganfaellen-bekaempfen/
(41) https://blue-healing.weebly.com/was-bewirkt-c-60.html
(42) www.youtube.com/watch?v=Fn8Web4_XnA
(43) www.naturheilpraxisreinhardt.info/single-post/2016/12/06/jodmangel-kann-t%C3%B6dlich-sein
(44) https://schilddruesenguide.de/thyreoiditis/was-versteht-man-unter-dem-jodsaettigungstest/)
(45) www.biokrebs.de/images/download/Kurzinfos/Jod_und_Brustkrebs.pdf
(46) https://c60-france.com/de/content/10-nutzungsempfehlungen

18. Kapitel: Wasser – ein flüssiger Kristall

(1) Tränkle, Arthur; „Wassermatrix. Einführung in die Hochfrequenzenergie", Wassermatrix AG Rotkreuz. 2. Auflage 2019
(2) Ferger, Dietmar; „Jungbrunnenwasser – Vom Normalen zum Gesunden mit ionisiertem Wasser"
(3) Awerbuch, Jewgeni; „Wegweiser zur Selbstheilung, Verjüngung & Regeneration", Goldwert
(4) wie (2)
(5) Warraich, Dr. Haider; „Wie wir heute sterben", Mg Verlag 1. Auflage 2018 www.ciando.com/img/books/extract/3961210977_lp.pdf
(6) wie (2)
(7) https://quantenselbstheilung.de/category/lebendiges-wasser
(8) Fischer, Ronald; „Hydroxypathie – Auf dem Weg zum bioverfügbaren Menschen", Regenesa Verlag, Alsbach 2016
(9) wie (8)
(10) wie (1)
(11) www.sternenwasser.info/wissenswertes/dr-mu-shik-john/
(12) https://docplayer.org/36916467-Leichtes-wasser-ohne-deuterium-ein-jungbrunnen.html
(13) Cowan, Thomas; „Krebs und die neue Biologie des Wassers – Ein bahnbrechender Blick auf die Rolle des Wassers in lebenden Organismen", Kopp Verlag, September 2020
(14) wie (3)
(15) https://de.wikipedia.org/wiki/Deuterium
(16) www.sanitas.de/wp-content/uploads/2019/12/Flyer_Quinton_11-19.pdf
(17) wie (13)
(18) wie (17)
(19) www.sanitas.de/wp-content/uploads/2019/12/Flyer_Quinton_11-19.pdf
(20) wie (13)
(21) wie (20)

(22) Kalcker, Andreas Ludwig; „Gesundheit verboten – Unheilbar war gestern“, Jim Humble Verlag 5. Auflage März 2020
(23) wie (22)
(24) www.sanitas.de/shop/mikronaehrstoffe/quinton-isotonic/

19. Kapitel: Heilsames aus der Apotheke Gottes

(1) „Kräutertherapie – Die älteste Heilkunst der Menschheit“, Broschüre Flor Essence
(2) Lindner, Bettina; „Ganzheitlich entgiften und entschlacken“, ViaNova Verlag 2012
(3) www.gesund-natur.de/2016/05/24/der-heilige-trank-der-indianer/
(4) Flor Essence; „8-Kräuter-Kur mit enormem Heilpotenzial“, Natur & heilen 12/2020
(5) Kulp KS, Montgomery JL, Nelson DO et al.: Essiac and Flor-Essence herbaltonics stimulate the in vitro growth of human breast cancer cells, BreastCancer Res Treat 98:249-259, 2006. PMID:16541326
(6) www.biokrebs.de/therapien/patienten-fragen/128-pflanzenstoffe/255-flor-essence-oder-essiac-tee-bei-krebs
(7) www.deutsche-apotheker-zeitung.de/daz-az/2009/daz-10-2009/jiaogulan-das-kraut-der-unsterblichkeit
(8) https://botanikus.de/informatives/heilpflanzen/jiaogulan-kraut-der-unsterblichkeit/
(9) wie (8)
(10) www.ncbi.nlm.nih.gov/pmc/articles/PMC5037898/
(11) wie (10)
(12) https://pubmed.ncbi.nlm.nih.gov/21665877/
(13) https://studylibde.com/doc/5638056/naturstoffe-f%C3%BCr-die-onkologie-professor-dr.-thomas-effert...
(14) https://taz.de/%215197804
(15) www.biokrebs.de/therapien/patienten-fragen/128-pflanzenstoffe/2009-artemisia-bei-krebs
(16) wie (15)
(17) www.aerztezeitung.de/Medizin/Labor-liefert-bei-Borreliose-Verdacht-nur-Indizien-240606.html
(18) www.spiegel.de/politik/kanonen-gegen-muecken-a-568d903c-0002-0001-0000-000046275398?context=issue
(19) wie (18)
(20) www.srf.ch/wissen/mensch/die-entdeckung-eines-wundermittels-gegen-malaria
(21) www.kasimirlieselotte.de/artemisia-annua-blaetter-100g.html
(22) Hirth, Dr. Hans-Martin; „Anamed - aktion natürliche medizin. Artemisia Annua Anamed: Die Nobelpreispflanze. Anbau und Verwendung gegen Malaria, Krebs, Corona...“, www.anamed-edition.com
(23) wie (22)
(24) Ammon, Hermann P.T. (Hrsg.); „Weihrauch – Anwendung in der westlichen Medizin“, Springer, 2017
(25) wie (24)
(26) www.wissenschaft.de/umwelt-natur/myrrhe-hilft-gegen-krebs/
(27) Wagner, Vera; „Weihrauch das Elixier der Heilung“, Synergia Verlag, Roßdorf 2018

20. Kapitel: Chemo? Nein danke!

(1) Mickenbecker, Philipp; „Meine Real Life Story – und die Sache mit Gott“, Adeo Verlag, August 2020
(2) Alle Videos auf: www.promiflash.de/thema/philipp-mickenbecker/
(3) Hobert, Dr. Ingfried, Zitzer, Svenja; „Die Ethno Health Apotheke – Die besten Heilpflanzenrezepturen unserer Erde“, Vianova Petersburg, 2. Auflage 2017
(4) www.drhobert.de/individualisierte-medizin/
(5) wie (4)
(6) Stierlin, Helm, Grossarth-Maticek, Ronald; „Krebsrisiken - Überlebenschancen: Wie Körper, Seele und soziale Umwelt zusammenwirken“, Carl-Auer Verlag GmbH; 2006
(7) Hirneise, Lothar. „Chemotherapie heilt Krebs, und die Erde ist eine Scheibe – Enzyklopädie der unkonventionellen Krebstherapien“, sensei, 11. Auflage 2019
(8) Köhler, Dietmar; „Electro Cancer Therapy (ECT) – Tumoren unter Gleichstrom“, Medical special 6/10 – 2011
(9) Jiří Petera, Babka, Viktor; „Electro-Cancer Therapy (ECT) in the treatment of the vulva carcinoma recurrence“, Clinics of oncology a radiotherapy FN a LF Hradec Králové
(10) Köhler, Dietmar; „ECT bei Mamma- und Prostatakarzinomen“, Medical special 3/2011

21. Kapitel: Das Kartell (Teil 4)

(1) www.stiftung-gesundheitswissen.de/gesundes-leben/kompetenz-gesundheit/fortschritt-durch-evidenz-0
(2) Gøtzsche, Peter C.; „Tödliche Medizin und organisierte Kriminalität – Wie die Pharmaindustrie das Gesundheitswesen korrumpiert“, Riva Verlag, 2. Auflage 2020
(3) wie (2)
(4) wie (2)
(5) Hobert, Ingfried, Dr.; „Körperbewusstsein und Zellintelligenz – Mit der Kraft der Zellen zu mehr Gesundheit und Lebensfreude“
(6) www.swr.de/swr2/wissen/whistleblower-in-der-wissenschaft-106.html
(7) wie (6)
(8) https://de.wikipedia.org/wiki/Niels_Birbaumer
(9) Keller, Hans-Christoph, van Bebber, Frank; „Im Fadenkreuz der Wahrheit“, duzMAGAZIN 06/2013, www.wissenschaftsmanagement-online.de/sites/www.wissenschaftsmanagement-online.de/files/migrated_wimoarticle/M0613_Artikel_FadenkreuzWahrheit_FvB.pdf
(10) wie (9)
(11) www.salon.com/2021/05/10/the-crime-of-the-century-alex-gibney-salon-talks/
(12) www.zeit.de/wirtschaft/unternehmen/2020-10/opioid-krise-usa-purdue-pharma-vergleich?utm_referrer=https%3A%2F%2Fwww.bing.com%2F
(13) https://amp.focus.de/finanzen/boerse/aktien/us-pharmariese-warum-johnson-johnson-insolvenz-angemeldet-hat-ohne-im-geringsten-insolvent-zu-sein_id_24417710.html?xing_share=news

22. Kapitel: Zwei Welten

(1) Hilscher, Gottfried; „Browns Gas – der ganz andere Wasserstoff“, NET-Journal Jg. 16, Heft ½

(2) Last, Walter, Wiseman, George. Die außergewöhnlichen Heilkräfte von Browns Gas. Nexus 75 Februar-März 2018
(3) wie (2)
(4) www.gesundheit-adhoc.de/heilquelle-nordenau-und-was-dahinter-steckt.html
(5) www.therapiezentrum-mannheim.de/therapieverfahren/wasserstoff-therapie.php
(6) http://wasserstofftherapie.de/studien/
(7) https://principia-scientific.com/professor-dolores-cahill-people-will-start-dying-after-covid-vaccine/
(8) wie (7)
(9) https://pubmed.ncbi.nlm.nih.gov/23475767/
(10) www.focus.de/gesundheit/news/bis-zu-50-prozent-sterben-daran-lungenarzt-fruehe-kuenstliche-beatmung-ist-groesster-fehler-im-kampf-gegen-corona_id_12787476.html
(11) www.aerzteblatt.de/nachrichten/111046/Intensivmediziner-veroeffentlichen-Empfehlungen-zur-Therapie-von-COVID-19-Patienten
(12) https://de.wikipedia.org/wiki/Adalimumab
(13) www.akdae.de/Arzneimitteltherapie/NA/Archiv-INN/201305-Humira.pdf
(14) www.euleev.de/lebensmittel-und-ernaehrung/eule/208-morbus-crohn-durch-mykobakterien-ein-verdacht-wird-zur-gewissheit/
(15) www.arf.at/2021/04/17/bad-aussee-corona-kritischer-arzt-in-tansania/
(16) www.rnz.de/nachrichten/sinsheim_artikel,-sinsheim-bodo-schiffmann-ist-in-afrika-_arid,639976.html
(17) www.youtube.com/watch?v=wCVn2MvHPn0
(18) www.t-online.de/nachrichten/deutschland/id_90071210/corona-leugner-schiffmann-holt-jetzt-querdenker-zum-tansania-urlaub.html
(19) www.aichacher-zeitung.de/vorort/aichach/puerner-und-das-kranke-gesundheitssystem;art18,160943
(20) Pürner, Friedrich; „Diagnose Pan(ik)demie – Das kranke Gesundheitssystem", Langen Müller Verlag, Juli 2021
(21) Frank, Dr. Günter; „Der Staatsvirus – Ein Arzt erklärt, wie die Vernunft im Lockdown starb", Mai 2021
https://shop.achgut.com/products/der-staatsvirus-ein-arzt-erklaert-wie-die-vernunft-3
(22) https://corona-transition.org/der-wissenschaftler-prof-stefan-hockertz-hat-deutschland-verlassen
(23) Louis, Dr. Albert; „My Expulsion from Medical practice"
http://orthomolecular.org/resources/omns/v17n07.shtml
(24) www.youtube.com/watch?v=5iAqK5ss0eQ

23. Kapitel: Der Mensch als Ersatzteillager

(1) Bauer, Wolfgang, Wagner, Christiane Vera; „Der Henker in uns – Auf den Spuren des Grauens", AT-Verlag 2011
(2) Keller, Martina; „Ausgeschlachtet – Die Leiche als menschlicher Rohstoff", Econ 2008
(3) wie (2)
(4) wie (2)
(5) wie (2)
(6) Rückert, Ulrike; „Händler des Todes", P.M. History, November 2010

(7) wie (1)
(8) www.heartmathdeutschland.de/das-kleine-gehirn-im-herzen/
(9) Nancy, Jean-Luc; „Der Eindringling – L'intrus", Paris 1999
(10) Claire, Sylvia; „Herzensfremd", Bastei Lübbe 1998
(11) Pearsall, Paul; „Heilung aus dem Herzen", Goldmann, 1. Auflage 1999
(12) wie (11)
(13) wie (11)
(14) Dr. med. Siegfried Ernst jun., wörtliche Wiedergabe eines Redebeitrages, Straßburg 1993
(15) www.spiegel.de/wissenschaft/mensch/neue-bestattungstechnik-in-lauge-aufloesen-und-ab-in-den-abfluss-a-552562.html
(16) www.lifesitenews.com/news/wisconsin-senate-approves-bill-to-dissolve-dead-bodies-dump-them-in-sewer
(17) www.gedenkseiten.de/magazin/bestattungsarten/alkalische-hydrolyse/

Anhang 1: Alles Tesla

(1) www.aerzteblatt.de/archiv/195811/Morbus-Sudeck-Schmerzkontrolle-und-Restitution-der-Funktionalitaet
(2) und (3) Kunz, Wolfgang; „Dr. Tesla meets Dr. Schüssler – Einführung in die Hochfrequenz-Biochemie", 1. Auflage 2020 Wassermatrix AG

Anhang 2: ...und noch ein Besuch beim Arzt

(1) www.netdoktor.de/news/nachwachsende-zaehne-aus-dem-labor-in-den-kiefer/
(2) https://arztundkarriere.com/forschung/eigene-zaehne-nachwachsen-lassen/
(3) www.netdoktor.de/news/nachwachsende-zaehne-aus-dem-labor-in-den-kiefer/

Anhang 3: *„Alle sind willkommen"*

(1) file:///C:/Users/MeinPC/AppData/Local/Temp/2021_11_15_schnellinfo_3g-2g_nachtrag.pdf
(2) www.mittelhessen.de/lokales/wetzlar/braunfels/angeblich-50-tote-arztin-verbreitet-fake-news-zum-impfen_24837609

Anhang 6: Checkliste für mündige Bürger

(1) https://teemana.com/teemana
(2) https://ivermectin-rezeptfrei.com/
(3) https://gesund-leben.life-coaching-club.com/sonder-news-zum-corona-virus-von-dr-klinghardt/
(4) www.dr-rath-education.org/wp-content/uploads/2021/10/Simultaneous-Inhibition-of-SARS-CoV-2-Infectivity-by-a.pdf
(5) www.therapiezentrum-koehler.de/46434.html)
(6) www.praxisklinikbonn.de

Bildquellen

(1) Jan van Helsing
(2) Josef Schwarzkopf, www.badox-jungbrunnen.com
(3) Jan van Helsing
(4) Jan van Helsing
(5) bis (8) Freund, Mattias; „Erinnerungsort Krebsbaracke – Klarstellungen um das erste interdisziplinäre Krebsforschungsinstitut in Deutschland, DGHO 2014
(9) bis (11) Pohl, Gustav Freiherr von; „Erdstrahlen als Krankheits- und Krebserreger"
(12) https://pixabay.com/de/photos/kopf-magnetresonanztomographie-mrt-254863/
(13) https://thepelvicclinic.co.uk/conditions-treatments/mirena-ius/
(14) Eva Longoria, Magazin „Elle", Juni 2021
(15) Dr. Thomas Sarnes
(16) Dr. Arnold Zilly
(17) Johns Hopkins University CSSE Covid-19 Data
(18) https://leviquackenboss.wordpress.com/2017/12/07/how-we-cause-autism-restraint-white-blood-cells-and-aluminum-2/amp/
(19) https://twitter.com/forrestmaready/status/1392262274291798017
(20) www.facebook.com/MyIncredibleOpinionWithForrestMaready
(21) Jan van Helsing
(22) Marvin Alberg
(23) https://pixabay.com/de/photos/xray-x-ray-r%c3%b6ntgen-foto-r%c3%b6ntgenbild-2764828/
(24) Issels, Dr. med. Josef; „Mehr Heilungen von Krebs"; Synergia Verlag, 2016
(25) Tränkle, Arthur; „WASSERMATRIX – Einfhrung in die Hochfrequenztechnologie", Wassermatrix AG, 2018
(26) www.pixabay.de
(27) Jan van Helsing
(28) www.amadeus-verlag.de
(29) Nischwitz, Dominik; „In aller Munde – Biologische Zahnmedizin", Mosaik-Verlag, 2019
(30) Goldberg, Burton; „Cancer can be reversed", Ralph Alan Dale 1983
(31) bis (35) Tränkle, https://wassermatrix.ch
(36) Pizzorno, Joseph; „Toxine – Die unsichtbare Gefahr", Riva 2018
(37) Vera Wagner
(38) https://klinghardtinstitute.com/
(39) https://klinghardtinstitute.com/
(40) Gratschöv, N. Prof. Dr.; „Studie über Torsionsfelder"
(41) bis (43) wie (40)
(44) bis (46) Gerd Peters
(47) IMD Labor, Berlin
(48) André Kabat
(49) André Kabat
(50) https://klinghardtinstitute.com
(51) www.youtube.com/watch?v=LyvnDpyn3Q8&t=414s
(52) Vera Wagner

(53) Vera Wagner
(54) Vera Wagner
(55) Tränkle, https://wassermatrix.ch
(56) Tränkle, https://wassermatrix.ch
(57) Tränkle, https://wassermatrix.ch
(58) Vera Wagner, Flasche
(59) Vera Wagner, FlorEssence
(60) www.teemana.com
(61) www.teemana.com
(62) Vera Wagner, Weihrauch
(63) Martin Kiechle
(64) www.bing.com/videos/search?q=the+real+life+guys+krebs&&view=detail&mid=6795B38A0A88AA6AF9836795B38A0A88AA6AF983&&FORM=VDRVRV
(65) wie (64)
(66) Marina Kramer
(67) Marina Kramer
(68) Lothar Hirneise
(69) Dr. Andreas F.
(70) bis (73) Vera Wagner, Mika Radan
(74) Marina Kramer
(75) bis (79) Dr. Andreas F.
(80) Jan van Helsing
(81) Martin Monestier, Peines de mort; „Histoires et techniques des exécutions capitales des origines à nos jours"; Cherche Midi (octobre 1994)
(82) wie (81)
(83) Ulrike Rückert „Händler des Todes", P.M. History, November 2010
(84) wie (82)
(84) bis (90) Vera Wagner
(91) Kunz, Wolfgang
(92) Tervica
(93) Dr. Schüler
(94) Vera Wagner
(95) Vera Wagner
(96) Zeitung Wetzlar
(97) Dr. Schnitzer, secret.TV

ISS RICHTIG ODER STIRB!

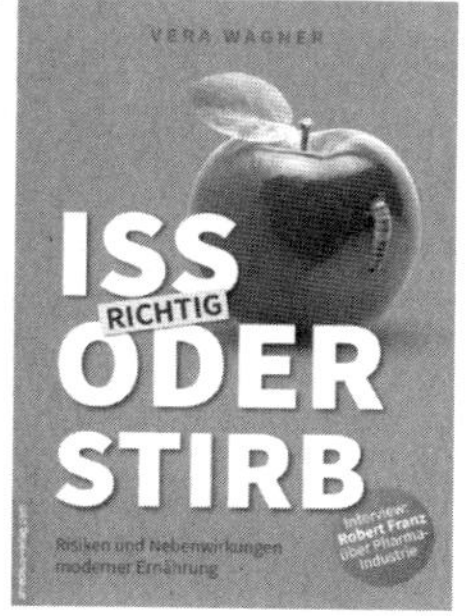

Vera Wagner

Von der Wiege bis zum Pflegebett, von der Babymilch bis zum Menü im Heim: Big Food konditioniert unseren Geschmack. Macht uns krank mit Zucker, Salz und Fett. Vergiftet uns mit toxischen Zusätzen und in High-Tech-Laboren zusammengebrauten Aromen. Und bringt damit viele Menschen ins Grab. Die Nahrung ist für die meisten Todesopfer weltweit verantwortlich, sagt die WHO – und kollaboriert hinter den Kulissen mit den Food-Konzernen. Diejenigen, die Ernährung kontrollieren müssten, haben die Kontrolle abgegeben. Früher wäre es strafbar gewesen, Erdbeergeschmack aus Sägespänen herzustellen. Heute ist es legal.

Die Zeit des Umbruchs ist gekommen, auch beim Thema Ernährung. Ernährungswissenschaftler fordern: Der Grad der industriellen Verarbeitung sollte auf Produkten angegeben werden. Doch wie lange wird es dauern, bis das umgesetzt ist? **Sie haben nur eine Chance: Sie müssen die Sache selbst in die Hand nehmen!**

ISBN 978-3-938656-57-3 • 24,00 Euro

LOCKDOWN

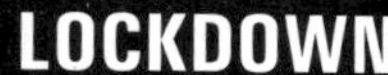

Michael Morris

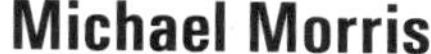

Der Ausnahmezustand ist die neue Norm!

- Wie kann man den längst überfälligen systemischen Crash der Weltwirtschaft organisieren, ohne dass es einen Schuldigen gibt?

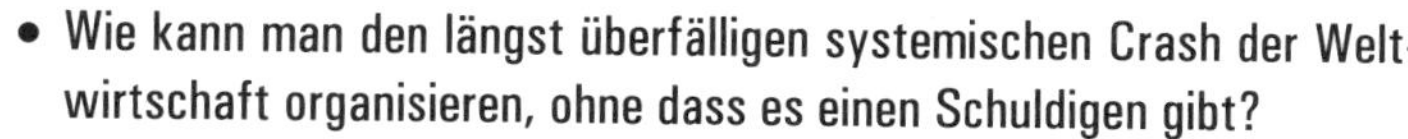

- Wie kann man die Nutzung von Bargeld abschaffen, ohne Widerstand aus der Bevölkerung zu erzeugen?

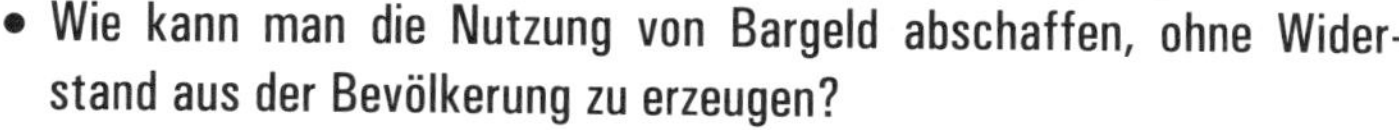

- Wie kann man problemlos die flächendeckende und lückenlose Überwachung aller Menschen etablieren?
- Wie kann man Versammlungs- und Demonstrationsverbote ohne Widerstand durchsetzen?
- Wie kann man die Menschen dazu bewegen, sich freiwillig impfen und chippen zu lassen?
- Wie kann man die Weltbevölkerung reduzieren, ohne dass irgendjemand Verdacht schöpft?

Dafür bräuchte es ein Ereignis, das so einschüchternd wirkt, dass die Menschen freiwillig auf ihre verfassungsmäßig garantierten Rechte verzichten und alle bisherigen Überzeugungen, Gewohnheiten und Ideale aufgeben. Dafür bräuchte es einen unsichtbaren Feind, der nie besiegt werden kann, weil er sich immer wieder verändert und immer wieder hinterhältig und erbarmungslos zuschlägt. Es bräuchte etwas, das uns alle betrifft, das niemand versteht, und das dennoch alle Menschen in Angst und Schrecken versetzt. Und genau das erleben wir jetzt!

ISBN 978-3-938656-19-8 • 21,00 Euro

HANDBUCH FÜR GÖTTER

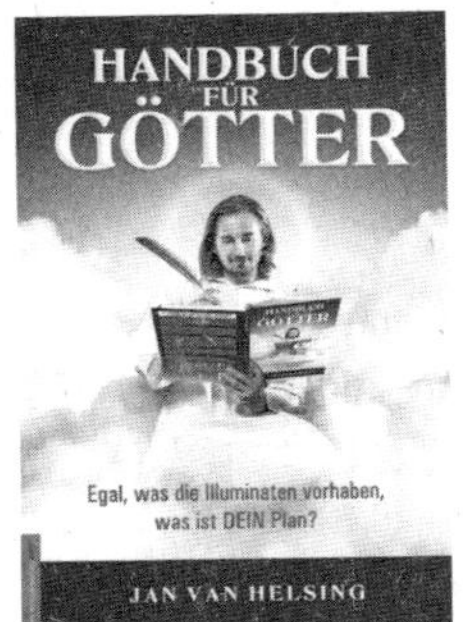

Jan van Helsing

Egal, was die Illuminaten vorhaben, was ist DEIN Plan?

In diesem Buch spricht Jan van Helsing, der bereits im August 2019 über den Corona-Plan informiert war, mit Johannes, einem Hellsichtigen, der sozusagen einen guten „Draht nach oben" hat. Beide gehen der Frage nach, wieso die Mächtigen dieser Welt – die Illuminaten –, die hinter all diesen Szenarien stecken, eine solche Angst haben, dass ihre Machenschaften auffliegen, dass sie deswegen Videos, Bücher sowie Menschen auf dem gesamten Globus zensieren. Wovor haben sie Angst? Die Illuminaten kennen ein Geheimnis, das sie ganz schnell ihrer eigenen Macht berau-ben würde – hätten die Menschen Kenntnis davon. Es ist etwas, das in jedem von uns verbor-gen ist, weshalb man uns durch eine gigantische Ablenkungsindustrie davon abhält, uns auf die Suche nach diesem Geheimnis zu machen. Das „Handbuch für Götter" zeigt Möglichkeiten auf, wie jeder Einzelne diese Kraft entdecken und im täglichen Leben zum Einsatz bringen kann.

ISBN 978-3-938656-64-8 • 21,00 Euro

LÜGENMÄULER

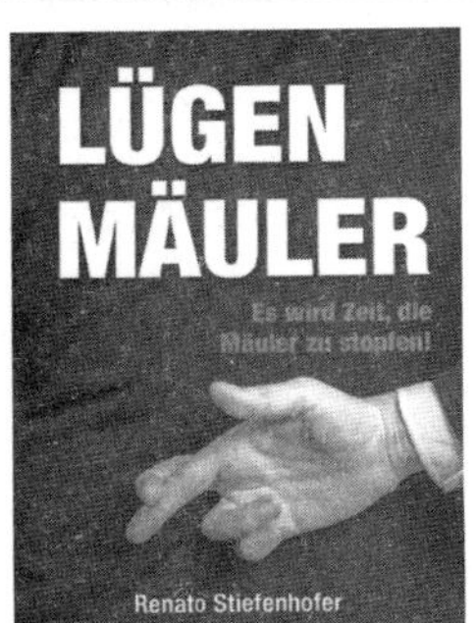

Renato Stiefenhofer

Es wird Zeit, die Mäuler zu stopfen!

Der Schweizer Jumbo-Kapitän Renato Stiefenhofer (geb. 1963) fliegt seit Jahrzehnten hauptsächlich für asiatische Airlines. Als ehemaliger Airforce-One-Pilot der Vereinigten Arabischen Emirate und Privatjet-Chauffeur für europäische Milliardäre tanzt er auf verschiedenen Hochzeiten und auf verschiedenen Kontinenten. Die ihm anvertraute Informationsvielfalt – vom Scheich Sultan bis hin zum Uno-Generalsekretär – versucht er in diesem Buch einzuordnen.

Im Laufe der Zeit erkannte er, dass es mindestens zwei Parallelwelten geben muss: Die eine kennen wir alle, die andere ist ein sehr gefährliches Pflaster. Spätestens seit einem intensiven, privaten Gespräch mit einem US-Vier-Sterne-General in der First Class weiß er: Die brutale Realität und die Meinung, welche durch die tendenziöse Berichterstattung unserer Mainstream-Medien verbreitet wird, klaffen weit auseinander. Der US-General stellte infrage, ob 9/11 so passiert ist, wie es uns die Geschichtsbücher und die Politik vorbeten. Dieses Gespräch wurde zum Beginn einer Odyssee, die Captain Stiefenhofer ein gigantisches Lügengebilde von Politik und Presse offenbarte. Gleichzeitig werden die EU, der deutsche Staat und die verwirrenden Covid-19-Maßnahmen akribisch untersucht und entlarvt.

ISBN 978-3-938656-68-6 • 21,00 Euro

SELBSTHEILKRAFT

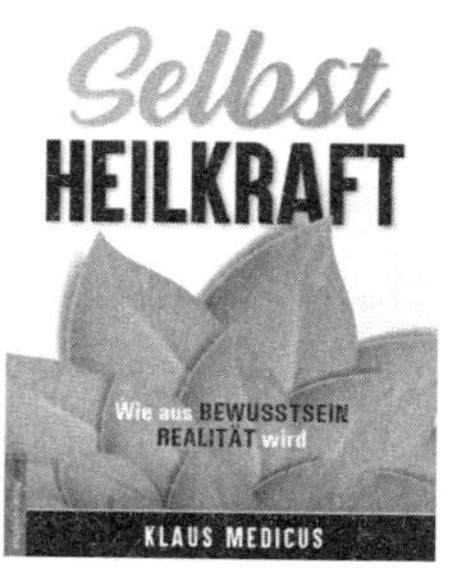

Klaus Medicus

Die Schlüssel zur Entfaltung höchster Potentiale
gesundheitlich – psychisch – spirituell

»Selbst-Heilkraft« ist das innovative Praxisbuch eines wirklichen Medicus unserer Zeit, das sich mit Leichtigkeit über künstlich gesetzte Grenzen klassischer Medizin, konventioneller spiritueller Leitfäden und des herkömmlichen Denkens hinwegsetzt. Wir sind frei, eine Revolution des Geistes zu erleben, mit der wir die Fesseln alltäglicher Propaganda hinsichtlich Gesundheit, Spiritualität, Gesellschaft, Umwelt und Politik sprengen. In jedem Menschen liegt ungeahntes Potential eigener Schöpferkraft verborgen, das es zu entdecken gilt. Der Medicus nimmt seine Leser mit auf eine faszinierende Reise in Weiten menschlichen Bewusstseins, auf der sich durch die Aktivierung der Zirbeldrüse Zugänge ins universelle Quantenfeld öffnen und die Kraft erlebter Gegenwärtigkeit direkt erfahrbar wird.

ISBN 978-3-938656-74-7 • 21,00 Euro

GIFTDEPONIE MENSCH

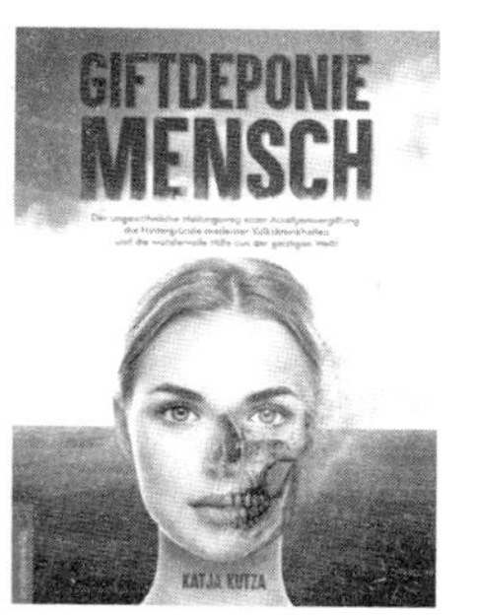

Katja Kutza

Der ungewöhnliche Heilungsweg einer Amalgamvergiftung...

„Sie sind austherapiert. Wir können keine körperlichen Erkrankungen bei Ihnen feststellen und vermuten eine psychische Störung." Das waren die Worte, mit denen Katja Kutza aus den meisten schulmedizinischen Praxen entlassen wurde. Am Ende eines langen Leidensweges stand die Autorin mit einem nicht mehr funktionieren wollenden Körper und allein gelassen von Ärzten vor den Trümmern ihres einst glücklichen Lebens. Völlig verzweifelt an diesem Punkt angekommen, bekam ihr Leben endlich eine glückliche Wende. Nicht nur ihre Grunderkrankung – eine Amalgamvergiftung – wurde aufgedeckt, auch spirituelle, geistige und energetische Heilsysteme ebneten ihr den Heilungsweg. Auf diesem Weg zurück in ihr Leben machte sie zahlreiche wichtige Erfahrungen, die sie immer zuerst zu hundert Prozent am eigenen Leib spürte und erfuhr, um dann einen optimalen Genesungs- bzw. Lösungsweg zu erfahren. Ihr daraus entstandenes Wissen, ihre spannende Lebensgeschichte und ihre Erfahrungen auf körperlicher, geistiger und seelischer Ebene gibt sie in ihrem Buch völlig authentisch und ehrlich weiter, bietet Hilfe zur Selbsthilfe und macht Mut, niemals aufzugeben und offen zu sein, ungewöhnliche Wege zu gehen.

ISBN 978-3-938656-47-1 • 21,00 Euro

HEILUNG ERWÜNSCHT!

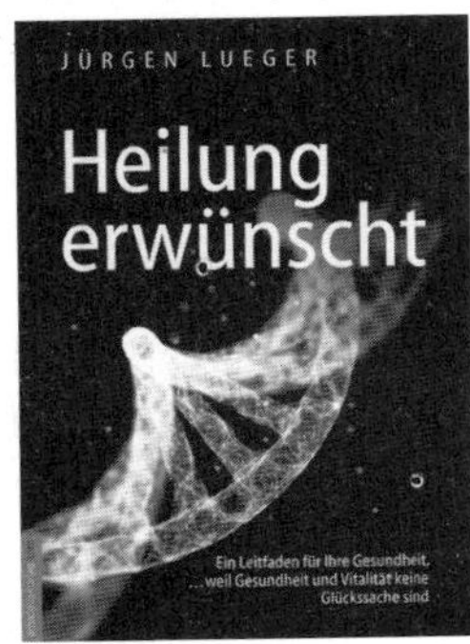

Jürgen Lueger

Ein Leitfaden für Ihre Gesundheit,
...weil Gesundheit und Vitalität keine Glückssache sind

Jürgen Lueger, Bioenergetiker mit eigenem Institut, spricht mit diesem Buch Menschen an, die auf dem Weg zu ihrer ganzheitlichen Gesundheit sind und die Ursachen ihrer körperlichen Beschwerden erkennen und effektiv lösen möchten. Hierbei helfen ihm zuverlässige bioenergetische und quantenphysikalische Diagnostiken, deren Verfahren er zum Teil selbst entwickelt hat. Kann man Allergien für immer einfach löschen? Was genau hat das Körpermilieu, speziell das des Darmes, mit dem natürlichen Schutz vor Viren, Bakterien und Pilzen zu tun? Können Depressionen im Darm entstehen? Wussten Sie, dass eine millimeterkleine Verschiebung des Kiefers unglaubliche Auswirkungen auf den gesamten Rücken und die Organe haben kann?

ISBN 978-3-938656-76-1 • 14,80 Euro

VERRATEN – VERKAUFT – VERLOREN?

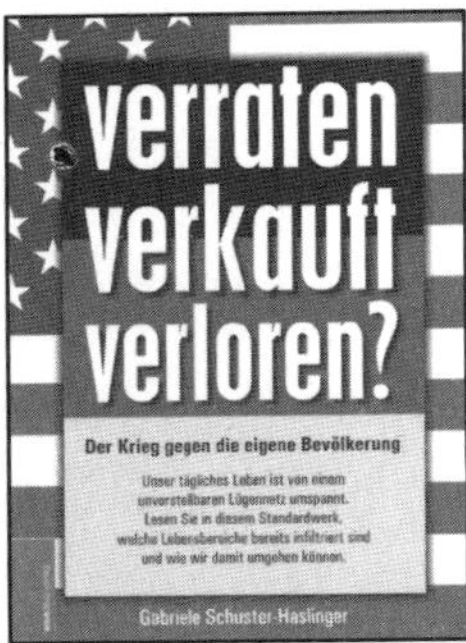

Gabriele Schuster-Haslinger

Der Krieg gegen die eigene Bevölkerung

Wir Menschen werden – speziell in der westlichen Welt – gezielt manipuliert. Wir wissen, dass die Politiker unfrei sind und selten zum Wohle des Volkes entscheiden. Medien werden für Propaganda genutzt. Es ist mittlerweile auch bekannt, dass Konzerne politische Entscheidungen diktieren. Dass wir jedoch in sämtlichen Alltagsbereichen absichtlich verraten, belogen und betrogen werden, ist der Bevölkerung meist nicht bekannt. Wussten Sie beispielsweise, dass Ex-Papst Benedikt vom Internationalen Tribunal für die Aufklärung der Verbrechen von Kirche und Staat (ITCCS) wegen rituellen Kindesmordes angezeigt wurde? Oder dass Fluorid bereits vor 75 Jahren eingesetzt wurde, damit die Menschen stumpfsinnig wurden und nicht auf die Idee kamen zu rebellieren? Es ist ein unvorstellbar großes Netzwerk, das wie ein Schimmelpilz die gesamte Bevölkerung und alle Lebensbereiche überwuchert. Wer sind die Drahtzieher?

ISBN 978-3-938656-32-7 • 26,00 Euro